W0263853

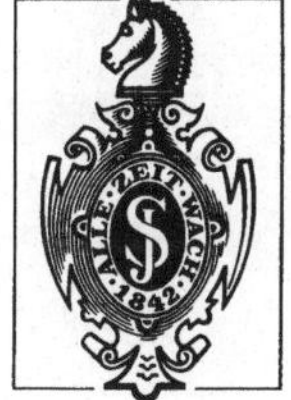

Postoperative Komplikationen

Prophylaxe und Therapie

Herausgegeben von
R. Pichlmayr

Mit 166 Abbildungen

Springer-Verlag
Berlin Heidelberg New York 1976

Professor Dr. RUDOLF PICHLMAYR, Department für Chirurgie, Klinik für Abdominal- und Transplantationschirurgie, Karl-Wiechert-Allee 9, 3000 Hannover-Kleefeld

ISBN-13: 978-3-642-66349-9 e-ISBN-13: 978-3-642-66348-2
DOI: 10.1007/978-3-642-66348-2

Library of Congress Cataloging in Publication Data. Main entry under title: Postoperative Komplikationen. Bibliography: p. Includes index. 1. Surgery — Complications and sequelae. I. Pichlmayr, R., 1932–. RD98.P67. 617'.01. 76–7434.

Softcover reprint of the hardcover 1st edition 1976

Offsetdruck und Bindearbeiten: Konrad Triltsch, Graphischer Betrieb, 8700 Würzburg.

Inhaltsverzeichnis

Relaparotomie (Indikation und Vorgehen) nach Voroperationen am Magen

Relaparotomie (Indikation und Vorgehen) nach Voroperationen am Darm

Mehrfach-Relaparotomien

II. Prä- und postoperative Grenzsituationen des respiratorischen und kardiovaskulären Systems

A. Respiratorisches System

B. Nephrologische Komplikationen

V. Verlauf nach Polytrauma

Mitarbeiterverzeichnis

Dr. E. VAN ALSTE
Medizinische Hochschule Hannover,
Dept. Chirurgie, Klinik für Abdominal- und
Transplantationschirurgie, 3000 Hannover

Dr. H.W. ASBACH
Universitätsklinik, Fachgruppe Chirurgie,
Urologische Abt., 6900 Heidelberg

Professor Dr. J. BAHLMANN
Medizinische Hochschule Hannover,
Dept. Innere Medizin, Abt. Klinische
Nephrologie, 3000 Hannover

Dr. G. BANZHAF
Kreiskrankenhaus, Chirurgische Klinik,
4900 Herford

Dr. M. BARTHELS
Medizinische Hochschule Hannover,
Dept. Innere Medizin, Abt. für Hämatologie,
3000 Hannover

Dr. C. BAUMGARTEN
Chirurgische Universitätsklinik und Poliklinik,
Klinik für Thorax-, Herz- und Gefäßchirurgie,
3400 Göttingen

Professor Dr. H.G. BORST
Medizinische Hochschule Hannover,
Dept. Chirurgie, Klinik für Thorax-, Herz-
und Gefäßchirurgie, 3000 Hannover

Dr. U. BROCKMÜLLER
Medizinische Hochschule, Operatives Zentrum 1,
Abt. für Chirurgie, 2400 Lübeck

Professor Dr. H. BUCHARDI
Chirurgische Universitätsklinik, Institut für
Anästhesiologie, 3400 Göttingen

Dr. D. BÜTTNER
Medizinische Hochschule Hannover,
Dept. Chirurgie, Klinik für Abdominal- und
Transplantationschirurgie, 3000 Hannover

Professor Dr. K. BURKHARDT
Chirurgische Universitätsklinik und Poliklinik,
Klinik für Allgemeinchirurgie, 3400 Göttingen

Dr. M. CLEMENS
Chirurgische Klinik, Westfälische Wilhelms-
Universität, 4400 Münster

Dr. D. COROVIC
Chirurgische Universitätsklinik und Poliklinik,
Klinik für Thorax-, Herz- und Gefäßchirurgie,
3400 Göttingen

Dr. L.T. DAMBE
Unfallchirurgische Abt., Chirurgische
Universitätsklinik, 6650 Homburg/Saar

Dr. K. DINSTL
Chirurgische Universitätsklinik, A–1090 Wien

Professor Dr. W. DISSMANN
Chefarzt der I. Inneren Abt., Städtisches
Krankenhaus Am Urban, Dieffenbachstr. 1,
1000 Berlin 61

Dr. M. DOEHN
Chirurgische Universitätsklinik, Abt. für
Allgemeinchirurgie, 2000 Hamburg 20

PD Dr. P. ECKERT
Chirurgische Universitätsklinik, Abt. für
Allgemeinchirurgie, 2000 Hamburg 20

Professor Dr. F.W. EIGLER
Chirurgische Universitätsklinik und Poliklinik,
Abt. für Allgemeine Chirurgie, 4300 Essen

PD (Ass. Prof.) Dr. R. EISELE
Chirurgische Klinik und Poliklinik, Klinikum
Charlottenburg der FU, Spandauer Damm 130,
1000 Berlin 19

Professor Dr. H. FABEL
Medizinische Hochschule Hannover,
Dept. Innere Medizin, Abt. Pulmonologie
3000 Hannover

Dr. K.-J. FISCHER
Zentrale Abt. für Anästhesie der
Universität Kiel, 2300 Kiel

Professor Dr. G. FRIEHS
Landeskrankenhaus Graz,
Chirurgische Universitätsklinik, A–8036 Graz

PD Dr. K. GAHL
Medizinische Hochschule Hannover,
Dept. Innere Medizin, Abt. Klinische
Kardiologie, 3000 Hannover

Dr. A. GISBERTZ
Medizinische Hochschule Hannover,
Dept. Chirurgie, Klinik für Abdominal- und
Transplantationschirurgie, 3000 Hannover

Dr. J. GRÖNNIGER
Chirurgische Universitätsklinik, 6500 Mainz

PD Dr. B. GROTELÜSCHEN
Medizinische Hochschule Hannover,
Dept. Chirurgie, Klinik für Abdominal- und
Transplantationschirurgie, 3000 Hannover

Dr. R. GRUNDMANN
Chirurgische Universitätsklinik, 5000 Köln 41

Dr. A. HANNEKUM
Medizinische Hochschule Hannover,
Dept. Chirurgie, Klinik für Thorax-, Herz-
und Gefäßchirurgie, 3000 Hannover

Dr. W. HARDINGHAUS
Universitätsklinik Heidelberg, Fachgruppe
Chirurgie, Urologische Abt., 6900 Heidelberg

Professor Dr. H. HARMS
Universitätskrankenhaus Eppendorf,
Chirurgische Klinik, Klinisches Kreislauf- und
Lungenfunktionslabor, 2000 Hamburg 20

Dr. K. HEMPEL
Allgemeines Krankenhaus Wandsbek
2000 Hamburg 70

Dr. K.-H. HESS
Medizinische Hochschule Hannover,
Dept. Innere Medizin, Abt. Klinische
Nephrologie, 3000 Hannover

Professor Dr. H. HEYMANN
Medizinische Hochschule Hannover,
Dept. Chirurgie, Klinik für Allgemeinchirurgie,
Oststadtkrankenhaus, 3000 Hannover

Dr. R. HORSCH
Universitätsklinik Heidelberg, Fachgruppe
Chirurgie, Urologische Abteilung,
6900 Heidelberg

Dr. U. IKINGER
Universitätsklinik, Fachgruppe Chirurgie,
Urologische Abt., 6900 Heidelberg

Professor Dr. I. JOPPICH
Städtische Krankenanstalten, Chirurgische
Universitätsklinik Heidelberg
6800 Mannheim

PD Dr. A. JÜNEMANN
Chirurgische Universitätsklinik,
4000 Düsseldorf 1

Professor Dr. K.-H. JUNGBLUTH
Chirurgische Universitätsklinik,
Abt. für Unfallchirurgie, 2000 Hamburg 20

Professor Dr. C. KÄUFER
Henriettenstift, Chirurgische Abt.,
3000 Hannover

Professor Dr. K. KEMINGER
Chirurgische Universitätsklinik, A–1090 Wien

Professor Dr. E. KERN
Chirurgische Universitätsklinik und Poliklinik
8700 Würzburg

PD Dr. P.G. KICHHOFF
Chirurgische Universitätsklinik und Poliklinik,
Klinik für Thorax-, Herz- und Gefäßchirurgie
3400 Göttingen

Professor Dr. E. KIRCHNER
Medizinische Hochschule Hannover,
Institut für Anästhesiologie, 3000 Hannover

Dr. F. KLAPP
Chirurgische Universitätsklinik,
6650 Homburg / Saar

Dr. G. KLEPP
Landeskrankenhaus Graz, Chirurgische
Universitätsklinik, A–8036 Graz

Dr. A. KNIPPER
Chirurgische Universitätsklinik,
2000 Hamburg 20

Dr. H. KÖSTERING
Chirurgische Universitätsklinik und Poliklinik, Klinik für Thorax-, Herz- und Gefäßchirurgie, 3400 Göttingen

Professor Dr. P. KOLLE
Medizinische Hochschule Hannover, Dept. Chirurgie, Urologische Klinik, 3000 Hannover

Dr. G. KORB
Medizinische Hochschule Hannover, Dept. Innere Medizin, Abt. Gastroenterologie, 3000 Hannover

Dr. H. KRIEG
Chirurgische Universitätsklinik, 6500 Mainz

PD Dr. S. KÜGLER
Chirurgische Universitätsklinik, 2000 Hamburg 20

PD Dr. J. KUSCHE
Abt. für experimentelle Chirurgie und pathologische Biochemie, Chirurgische Universitätsklinik 3550 Marburg/Lahn

Dr. G. LECHNER
Chirurgische Universitätsklinik, A–1090 Wien

Dr. K. LEHMANN
Chirurgische Universitätsklinik, 2300 Kiel

PD Dr. K.H. LEITZ
Medizinische Hochschule Hannover, Dept. Chirurgie, Klinik für Thorax-, Herz- und Gefäßchirurgie, 3000 Hannover

Professor Dr. P. LICHTLEN
Medizinische Hochschule Hannover, Dept. Innere Medizin, Abt. Klinische Kardiologie, 3000 Hannover

Professor Dr. Th.-O. LINDENSCHMIDT
Allgemeines Krankenhaus Barmbek, II. Chirurgische Abt., 2000 Hamburg 60

Dr. P. LINDNER
Chirurgische Universitätsklinik und Poliklinik, Abt. für Allgemeine Chirurgie, 4300 Essen

Dr. B. LINGEMANN
Chirurgische Klinik, Westfälische Wilhelms-Universität, 4400 Münster

Dr. K. LITTMANN
Chirurgische Universitätsklinik und Poliklinik, Abt. für Allgemeine Chirurgie, 4300 Essen

Professor Dr. B. LÖHR
Chirurgische Universitätsklinik, 2300 Kiel

Dr. G. LUSKA
Medizinische Hochschule Hannover, Dept. Radiologie, 3000 Hannover

PD Dr. F.K. LYNEN
Klinische Anstalten der Rhein.-Westfälischen TH, Lehrstuhl für Chirurgie, 5100 Aachen

Dr. H. MARQUORT
Zentrale Abt. für Anästhesie der Universität, 2300 Kiel

Professor Dr. C. MAURER
Klinisches Laboratorium des Chirurgischen Zentrums der Universität Heidelberg, 6900 Heidelberg

PD Dr. H. MEISNER
Chirurgische Universitätsklinik, 8000 München 2

Dr. G. MENARDI
Chirurgische Universitätsklinik, A–6020 Innsbruck

Dr. H.-J. MEYER
Medizinische Hochschule Hannover, Dept. Chirurgie, Klinik für Abdominal- und Transplantationschirurgie, 3000 Hannover

Professor Dr. H.J. MITZKAT
Medizinische Hochschule Hannover, Dept. Innere Medizin, Arbeitsgruppe Diabetologie, Krankenhaus Oststadt, 3000 Hannover

Dr. K. MÖHRING
Universitätsklinik, Fachgruppe Chirurgie, Urologische Abt., 6900 Heidelberg

Professor Dr. F.K. MÖRL
Allgemeines Krankenhaus St. Georg 2000 Hamburg 1

Dr. G. MUHR
Medizinische Hochschule Hannover, Dept. Chirurgie, Unfallchirurgische Klinik, 3000 Hannover

Professor Dr. M. NASSERI
Chirurgische Klinik und Poliklinik,
Klinikum Charlottenburg der FU,
Spandauer Damm 130, 1000 Berlin 19

Dr. D. NITSCHE
Chirurgische Universitätsklinik, 2300 Kiel

PD Dr. H. OELERT
Medizinische Hochschule Hannover,
Dept. Chirurgie, Klinik für Thorax-, Herz- und Gefäßchirurgie, 3000 Hannover

Dr. H.J. OESTERN
Medizinische Hochschule Hannover,
Dept. Chirurgie, Unfallchirurgische Klinik,
3000 Hannover

Dr. L. ORELLANO
Chirurgische Universitätsklinik und Poliklinik, Klinik für Thorax-, Herz- und Gefäßchirurgie, 3400 Göttingen

Professor Dr. K. OTTO
Medizinische Hochschule, Operatives Zentrum 1, Abt. für Chirurgie, 2400 Lübeck

Dr. H. PALMTAG
Universitätsklinik, Fachgruppe Chirurgie,
Urologische Abt., 6900 Heidelberg

Professor Dr. H.-J. PEIPER
Chirurgische Universitätsklinik und Poliklinik, Klinik für Allgemeinchirurgie,
3400 Göttingen

Dr. W. PEITSCH
Chirurgische Universitätsklinik und Poliklinik, Klinik für Allgemeinchirurgie,
3400 Göttingen

Professor Dr. H. PICHLMAIER
Chirurgische Universitätsklinik, 5000 Köln 41

Professor Dr. R. PICHLMAYR
Medizinische Hochschule Hannover,
Dept. Chirurgie, Klinik für Abdominal- und Transplantationschirurgie, 3000 Hannover

Dr. H. POKAR
Chirurgische Universitätsklinik,
Abt. für Anästhesiologie, 2000 Hamburg 20

Professor Dr. H. POLIWODA
Medizinische Hochschule Hannover,
Klinik für Hämatologie, 3000 Hannover

Dr. M. REHNER
Chirurgische Universitätsklinik,
Abt. für Allgemeinchirurgie, 2000 Hamburg 20

Professor Dr. K. REICHEL
Medizinische Hochschule Hannover,
Dept. Chirurgie, Klinik für Abdominal- und Transplantationschirurgie, 3000 Hannover

Professor Dr. H. REMÉ
Medizinische Hochschule, Operatives Zentrum 1, Abt. für Chirurgie, 2400 Lübeck

Dr. R. RESCHAUER
Medizinische Hochschule Hannover,
Dept. Chirurgie, Unfallchirurgische Klinik,
3000 Hannover

PD Dr. H. RICHTER
Chirurgische Universitätsklinik
3550 Marburg/Lahn

Dr. Th. RICHTER
Kreiskrankenhaus, Chirurgische Klinik,
4900 Herford

Dr. P. RIEDL
Chirurgische Universitätsklinik, A–1090 Wien

Professor Dr. G. RODEWALD
Chirurgische Universitätsklinik, Abt. für Herz- und Gefäßchirurgie, 2000 Hamburg 20

Dr. W. RÖDIGER
II. Medizinische Universitätsklinik,
2000 Hamburg 20

Professor Dr. L. RÖHL
Universitätsklinik, Fachgruppe Chirurgie,
Urologische Abt., 6900 Heidelberg

Professor Dr. F.L. RUEFF
Chirurgische Universitätsklinik,
8000 München 2

PD Dr. R. SAILER
Chirurgische Universitätsklinik,
4000 Düsseldorf 1

Dr. R.W. SATTLER
Chirurgische Universitätsklinik, 2300 Kiel

Dr. K. SAUR
Chirurgische Universitätsklinik,
6650 Homburg/Saar

Dr. R. SCHIESSEL
Chirurgische Universitätsklinik, A–1090 Wien

PD Dr. F.W. SCHILDBERG
Chirurgische Universitätsklinik
8000 München 2

Professor Dr. F.W. SCHMIDT
Medizinische Hochschule Hannover,
Dept. Innere Medizin, Abt. Gastroenterologie,
3000 Hannover

Professor Dr. K.P. SCHMIT-NEUERBURG
Klinikum der Gesamthochschule,
Chirurgische Klinik, 4300 Essen

Professor Dr. B. SCHNEIDER
Medizinische Hochschule Hannover,
Dept. für Biometrie und Medizinische
Informatik, Abt. für Biometrie,
3000 Hannover

Professor Dr. H.W. SCHREIBER
Chirurgische Universitätsklinik,
Abt. für Allgemeinchirurgie, 2000 Hamburg 20

Dr. L. SCHROEDER
Chirurgische Universitätsklinik, 2300 Kiel

Dr. U. SCHROEDER
Chirurgische Universitätsklinik, 2300 Kiel

Dr. H.W. SCHÜLER
Universitätsklinik, Fachgruppe Chirurgie,
Urologische Abt., 6900 Heidelberg

Professor Dr. L. SCHWEIBERER
Chirurgische Universitätsklinik,
6650 Homburg/Saar

Dr. A. SIEGFRIEDT
Zentrum für Interdisziplinäre Fächer,
Abt. Anästhesiologie, 2300 Kiel

Dr. N. SOEHENDRA
Chirurgische Universitätsklinik,
Abt. für Allgemeinchirurgie, 2000 Hamburg 20

Dr. C.-D. STAHLKNECHT
Chirurgische Universitätsklinik
3550 Marburg/Lahn

Dr. H. STELLPFLUG
Chirurgische Klinik, Westfälische Wilhelms-Universität, 4400 Münster

Professor Dr. H. St. STENDER
Medizinische Hochschule Hannover,
Dept. Radiologie, 3000 Hannover

Professor Dr. W. THIMME
Medizinische Klinik und Poliklinik,
Klinikum Steglitz der FU, Hindenburgdamm 30,
1000 Berlin 45

Dr. G. THOMA
Allgemeines Krankenhaus Heidberg,
Chirurgische Abt., 2000 Hamburg 62

Dr. O. TRENTZ
Medizinische Hochschule Hannover,
Dept. Chirurgie, Unfallchirurgische Klinik,
3000 Hannover

Professor Dr. H. TSCHERNE
Medizinische Hochschule Hannover,
Dept. Chirurgie, Unfallchirurgische Klinik,
3000 Hannover

Professor Dr. C. VORSTER
Friederikenstift Hannover, Chirurgische Abt.,
3000 Hannover

Dr. K.L. WAAG
Städtische Krankenanstalten, Chirurgische
Universitätsklinik Heidelberg, 6800 Mannheim

Professor Dr. J. WEDELL
Kreiskrankenhaus, Chirurgische Klinik,
4900 Herford

Dr. H. WEISS
Klinikum der Gesamthochschule,
Chirurgische Klinik, 4300 Essen

Professor Dr. K. WIEDEMANN
Abt. für Anästhesiologie der Universitätskliniken
Heidelberg, 6900 Heidelberg

Dr. C.D. WILDE
Klinikum der Gesamthochschule,
Chirurgische Klinik, 4300 Essen

Dr. R. WINKLER
Chirurgische Universitätsklinik,
2000 Hamburg 20

Dr. J. WITTE
Chirurgische Universitätsklinik,
8000 München 2

Dr. G. ZALAUDEK
Landeskrankenhaus Graz,
Chirurgische Universitätsklinik, A–8036 Graz

Dr. H. ZIEGLER
Medizinische Hochschule Hannover,
Dept. Chirurgie, Klinik für Abdominal- und Transplantationschirurgie, 3000 Hannover

PD Dr. G. ZIEROTT
Chirurgische Universitätsklinik, 2300 Kiel

Professor Dr. V. ZÜHLKE
Chirurgische Universitätsklinik und Poliklinik, Klinik für Allgemeinchirurgie, 3400 Göttingen

Einführung

R. PICHLMAYR

Weitaus die meisten Operationen, sowohl der Elektiv- als auch der Notfalleingriffe, haben einen ungestörten postoperativen Verlauf. Hieran haben neben der Operationstechnik vor allem Asepsis, Operationsvorbereitung und gesamte Narkoseführung ihren jeweils entscheidenden Anteil. Die postoperative Behandlung generell ist zwar geeignet, zusätzliche und spezifisch postoperative Störungen, wie Bronchopneumonien oder Exsikkose, zu verhüten oder zu mildern und dem Patienten die postoperative Phase wesentlich zu erleichtern, sie kann jedoch in den seltensten Fällen prä- und intraoperative Komplikationen oder Fehler ausgleichen. Von den drei großen und weitgefaßten chirurgischen Bereichen – Indikation, Operationstechnik, Nachbehandlung – sind für das Erreichen eines ungestörten postoperativen Verlaufes die ersten beiden weit wichtiger als die Nachbehandlung. Die Ursachen der meisten postoperativen Störungen liegen im Operationszeitraum. Trotzdem hat die postoperative Behandlung gerade im Zusammenhang mit postoperativen Störungen entscheidende Bedeutung in zweifacher Hinsicht: Verlauf und Behandlungsmöglichkeiten einer Komplikation hängen zunächst wesentlich vom Gesamtzustand des Patienten zum Zeitpunkt des Manifestwerdens der Komplikation ab, der „Reserve" [2], und diese wird mit von der bis zu diesem Zeitpunkt geübten postoperativen Routinetherapie bestimmt; die eingetretene Komplikation selbst erfordert weiter eine spezifische und intensivierte Nachbehandlung mit allen Möglichkeiten, beginnend mit der Infusionsbehandlung und der parenteralen Ernährung bis zur Relaparotomie, Dialyse oder gar extrakorporaler Oxygenisierung.

Das Spektrum der *Ursachen und Erscheinungsbilder postoperativer Komplikationen* ist weit. Berechtigt erscheint eine Gliederung in drei Gruppen:

1. *Die operativen Komplikationen im engeren Sinn,* wie Blutung, Wundinfektion, Anastomoseninsuffizienz, Ileus. Diese Komplikationen sind weitgehend unabhängig vom präoperativen Zustand des Patienten, und ihr Auftreten ist kaum vorauskalkulierbar. Wenn gleich auch die postoperative Wundinfektionsrate mit der Länge der Operationszeit steigt [1], so sind doch gerade diese Komplikationsarten keineswegs an schwere Operationen gebunden. Gerade große und langdauernde Eingriffe, wie Duodenopankreatektomie, totale Gastrektomie oder Proktokolektomie können heute unter entsprechender Operationstechnik und Narkoseführung einen erstaunlich glatten und unkomplizierten Verlauf haben.

Komplikationen dieser Kategorie werfen die Frage technischer Unzulänglichkeiten bei der Operation auf, die ursächlich beteiligt sein können, aber keineswegs beteiligt sein müssen. Bei der Behandlung dieser Störungen ist stets ein Zweiteingriff zu erwägen, in der Abdominalchirurgie also eine Relaparotomie. Dieses gerade in der Indikationsstellung schwierige Gebiet wird im ersten Abschnitt des Buches behandelt.

Sekundär führen die genannten Komplikationen bei längerem Bestehen oder starker Ausprägung vor allem im Rahmen erheblicher Bilanzierungsprobleme und eines septischen Geschehens zu Funktionsstörungen verschiedener und meist mehrerer Organsysteme. Solche Folgeerscheinungen werden besonders in den Abschnitten über die Leber- und Nierenfunktionsstörungen sowie im Rahmen des septischen Kreislaufgeschehens und der Schocklunge besprochen.

2. *Verschlechterung oder Manifestwerden präoperativ bestehender Vorschäden.* Das Auftreten von Komplikationen dieser Kategorie ist also stark vom Zustand des Patienten zum Operationszeitpunkt abhängig und ist in etwa kalkulierbar, sofern entsprechende Vorschäden manifest sind oder bei Latenz diagnostiziert werden. Besondere Bedeutung haben hier die mit dem Operationsalter steigenden Vorschäden im kardiovaskulären und respiratorischen System, die oft Grenzsituationen der Operabilität darstellen können. Weiter ist an Stoffwechselstörungen vor allem des Kohlenhydrathaushaltes und an Funktionsstörungen der Leber und Niere zu denken. Die Fragen der präoperativen Diagnostizierbarkeit und Relevanz entsprechender Störungen sowie die prophylaktischen und therapeutischen Möglichkeiten bei daraus folgenden postoperativen Komplikationen werden in Teil II (Prä- und postoperative Grenzsituationen des kardiovaskulären und respiratorischen Systems) und Teil III und IV (Prä- und postoperative Störungen des Stoffwechsels bzw. urologische und nephrologische Komplikationen nach allgemeinchirurgischen Operationen) behandelt.

3. *Schockfolgen.* Weitgehend gesetzmäßig läuft eine Folge von Komplikationen nach schwerem bzw. protrahiertem, prä- oder intraoperativem Schockzustand ab. Dabei ist die Genese des Schockzustandes für die Art und Schwere der Komplikationen nicht entscheidend. Für die Praxis am wichtigsten und geradezu als Prototyp für Schockfolgen beim Menschen gültig, ist der Verlauf nach Polytrauma mit Schockzustand. Die pathophysiologischen Auswirkungen und therapeutischen Möglichkeiten nach einem Schockgeschehen werden vor allem im Teil V (Verlauf nach Polytrauma) sowie, was die nephrologische Seite betrifft, im Teil IV abgehandelt. Daneben werden im Teil V von unfallchirurgischer Seite einleitend strukturelle und organisatorische Probleme angesprochen, die neben den medizinischen Fragen bei der Behandlung polytraumatisierter Patienten bedeutsam sind, in dem Bestreben, das Schockgeschehen bei diesem Patientenkreis einzuschränken oder zu vermeiden und somit auch hier dem Ziel eines ungestörten postoperativen Verlaufes näherzukommen.

Auf diese hier skizzierten Formen des gestörten postoperativen Verlaufes, die wohl für Chirurgen jeder Fachrichtung, besonders für den Allgemeinchirurgen wichtig sind, beschränkt sich das vorliegende Buch, dessen Grundlage die unter dem Gesamtthema „Der gestörte postoperative Verlauf" stehenden Verhandlungen der 115. Tagung der Vereinigung Nordwestdeutscher Chirurgen sind. Weitgehend ausgeklammert werden die generellen Probleme der Wundinfektion mit der Frage der prophylaktischen und therapeutischen Antibiotikagabe sowie die in letzter Zeit vielfach behandelten Probleme der postoperativen Infusionsbehandlung. Dagegen werden die für allgemein-chirurgische Operationen bedeutsamen urologischen postoperativen Störungen mit der praktisch so wichtigen Frage der Harnblasenkatheterung mit aufgenommen.

Bei der Besprechung der Therapie postoperativer Störungen sollte vor allem dargestellt werden, auf welchen Gebieten in den letzten Jahren Fortschritte erzielt wurden, wie etwa bei der Dialysebehandlung nach Polytrauma oder in der Kreislauftherapie nach großen Operationen, bei der Besprechung der Diagnostik sollte herausgestellt werden, wann exakte Meßmethoden zur Verfügung stehen – wie der präoperativen Diagnose von Lungenfunktionsstörungen – und wann die diagnostische Abschätzung weit mehr von der persönlichen individuellen Erfahrung des verantwortlichen Chirurgen abhängt – wie bei der Beurteilung des postoperativen Bauchbefundes und damit bei der Fragestellung nach einer Relaparotomie.

Ein überragender Gedanke bei allen Erörterungen zur Behandlung postoperativer Störungen ist die Frühzeitigkeit des Erkennens und des Handelns. Gerade diese Forderung nach Frühzeitigkeit, die häufig noch Rechtzeitigkeit bedeutet, ist in der Praxis am schwersten zu verwirklichen und soll der zentrale Gedanke dieser Abhandlung über den gestörten postoperativen Verlauf sein.

Literaturverzeichnis

1. Incidence of surgical wound infection in England and Wales. A report of the Public Health Laboratory Service. Lancet 1960 II, 659–663.
2. Kern, E., Buchwald, J.: Allgemeine Gesichtspunkte zur Früh-Relaparotomie. Chirurg 45, 193–195 (1974).

I. Probleme der Relaparotomie

A. Grundsätzliches

Häufigkeit und Bedeutung der Relaparotomie

R. PICHLMAYR

Relaparotomiefrequenz

Die Indikation zur Relaparotomie wird zunehmend häufiger gestellt. Zwar sind die Angaben aus verschiedenen Perioden und aus verschiedenen Kliniken nicht streng vergleichbar, da der Begriff Relaparotomie bezüglich des Zeitintervalles ab der Laparotomie und besonders bezüglich der Einbeziehung der Versorgung schwerer Wundheilungsstörungen nicht streng einheitlich gebraucht wird, doch ist die Relaparotomiefrequenz eindeutig ansteigend.

Im älteren Schrifttum ist im allgemeinen eine Gesamtrelaparotomiefrequenz von unter 2% angegeben, während sie in neueren Sammelstatistiken im Durchschnitt 3–6% beträgt, in einzelnen Berichten jedoch bis zu 8 und 10% ansteigt (Tabelle 1 [5–10, 12–14]). Dabei hängt die Häufigkeit insgesamt von der Art der vorausgegangenen Operationen ab: nach Appendektomie erfolgt in etwa 0,8–2,3%, nach Gallengangsoperationen in 2,8–5,2%, nach Magenoperationen in 3,3–10% und nach Darmoperationen 3,6–14% eine Relaparotomie [2–4]. Diese unterschiedliche Frequenz der Relaparotomie in Abhängigkeit vom Krankengut ist gleichzeitig mit eine Erklärung für Unterschiede der Relaparotomiehäufigkeit in verschiedenen Berichten.

Tabelle 1. Häufigkeit und Letalität einer Relaparotomie (Literaturauswahl)

Autor	Relaparotomie	
	Häufigkeit %	Letalität %
Starlinger (1954)	0,54	71
Kunz (1962)	0,53	69
Siewert (1970)	2,1	38
Hegemann (1971)	3,3	34
Käufer (1973)	5,2	47
eigenes Krankengut 1972–1974[a] [9]	7,4	39,1

[a] einschließlich Voroperationen auswärts (36,5% der Relaparotomien)

Diese somit allgemein beobachtete Zunahme der Relaparotomiefrequenz dürfte mehrere Ursachen haben (Abb. 1): Nicht anzunehmen ist, daß technische Fehler bei der Erstoperation häufiger vorkommen und so vermehrt eine Relaparotomieindikation darstellen. Vielmehr dürfte die Ausweitung der operativen Möglichkeiten mit Zunahme schwieriger und großer Eingriffe, somit eine Änderung des Gesamtkrankengutes in Richtung auf einen höheren Schweregrad, ein wesentlicher Faktor sein. Dabei ist etwa an die Zunahme der Resektionsquoten bei Karzinomen, an die Bevorzugung resezierender Verfahren auch als Palliativmaßnahmen und an kontinuitätswiederherstellende und kontinenzerhaltende Dickdarmeingriffe gedacht, die alle in den letzten beiden Jahrzehnten eine absolute und relative Zunahme erfahren haben. Dabei darf jedoch keinesfalls der – falsche – Eindruck erweckt werden, nur große und komplizierte Operationen wären von einem nennenswerten Relaparotomierisiko gefolgt. Wenngleich nach obiger Aufstellung eine gewisse Abhängigkeit der Frequenz eine Relaparotomie von Art und Ausdehnung der Voroperation besteht, so sind dennoch gerade auch die Routinestandardoperationen keineswegs vom Relaparotomierisiko frei.

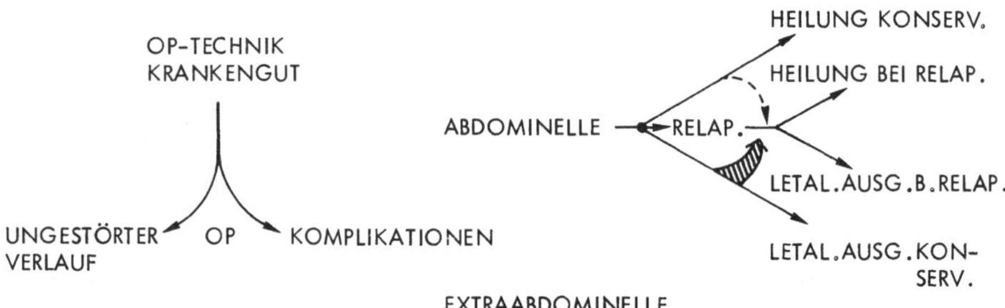

Abb. 1. Mögliche Ursachen für die Zunahme der Relaparotomiefrequenz. Für den postoperativen Verlauf – ungestört oder kompliziert – und damit indirekt für die Häufigkeit einer Relaparotomie sind zunächst Operationstechnik und Beschaffenheit des Krankengutes ausschlaggebend. Entscheidend beeinflußt wird jedoch die Relaparotomiefrequenz von dem in den letzten Jahren zunehmenden Versuch, bei eingetretenen abdominellen Komplikationen durch eine frühzeitige Relaparotomie in den unter konservativer Therapie überwiegend infausten Verlauf einzugreifen (dicker Pfeil). Zahlenmäßig weniger gewichtig sind Relaparotomien bei „geringfügigen" Komplikationen, die retrospektiv auch unter konservativer Therapie Heilungsaussichten hatten (unterbrochener Pfeil)

Der Hauptgrund für das generelle Ansteigen der Relaparotomiefrequenz dürfte somit in der zunehmenden Erkenntnis liegen, daß bei den vielfältigen intraabdominellen Operationskomplikationen eine Relaparotomie durchaus Erfolgsaussichten mit der Möglichkeit der Heilung bei sonst weitgehend infauster Prognose bietet, sofern die Relaparotomie nur *frühzeitig* vorgenommen wird. Intraabdominelle postoperative Komplikationen werden somit häufiger einer Relaparotomie zugeführt.

Letalitätshöhe der Relaparotomie

Es steht fest, daß die Letalität der Relaparotomie in den letzten Jahrzehnten deutlich gefallen ist: Sie lag vor 1950 bei etwa 60–80% und kann heute pauschal bei etwa 30–50%

angenommen werden [6, 9, 10, 12]. Dabei ergeben sich große Unterschiede in der Abhängigkeit von der Natur der Komplikationen: Eine Relaparotomie wegen chirurgischer Nachblutung hat prinzipiell die besten Erfolgschancen, eine wegen Infektion auf der Basis einer Nahtinsuffizienz meist die schlechtesten [1, 9, 11, 12].

Die Verbesserung der Relaparotomieergebnisse ist nach allgemeiner Auffassung entscheidend und in erster Linie durch den frühzeitigeren Entschluß zur Relaparotomie bedingt. Dies ist freilich mit exakten Zahlen nicht belegbar. Änderungen im Vorgehen bei der Relaparotomie dürften dagegen weit geringere Bedeutung haben, wenngleich auch hier manche Verbesserungen, wie etwa eine Peritonealspülung bei diffuser Peritonitis (s. Kapitel I B) zu berücksichtigen ist. Letztlich kann nicht ausgeschlossen werden, daß zur Verbesserung der Relaparotomieergebnisse gelegentlich auch günstige Resultate eine Relaparotomie wegen geringgradiger postoperativer Komplikationen, etwa einer leichten Nachblutung oder eines geringfügigen Gallenlecks, beitragen, Komplikationen, die möglicherweise – jedoch nie sicher voraussehbar – auch unter konservativer Behandlung zur Ausheilung gekommen wären.

Indikationsprobleme

Dem entscheidenden Vorteil der Frühzeitigkeit einer Relaparotomie stehen neben vielseitigen, auch psychologischen Problemen, die in den beiden nächsten Beiträgen abgehandelt werden, vor allem die Unsicherheit der Diagnostik entsprechender Komplikationen gerade in einer frühen Phase gegenüber. Frühzeitigkeit der Indikationsstellung bedeutet ja, diese Entscheidung zu einem Zeitpunkt zu treffen, zu dem es dem Patienten – noch – relativ gut geht, die Möglichkeiten zum konservativen Vorgehen meist noch gegeben sind – was dem Wunsch aller Beteiligten entspricht –, eine erneute Operation also im Moment nicht zwingend notwendig erscheint und durchaus die Gefahren der Verschlechterung durch eine erneute Operation zu berücksichtigen sind. Häufig wird man erst retrospektiv nach einer Relaparotomie feststellen können, wie richtig die Entscheidung gerade zu diesem frühen Zeitpunkt war und um wieviel besser es dem Patienten nach der Behebung der Komplikation geht; dies gilt vor allem auch für die vorher angeführten „geringfügigen" postoperativen Komplikationen.

Nicht nur bei großzügiger Einstellung zur Relaparotomie wird retrospektiv gelegentlich festzustellen sein, daß die vorgenommene Relaparotomie nicht erforderlich war und daß sie die Heilungsaussichten nicht vergrößert oder sogar konservative Heilungschancen gefährdet hat. Allgemein – wenn auch etwas verallgemeinernd – läßt sich feststellen, daß eine Relaparotomie mit dem größten Nutzen und der geringsten Gefahr verbunden ist, wenn der Allgemeinzustand des Patienten gut oder sehr gut ist, die Komplikation klar erkennbar und erkannt ist, nur kurze Zeit bis zur Reoperation bestanden hat und in der sehr frühen postoperativen Phase (Stunden bis wenige Tage) oder erst im späteren postoperativen Verlauf (viele Tagen bis Wochen) aufgetreten ist. Für die jeweils differenten Situationen gilt das Gegenteil. Berücksichtigt man die Unsicherheit sowohl der Komplikationsdiagnostik wie auch des konservativen Heilungsverlaufes, so bedeutet dies, wiederum verallgemeinernd, daß gerade bei Patienten in gutem Allgemeinzustand die Indikation zu einer Relaparotomie eher großzügig gestellt werden kann und sollte.

Frühzeitigkeit einer Relaparotomieindikation mit verbesserten Heilungsaussichten muß theoretisch zur Senkung der Gesamtletalität der postoperativen intraabdominellen Komplikationen und somit auch zur Senkung der Gesamtletalität abdomineller Operationen führen. Diese Schlußfolgerung ist bei der Verbesserung der Gesamtoperationsergebnisse (bedingt durch zahlreiche Faktoren) einerseits, der Ausweitung der Operationsindikation und der Inhomogenität des Krankengutes andererseits statistisch kaum zu sichern. Für die Bedeutung der Relaparotomie insgesamt sind von größerem Wert der erwähnte Rückgang der Relaparotomieletalität wie auch die zwar subjektive, jedoch meist schon im Einzelfall, mehr noch in der Gesamtheit verläßliche Ansicht, daß die beobachtete Komplikation, wenn überhaupt, so nur durch einen Zweiteingriff behandelt werden kann bzw. konnte.

Der große Vorteil, den eine rechtzeitige Indikationsstellung zur Relaparotomie prinzipiell bringt, entbindet jedoch keineswegs von der Notwendigkeit, individuell stets sehr genau mögliche Vor- und Nachteile eines Zweiteingriffes gegeneinander abzuwägen und nach Kriterien für die absolute Notwendigkeit oder für die Vermeidbarkeit des Eingriffes zu suchen. Hier möchte man sich vorzugsweise auf meß- und objektivierbare Parameter stützen.

Diese eignen sich generell nur sehr bedingt und hauptsächlich nur bei der Frage einer Relaparotomie wegen Blutung und wegen Ileus. Bei den zahlreichen Kombinationsursachen sowie bei Infektion und Anastomoseninsuffizienz spielen die selbstverständlich genau zu registrierenden Laborparameter meist eine untergeordnete Rolle gegenüber der subjektiven Beobachtung des Gesamtzustandes des Patienten in seinem Verlauf und gegenüber dem Beachten auch geringfügiger Abweichungen vom normalen Verlauf. Die Beurteilung, ob ein postoperativer Verlauf normal, noch normal oder eindeutig pathologisch ist, und die darauf aufgebaute Indikation etwa zu einer Relaparotomie werden sehr von der individuellen Erfahrung und Einstellung des verantwortlichen Chirurgen geprägt. Bei einem so wenig standardisierbaren Vorgehen, wie der Relaparotomie, wandeln sich auch zwangsläufig entsprechend günstigen und ungünstigen Erfahrungen die individuellen Ansichten im Laufe der beruflichen Tätigkeit. In einzelnen Punkten divergierende Ansichten können somit auch in dieser Abhandlung über die Relaparotomie erwartet werden. Sie zeigen die Schwierigkeit der Formulierung von verbindlichen Indikationsregeln, die sowohl der generellen Tendenz zur Frühzeitigkeit wie auch der Vermeidung unnötiger oder gefährlicher Zweiteingriffe gerecht werden müssen.

Abhandlungen über die Relaparotomie können gegliedert werden in die Abschnitte Blutung, Infektion und Ileus, um die in diesen Kategorien liegenden Gemeinsamkeiten herauszustellen. Dem wird Rechnung getragen in den folgenden Übersichtsbeiträgen sowie bei der Besprechung allgemeiner diagnostischer und therapeutischer Richtlinien des septischen postoperativen Verlaufes. Doch können Indikation, Vorgehen und Ergebnisse einer Relaparotomie durchaus different sein, wenn die gleiche Grundkomplikation, etwa eine Blutung oder eine Nahtinsuffizienz nach Operation am Gallenwegssystem, an der Kardia oder am Dickdarm, eintritt. Somit wurde ab Kapitel I C die Gliederung nach den Organgebieten der Erstoperation gewählt, um die jeweils spezielle Problematik einer Relaparotomie nach Eingriffen an diesen Organsystemen herauszustellen. Eine besondere Problematik besitzt die mehrfache Relaparotomie speziell wegen Ileus, die abschließend wiederum organunabhängig dargestellt wird.

Die Gesamtschlußfolgerung am Ende des Relaparotomieabschnittes versucht, wiederum nach den Grundkomplikationen Blutung, Ileus und Infektion ausgerichtet, unterschiedliches der einzelnen Organgebiete herauszustellen. Sie berücksichtigt dabei auch Tagungsdiskussionen sowie die persönliche Auffassung des Herausgebers.

Literaturverzeichnis

1. Deucher, F., Oesch, I.: Postoperativer Frühileus: Prophylaxe und Relaparotomie. Chirurg 45, 195 (1974).
2. Edelmann, G., Boutelier, Ph., Brenot, J., Giles, H.: La reintervention précoce en chirurgie abdominale. Mem. Acad. Chir. 90, 773 (1964).
3. Germain, A., Courtois-Suffit, M., Diane, C.: La reintervention précoce en chirurgie abdominale. Mem. Acad. Chir. 90, 271 (1964).
4. Guenin, P., Levy-Lemann, S.: Les reinterventions précoces en chirurgie abdominale. Mem. Acad. Chir. 90, 841 (1964).
5. Hegemann, G.: Chirurgische und eitrige Komplikationen nach Eingriffen an den Bauchorganen. Langenbecks Arch. klin. Chir. 329, 1048 (1971).
6. Käufer, C., Hiller, U.: Die frühzeitige Relaparotomie. Bruns Beitr. klin. Chir. 220, 151 (1973).
7. Kern, E.: Die Relaparotomie im Rahmen der Intensivpflege bei Peritonitis und Ileus. Langenbecks Arch. klin. Chir. 337, 301 (1974).
8. Kunz, H.: Die Relaparotomie. Langenbecks Arch. klin. Chir. 301, 223 (1962).
9. Pichlmayr, R., Ziegler, H.: Die Relaparotomie bei Infektionen. Chirurg 45, 202 (1974).
10. Ranke, E.: Probleme der frühen Relaparotomie. Zbl. Chir. 95, 73 (1974).
11. Schriefers, K.H., Gök, Y.: Die Relaparotomie bei Nachblutungen. Chirurg 45, 202 (1974).
12. Siewert, R., Schulz, G., Cassau, D.: Die Frührelaparotomie. Chirurg 41, 76 (1970).
13. Starlinger, F.: Die Relaparotomie. Berlin: Walter de Gruyter 1954.
14. White, Th.T., Harrison, R.C.: Reoperative Gastrointestinal Surgery. Philadelphia: Little, Brown & Co 1973.

Die Bedeutung der Relaparotomie im chirurgischen Alltag

C. VORSTER

Stellt der Chirurg die Indikation zur Relaparotomie, so zeigt er damit unter anderem an, daß er bereit ist, seinen Gang nach Canossa anzutreten.

Wie dieser geschichtsträchtige Gang Heinrichs IV von drei Seiten, nämlich:

1. von der Seite derer, die diesen Gang forderten,
2. von der Warte des sich – schuldig oder unschuldig – als Büßer anbietenden Menschen,
3. von der mehr oder weniger beteiligten Umwelt aus – d.h. Passanten, Neugierige und beobachtende Mächte –

betrachtet werden muß, um ihn in all seiner Problematik auszuloten, so ist die Relaparotomie auch unter den entsprechenden drei Blickwinkeln zu erörtern.

1. Vom Patienten ausgehend, der die Relaparotomie zwar zu erdulden, gleichzeitig aber auch zu fordern hat,
2. Vom Chirurgen ausgehend, der sich dem *Primum nil nocere* – gegen das bekanntermaßen sehr leicht verstoßen werden kann – verschrieb,
3. ausgehend von der Warte der mehr oder weniger Beteiligten, wie Angehörigen oder Mitarbeiter, die zwar engagiert sind, aber keine unmittelbare Verantwortung tragen müssen, ja häufig selbst dann, wenn sie den vorausgegangenen Eingriff durchgeführt haben, nicht die letzte Verantwortung zu übernehmen hatten.

Der Patient, beruhigt und dankbar, soeben einen chirurgischen Eingriff überstanden zu haben, sieht sich plötzlich neuen Leiden ausgesetzt. Er ist aber – im Gegensatz zu seiner Umwelt – mit seinem Zustand – wie *Hemingway* in seiner Kurzgeschichte „Indian River" sehr exakt herausstellte – so beschäftigt und erkennt in den meisten Fällen daher so klar, daß Abhilfe geschaffen werden muß, daß seelische Depressionen zwar bestehen, ganz selten aber von seiner Seite aus – und das ist wert, herausgehoben zu werden – ein Mißtrauen oder gar ein absoluter Vertrauensschwund dem behandelnden Arzt gegenüber eintritt. Daher unterstützt er die vom Arzt getroffenen Anweisungen, sofern er aufgrund seines Allgemeinbefindens dazu in der Lage ist, in der Regel voll und ganz. Da aber der Tod selbst in solcher Situation ihm meist noch etwas unvorstellbar Fremdes bleibt, sieht er sich nur sehr selten im Kampfe mit dem Sterbenmüssen. Es ist ihm vielmehr, einem Seekranken vergleichbar, alles recht, was mit ihm geschieht, sofern es ihm in der Zentralisation seiner Gefühle und daher in seiner absoluten Subjektivität eine Änderung der momentanen Situation verspricht.

Anders ist der Blickwinkel des behandelnden Chirurgen ausgerichtet. Dieser sieht in erster Linie die Gefahr *quoad vitam,* der der Kranke ausgeliefert ist, und zielt daher sein Handeln unter Ausklammern des Gefühls auf ein Versachlichen der Symptomatik ab.

Wir alle kennen die Gefühle, die einen Chirurgen auf dem Weg zur Reintervention befallen. Wir wissen um das Abgehen einer Ligatur, das Wiedereröffnen eines kollabierten Gefäßes, das Entstehen eines Stressulkus und das Ausweichenwollen auf eine Verbrauchskoagulopathie bei postoperativ einsetzender Blutung.

Die exakte Naht und die dazu nötige Technik setzen wir als chirurgisches Rüstzeug voraus. Wir tun dies im Wissen um die Möglichkeit eines durchschneidenden Fadens bei schlechter Gewebesituation und eingedenk bekannter Schwellungstendenzen im Bereich der Anastomose.

Bei allem Streben nach atraumatischem und subtil sauberem Vorgehen aber bleibt vordergründig, daß wir als Chirurgen einmal an lebendem Gewebe zu arbeiten haben und daß wir uns zum zweiten als Menschen nicht nur täuschen können, sondern auch bei aller Erfahrung und technischem Können niemals zu Maschinen werden dürfen.

Dieses Wissen nötigt uns Verständnis, Einsicht und Hilfsbereitschaft anderen – insbesondere jüngeren Kollegen – gegenüber ab, fordert aber auch gleichzeitig und selbstverständlich dazu heraus, unerbittlich nach Klarheit zu forschen und den oft unerträglich scheinen wollenden Fakten ins Auge zu sehen.

Wir sind von Beruf keine Lebensretter, sondern Helfende. Wir dürfen der Klarheit wegen nicht mitleiden, sondern dürfen nur anteilnehmen, und daher weisen uns nicht nur Erfolge, sondern auch Fehlschläge, Fehleinschätzungen sowie manchmal unsere eigene Hilflosigkeit unseren Weg. Diesen Weg werden wir erkennen, wenn wir im *Bergmann*schen Sinne eine Vertrauensbasis dadurch schaffen und erhalten, daß wir unseren Weg nach Canossa antreten, indem wir Erfolg wie Mißerfolg vor Angehörigen, Mitarbeitern und Patienten offen und ohne zu deuteln darstellen.

So gesehen, dient die Relaparotomie nicht nur der Überprüfung chirurgischer, d.h. handwerklicher und – da vom Menschen durchzuführender – mit Fehlleistungen belasteter Tätigkeit und dem daraus abzuleitenden fortwährenden Korrigieren eigenen Schaffens, sondern sie wird auch zum beständigen Hinweis auf die uns gesteckten Grenzen. Damit wird aber die Relaparotomie auch gleichzeitig zur Bestätigung althergebrachter Erfahrungen und zur Grundlage neuer Erkenntnisse. Sie wirkt sich formend auf alle daran Beteiligten aus, da die Grundlage menschlicher Beziehungen das Vertrauen ist. Das Vertrauen in einen Menschen – und wir Chirurgen sehen uns nicht als Halbgötter in Weiß – basiert aber nicht auf etwas so Überirdischem wie Fehlerlosigkeit oder gar etwas so Langweiligem wie Makellosigkeit, sondern auf der unabdingbaren Ehrlichkeit einer Persönlichkeit, so daß das *Primum nil nocere* nicht nur körperlich, sondern im Arzt-Patienten-Verhältnis vordergründig, auch geistig-seelisch, verstanden werden muß.

Sauerbruch faßte dies folgendermaßen zusammen: „Dem Chirurgen wird ein schlechter Ausgang in höherem Sinne zur persönlichen Schuld. Tragbar wird diese Belastung durch Gewissenhaftigkeit in der Indikationsstellung, Beherrschung der Technik und durch ein berechtigtes Selbstbewußtsein. Seine sicherste Stütze aber ist die Wahrhaftigkeit. Der Chirurg, der deutelnd Fehlschläge zu entschuldigen sucht, verstößt gegen das vornehmste Gesetz seiner Zunft".

Ausgangslage vor der Relaparotomie

E. KERN

Muß ein Patient kurze Zeit nach einem Ersteingriff reoperiert werden, so bedeutet dies für ihn und seine Angehörigen wie für den Operateur eine höchst prekäre Situation, die jeder Chirurg zunächst als persönliche Niederlage empfinden wird. Dies und das Nicht-für-möglich-halten, daß trotz aller Bemühungen bei der Erstoperation etwas schiefgelaufen sein könnte, sind mit ein Hauptgrund, weshalb fast alle Relaparotomien relativ spät vorgenommen werden. Ein weiterer ist, daß die Notwendigkeit zu einer Relaparotomie keineswegs an große Ersteingriffe – Gastrektomie, Pankreatektomie usw. – gebunden ist, bei denen man eher mit Komplikationen rechnet. Hier ist der Frischoperierte in der Regel einer Intensivpflege und Intensivüberwachung unterworfen; das Personal solcher Einheiten hat strenge Anweisungen und wird schon geringe Veränderungen registrieren und den Arzt alarmieren. Der appendektomierte, der cholezystektomierte Kranke dagegen liegt auf Station, deren Pflegepersonal ungleich weniger zahlreich und qualifiziert ist. Ärztliche Visiten am Krankenbett orientieren sich – leider! – mehr und mehr an Laborwerten und Kurven, statt am Patienten selbst: Ist heute wirklich noch überall das obligate Aufdecken der Bettdecke und die Untersuchung des Abdomens bei *jeder* Visite eine *Conditio sine qua non* des chirurgischen Stationsdienstes? Es ist zu bezweifeln –, sollte dieser Zweifel unberechtigt sein, umso besser!

Weitere Fakten sind zu nennen: Wenn auch im Krankenhaus die 40-Stundenwoche praktiziert werden muß, gleichzeitig Feiertagsdienste und Überstunden in Freizeit abgegolten und Urlaubs- und Krankheitsphasen kompensiert werden müssen, so bedingt dies, falls überhaupt genügend Personal vorhanden ist, einen derartigen Personalwechsel, daß fast zwangsläufig Lücken in der Krankenversorgung auftreten müssen.

Wenn früher konfessionelle Schwestern rund um die Uhr ihren Dienst versahen, so *kannten* sie ihre Kranken und bemerkten Veränderungen leichter als dies heute bei einer noch so ausgeklügelten Dokumentation, aber rasch wechselndem Personal, möglich ist. Von diesen Vorbedingungen wird wenig, viel zu wenig gesprochen [8] –, aber sie schlagen nicht selten voll zum Nachteil des sozial Schwächsten und des einzigen, der sich nicht gewerkschaftlich organisieren kann, des Patienten, durch. Sodann: Je größer die Abteilung oder Klinik und je personalintensiver der ärztliche Dienst ist, desto leichter kann es vorkommen, daß eine Reoperation nicht vom erstoperierenden Arzt ausgeführt wird. Nur dieser aber weiß genau, wie der Befund war und was sich vielleicht während des Ersteingriffs ereignet hatte. Operationsberichte sind nicht immer zuverlässig, vor allem aber sind sie beim heutigen Auf-Band-Diktieren zum Zeitpunkt der Relaparotomie oft noch nicht geschrieben und dem Zweitoperateur nicht zugänglich. Dies mag den Vorteil haben, daß dieser nun ganz unbeeinflußt die Reoperation indizieren und durchführen kann und muß. Alle diese Dinge gehören zu den Begleitumständen einer Relaparotomie, die es sich immer wieder zu überdenken lohnt.

Was die medizinische Ausgangslage anbetrifft, so kann man die drei häufigsten Ursachen zur Relaparotomie vielleicht so charakterisieren, daß die *Blutung* die dramatischste und am seltensten unbemerkt bleibende, der *Ileus* die am schwierigsten zu diagnostizierende und die *Peritonitis* die gefährlichste und häufigste Komplikation ist; sie alle können gleichzeitig auftreten und sich gegenseitig überlagern. Vielleicht sollte man zusätzlich zum üblichen Ursachenschema – Blutung, Ileus und Peritonitis – die Frührelaparotomie unterteilen in Eingriffe, die sofort und ohne Rücksicht auf den Allgemeinzustand des Patienten durchgeführt werden müssen, und solche, die doch noch erlauben, den Kranken in einen operationsfähigen Zustand zu bringen, eine Unterscheidung, die für die Ausgangslage wesentlich erscheint.

Blutung

Am günstigsten, weil am eindeutigsten definierbar, ist die Ausgangslage vor einer Relaparotomie wegen einer Blutung. Hier ergeben die Parameter Schockindex, zentraler Venendruck, Hämatemesis oder Teerstühle, Hämatokrit- und Hämoglobinwerte synoptisch im allgemeinen ein zutreffendes Bild der Situation. Indessen ist zu berücksichtigen, worauf *Kremer* u. *Brüster* [9] hingewiesen haben, daß der Schockindex bei Blutungen in die freie Bauchhöhle nahezu normal sein kann, wenn peritoneale Reflexe den Blutdruck hochhalten, und daß andererseits der zentrale Venendruck bei Polytraumatisierten mit Schädel- und Thoraxverletzungen trotz eines schweren Volumenmangels nicht erniedrigt sein muß. Die Laborwerte können gerade in den ersten Stunden nach der Erstoperation, vor allem bei ungenügender Flüssigkeitsbilanzierung, täuschen, weil Hb- und Hk-Werte dem tatsächlichen Befund nachhinken [15, 18]. Fehlender Blutabfluß aus Drainagen oder Magen-Darm-Sonden läßt eine Blutung keinesfalls ausschließen! In der Erstphase nach einer Laparotomie, wenn der Patient zudem noch unter der Einwirkung von Narkose und Sedativa steht, beweist nur das klinische Bild des Volumenmangels eine Blutung; die Differentialdiagnose gegenüber einem kardiogenen Schock ist hier nur durch die Messung des zentralen Venendrucks möglich.

Ursachen sehr früher Nachblutungen sind meist intraoperativ nicht oder nicht ausreichend versorgte Gefäßstümpfe; bisweilen stand eine Blutung *intra operationem* und kommt mit dem Ansteigen des Blutdrucks erst postoperativ wieder in Gang. Spätblutungen sind oft durch lokale Entzündung oder Infektion verursacht, wobei sich die Symptome dann gegenseitig überlagern können. Besonders schwierig ist *in praxi* der Nachweis einer Gerinnungsstörung als Ursache einer Nachblutung; in diesem Fall ist eine erneute Operation kontraindiziert. Die zunehmende Anwendung von Antikoagulantien, von Medikamenten, die auf die Gerinnungsfaktoren und Thrombozyten wirken, und die häufigen Leberkrankheiten lassen auch Koagulopathien häufiger beobachten. Dank der Intensivmedizin erreichen viele Patienten heute postoperative Phasen, die sie früher nicht erlebt hätten, wo aber nun Verbrauchskoagulopathien leichter möglich sind. Als Minimalprogramm zum Ausschluß von Gerinnungsstörungen ist heute die Thrombozytenzählung, die Bestimmung der Blutungs- und Gerinnungszeit, des Quickwertes, der Prothrombinzeit und der partiellen

Thromboplastinzeit anzusehen [15]; Einzelheiten zur Methodik und zum Vorgehen finden sich bei *Deutsch* [2]. Es sei aber darauf hingewiesen, daß Gerinnungsstörungen im Vergleich zu chirurgischen Nachblutungen recht selten sind und eher mit einer solchen zusammen vorkommen; sie sind meist Folge von Massivtransfusionen bei Behandlung einer solchen Nachblutung [18].

Die Indikation zu einer Relaparotomie wegen Blutung ist dann gegeben, wenn diese evident ist oder sich der Schockindex nicht durch 2–3 Transfusionen innerhalb der ersten 2 postoperativen Stunden normalisieren läßt. Schwierig kann die Entscheidung dann sein, wenn sich die Blutungsquelle weit entfernt vom eigentlichen Operationsgebiet befindet, wenn z.B. Milz oder Leber durch Hakendruck oder bei der blinden Exploration der Bauchhöhle unbemerkt verletzt worden sind [9]. An eine derartige Möglichkeit ist auch immer dann zu denken, wenn der Patient Reanimationsmanöver über sich ergehen lassen mußte – zuweilen werden solche dem Chirurgen nicht einmal bekannt, wenn er in der Aufwachphase des Patienten den Schauplatz des Geschehens bereits verlassen und dem Anästhesisten allein überlassen hatte.

Die Blutung aus einem Stressulkus wird vor allem bei den Intensivpatienten immer häufiger beobachtet, und gerade bei diesen ist die Entscheidung zu einer neuerlichen Operation oder zum Abwarten besonders schwer und schwerwiegend. In der Würzburger Klinik sahen wir bisher noch keinen Patienten überleben, bei dem bei künstlicher Dauerbeatmung gleichzeitig wegen Nierenversagens bzw. Urämie eine Hämodialyse notwendig wurde – und gerade bei dieser Patientengruppe treten nicht selten auch noch intraluminäre Blutungen auf. Zu warnen ist davor, den Schockindex und die Laborwerte über längere Zeit durch ständige und massive Transfusionen auf einem gerade noch normalen Wert zu halten und abzuwarten in der Hoffnung, die Blutung werde vielleicht doch zum Stehen kommen. Dieses Vorgehen erhöht das Risiko der dann meist doch noch notwendigen Relaparotomie vor allem bei älteren Patienten erheblich. Immerhin gibt heute die Notfallendoskopie bei Fällen intraluminärer Blutung fast immer eine zutreffende Aussage über Ort und Ausdehnung einer Blutung im Magen oder Duodenum und damit Hinweise für die Indikationsstellung; die Trefferrate liegt hier bei weit über 90%, während sie für den röntgenologischen Nachweis der Blutung bei nur 1/3 der Fälle lag. Bei Blutung aus den mittleren Darmabschnitten – beispielsweise bei einem übersehenen benignen Darmtumor – ergibt die gezielte Angiographie recht zuverlässige Hinweise. Gelingt eine solche Lokalisation der Blutungsquelle und ist eine Relaparotomie nicht möglich, so empfiehlt es sich, über den belassenen Seldinger-Katheter eine lokale Dauerinfusion mit 0,2 E/min Vasopressin durchzuführen [14].

„Akutes Abdomen"

Kommt es in der postoperativen Phase nach einer Laparotomie zu einem Bild, das als „akutes Abdomen" anzusprechen ist, so ist zunächst zu überlegen, ob nicht anderweitige Ursachen zugrundeliegen können: Ein entgleister Diabetes mellitus kann sich als Pseudoperitonitis diabetica manifestieren; eine Hyperkalzämie bei Hyperparathyreoidismus kann zu schweren ileusähnlichen Bildern führen; ein akuter Anfall einer Porphyrie kann durch Barbituratgabe ausgelöst worden sein; tabische Krisen sind ebenso wie eine Lipoproteinämie [17] auszuschließen; eine Nierenkolik ist in Betracht zu ziehen. Selbstverständlich sind auch die „einfachen" Ursachen sicher auszuschließen, ehe eine Relaparotomie auch nur erwogen wird: Eine volle, beim Adipösen nicht immer sicher tastbare Harnblase kann zu einem akuten abdominalen Zustandsbild führen, wobei dem Patienten selbst ein Spannungsgefühl durchaus verborgen bleiben kann [5]; eine Hernie kann sich auch einmal postoperativ einklemmen, z.B. eine Schenkelhernie bei adipösen älteren Frauen; eine Wundinfektion oder ein Douglas- oder subphrenischer Abszeß kann ein „akutes Abdomen" ebenso vortäuschen wie eine subkutane Wundruptur, ein inkompletter Platzbauch.

Außer bei der akuten Nachblutung, die ein sofortiges Eingreifen erzwingen kann, sollen vor einer Relaparotomie immer der Flüssigkeits- und Elektrolythaushalt bilanziert, Störungen metabolischer und endokriner Art und eine Hypoproteinämie ausgeglichen werden, mit anderen Worten, der Patient sollte in einen operationsfähigen Zustand gebracht werden. *In praxi* ist dieser scheinbar simple Grundsatz nicht immer ganz einfach zu verwirklichen, weil mit dieser Bilanzierung sich auch der Zustand des Patienten bessern kann, und der richtige und rechtzeitige Zeitpunkt zum erneuten Eingreifen um so leichter herausgeschoben und verzögert wird, je ausgezeichneter und kompetenter die Intensivtherapie gehandhabt wird [7]. Man lasse nie den Grundsatz aus den Augen, daß die Bekämpfung chirurgischer Komplikationen und damit eine Relaparotomie an den Anfang, nicht an das Ende der Intensivtherapie gehört!

Ileus

Was den Ileus betrifft, so steht die schwierige Entscheidung, ob eine Magendarmatonie, ein paralytischer Ileus oder ein mechanischer Ileus vorliegt, im Vordergrund [11, 12]. Naturgemäß vergehen fast immer einige Tage, ehe die Situation eines mechanischen postoperativen Ileus klar erkannt und bewiesen ist [6]. Es sei betont, daß diese Differentialdiagnose in erster Linie durch den Ausschluß möglicher Ursachen einer Darmparalyse, sodann durch den klinischen Befund und die Verlaufsbeobachtung, und wenig oder gar nicht durch Laborwerte und Röntgenbefunde gestellt werden kann. So wird man bei Verdacht auf einen Ileus nicht anders vorgehen können, als die möglichen Ursachen einer Darmparalyse auszuschließen bzw. auszugleichen. Hier sind zu nennen: Störungen des Flüssigkeits- und Elektrolythaushaltes, speziell die Hypokaliämie, aber auch eine Exsikkose nach ausgedehnteren Magen- und/oder Darmsaftverlusten (Dünndarm- und Gallenfisteln!); eine Hypoxie durch Pleuraergüsse oder einen Pneumothorax (letzteren sieht man neuerdings öfters im Gefolge von Subklaviakathetern!) oder durch eine andersartige Ateminsuffizienz; Volumenmangel, etwa durch nicht ausreichend ausgeglichene prä- oder intraoperative Blutverluste, und schließlich Diabetes und Urämie (paralytischer Ileus bei Peritonitis s.u.). Sind alle diese Möglichkeiten auszuschließen, so ist ein paralytischer Ileus zumindest unwahrscheinlicher als ein mechanischer.

Das wichtigste Kriterium für die Indikation zur Relaparotomie ist die Menge des pro Tag aus der Magensonde ablaufenden Sekrets. Beginnt ein Abdominaloperierter nach anfänglichem Wohlbefinden zu erbrechen, so muß ihm sofort eine transnasale Magensonde eingelegt werden, und die aus ihr ablaufenden Sekretmengen müssen gemessen und dokumentiert werden. Die Nichtbeachtung dieser simplen Regel hat schon vielen Patienten das

Leben gekostet. Mengen von 1–1 1/2 l pro Tag sind Alarmzeichen, Mengen von mehr als 3–4 l/Tag zwingen zu unverzüglichem Eingreifen. Die lückenlose Dokumentation von Anfang an ist eine *Conditio sine qua non* für die Beurteilung des weiteren Verlaufs: Wir alle kennen die desolaten Fälle,die aus Abteilungen aller operativen Fachrichtungen im Finalstadium zugewiesen werden und bei denen diese Dokumentation versäumt wurde. Dementsprechend wurde auch die initiale Therapie versäumt, weil der Ernst der Situation verkannt wurde. Erfahrungsgemäß hängt der Verlauf aber sehr weitgehend davon ab, wieweit in den ersten postoperativen Tagen, also *vor* Komplikationsbeginn und routinemäßig, eine ausreichende Infusionstherapie betrieben wurde, mit anderen Worten, wieweit der Patient *bei Beginn seiner Komplikationen noch über Reserven verfügt.*

Was die Röntgendiagnostik betrifft, so sind Spiegelbildungen nur bei Aufnahmen im Stehen für eine Verlaufsbeurteilung maßgeblich; diese Maßnahme ist aber bei schwerkranken Patienten oft nicht oder nicht mehr zumutbar. Überdies können Spiegel bei mesenterialen Gefäßverschlüssen ganz fehlen und ebenso bei starkem Erbrechen bzw. bei weitgehendem Absaugen von Luft und Sekret über die Sonde.

Vor dem Einführen langer Darmsonden ist zu warnen. Einmal ist auch diese Prozedur einem Schwerkranken kaum zumutbar, zum anderen wird durch sie der Darm nachhaltig entlastet, die Ursache eines mechanischen Ileus wird aber nicht behoben, und die Indikation und der richtige Zeitpunkt zur Relaparotomie können verzögert werden [1]. Neben der Magensonde muß dagegen stets ein Blasenkatheter eingelegt werden, um die stündliche Urinausscheidung zu kontrollieren, die neben dem Sekretablauf aus der Magensonde der wichtigste Parameter für die Indikationsstellung zur Relaparotomie beim Ileus ist.

Peritonitis

Beim Ileus wie bei der Peritonitis kann die isotone Dehydratation deswegen so enorme Ausmaße annehmen, weil das Peritoneum schon bei einer Schichtdickenvermehrung von nur 2 mm etwa 5 l Flüssigkeit aufnehmen kann [6]. Ähnliches gilt von der ödematösen Darmwand. Eine postoperative Peritonitis entwickelt sich in der Regel und vor allem unter Antibiotikagabe allmählich und schleichend und benötigt für ihre volle Ausbildung meist einige Tage [13]. Auch von dieser Regel gibt es aber Ausnahmen. So kann der Darm während einer Bauchoperation unbemerkt verletzt oder er kann durch eine Drainage usuriert werden; die Ruptur des Magens durch fehlerhaften Anschluß der Magensonde an die Sauerstoffleitung wurde beobachtet. An derartige Möglichkeiten ist zu denken!

Die Anfangssymptome einer intraabdominellen Infektion sind meist uncharakteristisch: Ansteigende Temperatur kann ebenso Ausdruck einer Bronchopneumonie, eines Harnwegsinfektes oder einer banalen Wundinfektion sein wie das Symptom einer beginnenden Peritonitis. Letztere manifestiert sich meist in zunehmender Druckempfindlichkeit und Spannung der Bauchdecken, verbunden mit diskreten Entzündungszeichen: Fieber, meist eher subfebril, Tachykardie, Leukozytose, beginnender Schock. Betrifft eine Nahtdehiszenz eine Dickdarmanastomose, so muß *sofort* eine totale Kotableitung proximal der Anastomose angelegt werden [1, 4]; betrifft sie Magen oder Dünndarm, so ist so rasch wie möglich eine Nachresektion und Neuanlegung der Anastomose anzustreben. Dagegen ist bei gastrointestinalen Fisteln ohne diffuse Peritonitis die Indikation zu einer Relaparotomie zurückhaltend zu stellen. Es mehren sich die Berichte über den Spontanverschluß solcher Fisteln unter hyperkalorischer Ernährung und geeigneter Drainage.

Auch an die Möglichkeit einer Sekundärerkrankung eines bei der Erstoperation noch unveränderten Organs muß gedacht werden. Eine Appendizitis oder Salpingitis kann sich auch im Gefolge einer anderen Operation entwickeln, ein unentdecktes Meckelsches Divertikel kann weitere Symptome verursachen. Vor allem nach Oberbauchoperationen ist stets die Möglichkeit einer postoperativen Pankreatitis ins Auge zu fassen; auch nach Pankreasoperationen bietet die sofortige Relaparotomie noch die besten Erfolgsaussichten, wenn Komplikationen auftreten [3]. Die Gallenblasennekrose ist eine Komplikation, die vor allem bei polytraumatisierten Patienten, hier aber auch nach einer explorativen Laparotomie, auftreten kann. Über die Ursachen kann man nur Vermutungen anstellen. Zu denken ist last but not least auch immer an zurückgelassene Fremdkörper!

Auch andere, dem üblichen Schema – Blutung, Ileus, Peritonitis – nicht zuzuordnende Komplikationen können zu einer Relaparotomie zwingen, etwa die Unwegsamkeit einer Magen- oder Darmanastomose, ein rasch zunehmender Ikterus infolge Verletzung der Gallenwege oder die Bauchwandruptur, die von vielen Autoren [1, 19] *nicht* zur Relaparotomie gezählt wird, während dies im eigenen Krankengut (Tabelle 2) geschah. Auch eine unerwartete histologische Diagnose, wenn sich ein Malignom in einem makroskopisch unverdächtigen Präparat findet, zwingt nicht ganz selten zur Relaparotomie.

Tabelle 2. Häufigkeit und Ursachen der Relaparotomie (Chirurgische Universitätsklinik Würzburg 1970–1974)

Anzahl der Laparotomien	5332	
Anzahl der Relaparotomien	301	(5,7%)
Indikationen:		
Peritonitis	135	(44,9%)
Blutung	69	(22,9%)
Ileus	35	(11,6%)
Sonstige Ursachen	62	(20,6%)

Schlußbetrachtung

Komplikationen, die zu einer Relaparotomie zwingen, sind für alle Beteiligten ein Unglück. Dieses verläuft um so weniger tragisch, je mehr man auf Komplikationen gefaßt war, je besser die routinemäßig betriebene Allgemeintherapie schon vor Beginn der Komplikation war und je rascher man sich zur indizierten Relaparotomie entschließt. In den letzten Jahren wird fast überall eine zahlenmäßige und prozentuale Zunahme der Relaparotomie verzeichnet [10, 19]; über die eigenen Zahlen informiert Tabelle 2. Diese Zunahme ist einmal durch die Schwere der Primäreingriffe bedingt. Immer ältere Patienten werden unter immer weiteren Indikationsstellungen operiert. Doch kommt hier auch zum Ausdruck, daß schwere abdominale Komplikationen nur durch eine möglichst rasche Reintervention mit Aussicht auf Erfolg und Lebensrettung behandelt werden können und daß in jedem Einzelfall das Menschenmögliche zur Rettung eines Patienten versucht werden muß.

Daß man auch in verzweifelten Situationen nicht aufgeben soll, mag der Fall einer 56jährigen Patientin beweisen: Patientin *A. V.;* geb. 19.1.1916.

1962:	Cholezystektomie.
20.11.72:	Hochgradige Papillenstenose; transduodenale Papillotomie.
27.11.72:	Relaparotomie wegen Blutung. Ohne Beziehung zur Duodenotomie talergroße Nekrose der lateralen Duodenalwand mit arterieller Blutung innen und außen. Magenresektion nach B II; Defektdeckung durch Duodenojejunostomie mit Y-Schlinge (*Roux*)
27.11.–8.12.:	Dauerbeatmung und Intensivbehandlung.
2.12.72:	Relaparotomie wegen Blutung und Peritonitis. 2 l Blut und Galle im Abdomen, diesmal aus der früheren Choledochotomiestelle. Übernähung und ausgiebige Drainage.
12.12.72:	Relaparotomie wegen Blutung und Cholaskos, diesmal aus einer Insuffizienz der Duodenojejunostomie. Übernähung, Drainage. Danach Erholung der mehrmals moribunden Patientin, die insgesamt 18 l Blut, 6,25 l PPL, 110 l sonstige Infusion erhielt.
19.1.73:	Entlassung aus der Klinik.
März 1975:	Wohlbefinden.

Mein verehrter Lehrer *Hermann Krauss* pflegte zu sagen: „Nachgeben ist unchirurgisch!" Dies mag als Leitwort auch und gerade über dem Thema der Relaparotomie stehen.

Literaturverzeichnis

1. Deucher, F., Oesch, J.: Postoperativer Früh-Ileus: Prophylaxe und Relaparotomie. Chirurg 45, 195 (1974).
2. Deutsch, E.: Gerinnungsstörungen. In: Operationslehre (Hrsg. B. Breitner), Bd. V, S. 1–63. München: Urban & Schwarzenberg 1970.
3. Dinstl, K., Piza, F., Schiessel, R.: Relaparotomie und Restpankreatektomie – ein aussichtsreiches Vorgehen bei chirurgischen Komplikationen nach Duodenopankreatektomie. Chirurg 45, 263 (1974).
4. Goligher, J.C., Graham, N.G., de Dombal, F.T.: Anastomotic dehiscence after anterior resection of rectum. Brit. J. Surg. 57, 109 (1970).
5. Kern, E.: Zur Chirurgie des postoperativen Ileus. Chirurg 41, 130 (1970)
6. Kern, E : Pathophysiologie des mechanischen Darmverschlusses. Wien. klin. Wschr. 84, 437 (1972).
7. Kern, E.: Die Relaparotomie im Rahmen der Intensivtherapie bei Peritonitis und Ileus. Langenbecks Arch. klin. Chir. 337, 301 (1974).
8. Kern, E., Buchwald, J.: Allgemeine Gesichtspunkte zur Früh-Relaparotomie. Chirurg 45, 193 (1974).
9. Kremer, K., Brüster, H.: Leitlinien für die Relaparotomie im Rahmen der Intensivtherapie bei Blutungen. Langenbecks Arch. klin. Chir. 337, 295 (1974).
10. Kremer, K., Jünemann, A.: Relaparotomien; Ursachen und Ergebnisse. 14. Tagg. Österr. Ges. Chir. 1973, S. 1–9.

11. Kümmerle, F., Brünner, H.: Der postoperative Ileus. Gynäkologe 1, 16 (1968).
12. Lindenschmidt, Th.O , Aleksic, D.: Der paralytische Ileus in der Chirurgie. Chir. Praxis 13, 597 (1969).
13. Pichlmayr, R., Ziegler, H.: Die Relaparotomie bei Infektionen. Chirurg 45, 208 (1974).
14. Rau, R.M., Thompson, J.R., Simmons, Ch.R., Hinshaw, D.B : Selective visceral angiography in the diagnosis and treatment of gastrointestinal hemorrhage. Amer. J. Surg. 128, 160 (1974).
15. Rügheimer, E.: Rundgespräch zum Thema: Interdisziplinäre Zusammenarbeit in der Intensivmedizin. Langenbecks Arch. klin. Chir. 337, 305 (1974).
16. Scheibe, O.: Relaparotomie bei Intensivpatienten. Chirurg 45, 216 (1974).
17. Schneider, J.: Abdominelle Symptomatik bei Hyperlipoproteinämien. Diagnostik 7, 370 (1974).
18. Schriefers, K.H., Gök, Y.: Die Relaparotomie bei Nachblutungen. Chirurg 45, 202 (1974).
19. Siewert, R., Schulz, G., Cassau, D.: Die Frührelaparotomie. Chirurg 41, 76 (1970).

Zwischenbemerkung zur Definition postoperativer Störungen der Magen-Darm-Motorik

R. PICHLMAYR

Ein entscheidendes Kriterium bei der Indikationsstellung zu einer Relaparotomie ist oft das Verhalten der Magen-Darm-Motorik. Die verschiedenen Störungsmöglichkeiten der Magen-Darm-Motorik werden im nächsten Beitrag dargestellt. Da sich die verschiedenen Störungsursachen und Störungsgrade in der Praxis häufig überlagern, werden vielfach auch die Begriffe unterschiedlich gebraucht. Die „physiologische" (normale) postoperative Störung der Magen-Darm-Motorik wird im folgenden Beitrag als „postoperative Motilitätsstörung des Magen-Darm-Traktes" bezeichnet, allgemein häufig auch „postoperative Magen-Darm-Atonie" genannt. Sie kann bei verschiedenen Störungen verlängert bestehen bleiben, aber noch spontan oder therapeutisch beeinflußt reversibel sein. In diesen Fällen ist die Abgrenzung zum postoperativen paralytischen Ileus schwer zu ziehen, weshalb auch Definitionsüberschneidungen bestehen. Ein so verstandener postoperativer paralytischer Ileus kann somit zum Teil durch Allgemeinstörungen bedingt und somit durch nichtoperative Maßnahmen behandelbar sein, zum Teil aber Folge lokaler peritonealer Natur, besonders einer diffusen Peritonitis, sein. Klarer in Definition und Ursache ist der postoperative mechanische Ileus, der allerdings gerade postoperativ häufig mit einer paralytischen Form kombiniert bzw. überlagert ist.

Der folgende Beitrag differenziert diese Störungen vom pathophysiologischen und therapeutischen Standpunkt.

Postoperative Magen-Darm-Atonie oder paralytischer Ileus?

TH.-O. LINDENSCHMIDT

Es gehört zum „Normalverlauf" nach intra- und retroperitonealen, weniger häufig auch nach intrathorakalen und anderen operativen Eingriffen, daß die peristaltischen Bewegungsabläufe im Magen-Darm-Kanal 12 bis maximal 72 Stunden praktisch aufgehoben, mindestens aber herabgesetzt sind. Dafür sollte die Bezeichnung *„postoperative Motilitätsstörung"* verwendet werden. Sie ist im allgemeinen reversibel, kann aber auch in einen paralytischen Ileus übergehen [2, 8, 10, 12]. Häufigkeit und Ausmaß der postoperativen Störungen der Magen-Darm-Motorik im eigenen Krankengut zeigt Tabelle 3. Am häufigsten finden sich Motilitätsstörungen bis hin zum paralytischen Ileus nach Darmresektionen. Durchschnittlich haben über 90% der Patienten einen ungestörten postoperativen Verlauf. Diese Zahlen decken sich mit Angaben der Literatur [10, 12].

Verwertbare Anhaltspunkte über die Dauer der postoperativen Motilitätsstörungen gibt die in den Fieberkurven objektiv registrierte Defäkation. Dieser geht zwar das Einsetzen der Peristaltik voraus, wie auskultatorisch und durch Abgang von Winden erkennbar ist. Aber beides ist nicht beweisend für eine – wieder – normale Peristaltik. Die tägliche Auskultation (Darmgeräusche?) und Palpation (peritoneale Reizung?) des Abdomens sind zwar selbstverständlich, aber sie allein reichen aus folgenden Gründen für die Früherfassung eines paralytischen oder mechanischen Ileus nicht aus:

a) Die Darmgeräusche differieren bei nichtoperierten und operierten Patienten gleichermaßen in den verschiedenen Bauchregionen nach Art und Intensität [13];
b) Sie sind von der Lage des Patienten und der Atmung abhängig;
c) Fehlen von Darmgeräuschen an einigen Stellen des Abdomens bedeutet keineswegs fehlende Motalität.

Für das Wiedereinsetzen der Peristaltik sind die seit Jahrzehnten [5] bekannten „hausverschiedenen" pflegerischen Maßnahmen – z.B. 24 Stunden post op. Darmrohr, 48 Stunden post op. Glycerinklistier oder Einlauf etc. – allenfalls hilfreich, aber für die Prophylaxe des paralytischen Ileus keineswegs entscheidend. Einzelheiten zur postoperativen Therapie siehe unten. Im Röntgenbild (Leeraufnahme) ist bei der postoperativen Motilitätsstörung ein vermehrter Luftgehalt des Magen-Darm-Kanals mit ganz unterschiedlicher Lokalisation – mal im Magen, mal im Dünn- oder Dickdarm stärker – erkennbar [13], mehr nicht (Abb. 2)!

Pathophysiologisch liegen der postoperativen Motilitätsstörung folgende gesicherte oder wahrscheinlich gültige Mechanismen zugrunde [11]:

Tabelle 3. Postoperative Motilitätsstörungen des Magen-Darm-Kanals (II. Chirurg. Abteilung AK Barmbeck)

Operation	Anästhesie A = Allg. L = Lumbal	n (letal)	Auftreten der Defäkation am 1. postoperativen Tag	2.	3.	4.	5.–7. Tag	kein Stuhl	Verlauf ungestört	Motilitätsstörung bis paralytischer Ileus
Magenresektionen (Ulcera, Tumoren)	A: 100	100 (4)	–	26	37	28	8	1	93%	7%
Darmresektionen (Ileus: 19; abdomino- sakrale Rektumamputa tion: 28; Dünndarm: 20; Dickdarm: 36)	A: 65 L: 35	100 (7)	10 1	13 10	20 16	15 3	6 2	1 1	83%	17%
Cholezystektomien und Choledochusoperationen	A: 100	100 (2)	–	2	72	13	–	–	98%	2%
Appendektomien (akut mit u. ohne Perfora- tion: 65; chronisch: 35)	A: 36 L: 64	100 (0)	– 3	11 25	18 27	5 5	2 4	–	94%	6%
Niere- und Ureteroperation, Prostatektomie	A: 42 L: 58	100 50	2 11	19 30	20 13	1 4	– –	– –	93%	2%
Gesamtprozent			48	31	13	5	3	–		

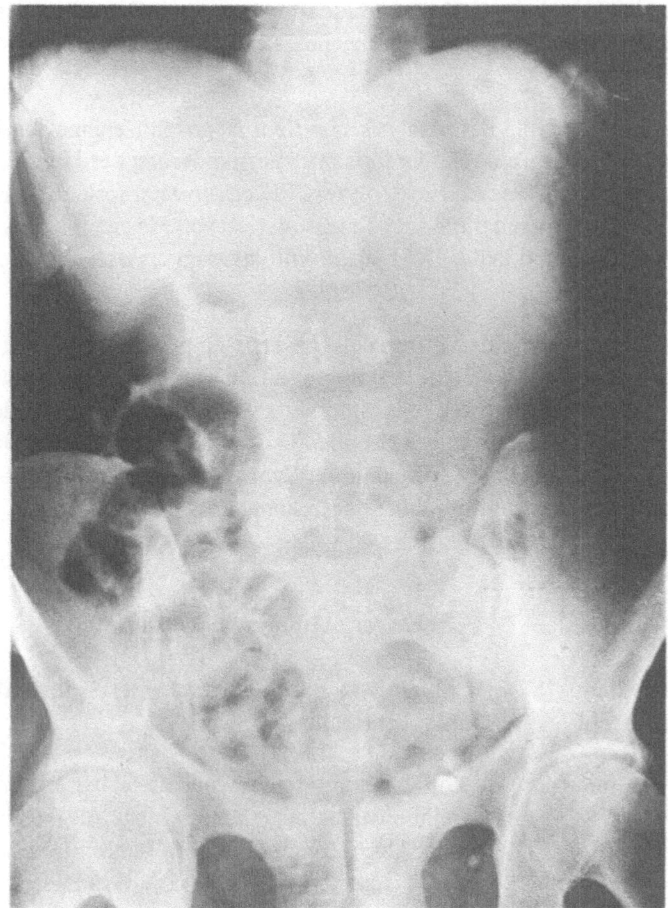

Abb. 2. Abdomenleeraufnahme bei postoperativer Magen-Darm-Motilitätsstörung am 1. Tag nach Operation wegen akuten Abdomens (Diagnose: akute Pankreatitis, Ausschluß einer Ulkusperforation). Luftgefüllte Ileumschlingen im rechten Unterbauch, übriger Dünndarm luftleer, *keine* Spiegel

a) Erhöhung des Sympathikotonus und vermehrte Ausschüttung von Catecholaminen (Stressfolgen),
b) eine Störung des Regelkreises Dienzephalon–Hypophyse–Nebennieren (Stressfolgen, Hyperaldosteronismus?),
c) Fehlen oder Verminderung der gastroilealen, gastrokolischen und intestino-intestinalen Reflexe als Folge der operativen Manipulation an den Bauchorganen,
d) Einfluß der gastrointestinalen Hormone Gastrin, Cholezystokinin/Pankreozymin, Caerulein, der Prostaglandine und des Serotonins (unbewiesen und nur wenig untersucht).

Im Gegensatz zur reversiblen postoperativen Motilitätsstörung ist der *paralytische Ileus* eine ernstzunehmende Hemmung der motorischen gastrointestinalen Aktivität, die mit vermehrter Ansammlung von Luft, mit vermehrter Exkretion (nicht Sekretion der Drüsen, die eher vermindert ist) und Exsudation sowie mit Dilatation des Magen-Darm-Kanals einhergeht, ohne daß primär ein mechanisches Hindernis vorliegt (inhibition ileus nach *Wangensteen* [14]).

Das klinische Bild des paralytischen Ileus ist gekennzeichnet durch Fehlen der Darmgeräusche („Darmruhe"), Meteorismus, Verminderung der Urinausscheidung, Zunahme der Exkretion von Wasser, Elektrolyten, Eiweiß und harnpflichtigen Substanzen in Magen und Darm sowie Exsudation oder Transsudation von Plasma mit all seinen Bestandteilen in die Bauchhöhle und in das Interstitium mit langsam einsetzenden Schocksymptomen durch Hypovolämie.

Der Übergang von der „normalen" reversiblen postoperativen Motilitätsstörung zum paralytischen Ileus vollzieht sich immer unter dem Einfluß von prä-, intra- und/oder postoperativen Störfaktoren (s.u.) und läuft – im allgemeinen deutlicher als der meist akut beginnende und in wenigen Stunden bedrohliche mechanische Dünndarmileus – in 4 Stadien ab [2, 7], wobei der Beginn der Symptome zu ganz verschiedenen Zeitpunkten in der postoperativen Frühphase liegen kann.

1. Stadium 1.–6. Std	Unbehagen, Völlegefühl, Übelkeit
2. Stadium 6.–12. Std	Subjektive Symptome gesteigert, beginnender Meteorismus, spärliche Darmgeräusche, Tympanie
3. Stadium 12.–24. Std	Zunahme des Meteorismus, Erschwerung der Atmung durch Zwerchfellhochstand, beginnender Singultus (Phrenikusreiz), bei Fehlen einer Magensonde „Spucken" durch Überlaufen des Magens infolge der verstärkten Magenexkretion, röntgenologisch Luftansammlung im Magen-Darm-Kanal
4. Stadium 24.–48. Std	Verstärkung aller Symptome, Erbrechen (durch Palpation provozierbar), Apathie, Kreislaufinsuffizienz bis Schock, Nachlassen der Urinausscheidung, Zunahme der Exkretion von Flüssigkeit, Elektrolyten, Eiweiß und harnpflichtigen Substanzen in Magen und Dünndarm, wo Harnstoff in Ammoniumbicarbonat und carbaminsaures Ammoniak umgewandelt wird), mangelhafte Wasserrückresorption im Dickdarm mit „Pseudodiarrhoe" (irrtümlicherweise oft als „Stuhlentleerung" mit Genugtuung registriert), „Spiegelbildungen" im Röntgenbild (Abb. 3), stellenweise „Metallie" (Wahlsches Zeichen). In diesem Stadium ist die Abgrenzung des paralytischen vom mechanischen Ileus besonders schwierig, zumal „Spiegelbildungen", „stehende Dünndarmschlingen" und „Metallie" keineswegs absolute Privilegien des mechanischen Ileus sind und schon gar nicht ohne weiteres eine „absolute Indikation" zur Relaparotomie bedeuten. Dafür als Beispiele Abb. 4 und 5.

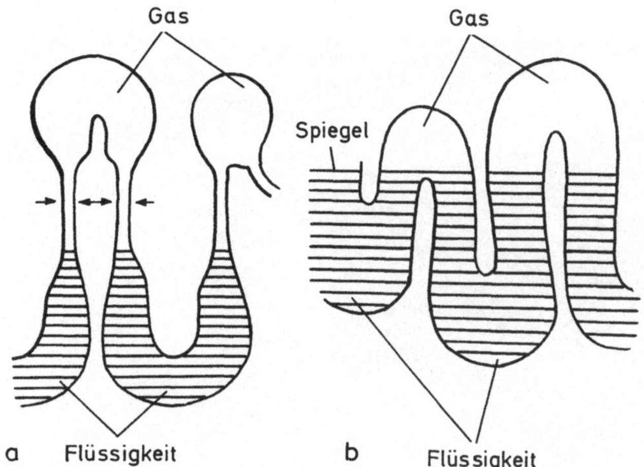

Abb. 3 a und b. Mechanismus der „Spiegelbildung" bei Dünndarmileus (nach *Seidel* u. *Richter*). (a) Infolge des intraabdominalen Druckes kollabieren die „leeren" Dünndarmschlingen zwischen den hochsteigenden Gasmengen und den in die Tiefe absinkenden Flüssigkeitsmengen. (b) Erst mit zunehmendem Ileuszustand werden die Dünndarmschlingen mehr oder weniger vollständig gefüllt und soweit gedehnt (Distension), daß sich nunmehr Gas und Flüssigkeit berühren

Ursächliche Störfaktoren für die Entwicklung eines paralytischen Ileus

1. Chirurgische prä-, intra- oder postoperative Ursachen

a) die prä- oder postoperative Peritonitis (nach Perforationen, nekrotisierender Pankreatitis, Gallenblasenempyem mit und ohne Perforation, Anastomoseninsuffizienz etc.),

b) intra- oder retroperitoneale Hämatome,

c) der akute arterielle oder venöse Verschluß der Mesenterialgefäße.

Diese Ursachen werden hier nicht im einzelnen besprochen.

2. Nichtchirurgische Ursachen

a) der nicht ausgeglichene Volumenmangel infolge prä-, intra- oder postoperativer Blut-, Eiweiß- oder Flüssigkeits- und Elektrolytverluste (z.B. durch Grundkrankheit, wie gastrointestinale Blutung durch Ulkus oder Tumor, Peritonitis, Ileus etc.),

b) die nicht beseitigte prä-, intra- oder postoperative akute oder chronische Hypoxie (z.B. bei gleichzeitigen Pleuraergüssen, schwerem Emphysem und anderen, zur Ateminsuffizienz führenden Krankheitszuständen),

c) die nicht ausgeglichene Exsikkose (nach massivem Erbrechen, Exsudation in die Bauchhöhle, Duodenalstumpfinsuffizienz, Dünndarmfisteln, Gallenfisteln etc.),

d) die nicht konsequent behandelte Entgleisung eines Diabetes mellitus und eine dadurch bedingte metabolische Azidose („Pseudoperitonitis diabetica"),

e) der frische intra- oder postoperative Lungen- oder Herzinfarkt mit Kreislaufinsuffizienz.

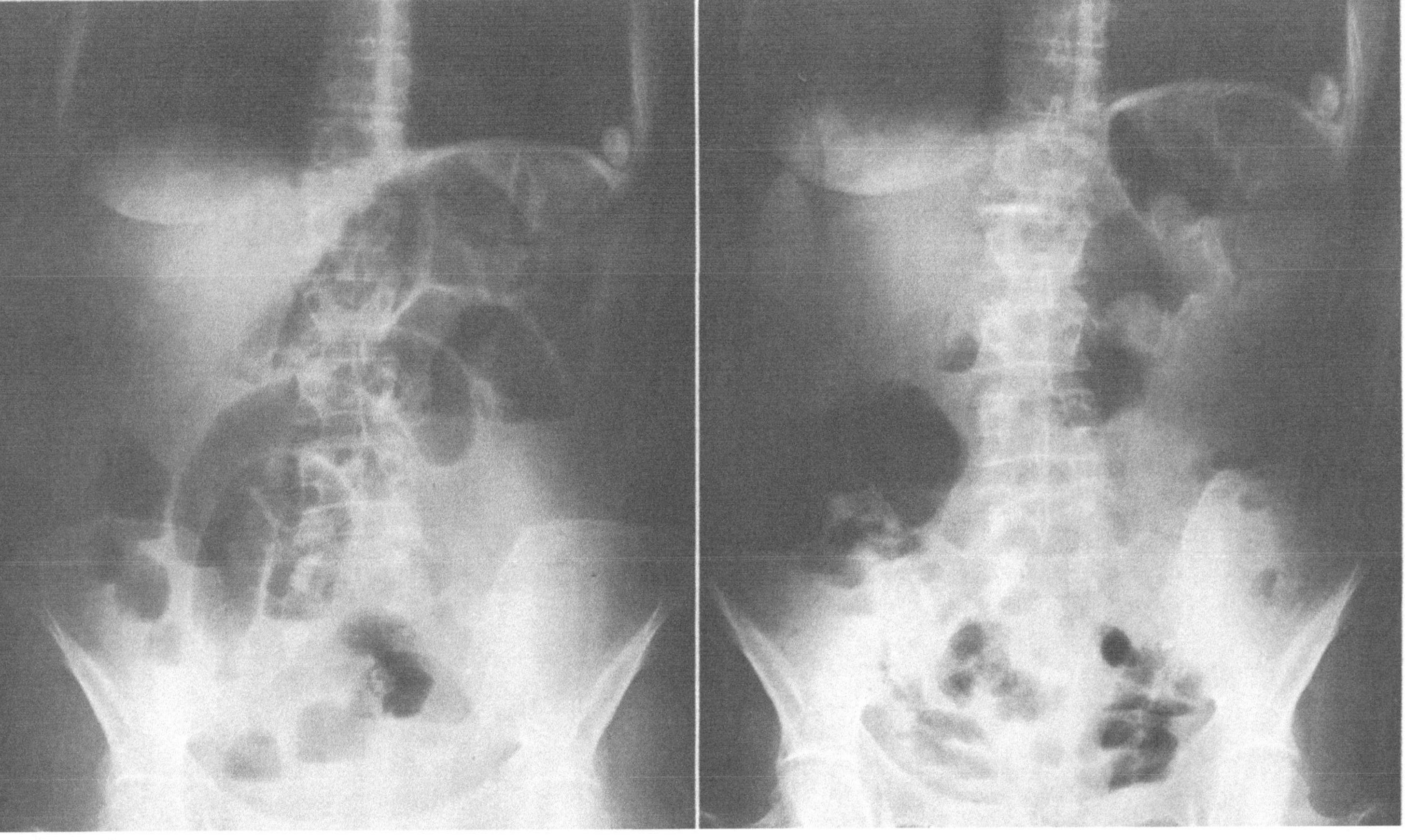

Abb. 4 a und b. 14 Tage nach abdominosakraler Rektumaputation wegen Karzinoms Arrosionsblutung in die Sakralhöhle mit nachfolgender Hypovolämie und Exsikkose: (a) Stark geblähte Dünndarmschlingen mit Spiegelbildungen. (b) Nach konservativer Therapie mit Volumenausgleich 6 Tage später nur noch einige geblähte Dünndarmschlingen mit kleinen Spiegeln. Abdomen weich, normale Darmgeräusche. Weitere 6 Tage später Abdomen klinisch und röntgenologisch völlig o.B.

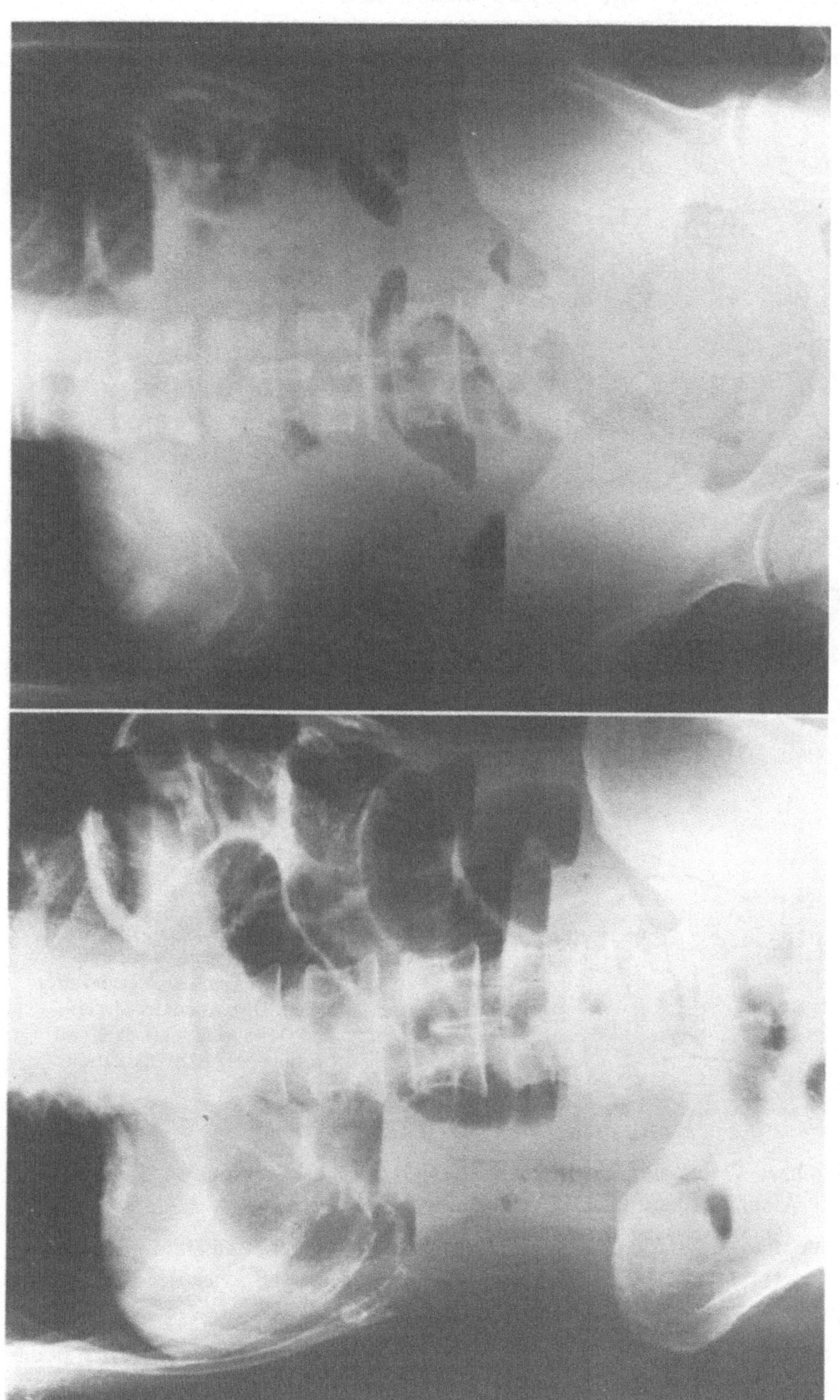

Abb. 5 a und b. Generalisierte Gefäßsklerose. Zustand nach Embolektomie der rechten Oberschenkelarterie; 4 Wochen danach Oberschenkelamputation. Jetzt akute Kreislaufinsuffizienz mit schwerer Zyanose; paralytischer Ileus. (a) 27.12.1974: Fünf übereinanderstehende Dünndarmschlingen im linken Mittel- und Oberbauch, Metallie. (b) 11.01.1975: Abdomen klinisch o.B., normale Darmgeräusche, röntgenologisch nur noch vereinzelte kleine Spiegel

Pathophysiologische Auswirkungen des paralytischen Ileus

Entscheidend für das Gesamtgeschehen ist die Distension der Magen- und Darmwand mit ihren Konsequenzen (Abb. 6 und 7):

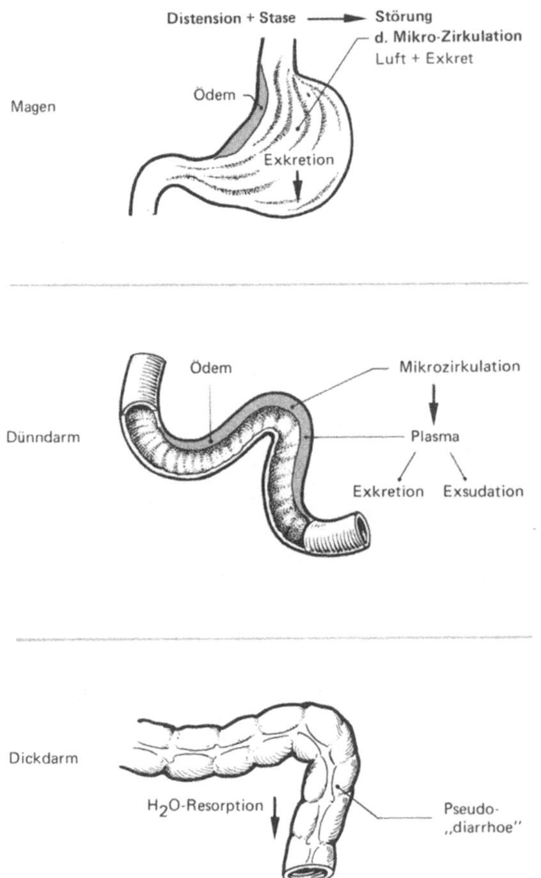

Abb. 6. Pathophysiologische Auswirkungen eines paralytischen Ileus auf den Magen-Darm-Kanal: Distension der Magen- und Darmwand mit Ödem und Störung der Mikrozirkulation

a) Minderung bzw. Verlust der motorischen Aktivität mit Ansammlung von Gas und Flüssigkeit, Atembehinderung und Erbrechen,

b) Störung der Mikrozirkulation der Magen-Darm-Wand mit Ödem und Minderung des Blutabflusses (im Extremfall mit Nekrosen und petechialen Blutungen der Schleimhaut),

c) als Folge der gestörten Mikrozirkulation Exkretion von Plasma mit Wasser- (hohe Hämatokritwerte, hohe Osmolarität), Eiweiß-, Natrium-, Chlorid- und Kaliumverlusten in das Darmlumen; Austritt von Ödemflüssigkeit ins Interstitium und in die Peritonealhöhle (1/2–1 l blutig tingierter Aszites) mit ihren Folgen: Exsikkose, Natrium- und Kalium-

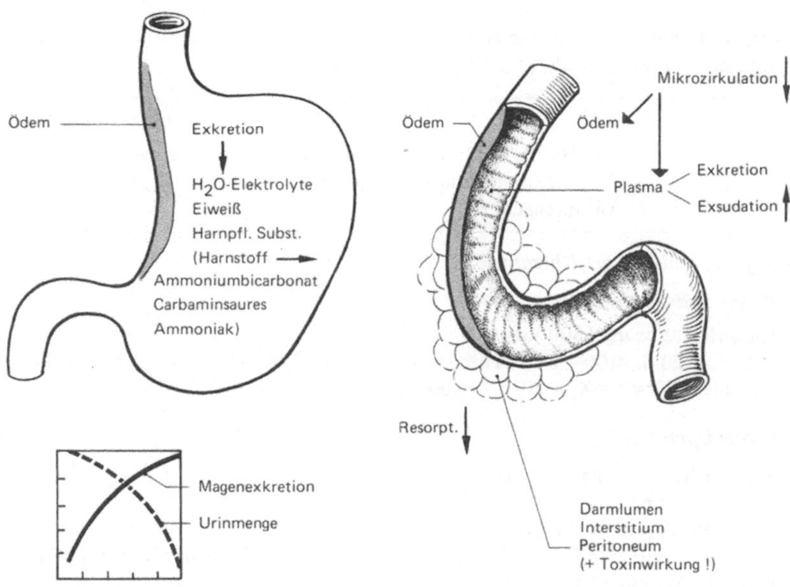

Abb. 7. Auswirkung der Störung der Mikrozirkulation auf die Sekretion, Exkretion und Resorption der Schleimhaut des Magens und Dünndarms

mangel mit folgender Kreislaufinsuffizienz bis zum hypovolämischen Schock mit seinen Folgen auf die einzelnen Organsysteme. Folge der zunehmenden Natriumverluste ist eine metabolische Azidose; Folgen der zunehmenden Kaliumverluste sind Störungen der Herz- und Nierenfunktion mit Abnahme der Glomerulusfiltration, Zunahme der Darmparalyse, Adynamie.

d) Mangelhafte Rückresorption der durch Magen, Duodenum, Leber und Pankreas in das Darmlumen ausgeschiedenen Verdauungssäfte mit den unter c) genannten Folgen. Die mögliche Verstärkung der Kaliumverluste durch einen sekundären Hyperaldosteronismus ist noch nicht ausreichend geklärt [11].

Konsequenzen für die therapeutischen Leitlinien

1. Prophylaxe und Standardtherapie der postoperativen Motilitätsstörung unter Berücksichtigung der minimalen und optimalen Laboratoriumsparameter siehe Tabelle 4.

2. Therapie des paralytischen Ileus

a) Die Beseitigung der Distension und der durch sie bedingten Mikrozirkulation des Magen-Darm-Kanals steht im Zentrum aller therapeutischen Bemühungen (grundsätzliches Einlegen einer Magensonde bei Verdacht auf paralytischen Ileus; Miller-Abbott-Sonde oder Cantor-Sonde trotz einiger bekannter Komplikationsmöglichkeiten [4, 9].

Eine fortlaufende Registrierung der intestinalen Motilität mit Ballonsonden ist vorerst in der klinischen Praxis noch nicht möglich.

Tabelle 4. Prophylaxe und Standardtherapie der postoperativen Motilitätsstörung unter Beachtung der minimalen und optimalen Laboratoriumsparameter

Parameter:	*minimal*	*optimal*
	Hb, Hk, Puls, Blutdruck, Harnstoff, Magenexkret (Sondenmenge), Urinmenge?	zusätzlich Elektrolyte, Gasanalyse, PO_2 art., pCO_2, pH, Basenüberschuß

Prophylaxe und Standardtherapie:

1. *Kleine und mittlere Operation*
   Ringerlactatlösung 1500 ml
   + K^+ (ca. 20 mval/l) – z.B. „Tutofusin Op.S." – PFR, „Normofundin" – BR
   + Kohlenhydrate = Xylit 50 g/l als Energiespender

2. *Große Operation*
   wie 1. + Na^+, Cl^- nach Bedarf
   + K^+ (ca. 30 mval/l)
   + Kohlenhydrate (Xylit, Sorbit) 100 g/l
   + Aminosäuren 15 g/l (z.B. Normofundin MD = AEK BR, Aminofusin L 600 PF, Aminoplasmal LX, 800–900 kcal in 2 l LS 5 BR)

Kontraindikationen:

Hyperhydratation
Hyperkaliämie
Nierenfunktionsstörung
(K^+-freie Lösungen!)

Tabelle 5. Berechnungsschemata bei Wasser- und Elektrolytdefizit

1. *Wasserdefizit*

   a) mit Hk-Wert

   $$\frac{Hk_{ist} - Hk_{soll}}{Hk_{soll}} \times \text{Extrazellulärraum (d.h. } \frac{\text{kg Körpergewicht}}{5}\text{)}$$

   b) aus dem Grad der Hypernatriämie

   $$\frac{Na_{ist} - Na_{soll}}{Na_{soll}} \times \frac{\text{kg Körpergewicht}}{5}$$

   c) Osmolarität des Serums in mosm/l = Serum-Na^+
   (Serum-Na^+ in mval/l + 5) x 2
   n = 290 – 300 mosm/l

2. *Elektrolytdefizit*

   Na^+, K^+, Cl^-, HCO

   $$(El_{soll} - El_{ist}) \times \frac{\text{kg Körpergewicht}}{5}$$

b) Kontrollierte Infusionstherapie unter täglichen Kontrollen der in der Tabelle 4 genannten Laboratoriumsparameter und Beachtung der in Tabelle 5 aufgeführten Berechnungsschemata für ein etwaiges Wasser- und Elektrolytdefizit.

   Die fortlaufende Kontrolle der Elektrolytwerte im Urin hat nur begrenzten Wert (mit abhängig von der Nierenfunktion). Wesentlich für die Therapie ist der dem jeweiligen Defizit angemessene Zusatz von Humanalbumininfusionen, von molaren Elektrolytlösungen und Energiespendern (Xylit, Sorbit o.ä.). Zur Therapie des akuten Nierenversagens verwenden wir der Reihenfolge nach Mannitlösungen, dann Lasix 80–200 mg; für jeden Einzelfall ist die Indikation zur Peritoneal- oder Hämodialyse zu entscheiden.

c) Ausgleich einer diabetischen Stoffwechselstörung.

d) Konsequente Behandlung der durch frischen Lungen- oder Herzinfarkt bedingten Kreislaufinsuffizienz.

e) Begründete weitere Maßnahmen: alle Mangelzustände, die die Acetylcholinbildung oder -wirkung an der neuromuskulären Endplatte des Darms beeinträchtigen, können Darmlähmungen hervorrufen oder potenzieren, z.B. Kaliummangel (Kaliumwert im Serum unter 2,5 mval/l), weniger auch Calcium- und Magnesiummangel und Vitamin B-Mangel.

Die Applikation von Acetylcholin und seinen Derivaten (z.B. Doryl oder von Prostigmin (zu 1) oder Bepanthen bzw. Vitamin B-Komplex (zu 2) ist dementsprechend über die Kaliumtherapie hinaus als sinnvolle Substitution in solchen Fällen zu betrachten. Dasselbe gilt für die Gabe von Schilddrüsenhormon bei Myxödem mit Darmlähmung [11].

Leitlinien für die Entscheidung „konservative Behandlung" oder „Relaparotomie"

Der mechanische postoperative Dünndarmileus verläuft stürmischer als der paralytische. Beide können auf dem Höhepunkt das gleiche klinische Bild zeigen [2]. Anamnese, subtile klinische Untersuchung und Überwachung sowie sorgfältige Klärung der zum paralytischen Ileus führenden Störfaktoren sind entscheidender als die Laboratoriumswerte und die scheinbare Besserung durch kontrollierte Infusionstherapie („Janusgesicht" der Infusionstherapie).

Die Bedeutung der Distension und der durch sie bewirkten Störungen der Mikrozirkulation des Darms mit ihren Auswirkungen auf den Kreislauf (Hypotonie, Hypoxämie, Hypoxie bis zum Schock) wird eindrucksvoll unterstrichen durch die Grundregel, daß das Letalitätsrisiko im Einzelfall stündlich um etwa 1 % steigt! Diese Tatsache mag im Zweifelsfall und erst recht beim „gemischten Ileus" (= Kombination von mechanischen und paralytischen Komponenten) die Entscheidung zur Relaparotomie erleichtern und beschleunigen [3].

Literaturverzeichnis

1. Baker, L., Dudley, W.: Auscultation of the abdomen in surgical patients. Lancet 1961 I, 517–519.
2. Berning, H., Lindenschmidt, Th.-O.: Der paralytische Ileus in der inneren Medizin und Chirurgie. Ergebn. inn. Med. Kinderheilk. 16, 202 (1961).

3. Deucher, F., Oesch, I.: Postoperativer Frühileus: Prophylaxe und Relaparotomie. Chirurg 45, 195–202 (1974).
4. Doehn, M., Rehner, M., Soehendra, N., Wehling, H.: Konservative Ileustherapie: endoskopische Behandlungshilfen. Dtsch. med. Wschr. 100, 1249–1250 (1975).
5. Engel, G.C.: The treatment of postoperative adynamic ileus. Clinic of Doctor Gilson Colby Engel. Lankenau Hospital. Surg. Clin. N. Amer. 18, 1705–1715 (1938).
6. Henning, G.: Häufigkeit und Pathogenese des paralytischen Ileus nach verschiedenen Operationen. Hamburg: Diss. 1964.
7. Lindenschmidt, Th.-O., Aleksić, D.: Der paralytische Ileus in der Chirurgie. Chir. Praxis 13, 597–608 (1969).
8. Reifferscheid, M.: Die postoperative Magen-Darm-Atonie. Chir. Praxis 9, 535–546 (1965).
9. Schumann, J., Wehling, H.: Möglichkeiten und Grenzen der Ileusbehandlung mit der Miller-Abbott-Sonde. Chirurg 45, 33–38 (1974).
10. Schwaiger, M., Oehmig, H., Staib, I.: Die nichtmechanischen postoperativen Darmunwegsamkeiten. Dtsch. med. Wschr. 86, 579–588 (1961).
11. Seidel, W., Richter, H.: Ileus und Peritonitis. In: Pathophysiologische Grundlagen der Chirurgie (Hrsg. Th.-O. Lindenschmidt), 2. Aufl., S. 523 ff. Stuttgart: Thieme 1975.
12. Seifert, E.: Beobachtungen über Darmstarre nach Eingriffen im Bauchbereich. Zbl. Chir. 1935, 2340–2341.
13. Swart, B., Meyer, G.: Die Diagnostik des akuten Abdomens – ein neues klinisch-röntgenologisches Konzept. Radiologe 14, 1–57 (1974).
14. Wangensteen, O.H.: Intestinal obstruction, 3rd. ed. Oxford: Blackwell 1955.

B. Septischer postoperativer Verlauf

Septischer postoperativer Verlauf und Symptome der Peritonitis nach Laparotomie

H. ZIEGLER

Septische Komplikationen stellen im postoperativen Verlauf eine extreme Gefährdung dar; bei frühzeitiger und richtiger Diagnosestellung sind sie aber zumindest teilweise noch zu beherrschen. Schwierigkeiten ergeben sich hier besonders

1. im Erkennen einer infektiösen Komplikation als solcher,
2. bei der Lokalisation, d.h. Differenzierung in operationsnahe (hier intraabdominelle) und andere Allgemeininfektionen.

Erkennen einer infektiösen Komplikation

Das *Erkennen* dieser Komplikation wiederum wird durch folgende drei Umstände erschwert:

a) Durch *konstitutionelle Unterschiede* in der Reaktionsfähigkeit des Patienten je nach Alter, Grund- und etwaiger Begleiterkrankungen. Die Intensität einer entzündlichen Reaktion wird durch die Resistenzlage des Organismus und die Virulenz der zugrunde liegenden Erregerart bestimmt. Hinsichtlich der Resistenzlage bietet heute der größere Teil der laparotomierten Patienten ungünstige Voraussetzungen; meist handelt es sich um Kranke im 6. und 7. Dezennium, die durch altersbedingte Nebenerkrankungen und/oder Tumorerkrankungen in ihrer Abwehrkraft und Reaktionsfähigkeit erheblich reduziert sind. Ein septischer Befund kann sich bei diesen Patienten durch seine uncharakteristische toxische Reaktion lange Zeit hinter einem im Rahmen der Grundkrankheit erklärbar schweren und verzögerten Heilverlauf verbergen. Im Einzelfall wird man nicht selten von der Diskrepanz zwischen minimaler Reaktion und maximalem Befund überrascht sein. Jedoch auch bei einer bereits vorbestehenden Infektion wird man postoperativ beim Wiederbeginn dieser Komplikation selbst bei jüngeren Patienten stürmische Symptome vermissen.

Daneben kann durch Art und Virulenz der Infektionskeime die zeitliche Abfolge der normalen Abwehrreaktion derartig komprimiert werden, daß schon von Anfang an ein hochtoxisches Krankheitsbild, oftmals mit Schock, auftritt. Eine hohe Aggressivität ist z.B. von Keimen aus einem Ileusdarm oder einem karzinomatös erkrankten Magen bekannt.

b) Durch Einwirkung der Operationsfolgen auf den Organismus und damit *Veränderungen der Reaktionslage* des Patienten. Bereits im normalen postoperativen Verlauf ist eine Reihe von Funktionsänderungen bekannt, die als Folge der Narkose, des Eingriffs selbst und der Streßsituation des Patienten auftreten. Regelmäßig mit den Maßnahmen der Routineüberwachung erfaßbar sind Veränderungen der Herzfrequenz, des Kreislaufs und der Körpertemperatur [2, 3]. Nach größeren Eingriffen, insbesondere der Bauchhöhle, ist infolge der

Erniedrigung des arteriellen pO_2 und der Reduktion der Vitalkapazität eine Tachypnoe zu sehen [3, 8]. Einschränkungen in der Diureseleistung und Veränderungen des Kalium-Natrium-Quotienten zählen ebenfalls zu den geläufigen Operations- bzw. Narkosefolgen [7]. Die genannten Erscheinungen sind fast immer tolerabel bzw. durch einfache therapeutische Maßnahmen zu beseitigen. Auch wenn heute zwar extrem lange Operationszeiten möglich sind, steigt doch andererseits auch mit zunehmender Narkosedauer und Ausdehnung des Eingriffes die Gefahr, daß sich – etwa unter einer inadäquaten Bilanz – diese primär tolerablen Funktionsänderungen als klinisch schwerwiegende Störungen manifestieren, deren Überwachung und Behandlung zunächst im Vordergrund steht. Im Einzelfall wird man häufig eine Erklärung hierfür im Operationsverlauf suchen und auch finden, jedoch kann dies leicht eine Fehleinschätzung bedeuten, da sich die meisten schweren Infektionen mit ähnlichen Symptomen manifestieren können.

c) Durch die Überlagerung der Infektionszeichen mit diesen Veränderungen, oft ohne diagnostisch relevante Steigerung der Symptomatik. Die Erkennbarkeit einer Infektion wird von ihrer Dynamik bestimmt, d.h. davon, ob ihr Beginn akzentuiert oder schleichend einsetzt und inwieweit die Stärke ihrer Symptome den erwarteten postoperativen Verlauf zu ändern vermag. Hier ist besonders bei engem zeitlichem Zusammenhang zur Operation die Abgrenzung von den normalen Operationsfolgen sehr erschwert, dagegen läßt sich der Beginn einer Infektion nach tagelang komplikationslosem Verlauf wesentlich eher feststellen. Aber auch die Lokalisation einer Infektionsquelle ist von großer Bedeutung: So wird sich z.B. eine Insuffizienz nach einer Billroth-Magenresektion durch Ausbreitung und damit erheblicher peritonealer Irritation wesentlich dramatischer manifestieren als eine in der Tiefe des Beckens gelegene Infektion von einer Kolonanastomose.

In der *Klinik* zeigt sich ein Teil der Infektionen mit den klassischen Symptomen wie Fieber, Leukozytose, gegebenenfalls auch Schmerzen; meist handelt es sich hierbei um lokal beherrschte Infektionen (z.B. eine Wundinfektion). Das Problem liegt dann allenfalls in der Zuordnung.

Die ausgedehnte Infektion, also die septische Reaktion im eigentlichen Sinne, manifestiert sich dagegen im postoperativen Verlauf durch eine Vielzahl von Störungen, vorwiegend des Kreislaufs, der Atmung und der Bewußtseinslage, die vereinzelt oder auch gleichzeitig auftreten können und die dem Symptomenkomplex des sog. septischen Schocks zuzuordnen sind [4, 5, 9]. Dabei können initiale Infektionszeichen wie Temperaturerhöhung oder Schüttelfrost fehlen oder mitigiert verlaufen; Leitsymptom des beginnenden Schocks ist die Hyperventilation mit respiratorischer Alkalose. Als weitere Komplikationen treten alsbald Bewußtseinsstörungen, Oligurie/Anurie und Herzrhythmusstörungen auf. Als Ausdruck der erhöhten Kapillarpermeabilität kommt es häufig zu einem interstitiellen Lungenödem mit respiratorischer Insuffizienz, so daß klinisch unter Umständen der Verdacht einer Pneumonie als Infektionsursache entstehen kann. Im Vollbild des Schocks ist die Letalität mit 80% außerordentlich hoch; die Symptomentrias von Anurie, Koma und Ateminsuffizienz hat nach allgemeiner Ansicht eine völlig infauste Prognose, wenngleich wir in einem eigenen Fall eine Patientin überleben sahen:

Frau *A.T.*, 43 Jahre. Cholezystektomie in einem auswärtigen Krankenhaus. Dort am 5. postoperativen Tag toxisches Nierenversagen und zunehmende Somnolenz. Am 11. postoperativen Tag Verlegung zu uns in schlechtem toxischem Allgemeinzustand, Anurie, Oligurie mit Überwässerung, fluid lung mit respiratorischer Insuffizienz (Kalium 4,5 mval/l, Harnstoff 37,9 mmol/l. Kreatinin 730 μmol/l, Leukozyten 11 000). Das Abdomen war aufgetrieben und druckschmerzhaft, jedoch bestand wegen der erheblichen Überwässerung zunächst Inoperabilität. Nach 2 akuten Hämodialysen Gewichtsreduktion um 4,5 kg und Besserung des Lungenbefundes. Die nachfolgende Laparotomie zeigte eine diffuse fibrinös eitrige Peritonitis, ausgehend von einer Dünndarmperforation unklarer Genese. Kurzstreckige Dünndarmresektion. In der Folge wechselnde Bewußtseinslage mit zweitweise tiefer Somnolenz, allenfalls durch Schmerzreize zu durchbrechen, 20tägige Respiratorbeatmung, 15 Hämodialysen. Nach etwa 20 Tagen zunehmende Orientiertheit und Aufklarung des Bewußtseins. Normalisierung der Nierenfunktion. Entlassung nach insgesamt 9wöchigem auch anderweitig kompliziertem Heilverlauf.

Glücklicherweise zeigen gerade die peritonealen Infektionen keineswegs immer einen foudroyanten Verlauf, sondern verhalten sich mehr protrahiert in einer Initialphase. Bei dem langsam progredienten oder stationären Verlauf können anfangs die Akren gut durchblutet, der Blutdruck noch relativ stabil sein, so daß die Differentialdiagnose gegenüber den Normalveränderungen des postoperativen Verlaufes bzw. eines anderweitig leicht gestörten Verlaufes (z.B. durch eine geringe intraabdominelle Nachblutung) große Schwierigkeiten bereiten kann. So sehr man sich auch zur Differenzierung um verläßliche Grenzwerte zwischen postoperativen noch normalen und infektionsbedingten Veränderungen der Temperatur, des Pulses, der Leukozyten etc. bemüht und diese vielleicht auch generell festlegen kann, so sehr wird man im Einzelfall davon enttäuscht. Jedes aus unerklärlichen Gründen auftretende Syndrom aus Tachykardie, Tachypnoe und Unruhe muß daher die konsequente Ausschlußdiagnostik einer septischen Komplikation nach sich ziehen.

Die subtile und ständige klinische Kontrolle ist noch immer die wichtigste Maßnahme, wobei vor allem die Pulsbeschleunigung, sofern sie nicht auf Volumenmangel oder Medikamentengabe zurückzuführen ist, einen wichtigen Hinweis darstellt.

Von den im Routinelabor feststellbaren Parametern (Tabelle 6) ist besonders eine Verschiebung der Leukozytenzahl, sowohl nach oben als auch nach unten, ein initialer Thrombozytensturz mit nachfolgender Verbrauchskoagulopathie bzw. die Feststellung einer respiratorischen Alkalose bei Hyperventilation, die später in eine metabolische Azidose übergeht, in Verbindung mit den oben geschilderten Kreislaufreaktionen, hoch verdächtig.

Tabelle 6. Typische Laborbefunde beim septischen Schock (Routinelabor)

Frühphase	Manifestation
Leukopenie	Leukozytose
Thrombozytopenie	Verbrauchskoagulopathie
Respiratorische Alkalose	Metabolische Azidose
	Zeichen des: Nierenversagens Leberversagens

Lokalisation der Infektion

Selten ergeben sich im postoperativen Verlauf Hinweise auf die notwendige *Differenzierung*, die sowohl durch positive Nachweisversuche als auch durch Ausschlußuntersuchungen geführt werden muß. Die Möglichkeit der Überbewertung eines gefundenen, jedoch im gesamten Verlauf unwesentlichen Infektionsherdes muß immer bedacht werden. Neben dem abdominellen Befund sind alle Prädilektionsstellen, wie Zugangswege, Thorax und Urinbefund, zu untersuchen. Man wird sich dabei vor Augen halten, daß statistisch die Häufigkeit der Infektionsursachen vor allem extraabdominell gelegen ist (Tabelle 7), eine für den Einzelfall allerdings unwesentliche Feststellung.

Tabelle 7. Häufigkeit intraabdomineller postoperativer Infektionen bzw. präinfektiöser Komplikationen

Wundinfektionen:			
Hernien		2 %	
Magenresektionen		8,1 % (Ulkus)	
		15,1 % (Karzinom)	*Wysocki* u. Mitarb. [12]
Appendektomie		4,8 % (akut)	
		35,7 % (phlegmonös)	
Kolon		28 %	
Lungenkomplikationen:			
Klinisch	bis etwa	40 %	*Webb* [11]; *Schlosser* [8]
Röntgenologisch		60 %	*Szczepanski* u. Mitarb. [10]
Komplikationen beim venösen Zugang:			
Verweilkanülen		nicht bekannt	
Kavakatheter		je nach Zugang:	
Thrombose	bis	16,5 %	
Phlebitis	bis	14 %	*Burri u. Krischak* [1]
Sepsis	bis	3 %	
Infektionen bei Blasenkatheter:			
nach 48 Std obligat, erst bei gestörter Urodynamik klinisch relevant			

Für die nachfolgenden Betrachtungen am wichtigsten ist die Frage der Symptomatologie der intraperitonealen Infektion. Gerade hier gilt nochmals, daß die Infektion um so schwerer zu erkennen ist, je früher sie postoperativ auftritt. Bei den Überlegungen nach ihrer Ursache ist selbstverständlich an erster Stelle an die operationsbedingte Infektion oder eine Nahtinsuffizienz zu denken, jedoch auch an eine septische Zweiterkrankung wie z.B. eine Appendizitis oder ein Gallenblasenempyem.

Die große Anzahl intraperitonealer Infektionsmöglichkeiten (Tabelle 8) läßt eine einheitliche Symptomatik ohnehin nicht erwarten. Von größter Bedeutung sind, wie bereits besprochen, vor allem Veränderungen von Puls und Atemfrequenz, der Temperatur, die Beschaffenheit der Zungenoberfläche und die Bewußtseinslage des Patienten. Die Beurteilung der Druckempfindlichkeit und Spannung des Abdomens trotz des frisch operierten Zustandes kann ebenfalls wichtige Hinweise geben, sofern zwischen dem lokalen Wundschmerz und einem peripher davon angegebenen Druckschmerz unterschieden wird. Zu berücksichtigen ist jedoch, daß bei einer verschleppten Peritonitis bzw. einer Peritonitis nach bereits vorbestehender Infektion relativ selten ein distinkter Schmerz angegeben wird. Selbst bei einem bei oberflächlicher Untersuchung völlig weichen Abdomen kann eine ausgedehnte Peritonitis vorliegen.

Tabelle 8. Ursachen der postoperativen Peritonealinfektion

1. Infektion zum Zeitpunkt der Voroperation
   a) lokal
   b) diffus
2. Einmalige Infektion wenn Voroperation
   a) primär aseptisch
   b) bedingt aseptisch
3. Fortwährende Infektion nach Voroperation (z.B. Nahtinsuffizienz, Fistel)
   a) primär chemisch-irritativ
   b) primär infektiös
4. Infektiöse Neuerkrankung nach Voroperation
   (z.B. Gallenblasenempyem nach Rektumoperation)

Regelmäßige Begleiterscheinung der Peritonitis sind jedoch Veränderungen der Darmmotorik; häufig geht die normalerweise zu erwartende postoperative Darmatonie in einen paralytischen Ileus über. Nicht selten kommt es dabei infolge peritonealer Reizung noch zu dünnflüssigen Stuhlentleerungen, die als günstiges Zeichen fehlgedeutet werden.

Der direkte Infektionsnachweis über eine eingelegte Drainage ist nur im positiven Fall beweisend. Relativ sicher und regelmäßig ist die Drainage bei Insuffizienzen im oberen Intestinalbereich; so wird beispielsweise bei einer Insuffizienz im Gallenwegsbereich bzw. einer Duodenalstumpfinsuffizienz die Drainageflüssigkeit relativ rasch eine typische Beimengung zeigen. Bei Insuffizienzen im Kardiabereich sehen wir ebenso fast regelmäßig eine entsprechende Sekretion. Die meist am 4.–5. Tag auftretenden Insuffizienzen im Dickdarmbereich zeigen dagegen wesentlich seltener eine Veränderung in der Drainageflüssigkeit. Hier ist allenfalls der typische Geruch bzw. eine übelriechende Hämatomflüssigkeit zu erkennen.

Diese somit größtenteils auf klinischen Untersuchungen beruhende Diagnostik erfordert entsprechende Erfahrung und ist theoretisch schwer zu präzisieren. Dafür sollen jedoch *typische Manifestationen* herausgestellt werden: Zum einen ist es der mehr *schleichend progrediente und uncharakteristische Verlauf* mit noch geringer Temperaturerhöhung, jedoch deutlicher Pulsbeschleunigung und Erhöhung der Leukozytenzahl bei einer fortgesetzten Infektion, wie am Beispiel einer 70jährigen Patientin mit einer Nahtinsuffizienz nach anteriorer Rektumresektion gezeigt werden kann: Es findet sich ein fließender Übergang von den allenfalls noch operationsbedingten Veränderungen in die Infektionszeichen. Die ausbleibende Rekonvaleszenz und übelriechende Drainageflüssigkeit ergaben hier die Indikation zur Relaparotomie (Abb. 8).

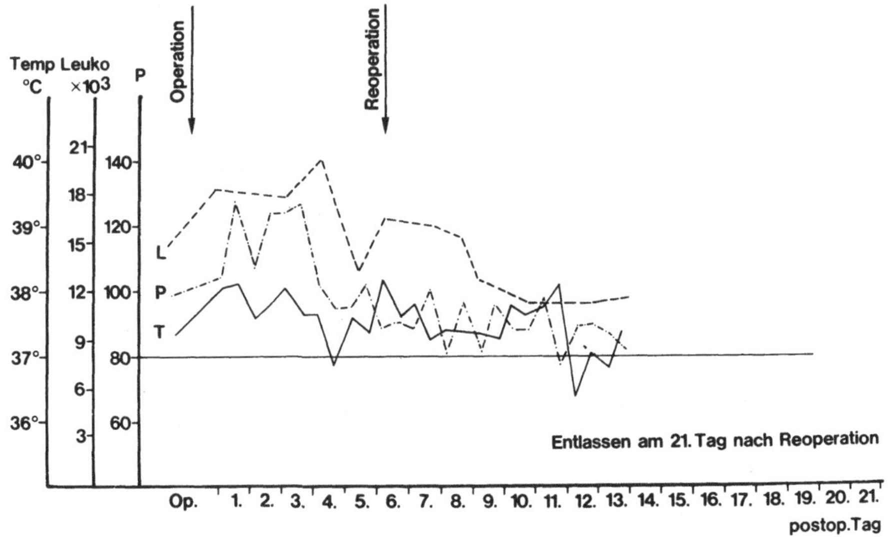

Abb. 8. Schleichender Infektionsverlauf (Patientin *P.T.*, 70 J.). Klinisch: Nahtinsuffizienz nach anteriorer Rektumresektion

Zum anderen ist es der *akute Verlauf*, der nach zunächst komplikationsloser Heilphase durch plötzlich auftretende Schmerzsymptomatik und Erhöhung von Puls, Leukozyten und Temperatur sowie das Auftreten einer frischen Insuffizienz, hier einer Dünndarmnaht signalisiert. Die Abb. 9 zeigt ein deutliches Abklingen der Ausgangswerte, dann eine plötzliche Verschlechterung, verbunden mit akuten abdominellen Schmerzen.

Als drittes ist eine *Kombination aus beiden Verläufen* bei einem primär lokalisierten septischen Prozeß zu sehen, bei dem es unter den Zeichen einer schleichenden Infektion zur akuten Exazerbation, klinisch einer Infektionsausbreitung in die freie Bauchhöhle, kommt. Abb. 10 zeigt den Verlauf eines 48jährigen Patienten mit einem subphrenischen Abszeß.

In den meisten Fällen wird es gefährlich und falsch sein, auf eine Spontanheilung eines intraabdominellen Infektionsherdes bzw. auf eine Heilung durch konservative Behandlung zu warten. Wenngleich die Relaparotomie gerade bei Infektionen gefürchtet ist, so ist sie, wie in letzter Zeit gezeigt werden konnte, bei früher Diagnose und Indikationsstellung durchaus erfolgversprechend [6].

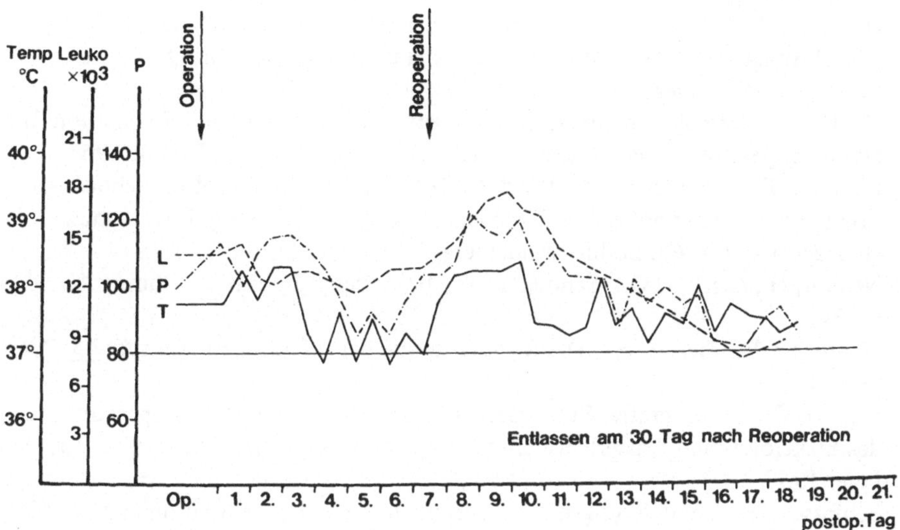

Abb. 9. Akutes Auftreten einer Infektion (Patientin *E.W.*, 67 J.): Klinisch: Nahtinsuffizienz nach Enterotomie wegen Gallensteinileus

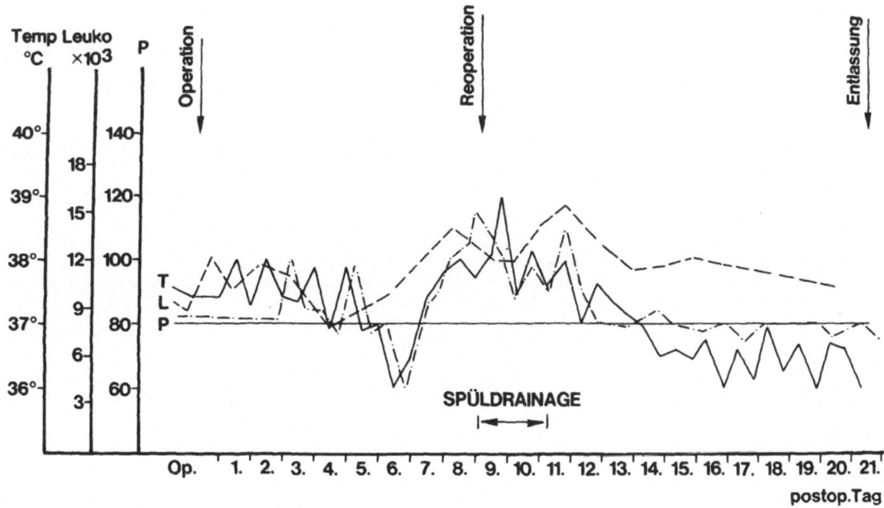

Abb. 10. Schleichender Infektionsverlauf mit akuter Exazerbation (Pat. *H.B.*, 48 J.). Klinisch: Freie Perforation eines subphrenischen Abszesses

Literaturverzeichnis

1. Burri, C., Kirschak, G.: Fehler und Gefahren in der Anwendungstechnik der parenteralen Ernährung. Klin. Anästhesiol. 7, 199–207 (1974).
2. Dissmann, W.: Auswirkung operativer Eingriffe auf die Hämodynamik. In: Postoperative Störungen des Elektrolyt- und Wasserhaushaltes (Hrsg. von E.S. Bücherl et al.). Stuttgart: Schattauer 1968.
3. Eisele, R.: Normaler postoperativer Verlauf. Hämodynamik und Respiration. In: Der postoperative Verlauf (Hrsg. von E.S. Bücherl). Stuttgart: Thieme 1969.
4. Enderlin, F., Leutenegger, A., Burri, C., Gigon, J.P.: Der Endotoxinschock in der Chirurgie. In: Anaesthesiologie und Wiederbelebung, Bd. 50 (Hrsg. F.W. Ahnefeld, M. Halmágyi), S. 60–63. Berlin–Heidelberg–New York: Springer 1970.
5. Neuhof, H., Lasch, H.G.: Schock infolge bakterieller Infektion. Chirurg 45, 111–114 (1974).
6. Pichlmayr, R., Ziegler, H.: Die Relaparotomie bei Infektionen. Chirurg 45, 208–216 (1974).
7. Scheler, F.: Postoperative Störungen der Nierenfunktion. In: Postoperative Störungen des Elektrolyt- und Wasserhaushaltes (Hrsg. von E.S. Bücherl et al.). Stuttgart: Schattauer 1968.
8. Schlosser, D.: Veränderungen der Lungenvolumina, der Ventilation und der Blutgase nach Oberbaucheingriffen unter besonderer Berücksichtigung der Schnittführung. Langenbecks Arch. klin. Chir. 330, 348–370 (1972).
9. Shubin, H., Weil, M., Nishijima, H.: Clinical features in shock associated with gram-negative bacteremia. In: Gram-Negative Bacterial Infections (Eds. B. Urbaschek et al.), p. 411–417. Wien–New York: Springer 1975.
10. Szeczepanski, K.P., Skaarup, P., Staehr-Johansen, T.: Pleuropulmonary complications following major surgery. Acta chir. scand. 139, 425–430 (1973).
11. Webb, W.R.: Postoperative pulmonary complications. In: Complications in Surgery and their Management (Eds. C.P. Arzt, J.D. Hardy). Philadelphia–London: Saunders 1967.
12. Wysocki, S., Oellers, B., Gruss, J.: Klinik der Wundheilungsstörungen. Melsunger med. Mitt. 47, 287–294 (1973).

Wertigkeit von Bewußtseinsstörung und veränderter Atmung für die frühzeitige Erkennung einer intraabdominellen, bakteriellen Komplikation nach einer Bauchoperation

R. EISELE, W. DISSMANN, M. NASSERI und W. THIMME

Der objektive abdominelle Befund und die subjektiven Angaben der Patienten sind häufig richtungweisend für die Erkennung einer entzündlichen intraabdominellen Komplikation nach Bauchoperationen. Da jedoch in etwa einem Viertel der Fälle mit dieser Komplikation der abdominelle Befund nicht oder nicht frühzeitig genug im Vordergrund steht, sind weitere diagnostisch verwertbare Befunde von großer Wertigkeit. Nach einer Aufstellung von *Wachsmuth* [7] besteht nämlich eine lineare Beziehung zwischen der Zeitdauer der Peritonitis und der Letalitätshöhe. Im folgenden sollen diagnostisch verwertbare Besonderheiten der Atmung und Bewußtseinslage bei diesen Patienten demonstriert werden.

Atmung

Patienten mit lokaler oder generalisierter Peritonitis fallen durch ihre gesteigerte Atemtätigkeit auf. In Abb. 11 sind die Werte für die Atemfrequenz (AF), das Atemzugvolumen (AZV) und das Atemminutenvolumen (AMV) bei Patienten mit einer bakteriellen Peritonitis auf der rechten Seite dargestellt. Zum Vergleich sind die Mittelwerte bei Patienten mit einer Bauchoperation und einem klinisch unkomplizierten postoperativen Verlauf am Tage vor sowie am 1. und 3. postoperativen Tage aufgeführt. Somit sind beim Vorliegen einer bakteriellen Entzündung sowohl die Atemfrequenz als auch das Atemzugvolumen im Mittel gesteigert, es resultiert mit 12,8 l/min eine erhebliche Zunahme des Atemminutenvolumens gegenüber 7,9 l/min bei Patienten mit einem unkomplizierten postoperativen Verlauf.

Abb. 12 verdeutlicht, daß es sich bei dieser gesteigerten Atemtätigkeit um eine Hyperventilation handelt, also um eine Atmung, die über die metabolischen Bedürfnisse hinausgeht. Der pCO_2 liegt im Mittel bei 31 mmHg. Dieser Wert ist bei Patienten mit unkompliziertem Verlauf wesentlich höher (zwischen 35 und 37 mmHg).

In Abb. 13 sind die pH-Werte und die CO_2-Drucke ($pCO_{2\,art.}$) der Patienten mit einer entzündlichen abdominellen Baucherkrankung in einem halblogarithmischen Koordinatensystem zueinander in Beziehung gesetzt. Es ist hervorzuheben, daß es sich hierbei um Bestimmungen in der frühen Phase der Erkrankung handelt. Die Abszisse enthält in numerischem Maßstab das pH, die Ordinate in logarithmischem Maßstab den $pCO_{2\,art.}$. Die Normalwerte sind durch dicke Striche gekennzeichnet. Sie unterteilen die Abb. 13 – im Uhrzeigersinn gelesen – in metabolische Alkalose, respiratorische Alkalose, metabolische Azidose, respiratorische Azidose. Die punktierten Diagonalen verbinden Punkte gleichen Bicarbonatgehaltes. Je weiter sich also ein Koordinatenpunkt von der 25 mval-Linie nach links unten entfernt, um so aus-

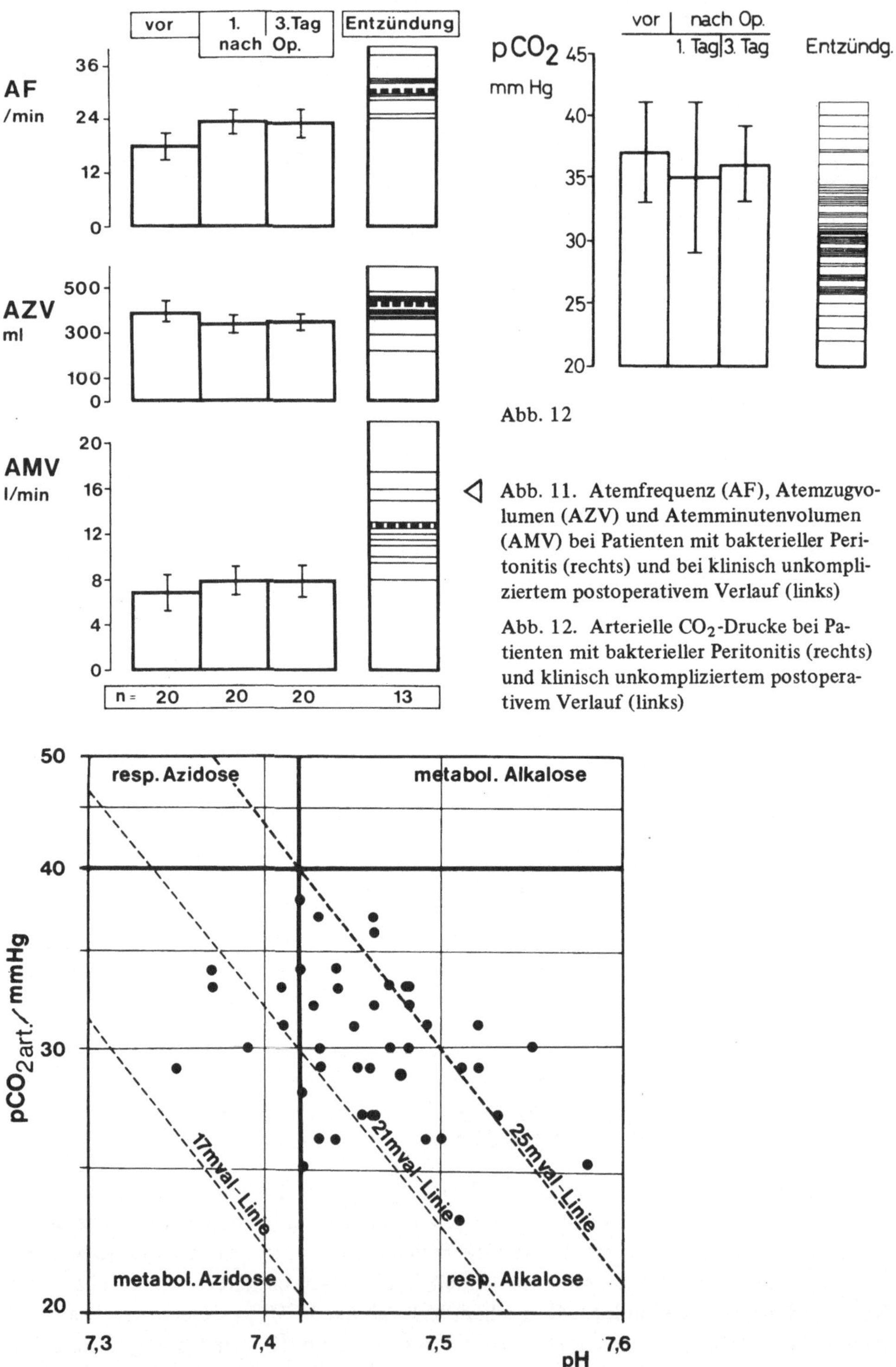

Abb. 12

◁ Abb. 11. Atemfrequenz (AF), Atemzugvolumen (AZV) und Atemminutenvolumen (AMV) bei Patienten mit bakterieller Peritonitis (rechts) und bei klinisch unkompliziertem postoperativem Verlauf (links)

Abb. 12. Arterielle CO_2-Drucke bei Patienten mit bakterieller Peritonitis (rechts) und klinisch unkompliziertem postoperativem Verlauf (links)

Abb. 13. Beziehung zwischen arteriellen CO_2-Drucken und pH-Werten bei Patienten mit entzündlichen abdominellen Baucherkrankungen (siehe Text)

geprägter ist die Basenverminderung. Es zeigt sich, daß Patienten mit einer bakteriellen Bauchfellentzündung überwiegend eine respiratorische Alkalose mit einer meist geringen Basenverminderung haben. Einige Patienten haben jedoch bereits eine metabolische Azidose (n = 6).

Gelegentlich ist die Hyperventilation postoperativ das erste Zeichen für eine bakterielle Entzündung. Als Beispiel soll der Verlauf bei einem 70jährigen Patienten (*W.S.*) mit Zustand nach Gastrektomie wegen eines Magentumors demonstriert werden (Tabelle 9). Nachdem der Säure-Basen-Stoffwechsel in den ersten beiden Tagen unauffällig gewesen war, kam es am 3. Tage zum typischen Bild einer respiratorischen Alkalose. Der $pCO_{2\,art.}$ war auf 28 mmHg abgefallen, das pH auf 7,50 angestiegen. Klinisch ließ sich die bakterielle Bauchfellentzündung erst am folgenden Tag erkennen. Der Verdacht auf eine Nahtinsuffizienz wurde später objektiviert.

Tabelle 9. Verlauf der Blutgaswerte bei Nahtinsuffizienz nach Gastrektomie

	Vor Operation	Tage nach Operation	
		1	3
$pO_{2\,art.}$ mmHg	78	52	53
$pCO_{2\,art.}$ mmHg	38	39	28
pH	7,44	7,45	7,50

Als naheliegende Ursachen für die Hyperventilation kommen Temperaturerhöhung, Abfall des arteriellen pO_2 und Hämatokritabnahme in Frage. Auf Abb. 14 sind die Körpertemperatur und der $pCO_{2\,art.}$ zueinander in Beziehung gesetzt. Zwar ist bei 16 der 44 Patienten die Körpertemperatur zum Zeitpunkt der Messung über 37,5° C und bei 6 Patienten über 38° C. Es läßt sich jedoch keine Korrelation herleiten. In Abb. 15 sind auf der Abszisse der $pO_{2\,art.}$ und auf der Ordinate der $pCO_{2\,art.}$ aufgetragen. Von den 44 Patienten haben 16 einen $pO_{2\,art.}$ unter 60 mmHg und 4 Patienten einen $pO_{2\,art.}$ unter 50 mmHg. Eine Korrelation zwischen O_2- und CO_2-Drucken läßt sich jedoch auch hier nicht herstellen. Es muß hervorgehoben werden, daß auch die O_2-Zumischung zur Einatmungsluft über eine Nasensonde keine Änderung des $pCO_{2\,art.}$ bedingte.

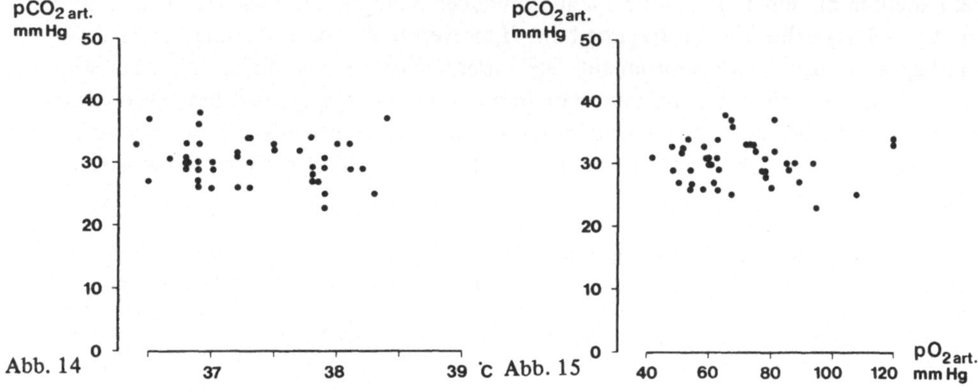

Abb. 14. Verhältnis von Körpertemperatur zu arteriellen CO_2-Drucken

Abb. 15. Verhältnis von arteriellen O_2- zu arteriellen CO_2-Drucken

Schließlich ist der Hämatokrit zum $pCO_{2\,art.}$ in Beziehung gesetzt (Abb. 16). Der mittlere Hämatokrit liegt bei 38%. Bei 12 Patienten liegt er unter 35%, bei einem Patienten unter 30%. Es ergibt sich wiederum keine Korrelation. Auch Schmerz und der Einfluß von Medikamenten scheiden als wesentliche Ursache für die Hyperventilation aus.

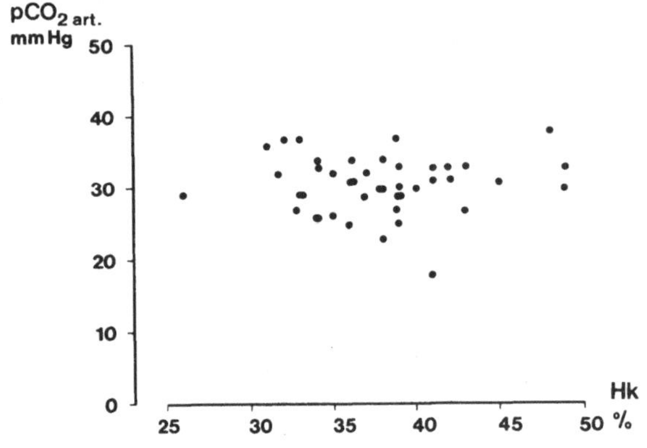

Abb. 16. Verhältnis des Hämatokrits zu arteriellen CO_2-Drucken

Aufgrund tierexperimenteller Arbeiten kann eine direkte Endotoxinwirkung am Gehirn angenommen werden: Kleinste Mengen von Endotoxin – in den Liquor cerebrospinalis gebracht – rufen eine Hyperventilation hervor [6]. Der Wirkungsmechanismus ist nicht klar. In diesem Zusammenhang sei auf die Leberzirrhose hingewiesen, bei der trotz metabolischer Alkalose häufig eine Hypokapnie vorliegt. Sie kann heute aufgrund tierexperimenteller Arbeiten [5] auf eine durch Ammonium verursachte Verarmung des Atemzentrums an energiereichen Phosphaten zurückgeführt werden. Ein analoger Angriffspunkt des Endotoxins am Stoffwechsel des Atemzentrums ist durchaus vorstellbar.

Bewußtseinslage

Bei Patienten mit einer entzündlichen abdominellen Komplikation nach einer Laparotomie tritt häufig neben der Tachypnoe bzw. Hyperventilation eine Störung der Bewußtseinslage als frühzeitiges Symptom auf. Die Patienten werden somnolent, zum Teil verwirrt, sie sind jedoch in der Anfangsphase immer erweckbar, später oft bewußtlos. Nicht selten gehen die beiden erwähnten Symptome einem entsprechenden abdominellen Befund zeitlich voraus. Die Verlaufsbeobachtung eines Patienten soll dies wieder demonstrieren (Tabelle 10):

Bei einer 73jährigen Frau (*G.J.*) war wegen eines Tumors am Colon descendens eine Hemikolektomie durchgeführt worden. Am 2. postoperativen Tage konnten Darmgeräusche auskultiert werden, auffällig war eine maximale Körpertemperaturerhöhung auf 39,5° C. Am 3. postoperativen Tage war der abdominelle Befund ebenfalls unauffällig, die Patientin hatte zweimal Stuhlgang. Neben einer erneuten Körpertemperaturerhöhung bis auf 39° C kamen als weitere vom normalen Verlauf abweichende Befunde eine Hyperventilation und eine Somnolenz hinzu. Letztere verstärkte sich am folgenden Tage. Die Patientin war kaum noch erweckbar, sie zeigte jetzt bei der abdominellen Untersuchung Schmerzreaktionen; es wurde eine Nahtinsuffizienz objektiviert.

Tabelle 10. Verlauf nach Hemikolektomie bei einer 73jährigen Patientin (*G.J.*) mit Nahtinsuffizienz unter besonderer Berücksichtigung der Bewußtseinslage und des arteriellen CO_2-Druckes

	Tage nach Operation			
	1.	2.	3.	4.
Peristaltik	–	+	+	+
Stuhlgang			II	I
Körpertemperatur (° C)	37,2	39,5	39,0	38,5
$pCO_{2\,art.}$ (mmHg)	41	–	32	31
Somnolenz	–	–	+	++

Als naheliegende Ursache für diese Somnolenz könnte aufgrund der Erniedrigung des $pCO_{2\,art.}$ an eine Senkung des zerebralen Blutflusses und damit an ein vermindertes O_2-Angebot gedacht werden. Wir haben deshalb bei Patienten mit entsprechender Symptomatologie den Bulbus v. jugularis nach der Methode von *Gibbs* et al. [2] punktiert und die O_2-Gehaltsdifferenz zwischen Arterie und Bulbus v. jugularis bestimmt. Abb. 17 zeigt die Ergebnisse von 8 Patienten. Der arterielle O_2-Druck beträgt mit einer Ausnahme über 55 mmHg, der CO_2-Druck mit einer Ausnahme 30 mmHg und weniger. Die O_2-Gehaltsdifferenz zwischen Arterie und Bulbus v. jugularis (AVD-O_2 Bulb.) ist in keinem Fall erhöht, bei 5 Patienten liegt der Wert sogar weit unter der normalerweise gewohnten Höhe von 5 Vol%.

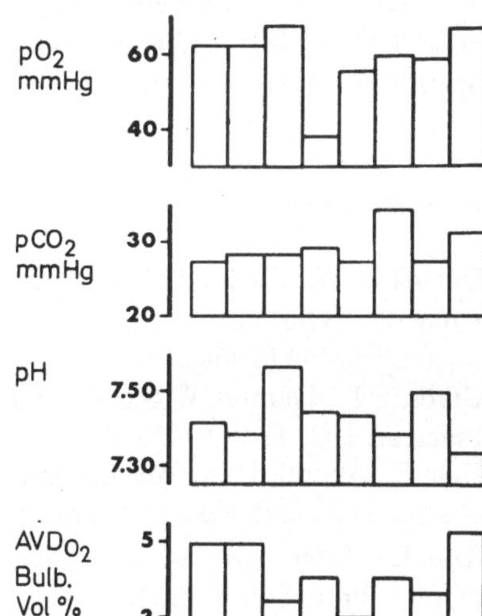

Abb. 17. Werte für arterielle O_2- und CO_2-Drucke, pH sowie O_2-Gehaltsdifferenz zwischen Arterie und Bulbus v. jugularis bei 8 Patienten mit Somnolenz bei postoperativen intraabdominellen Infektionen

Auch der Versuch, die zerebrale Symptomatik im positiven Sinne durch eine Steigerung des zerebralen Blutflusses durch inspiratorisches CO_2-Zumischung oder intravenöse Gabe von niedermolekularem Dextran zu beeinflussen, war ohne Erfolg [1].

Es ist also festzuhalten, daß offensichtlich bei diesen Patienten, zumindest von der O_2-Gehaltsdifferenz her, ein vermindertes O_2-Angebot an das Gehirn nicht vorliegt.

Als weitere Ursachen können exogene Intoxikationen und Vorstufen von Stoffwechselkomata im gängigen Sinne ausgeschlossen werden.

Eine gewisse Erklärung können jedoch unsere Befunde in tierexperimentell gewonnenen Ergebnissen [3, 4] finden. Diese Autoren wiesen nämlich einen inhibierenden Effekt von Endotoxin auf den Kohlenhydratstoffwechsel nach. Demnach wie auch in Verbindung mit den bereits erwähnten Untersuchungen zur Leberzirrhose [5] ist nicht von der Hand zu weisen, daß ein durch Endotoxin hervorgerufener Defekt im zerebralen Energiestoffwechsel für die gestörte Bewußtseinslage bei Patienten mit einer postoperativen bakteriellen Peritonitis verantwortlich ist.

Zusammenfassung

1. Laparotomierte Patienten mit einer bakteriellen abdominellen Komplikation fallen durch ihre gesteigerte Atemtätigkeit auf. Es liegt in der frühen Phase fast regelmäßig eine respiratorische Alkalose mit geringer kompensatorischer Basenverminderung vor.

2. Als weiteres diagnostisch wertvolles Zeichen findet sich häufig eine Bewußtseinsstörung. Die Patienten werden somnolent, sie sind anfangs erweckbar, später oft bewußtlos.

3. Hyperventilation und Somnolenz weisen häufig zu einem Zeitpunkt auf eine entzündliche abdominelle Komplikation, zu dem noch kein entsprechender eindeutiger Bauchbefund zu erheben ist. Sie haben deshalb für die Beurteilung von Patienten im postoperativen Verlauf eine gewichtige Bedeutung.

Literaturverzeichnis

1. Dissmann, W., Eisele, R., Lunkenheimer, P., Thimme, W., Nasseri, M.: Die Bestimmung der Gehirndurchblutung mit der Farbstoffverdünnungsmethode. Z. Kreislaufforsch. 57, 864 (1968).
2. Gibbs, E.L., Lennon, W.G., Gibbs, F.A.: Bilateral internal jugular blood. Amer. J. Psychiat. 102, 184 (1945).
3. Kun, E., Abood, L.G.: Mechanism of inhibition of glycogen synthesis by endotoxins of salmonella aertrycke and typ I meningococcus. Proc. Soc. exp. Biol. 71, 362 (1949).
4. Kun, E., Miller, C.P.: Effect of bacterial endotoxins on carbohydrate metabolism of rabbits. Proc. Soc. exp. Biol. 67, 221 (1948).
5. Schenker, S., McCandless, D.W., Brophy, E., Lewis, M.S.: Studies on the intracerebral toxicity of ammonia. J. clin. Invest. 46, 838 (1967).
6. Simmons, R.L., Ducker, T.B., Martin, A.M., Anderson, R.W., Noyes, H.E.: The role of the central nervous system in septic shock. Ann. Surg. 167, 145 (1968).
7. Wachsmuth, W.: Peritonitis. Langenbecks Arch. klin. Chir. 313, 146 (1965).

Die diagnostische Wertigkeit des Gastrografin-Testes bei der Diagnose von Anastomosendehiszenzen des Intestinaltraktes

P. RIEDL, K. DINSTL., K. KEMINGER, G. LECHNER und R. SCHIESSEL

Bei der Überprüfung der Funktion einer Enteroanastomose in der frühen postoperativen Heilphase ist die Röntgenuntersuchung mit wasserlöslichen Kontrastmitteln (Gastrografin) die Methode der Wahl [8]. Die Diagnose einer Anastomosendehiszenz ist jedoch insbesondere bei immobilen und bettlägerigen Patienten oft nicht leicht. Von *McCraw* u. Mitarb. [3, 4] wurde 1965 ein Test angegeben, mit dessen Hilfe Perforationen des Intestinaltraktes durch eine einfache Harnanalyse nachgewiesen werden können. Die Bewertung dieses Testes erfolgte bisher nicht einheitlich [3, 4, 5, 6, 7]. Es soll daher an einem nicht ausgewählten größeren chirurgischen Krankengut erstens seine Verläßlichkeit geprüft werden und zweitens, ob er für die Diagnose einer postoperativen Anastomosendehiszenz geeignet ist.

Der Test beruht darauf, daß oral verabreichtes Gastrografin nach Austritt aus dem Darm vom Peritoneum resorbiert und über die Nieren ausgeschieden wird. Aus dem Darmlumen selbst wird es nur in ganz geringen Mengen resorbiert [9]. Experimentelle Untersuchungen haben ergeben, daß die Mindestmenge des in die freie Bauchhöhle ausgetretenen Gastrografins etwa 5 ml betragen muß, um im Harn nachgewiesen werden zu können [1].

Der Nachweis erfolgt durch eine einfache Präzipitationsreaktion mit konzentrierter HCl. Es entsteht ein weißer Niederschlag, und das spezifische Gewicht des Harnes steigt auf Werte über 1035.

Patientengut und Methode

Die Untersuchung wurde an 84 Patienten durchgeführt (Tabelle 11). Bei allen Patienten wurde eine Röntgenuntersuchung mit 100 ml Gastrografin oral oder 500 ml als Klysma durchgeführt. Die erste Harnprobe wurde vor, vier weitere in Intervallen von 30 min nach der Untersuchung abgenommen. Neben der Fällung des Harnes (5 ml) mit je 5 Tropfen konzentrierter HCl wurde das spezifische Gewicht gemessen und bei 20 Patienten zusätzlich eine standardisierte Röntgenaufnahme der Harnproben angefertigt. Dadurch konnten falsch positive Resultate, die durch den Ausfall bestimmter Antibiotika (Penicillin, Cephalosporine) möglich sind, ausgeschlossen werden [8]. Falsch negative Resultate sind bei verminderter Konzentrationsfähigkeit der Nieren möglich, oder wenn das Kontrastmittel die Perforationsstelle nicht erreicht hat. Parameter für Treffsicherheit des Testes waren:

1. Das Ergebnis der gleichzeitig durchgeführten Röntgenuntersuchung

2. der klinische Verlauf
3. Operations- und Obduktionsbefunde.

Tabelle 11. Durchführung der Untersuchung mit Gastrografin

Operationsart	n
Op. an Ösophagus und Kardia	19
Totale Gastrektomie	33
Magenresektion nach B I und B II	17
Op. am Kolon	9
Andere Operationen	6
Gesamt	84

Ergebnisse und Diskussion

Die Korrelation zwischen Röntgenbefund und Gastrografin-Test geht aus Tabelle 12 hervor. Eine Übereinstimmung beider Untersuchungsverfahren bestand bei 67 Patienten, davon waren 62mal sowohl das Röntgen als auch der Test negativ. 5mal bestand bei positivem Ergebnis beider Untersuchungen eine Nahtdehiszenz. In 17 Fällen bestand keine Übereinstimmung zwischen Test und Röntgenbefund. 10mal zeigte sich ein deutlicher Kontrastmittelaustritt im Röntgen, der Test war jedoch negativ. Das waren einerseits 5 Patienten mit gut drainierten Fisteln, die keiner chirurgischen Intervention bedurften und spontan ausheilten. Bei vier weiteren Patienten hatten sich Abszeßhöhlen gebildet, die ebenfalls nach Drainage heilten. Der negative Harntest bei einem röntgenologisch nachweisbaren Kontrastmittelaustritt hat somit insofern eine klinische Bedeutung, als in diesen Fällen entweder auf eine Abkapselung des Prozesses oder dessen suffiziente Drainage geschlossen werden kann, was für die weitere Wahl des therapeutischen Vorgehens von Bedeutung sein kann. Der letzte Patient dieser Gruppe war verstorben, die Obduktion ergab, daß der im Röntgen sichtbare kleine Kontrastmittelaustritt intramural (zweireihige Anastomose) gelegen war und kein Zusammenhang mit der freien Bauchhöhle bestand.

Tabelle 12. Vergleich der Ergebnisse der Röntgenuntersuchung und des Gastrografin-Testes

Übereinstimmung zwischen beiden Untersuchungsverfahren:		
Röntgen negativ – Test negativ	62	67
Röntgen positiv – Test positiv	5	
Keine Übereinstimmung zwischen beiden Untersuchungsverfahren:		
Röntgen positiv – Test negativ	10	17
Röntgen negativ – Test positiv	7	
	n = 84	

Besonders interessant erscheinen jene 7 Patienten, bei denen das Röntgen negativ, der Test aber positiv ausfiel. 6 dieser Fälle verliefen postoperativ insofern sehr ähnlich, als klinisch auf eine kleine Nahtdehiszenz geschlossen werden mußte. 2mal war nach Gastrektomie das Drain nach einer negativen Röntgenuntersuchung entfernt und mit der oralen Nahrungszufuhr begonnen worden. Im weiteren Verlauf kam es zu länger dauerndem Fieber und schließlich zur Fistelbildung aus der ehemaligen Drainöffnung. 4 weitere Fälle fieberten über längere Zeit septisch, ohne daß dafür eine extraperitoneale Ursache gefunden werden konnte. Einmal davon gelang bei einer neuerlichen Röntgenkontrolle drei Tage später der Nachweis eines Kontrastmittelaustrittes. Die Ursache des Fiebers in den übrigen Fällen dieser Gruppe könnte ebenfalls in einer kleinen Nahtdehiszenz gelegen sein, da die Harnprobe bei allen Patienten positiv ausfiel. Es kann somit aus dem klinischen Verlauf auf ein falsch negatives Resultat der Röntgenuntersuchung geschlossen werden, und es sollte in derartigen Fällen immer ein Gastrografin-Test angeschlossen werden, da der positive Ausfall des Testes eine Nahtdehiszenz anzeigen kann und entsprechende Konsequenzen gezogen werden können. Bei dem 7. Patienten dieser Gruppe waren Röntgenuntersuchung und Test zweimal wiederholt worden. Im Röntgen ergab sich dabei einmal der Verdacht auf einen kleinsten Kontrastmittelaustritt in Höhe der Anastomose, der Gastrografin-Test war beide Male positiv. Der Heilungsprozeß dieses Patienten war trotzdem komplikationslos. Ob bei diesem Patienten eine klinisch stumm verlaufende Nahtdehiszenz vorlag, oder ob die Gastrografinresorption aus dem Darm für den positiven Ausfall der Fällungsreaktion verantwortlich war, konnte nicht geklärt werden. Solche falsch positiven Resultate sind jedoch offensichtlich selten und wurden bei Patienten mit Erkrankungen des Magen-Darm-Traktes ohne Darmperforationen nur in Einzelfällen beschrieben [2].

Als Schlußfolgerung ergibt sich, daß der Test einfach ist, jederzeit ohne Aufwand durchgeführt werden kann und unter Berücksichtigung der wenigen Fehlerquellen verläßlich ist. Seine Anwendung erscheint daher in folgenden Fällen indiziert:

a) wenn keine Röntgenuntersuchung möglich ist,

b) bei immobilen Patienten (Intensivpflege),

c) bei klinischem Verdacht auf eine Anastomosendehiszenz nach negativer Röntgenuntersuchung,

d) in Einzelfällen auch bei positivem Röntgenbefund (Ausdehnung des Prozesses, Drainage).

Zusammenfassung

Es wird der Gastrografin-Test beschrieben, mit dessen Hilfe durch eine einfache Harnanalyse Anastomosendehiszenzen des Intestinaltraktes nachgewiesen werden können. Die Nachweismethoden sowie Fehlerquellen des Testes werden beschrieben. Die Treffsicherheit der Methode wurde an 84 Patienten durch Vergleich der Harnanalysen mit einer Röntgenuntersuchung und dem klinischen Verlauf überprüft. Danach erscheint der Test verläßlich, einfach und überall ohne Aufwand durchführbar. Seine Anwendung wird daher a) bei fehlender Möglichkeit einer Röntgenuntersuchung, b) bei immobilen Patienten (Intensivpflege, Polytrauma), c) bei klinischem Verdacht auf eine Anastomosendehiszenz bei negativem Röntgenbefund und d) in Einzelfällen bei positivem Röntgenbefund empfohlen.

Literaturverzeichnis

1. Behringer, B.R., Stephenson, H.E.: The diatrizoate precipitation test for intestinal perforation. Surg. Gynec. Obstet. 129, 475–482 (1969).
2. Douglas, J.B., Kerr, I.H.: Urinary excretion of gastrografin in abdominal emergencies. Brit. J. Radiol. 11, 429–431 (1968).
3. McCraw, J., McLeod, R., McDonald, W., Stephenson, H.E.: A rapid bedside test for intestinal perforation. J. Amer. med. Ass. 191, 939–941 (1965).
4. McCraw, J., McLeod, R., McDonald, W., Stephenson, H.E.: A urine precipitation test for intestinal perforation. Arch. Surg. 91, 248–252 (1965).
5. Mühe, E., Bünte, H., Hühnlein, H.K.: Eine einfache Methode zum Nachweis von Perforation und Anastomoseninsuffizienz am Ösophagus-Magen-Darmtrakt. Chirurg 43, 325–327 (1972).
6. Mühe, E., Bünte, H., Hühnlein, H.K.: Zur Oesophagusperforation. Dtsch. med. Wschr. 97, 180–183 (1972).
7. Pearson, J.B., Chaplin, D.M.: Experience with a urine precipitation test for intestinal perforation. Amer. J. Surg. 115, 502–504 (1968).
8. Riedl, P., Dinstl., K., Keminger, K., Lechner, G., Schiessel, R.: Klinisch-radiologische Untersuchung über die Treffsicherheit des Diatrizoat (Gastrografin®)-Testes zum Nachweis von Anstomosendehiszenzen und Perforationen des Gastrointestinaltraktes. Fortschr. Röntgenstr. 124, 48–51 (1976).
9. Tosch, R.: Untersuchungen über die Resorption von J^{131} -markiertem Gastrografin aus dem Magen-Darm-Kanal. Fortschr. Röntgenstr. 95, 189–192 (1961).
10. Zeitler, E.: Röntgendiagnostik des operierten Magens. Radiologe 9, 173–186 (1969).

Allgemeine Behandlungsprinzipien der postoperativen Peritonitis

V. ZÜHLKE

Unter den nach Laparotomien auftretenden Störungen stellt die postoperative Peritonitis neben dem Ileus und der Nachblutung die ernsteste und häufigste Komplikation dar [7, 8, 9, 10, 11, 16, 23]. In der überwiegenden Mehrzahl der Fälle handelt es sich bei der postoperativen Peritonitis um eine bakterielle Infektion sekundärer Natur, die lokal oder diffus auftritt, wobei postoperative Nahtinsuffizienzen, Perforationen oder eine Durchwanderungsperitonitis [10, 11] als Folge eines mechanischen oder paralytischen Darmverschlusses ätiologisch im Vordergrund stehen, während exogene Infektionen der Bauchhöhle bei Ersteingriffen, hämatogene oder lymphogene Infektionen sowie das Übergreifen einer Infektion der Bauchdecken auf die Bauchhöhle relativ seltene Ursachen darstellen (Abb. 18). Die Behandlungsprinzipien haben zwei Aufgaben, nämlich 1. die möglichst radikale Sanierung der Infektionsquelle des Bauchraumes mit weitestmöglicher Ausräumung des infektiösen Exsudates durch operative Maßnahmen und 2. die Behebung der durch die Peritonitis bedingten Allgemeinerkrankung, die im Extremfall sich bis zum septischen Zustandsbild entwickeln kann. Dadurch ist ein kombiniert simultanes Vorgehen impliziert.

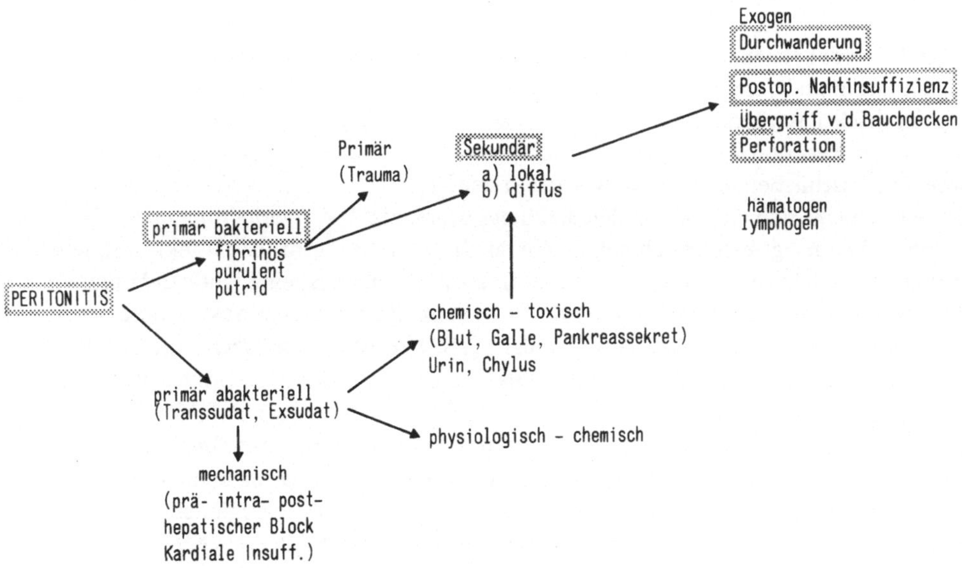

Abb. 18. Ätiologie der postoperativen Peritonitis

Indikation zur Relaparotomie

Die Indikation zur Relaparotomie ist in der Regel dann gegeben, wenn ein lokaler septischer Prozeß mit Abszeßbildung oder Sekretverhaltung als lokalisierte Peritonitis angenommen oder nachgewiesen wird und dieser Herd nicht oder nur unzulänglich drainiert ist. Die Indikation zur Relaparotomie ist ferner dringlich bei jeder Infektion, die zu einer diffusen Peritonitis führt, auch dann, wenn der primäre Infektionsherd drainiert wurde. Die Ausbreitung der Peritonitis zeigt die Unwirksamkeit einer gelegten Drainage an. Problematischer ist die Indikation zur Relaparotomie bei schon bestehender diffuser Peritonitis während der Erstoperation. Unter Berücksichtigung des jeweiligen Ausgangsbefundes und der operativen Maßnahmen während der Erstoperation wird bei nicht einsetzender Besserung des Allgemeinzustandes und anhaltender Darmparalyse sowie bei rezidivierenden oder fortdauernden septischen Zuständen auch in diesen Fällen mit einer erneuten Revision der Bauchhöhle nicht zu zögern sein.

Zu einer konservativen Therapie bei einer Nahtinsuffizienz wird man sich allerdings entschließen müssen, wenn der Allgemeinzustand bei verspätet erkannter Komplikation so schlecht ist, daß der septische Schockzustand eine Relaparotomie nicht zuläßt. Ein Verzicht auf eine Sofort-Relaparotomie kann eventuell zunächst auch dann in Frage kommen, wenn es sich mit Sicherheit nur um eine abgekapselte lokale Infektion handelt, bei der sich nachfolgend der Darminhalt über einen Bauchdeckenabszeß nach außen in Form einer Fistel spontan drainiert. In solchen Fällen kann ausnahmsweise bei adäquater Substitution, vor allem auch in Form der Hyperalimentation, konservativ behandelt werden [12, 16]. Bei großen Sekretverlusten aus Dünndarmfisteln wird allerdings die Relaparotomie ebenfalls unverzüglich angezeigt sein.

Ziele der Relaparotomie

Die Ziele bei der Relaparotomie und das taktische Vorgehen werden sich nach der Ausgangssituation und dem jeweiligen intraoperativen Befund zu richten haben. Die Entleerung des infektiösen Exsudats und die Drainage der Bauchhöhle sind bei jeder Relaparotomie wegen Peritonitis indiziert. Die Eröffnung, Eiter-, Nekrosen- und Exsudatabsaugung sowie eine anschließende Drainage werden in der Regel beim lokalen Abszeß ausreichen. Gelegentlich läßt sich eine insuffizienzbedingte begrenzte Sekretverhaltung durch Entlastung und Drainage erfolgreich behandeln, auch wenn die eigentliche Infektionsquelle nicht chirurgisch angegangen werden kann. In solchen Fällen ist eine schonende Präparation notwendig und eine ausgiebige Revision zu vermeiden, um eine Ausbreitung der Infektion mit Keimverschleppung zu verhindern [18, 19]. Andererseits wird die Entlastung und Drainage die einzig durchführbare Maßnahme bei einer diffusen fibrinös-eitrigen Peritonitis sein, wenn die Infektionsquelle selbst nicht saniert oder gar aufgefunden werden kann. Bei funktionierender Ableitung der Sekrete kann die Peritonitis überwunden werden und die endgültige Sanierung einem späteren Eingriff vorbehalten bleiben. Die Ausleitung der Drainagen erfolgt in der Regel gesondert in den Flankenregionen oder im Bereich der Excavatio retrovesicalis, in Ausnahmefällen transvaginal oder transrektal durch die Rektumampulle. Von der Verwendung von Saugdrainagen in der Bauchhöhle ist abzuraten, da durch einen Dauersog zu leicht Gewebe angesaugt, die Drainage verschlossen und nekrotische Veränderungen der Darmwand hervorgerufen werden können [19].

Tabelle 13. Allgemein-operative Maßnahmen bei der postoperativen Peritonitis

1. Exsudatentleerung und Drainage
2. Stillegung oder Ausschaltung der Infektionsquelle
   a) Innere Absaugung
   b) Zökalröhrenfistel
   c) Doppelläufige Kolostomie
3. Sanierung der Infektionsquelle
   a) Übernähung
   b) Resektion und Anastomose
   c) Ausleitung

Zusätzliche Maßnahmen

1. Innere Darmschienung durch Miller-Abbot-Sonde
2. Zusätzliche Drainagen
3. Intraperitoneale Dauerspülung

Eine Entlastung oder Stillegung einer höher gelegenen Nahtinsuffizienz des Gastrointestinaltraktes kombiniert mit einer Zieldrainage kann durch innere Absaugung über eine Sonde herbeigeführt werden. Das Anlagen einer Dünndarmfistel oralwärts der Insuffizienz stellt hingegen meist keine sinnvolle Maßnahme dar, da dadurch die insuffiziente Anastomose nicht vollständig entlastet werden kann [15]. Im Bereich des Dickdarmes muß eine Insuffizienz aboral des Querkolons durch einen doppelläufigen Anus praeter naturalis transversalis aus der Passage ausgeschaltet werden, selbst wenn der Infektionsherd lokal mit einer Drainage versorgt ist. Die alleinige Zökalröhrenfistel, die als prophylaktische Maßnahme bei Dickdarmanastomosen gute Dienste leistet, wird bei ausgeprägter Nahtinsuffizienz nicht ausreichend sein. Der Versuch, bei einer Relaparotomie wegen Peritonitis die Infektionsquelle vollständig zu sanieren, wird sich nur bei Frühdiagnose der Insuffizienz und fehlender diffuser, schwerer Infektion verwirklichen lassen. Das Übernähen einer früh erkannten Insuffizienz mag gelegentlich sowohl im Dünndarm- als auch im Dickdarmbereich Erfolg haben. Ebenso kann die Resektion des die Insuffizienz oder Perforation tragenden Darmabschnittes mit neuer Anastomose sowohl im Dünndarmbereich als auch bei Dünndarm-Dickdarm-Anastomosen unter den genannten Voraussetzungen relativ sicher durchführbar sein. Auch Umgehungsanastomosen können unter diesem Gesichtspunkt gelegentlich berechtigt und erfolgversprechend sein. Lassen sich Resektionen mit Neuanastomosen und Umgehungsanastomosen jedoch nicht sicher durchführen und nicht ausreichend drainieren, so ist die Ausleitung und Vorlagerung der insuffizienten Anastomose die oft einzige erfolgversprechende Maßnahme. Neben diesen infektionsbegrenzenden oder infektionssanierenden Verfahren sollten zusätzliche Maßnahmen zur Vermeidung weiterer Komplikationen berücksichtigt werden, wie die innere Darmschienung mittels einer Miller-Abbot-Sonde als Ileusprophylaxe, zusätzliches Einbringen von Drainagen in für eine Abszeßbildung prädisponierte Regionen oder die Peritonealspülbehandlung [1]. Die Ansichten über die intraperitoneale Dauerspülbehandlung bei diffuser Peritonitis sind geteilt. Wir haben sie jedoch in mehreren Fällen mit schwerster diffuser eitriger Peritonitis erfolgreich angewandt.

Generelle Behandlungsmaßnahmen

Die genannten operativen Maßnahmen zur Begrenzung, Ausschaltung oder Sanierung der Infektionsquelle stehen im Mittelpunkt der Therapie bei postoperativer Peritonitis, bleiben jedoch ohne Erfolg, wenn sie nicht simultan durch allgemeintherapeutische Maßnahmen zur Bekämpfung auch der Peritonitis-Krankheit ergänzt werden. Die Pathophysiologie des septischen Krankheitsbildes, das auch bei postoperativer Peritonitis bis zum Schockzustand führen kann, läßt von einer primär als eventuell immunologisch zu bezeichnenden Phase eine zweite hypovolämische unterscheiden (Abb. 19). Der therapeutische Effekt von Glucocorticoiden in hoher Dosierung soll vor allem auf einen vasodilatatorischen Effekt mit Reduzierung des peripheren Widerstandes zurückzuführen sein. Zusätzlich wird aufgrund experimenteller Untersuchungen angenommen, daß Steroide über eine Hemmung der Endotoxin- bzw. Antikörperkomplementbindung zu einer Reduzierung der Zell-Lyse von Mastzellen und Thrombozyten und damit zu einer Hemmung der Freisetzung biogener Amine mit allen ihren Wirkungen führen [5].

Eventuell kann aus dieser Deutung eine Berechtigung für die Applikation von Steroiden im septischen Schock abgeleitet werden. Während der sogenannten immunologischen Phase dieses Schockgeschehens sollten neben den operativen Maßnahmen auch Antibiotika appliziert werden. Die allgemeintherapeutischen Maßnahmen der hypovolämischen Phase des septischen postoperativen Krankheitsbildes der Peritonitis sind multifaktoriell und umfassen die Sicherstellung eines ausreichenden Sauerstoffangebotes durch Insufflation oder maschinelle Beatmung mit entsprechender Bronchialbaumsäuberung. Durch die erhöhte O_2-Zufuhr läßt sich jedoch nicht die verminderte Sauerstoffaufnahme in der Peripherie bessern, es sei denn, es liegt eine arterielle Hypoxie vor. Körpertemperatursenkung auf Normalwerte oder eine kontrollierte Hypothermie reduzieren den Sauerstoffverbrauch. Herzglykoside beugen der Gefahr einer Insuffizienz vor und sollten beim septischen Krankheitsbild vor allem wegen einer drohenden Rechtsherzinsuffizienz appliziert werden [14]. Von entscheidender Bedeutung ist die Volumensubstitution mit Auffüllung des intravasalen Kompartments unter strenger Kontrolle des arteriellen wie auch des zentralen Venendrucks am besten über einen Subklaviakatheter. Neben Blutersatzmitteln, Elektrolytlösungen und Humanalbumin wird man zur Verbesserung der rheologischen Eigenschaften des Blutes auch niedermolekulare Dextranlösungen verwenden, die damit gleichzeitig zu einer Bekämpfung intravaskulärer Gerinnungsprozesse führen [14]. Anhand wiederholter Blutgasanalysen und Serumelektrolytbestimmungen müssen Störungen des Säure-, Basen- und Elektrolythaushalts beseitigt werden. Nur bei ausreichender Volumensubstitution können bei oligurischen Zuständen Osmotherapeutika und Diuretika eingesetzt werden, wenn die periphere Vasokonstriktion beseitigt ist. Hierfür hat sich uns vor

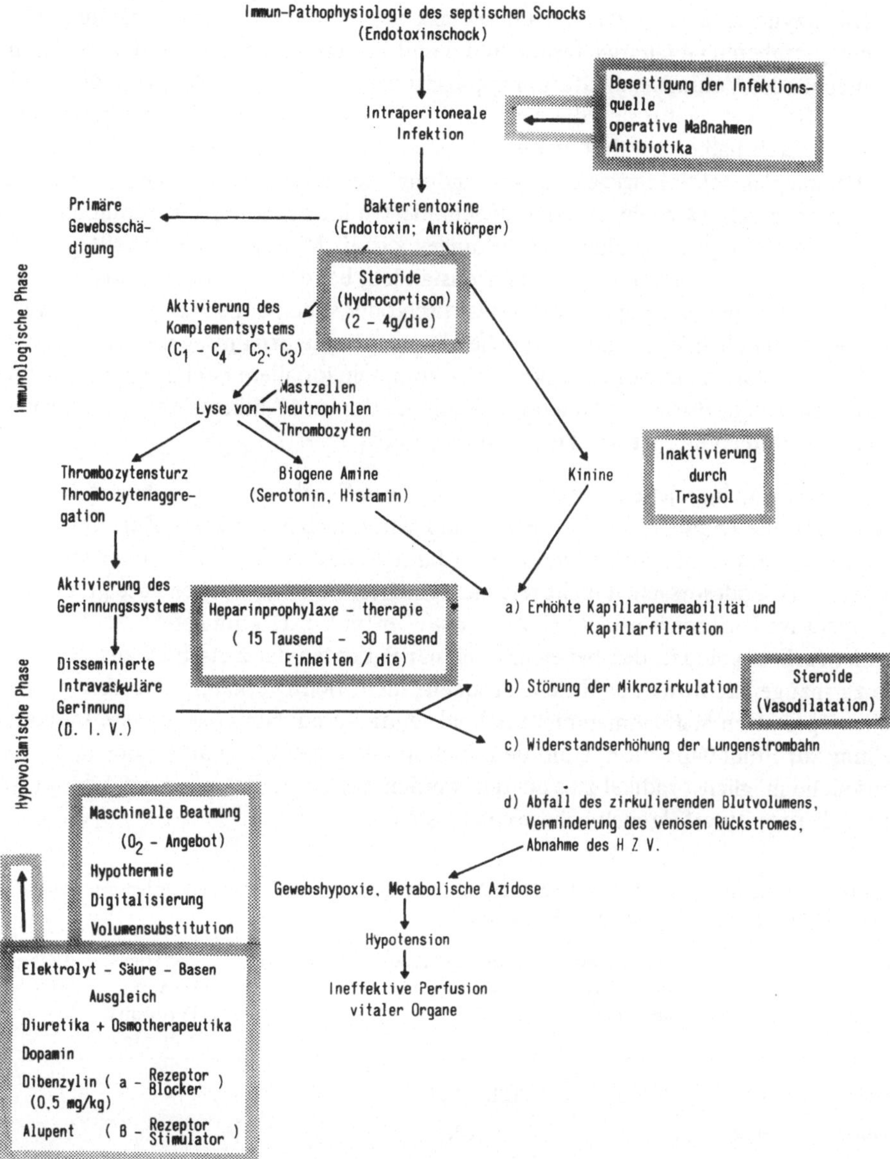

Abb. 19. Pathophysiologische Mechanismen des septischen Schocks. Umrandet sind die entsprechenden allgemein-therapeutischen Maßnahmen, wie sie auch beim septischen Krankheitsbild einer postoperativen Peritonitis indiziert sein können

allem Dopamin in einer Dosierung von etwa 200 mg über einen 24stündigen Dauertropf bewährt [13]. Wenngleich Catecholamine mit α-rezeptorstimulierender Wirkung bei hypovolämisch-septischen Zustandsbildern wegen der gefäßverengenden Wirkung unbedingt vermieden werden müssen, so führt Dopamin in dieser relativ niedrigen Dosierung vor allem zu einer vermehrten Nierendurchblutung. Die Anwendung von α-Rezeptorenblockern wie Dibenzylin wird vor allem von amerikanischen Autoren empfohlen. Es führt zu einer raschen peripheren Gefäßerweiterung und damit besseren Perfusion, darf aber nur unter entsprechender Volumensubstitution appliziert werden. Über die Wirksamkeit von Trasylol als Kinininaktivator sind die Ansichten nach wie vor geteilt. Es soll hier nur der Vollständigkeit halber erwähnt werden. Nicht mehr kontrovers und fester Bestandteil im Therapieplan sollte hingegen die Anwendung von Heparin sein. Wegen der besonders im septischen Schock nachweisbaren disseminierten intravaskulären Gerinnungsvorgänge und ihrer pathophysiologischen Auswirkungen auf die Mikrozirkulation sollte bei allen bakteriellen Infektionen und septischen Zuständen, bei denen mit dem Auftreten eines Schocks zu rechnen ist, Heparin prophylaktisch oder therapeutisch angewendet werden [14, 19]. Schließlich ist für eine ausreichende parenterale Ernährung und damit ein ausreichendes Kalorienangebot zu sorgen. Hier kommen vor allem hochprozentige Kohlenhydratlösungen in Form von Glucose in Kombination mit Aminosäuren in optimalen Gemischen unter Verzicht von Fetten in Frage [20].

Trotz dieser umfangreichen und nur unter Intensivpflegebedingungen durchführbaren Therapie ist die Letalität der postoperativen Peritonitis bei deutlicher Zunahme der Relaparotomiehäufigkeit während der letzten Jahre immer noch hoch, wenngleich rückläufig (Tabelle 14). Todesursachen nicht relaparotomierter Patienten haben gezeigt, daß die postoperative Peritonitis ursächlich immer wieder im Vordergrund steht. Die hohe Letalität ist darin begründet, daß bei einem Teil der Patienten der Entschluß zur Relaparotomie zu spät gefaßt wurde, die Infektionsquelle nicht richtig erkannt und die vorgenommenen operativen Maßnahmen nicht radikal genug waren. Nur eine aktivere Indikationsstellung zur Frührelaparotomie mit dem Ziel und den operativen Maßnahmen, die Infektionsquelle möglichst radikal zu sanieren, werden das ernste Krankheitsbild der postoperativen Peritonitis erfolgreich beherrschen lassen.

Tabelle 14. Literaturauswahl über die Häufigkeit und Letalität der Relaparotomien mit besonderer Berücksichtigung der postoperativen Peritonitis

Autor		Gesamtzahl der Laparotomien	Zahl der Relap. u. Häufigkeit in %	Letalität in %	Zahl der postop. Peritonitispatienten	Letalität in %
Kunz	1962	29 000	158 (0,53)	69	74	77
Prenner	1962	10 297	73 (0,7)	55		
Ranke	1970	12 700	142 (1,1)	57	47	74,4
Siewert	1970	11 676	246 (2,1)	38	132	47,7
Hegemann	1971	11 519	385 (3,3)	43		
Wachsmuth	1965				118	71,2
Lowdon	1959	1 571	75 (4,0)	32		
Käufer	1973	2 550	131 (5,2)	47	78	65
Dinstl	1974				126	46,4
Pichlmayr	1974	1 475	85 (5,7)	49,4	43	39,5
Chir. Univ.-Kl. Gött. 1960–	1974	12 810	412 (3,2)	46,2	68	57,3

Literaturverzeichnis

1. Aune, S., Normann, E.: Diffuse peritonitis treated with continuous peritoneal lavage. Acta chir. scand. 136, 401–404 (1970).
2. Bünte, H.: Frühkomplikation nach Magenresektion und Gastrektomie. Langenbecks Arch. klin. Chir. 329, 1054–1066 (1971).
3. Dinstl., K., Schiessel, R.: Indikationen und Ergebnisse der Relaparotomie bei postoperativer Peritonitis. Bruns' Beitr. klin. Chir. 221, 97–109 (1974).
4. Dinstl, K., Hofbauer, F., Schiessel, R.: Fortschritte in der Behandlung postoperativer Komplikationen nach Abdominaleingriffen. Münch. med. Wschr. 117, 763–766 (1975).
5. Erve, P.R., Miller, B., Schumer, W.: Immune Response in Septic Shock: Therapeutic Implications. In: Treatment of Shock (Eds. W. Schumer, L.M. Nyhus), p. 141 ff. Philadelphia: Lea Febiger 1974.
6. Hardaway, R.M.: Gerinnungsfaktoren im Schock. In: Schock, Stoffwechselveränderungen und Therapie (Hrsg. W.E. Zimmermann, I. Staib), S. 423. Stuttgart–New York: Schattauer 1970.
7. Heberer, G., Stücker, F.J., Larena, A., Fuchs, K., Kallenberg, A.: Intra- und postoperative Zwischenfälle bei Operationen an Magen und Duodenum und die Ergebnisse der Korrektureingriffe. Langenbecks Arch. klin. Chir. 320, 269–297 (1968).
8. Hegemann, G.: Chirurgische und eitrige Komplikationen nach Eingriffen an den Bauchorganen. Langenbecks Arch. klin. Chir. 329, 1048–1054 (1971).
9. Käufer, C., Hiller, U.: Die frühzeitige Relaparotomie. Bruns' Beitr. klin. Chir. 220, 151–157 (1973).
10. Kunz, H.: Die Relaparotomie. Langenbecks Arch. klin. Chir. 301, 223–229 (1962).
11. Kunz, H.: Postoperative Peritonitis. In: Intra- und postoperative Zwischenfälle (Hrsg. G. Brandt, H. Kunz, R. Nissen), Bd. II, S. 1 ff. Stuttgart: Thieme 1965.
12. Mörl, F.K., Schilling, K.: Peritonitis. In: Spezielle Chirurgie für die Praxis (Hrsg. F. Baumgartl, K. Kremer, H.W. Schreiber), Bd. II/Teil 2, S. 570 ff. Stuttgart: Thieme 1972.
13. Neubaur, J., Strauer, B.E., Knoll, D., Schenk, H., Girndt, J., Lowitz, H.: Die Wirkung von Dopamin (Hydroxytyramin) auf Koronardurchblutung, Inotropie des Herzens und Nierendurchblutung beim Menschen. In: Dopamin (Hrsg. R. Schröder), S. 163ff. Stuttgart–New York: Schattauer 1975.
14. Neuhof, H., Lasch, H.G.: Schock infolge bakterieller Infektion. Chirurg 45, 111–114 (1974).
15. Peiper, H.-J.: Intra- und postoperative Komplikationen in der Magenchirurgie. Langenbecks Arch. klin. Chir. 322, 157–171 (1968).
16. Pichlmayr, R., Ziegler, H.: Die Relaparotomie bei Infektionen. Chirurg 45, 208–216 (1974).
17. Ranke, E.: Probleme der frühen Relaparotomie. Zbl. Chir. 95, 73–77 (1970).
18. Reifferscheid, M.: Zur Frühlaparotomie. Langenbecks Arch. klin. Chir. 301, 229–234 (1962).
19. Schreiber, H.W., v. Ackeren, H., Rehner, M., Schilling, K.: Septische Erkrankungen der Bauchhöhle. Chirurg 42, 346–352 (1971).
20. Schultis, K.: Komplette parenterale Ernährung in der Chirurgie. In: Grundlagen und Praxis der parenteralen Ernährung (Hrsg. K.L. Heller, K. Schultis, B. Weinheimer), S. 202 ff. Stuttgart: Thieme 1974.

21. Siewert, R., Schulz, G., Cassau, C.: Die Frührelaparotomie. Ursachen, Indikation, Prognose. Chirurg 41, 76–81 (1970).
22. Staib, I.: Fragen des postoperativen Frühileus und der postoperativen Peritonitis. Langenbecks Arch. klin. Chir. 329, 1077–1086 (1971).
23. Wachsmuth, W.: Peritonitis. Langenbecks Arch. klin. Chir. 313, 146–170 (1965).

C. Relaparotomie (Indikation und Vorgehen) nach Voroperationen am Gallenwegssystem

Relaparotomie nach Gallenwegsoperation

H. HEYMANN

Unter dem Begriff der Relaparotomie werden sowohl Eingriffe unmittelbar als auch lange Zeit nach dem Ersteingriff verstanden. Bei unserem Thema ist ausschließlich die Frührelaparotomie gemeint.

Nach einer Aufschlüsselung von 11 676 Laparotomien findet *Siewert* [2] die größte Häufigkeit von Frührelaparotomien nach Eingriffen am Magen (5%), gefolgt von Eingriffen an Dünn- und Dickdarm (3–4,6%) und schließlich von Operationen an den extrahepatischen Gallenwegen (1,6%), die etwa in gleicher Höhe liegt wie nach Appendektomien (1,5%). Andere Autoren nennen Zahlen, die zwischen 0,5 und 4% liegen. Über die wichtigsten Ursachen, die eine frühe Relaparotomie erforderlich machen können und die in dieser Arbeit besprochen werden, informiert Tabelle 15.

Tabelle 15. Ursachen von Frührelaparotomien nach Gallenwegsoperationen

Nach Gallenwegsoperationen 0,5–4,0% Frührelaparotomien	
Ursachen:	
1. Nachblutungen	5. Subhepatische Abszesse
2. Gallenfisteln	6. Subphrenische Abszesse
3. Ikterus	7. Pankreatitis
4. Gallige Peritonitis	8. Residualstein

Blutung

Als früheste Komplikation nach Eingriffen an den Gallenwegen treten Nachblutungen auf. Blutungsursachen sind hauptsächlich abgeglittene Ligaturen vom Stumpf der A. cystica, unzureichende Blutstillung von Gefäßen des Lig. hepatoduodenale, Blutungen aus dem Gallenblasenbett sowie Arrosionsblutungen.

Im Vordergrund der Therapie steht die Beseitigung eines Volumenmangelschocks, wobei uns die Zeitspanne bis zur Wiedergewinnung eines stabilen Kreislaufs einen Anhalt für das Ausmaß der Blutung gibt. Bei kleineren Blutungen verhalten wir uns konservativ auch dann, wenn sich nach einigen Tagen eine lokale Infektion entwickelt. Voraussetzung für dieses Vorgehen ist das Vorhandensein einer Zieldrainage, die wir routinemäßig bei allen Laparotomien einlegen.

Reicht die Transfusion von 2 l Frischblut in einem Zeitraum von 6–8 Stunden nicht aus, den Kreislauf zu stabilisieren, entschließen wir uns zur Relaparotomie. Dieser Hinweis ist natürlich nur als Anhaltspunkt zu verstehen, im Einzelfall können besondere Umstände durchaus zu einem schnelleren oder verzögerten Entschluß zur Relaparotomie zwingen. Bei älteren Patienten jedoch entschließen wir uns frühzeitiger zur Reoperation als bei jüngeren, da es bei diesen Kranken eher zu irreversiblen hypoxischen Schäden kommen kann.

Arrosionsblutungen können auch von Gallenwegsdrains verursacht werden. Sie geben sich durch Blutaustritt aus dem Gallendrain zu erkennen und dem gleichzeitigen Vorhandensein einer Meläna. Diese Blutungskomplikation tritt selten vor dem 5. Tag in Erscheinung und läßt sich meist konservativ beherrschen. Hält die Blutung unvermindert an, muß nachoperiert werden. Mit dem Baronschen Handgriff (Abb. 20) gelingt es leicht, die Blutung unter Kontrolle zu bringen und sie gezielt zu stillen.

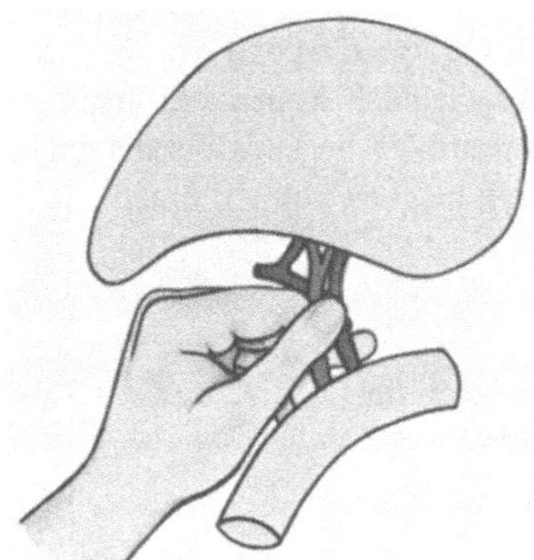

Abb. 20. Baronscher Handgriff zur Kompression der Gefäße im Lig. hepatoduodenale bei unklaren Blutungen in diesem Bereich

Die Gesamtletalität wegen Blutungen nach Eingriffen am Gallenwegssystem relaparotomierter Patienten beträgt etwa 11%. Dieser Wert liegt ungefähr in gleicher Höhe wie nach anderen Eingriffen zur Behandlung intraabdomineller Blutungen.

Gallenleck

Häufiger als Blutungskomplikationen treten Gallenfisteln auf. Da die Produktion von Galle nach der Operation erst allmählich wieder in Gang kommt, kann man sich erst nach einigen Tagen einen Eindruck über das Ausmaß der Gallengangsläsion machen.

Bei geringer Sekretion versiegt der Gallefluß in den kommenden Tagen. Beträgt der Verlust von Galle jedoch mehr als 1 l pro Tag, liegt eine Läsion des Ductus choledochus vor. Nach größeren Verletzungen oder gar Durchtrennung des Hauptgallenganges tritt annähernd die gesamte Galle nach außen. Die Stühle entfärben sich in wenigen Tagen. Dieser Zustand fordert unverzüglich die Relaparotomie. Bis dahin kann die nach außen verlorene Galle über eine nasogastrale Sonde reinfundiert werden. Diese Maßnahme hält die Elektrolytverluste in Grenzen und sorgt für die Anregung der Peristaltik.

Eine Zystikusstumpf-Insuffizienz bleibt nur dann längere Zeit bestehen, wenn der distale Abfluß behindert ist. Auch in diesen Fällen kann eine Relaparotomie notwendig werden.

Der operative Eingriff besteht im Verschluß der Austrittsstelle am Ductus choledochus, in jedem Fall kombiniert mit einer Gallenwegs- und einer Zieldrainage.

Ikterus

Eine Komplikation, die eine Reihe von differentialdiagnostischen Fragen aufwirft, ist der postoperative Ikterus nach Gallenwegsoperation. Wir müssen den Verschlußtyp mit erhöhten alkalischen Phosphatasewerten, Erhöhung des Gesamtcholesterins bei normalen Transaminasen vom hepatozellulären Typ mit erhöhten Transaminasen bei normaler alkalischer Phosphatase unterscheiden.

Beim Verschlußtyp können die Ursachen in übersehenen Gallengangssteinen, einem passageren Papillenödem oder einer übersehenen Papillenstenose liegen. Auch eine irrtümliche Unterbindung oder Umstechung des Gallenganges nach fehlerhafter Technik kann die Komplikation hervorrufen (Abb. 21). Ikterus und acholische Stühle nach 4–5 Tagen sind hier die Leitmotive.

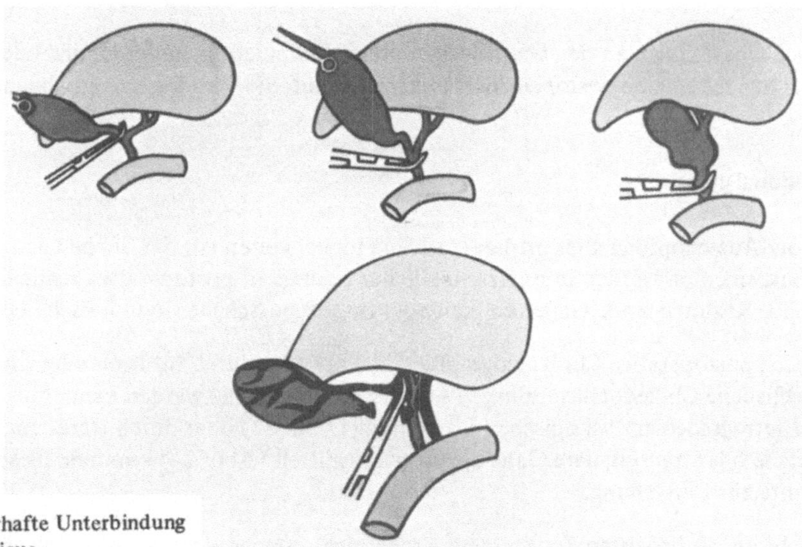

Abb. 21. Fehlerhafte Unterbindung des Ductus cysticus

Im zweiten Falle kann die Ursache in einer operativ bedingten Aktivierung eines bekannten oder latenten Leberschadens liegen, in der Wirkung lebertoxischer Medikamente und Narkotika sowie in Hypoxieschäden durch länger anhaltende Kreislaufdepressionen.

Jeder postoperative Ikterus erfordert die differentialdiagnostische Abklärung. Beim Verschluß besteht eine absolute Indikation zur Relaparotomie. Beim hepatozellulären Ikterus dagegen ist die konservative Therapie angezeigt.

Die Reoperation sollte so früh wie möglich die Wiederherstellung des freien Galleabflusses zum Ziele haben.

Entzündliche Komplikationen

Eine *gallige Peritonitis* hat meist ihren Ausgangspunkt in einer Verletzung des galleableitenden Systems. Geringe Gallenmengen werden resorbiert und manifestieren sich klinisch manchmal im Auftreten einer Bradykardie. Übersteigt die Menge jedoch etwa 200 ml ohne abfließen zu können, tritt leicht ein peritonealer Schock auf, der eine sofortige Operation erfordert: Das Gallenleck muß verschlossen und das Operationsgebiet ausreichend drainiert werden. Nur darin liegt eine therapeutische Chance der sonst außerordentlich schwer zu beherrschenden galligen Peritonitis.

Die *subhepatische oder subphrenische Ansammlung von Gallenflüssigkeit*, die sich nicht nach außen entleeren kann, führt zur Ausbildung eines Cholaskos oder bei infizierter Galle zur Abszeßbildung. Dieser Zustand erfordert die sofortige operative Revision mit der Suche und Versorgung der Quelle des Galleaustrittes und ausgiebiger Drainage der Bauchhöhle

Kommt es zur Ausbildung *subphrenischer Abszesse,* die seltener als subhepatische Eiterungen beobachtet werden, muß entsprechend ihrer Kammerung die operative Entlastung erfolgen.

Nach Operationen an den Gallenwegen ohne Manipulation an der Papille oder am Pankreas tritt nur selten eine *postoperative Pankreatitis* auf. Sie wird konservativ behandelt.

Residualsteine

Trotz Ausschöpfung aller intraoperativen Möglichkeiten auf der Suche nach verbliebenen Konkrementen werden in unterschiedlicher Häufigkeit postoperativ Residualsteine entdeckt. Rezidivierende Gallenkoliken oder ikterische Schübe sind klinische Hinweise dafür.

Durch postoperative Cholangiographie, die entweder durch Infusion oder direkt über eine verbliebene Choledochusdrainage (Abb. 22) durchgeführt werden kann, durch Einsatz der retrograden endoskopischen Darstellung (Abb. 23) oder durch transhepatische perkutane oder transjugulare Gabe des Kontrastmittels (Abb. 24) kommen diese Konkremente zur Darstellung.

Nicht immer bedeuten konkrementverdächtige Aussparungen auch den Nachweis übersehener Steine. So fand *Rückert* [1] bei 14 wegen des Verdachts auf übersehene Steine durchgeführten Relaparotomien nur 7mal Konkremente. In den anderen Fällen lagen Blutkoagel, Zelldetritus und Papillenödeme vor.

Aufgrund unserer eigenen Erfahrungen ist bei diesen Patienten ein konservativer Behandlungsversuch gerechtfertigt. Erst nach Versagen dieser Bemühungen sollte nochmals operiert werden. Dabei dient eine liegende Choledochusdrainage als präparative Leitschiene.

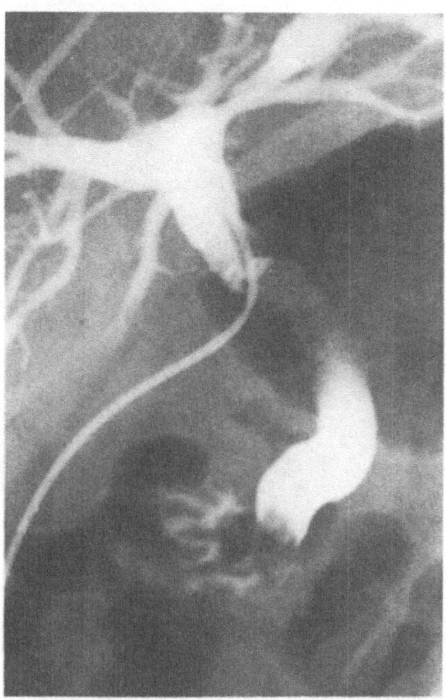

Abb. 22. Postoperatives Cholangiogramm über eine Choledochusdrainage: Konkrementverdächtige präpapilläre Aussparung. Durch Spülbehandlung konnte dieses Konkrement zum Abgang gebracht werden

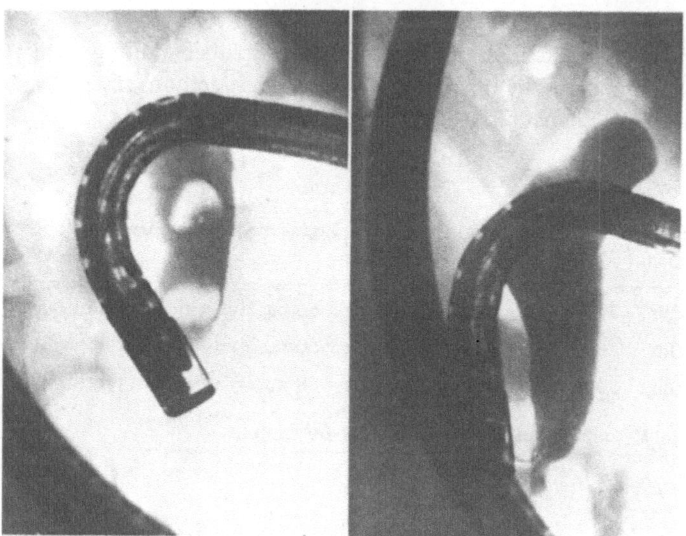

Abb. 23. Retrograde Choledochusdarstellung mit Nachweis zweier Konkremente beim Anspritzen mit Kontrastmittel. Beim Überspritzen werden beide Konkremente von Kontrastmittel überdeckt

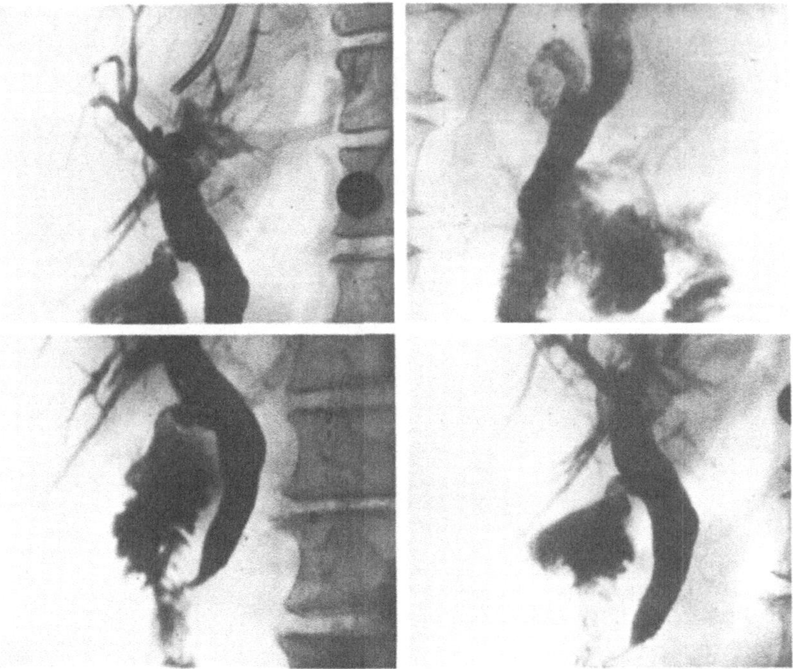

Abb. 24. Transjuguläre Gallenwegsdarstellung: In der rechten oberen Zielaufnahme erkennt man am Bildrand ein Konkrement im Ductus choledochus mit Aufstauung des Ganges

Eine nach unseren Erfahrungen geeignete Spülbehandlung ist in Tabelle 16 aufgeführt. Bei 5 Patienten, die uns in die Verlegenheit brachten, einen Residualstein zu entfernen, war die Spülbehandlung stets erfolgreich.

Tabelle 16. Behandlungsschema über 4 Tage zur Spülbehandlung bei übersehenem Choledochuskonkrement

8 Uhr	500 ml Ringer-Lactat-Lösung + 60 mg Hyoscin-N-butylbromid
16 Uhr	500 ml Ringer-Lactat-Lösung + 60 mg Hyoscin-N-butylbromid
24 Uhr	500 ml Ringer-Lactat-Lösung + 60 mg Hyoscin-N-butylbromid

60 mg Hyoscin-N-butylbromid vor jeder Infusion i.v.

Allgemeines zur Verhütung postoperativer Komplikationen

Fragen wir uns nach den bisherigen Ausführungen, wie sich die Hypothek postoperativer Komplikationen nach Ersteingriffen am Gallenwegssystem kleinhalten läßt, bedarf es zunächst des Hinweises, daß Relaparotomien nicht nur operationsbedingt, sondern auch durch internistische Erkrankungen verursacht sein können. Sie bieten damit ein dankbares Feld kollegialer Zusammenarbeit, was sich vor allem bei der manchmal schwierigen Differentialdiagnose bewähren muß.

Die Häufigkeit, mit der Beschwerden nach Eingriffen an den Gallenwegen zur Beobachtung gelangen, hängt damit wesentlich von der Erfahrung und dem diagnostischen Scharfsinn des Internisten und Chirurgen ab sowie von dessen operativer Fähigkeit.

Eine sorgfältige präparative Technik hat bei den zahlreichen anatomischen Varianten im Bereich der abführenden Gallenwege ihre besondere Bedeutung. Auf den intraoperativen Einsatz der Radiomanometrie mit Bildverstärkerkontrolle verzichtet wohl heute kein Operateur mehr. Daneben ist in diesem Zusammenhang die Choledochoskopie zu erwähnen, wobei sich uns das starre Instrument mit der Hopkins-Optik wegen seiner überlegenen optischen Leistungsfähigkeit am besten bewährt hat. Im Zentrum der Problematik der Frührelaparotomie steht nicht die operativ-technische Ausführung, sondern der Entschluß zu diesem Eingriff, wie es *Siewert* u. Mitarb. [2] einmal formuliert haben.

Eine nicht indizierte Relaparotomie ist eher vertretbar als eine unterlassene. Das bezieht sich auch auf das fortgeschrittene Lebensalter, wie die Statistik beweist.

Literaturverzeichnis

1. Rückert, U., Trede, M.: Zur Reoperation an den Gallenwegen. Bruns' Beitr. klin. Chir. 221, 281 (1974).
2. Siewert, R., Schulz, G., Cassau, D.: Die Frührelaparotomie; Ursachen, Indikationen und Prognose. Chirurg 41, 76 (1970).

Anmerkung: Herrn Prof. Dr. *Seifert* und Herrn Dr. *Huchzermeyer* danke ich für die freundliche Überlassung der endoskopischen Bilder.

Relaparotomie nach iatrogener Gallengangsverletzung

F.W. SCHILDBERG, F.L. RUEFF, J. WITTE und H. MEISNER

Unbeabsichtigte Verletzungen der Gallenwege im Rahmen von Eingriffen an Gallenblase, Magen und Duodenum werden nur selten intraoperativ bemerkt und versorgt, in der überwiegenden Mehrzahl – *Lahey* u. *Pyrtek* [1] sprechen von 95% – machen sie sich erst postoperativ in unterschiedlichem Zeitabstand zur Operation bemerkbar. Wegen solcher Störungen wurden im Krankengut der Chirurgischen Universitätsklinik München seit 1960 insgesamt 65 Patienten behandelt. Nur bei 7 Patienten wurde auch der primäre Eingriff in unserer Klinik durchgeführt, 58 Patienten wurden von auswärts überwiesen. Bei 50 dieser Kranken entwickelte sich die klinische Symptomatik erst in einem Abstand von mehr als 4 Wochen zur Erstoperation, bei 15 Patienten kam es noch in der unmittelbaren postoperativen Phase zu Komplikationen.

Die Verletzung erfolgte bei der Mehrzahl der Kranken im Rahmen von Eingriffen an den Gallenwegen (Tabelle 17), wobei die hohe Rate von Operationen wegen unkomplizierter Steinerkrankungen der Gallenblase und Gallenwege gegenüber den schwierigeren Eingriffen bei akuten oder chronischen Entzündungen auffällt. Bei den Eingriffen wegen Ulkuserkrankungen des Magens und Zwölffingerdarms handelte es sich ausschließlich um resezierende Verfahren. Unter „anderen Grundkrankheiten" sahen wir einmal eine portale Hypertension und bei einem weiteren Kranken eine Gallenwegsverletzung im Rahmen einer Nierenpunktion.

Tabelle 17. Grundkrankheit von 65 Patienten mit iatrogener Gallengangsverletzung (Chir. Univ.-Klinik München 1960 bis Mai 1975)

Cholelithiasis	44 (68%)
Ulcus ventriculi oder duodeni	10 (15%)
Gallenblasenempyem	4 (6%)
Chronische Cholecystitis	5 (8%)
Andere Grundleiden	2 (3%)

Art und Ausmaß der Verletzung variieren stark. Soweit die Form der Verletzung beim Zweiteingriff noch feststellbar war, fand sich in unserem Krankengut am häufigsten eine Querdurchtrennung der Gallenwege mit oder ohne Ligatur (18mal), daneben eine Defektbildung im Sinne einer tangentialen Verletzung oder der Gallengangsresektion (10mal), eine Ligatur des Choledochus (2mal) und ein narbiger Verschluß mit oder ohne Fadengranulom als Spätsymptom vorausgegangener Verletzungen (5mal).

Entsprechend unterschiedlich sind demnach auch die Symptome nach Gallengangsverletzung (Tabelle 18). So bestand bei 37 Kranken als Leitsymptom eine Abflußbehinderung mit Ikterus, bei 15 Kranken eine Gallefistel, die teilweise mit einem Ikterus, zum Teil auch mit den Zeichen einer örtlich umschriebenen Peritonitis einhergingen. Nur bei 5 Kranken ließ sich eine diffuse Peritonitis diagnostizieren. 3 weitere Patienten, die allerdings in einem anderen Krankenkollektiv beobachtet wurden[1], zeigten nach Verletzung der intrahepatischen Gallenwege mit dem Fogarty-Katheter bzw. nach Arrosion einer Leberarterie bei transhepatischer Endlosdrainage die Symptome einer Hämobilie.

Tabelle 18. Symptome bei 65 iatrogenen Gallengangsverletzungen (1960–Mai 1975)

Keine (= intraoperativ versorgt)	9 (14%)
Ikterus	37 (57%)
Gallefistel	6 (9%)
mit Ikterus	4 (6%)
mit diffuser Peritonitis	5 (8%)
Hämobilie	
intrahepatisch	3 (4,5%)
extrahepatisch	1 (1,5%)

Die *Behandlung* (Tabelle 19) beschränkte sich bei 3 Kranken auf rein konservative Maßnahmen. Darunter waren zwei mit intrahepatischer Hämobilie, bei der die Blutung nach 12 Stunden spontan zum Stillstand kam. Bei einer Kranken schloß sich eine Gallefistel spontan, die lokale Peritonitis heilte aus. Unter den operativen Maßnahmen konnte bei 6 Patienten die direkte Rekonstruktion der durchtrennten Gallenwege erfolgen. Am häufigsten wurde mit insgesamt 47 Patienten eine Cholangiojejunostomie angelegt. Sie wurde bei einer Patientin mit einer rechtsseitigen erweiterten Hepatektomie verbunden, da nach Ligatur und teilweiser Resektion der A. hepatica dextra der rechte Leberlappen beim Reeingriff nekrotisch war.

Die Cholangioduodenostomie wurde besonders in den ersten Jahren des Beobachtungszeitraums bei insgesamt 8 Patienten ausgeführt. Einmal wurde versucht, über eine Hepatojejunostomie den Abfluß aus der Leber wiederherzustellen. Insgesamt wurden bei unseren 65 Patienten 136 Operationen wegen der iatrogenen Gallengangsverletzung mit ihren Folgen durchgeführt.

Die *Ergebnisse* (2 Monate bis 10 Jahre postoperativ) waren nur in 60% der Patienten gut, bei 4 Kranken (= 6%) bestanden die Beschwerden unverändert fort. 15 Patienten (= 23%) verstarben an den Folgen der Gallengangsverletzungen, 7 andere konnten für die Nachuntersuchung nicht aufgefunden werden.

[1] Chirurgische Universitätsklinik Köln-Lindenthal (1965–31.3.1973).

Tabelle 19. Behandlung und Ergebnisse von 65 Patienten mit iatrogener Gallengangsverletzung (1960 – Mai 1975)

Behandlung	Patienten	Ergebnis			
		gut	unverändert	†	?
Konservativ	3	3			
Operativ					
direkte Rekonstruktion	6	4	1	1	
Cholangiojejunostomie	47	28	2	11	
Cholangioduodenostomie	8	4	1	2	
Hepatojejunostomie	1			1	
	65 (100%)	39 (60%)	4 (6,0%)	15 (23%)	7 (11%)

Die günstigsten Ergebnisse läßt – soweit unser kleines Zahlenmaterial darüber Auskunft gibt – die direkte Rekonstruktion der Gallenwege erwarten, was sicherlich nur teilweise operationstechnisch bedingt ist. Zum größeren Teil ist es wohl darauf zurückzuführen, daß diese Verletzungen bereits intraoperativ oder unmittelbar postoperativ erkannt und behandelt wurden. An der hohen Letalität bei Patienten mit Cholangiojejunostomie wird deutlich, daß in dieser Gruppe die Mehrzahl der Kranken mit mehreren Eingriffen vertreten waren.

Zur Frage der Indikation und des Zeitpunktes einer eventuell notwendigen Relaparotomie läßt die Analyse dieses Krankengutes 3 *Schlußfolgerungen* zu:

1. *Die Notwendigkeit der operativen Behandlung ist unter Berücksichtigung der klinischen Symptomatik zu prüfen:*

a) Sie ist immer angezeigt bei Gallengangsverletzungen mit Abflußbehinderung.

b) Der Austritt von Galleflüssigkeit aus der Wunddrainage, ein bekannter Begleitumstand in der Gallenchirurgie, läßt zunächst eine abwartende Haltung zu, wenn nicht anhaltende Fistelbildungen, Ikterus, Abszedierung oder diffuse Peritonitis zum Abbruch der konservativen Behandlung zwingen.

c) Eine Hämobilie intrahepatischen Ursprungs kommt meist innerhalb der ersten 12 Stunden zum Stillstand, sie kann u.E. konservativ behandelt werden. Die Kombination von Hämobilie mit Blutaustritt aus der Wunddrainage weist dagegen auf eine extrahepatische Blutung im Operationsgebiet hin, die nach den Regeln der postoperativen Blutung behandelt wird.

2. *Die Kenntnis von Art und Ausmaß schwerer bzw. kombinierter Verletzungen scheint uns für eine erfolgreiche Wiederherstellung der Gallenwege wertvoll,* da insbesondere etwaige Begleitverletzungen intraoperativ nicht immer zuverlässig erkannt werden können. Bei liegender T-Drainage stellt die cholangiographische Diagnostik keine Schwierigkeit dar (Abb. 25). Bei fehlender T-Drainage kann präoperativ die endoskopische

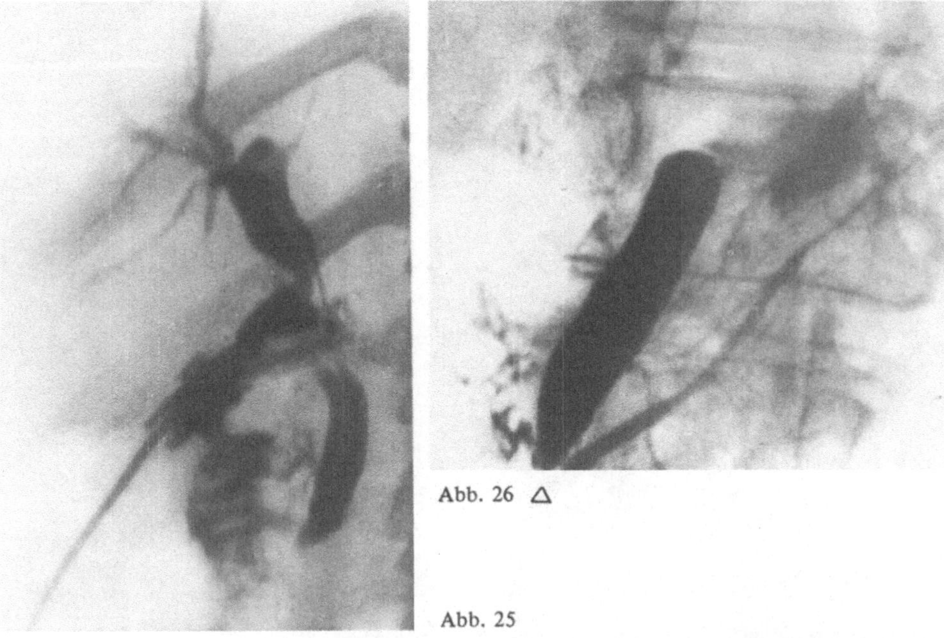

Abb. 26 △

Abb. 25

Abb. 25. Teilresektion des Ductus choledochus bei Cholezystektomie: Cholangiographie durch T-Drain

Abb. 26. Endoskopische retrograde Cholangiopankreatikographie (ERCP, durchgeführt in der II. Medizinischen Univ.-Klinik, München): Verschluß des Ductus choledochus durch Ligatur nach iatrogener Durchtrennung

retrograde Cholangiographie die Situation klären (Abb. 26). Komplexe Verletzungen erfordern unter Umständen einen großen diagnostischen Aufwand mit sowohl retrograder wie auch perkutaner transhepatischer Cholangiographie sowie Arteriographie (Abb. 27 und 28).

3. *Als Operationsverfahren streben wir die direkte Wiederherstellung der Gallenwege oder die Cholangiojejunostomie an.* Die Wahl des richtigen Operationszeitpunktes ist wichtig. Sie richtet sich nach der Schwere von Symptomen und Verletzung. Massive und anhaltende extrahepatische Blutungen erfordern die sofortige Relaparotomie, Gallengangsverschlüsse dulden ebensowenig Aufschub wie komplexe Verletzungen mit Störung der Leberdurchblutung. Problematisch bleibt die Wahl des Operationszeitpunktes bei unkomplizierten Gallefisteln. Eine sehr frühe Intervention in den ersten 3 Tagen könnte zwar eventuell die direkte Wiederherstellung der Gallenwege ermöglichen, doch rechtfertigt die Seltenheit dieser Fälle nicht die generelle Empfehlung zur Frührelaparotomie. Andererseits sind Reeingriffe an den Gallenwegen in der 3. und 4. Woche postoperativ technisch anspruchsvoll, häufig unübersichtlich und deshalb risikoreich. Wir streben dementsprechend die Relaparotomie zu Beginn der 2. Woche an oder versuchen, sie über die 4. Woche hinaus zu verschieben. Das Auftreten zusätzlicher Komplikationen wie zunehmender Ikterus, Blutung, Abszeßbildung oder diffuse Peritonitis, ist jedoch immer ein Anlaß zur sofortigen Operation.

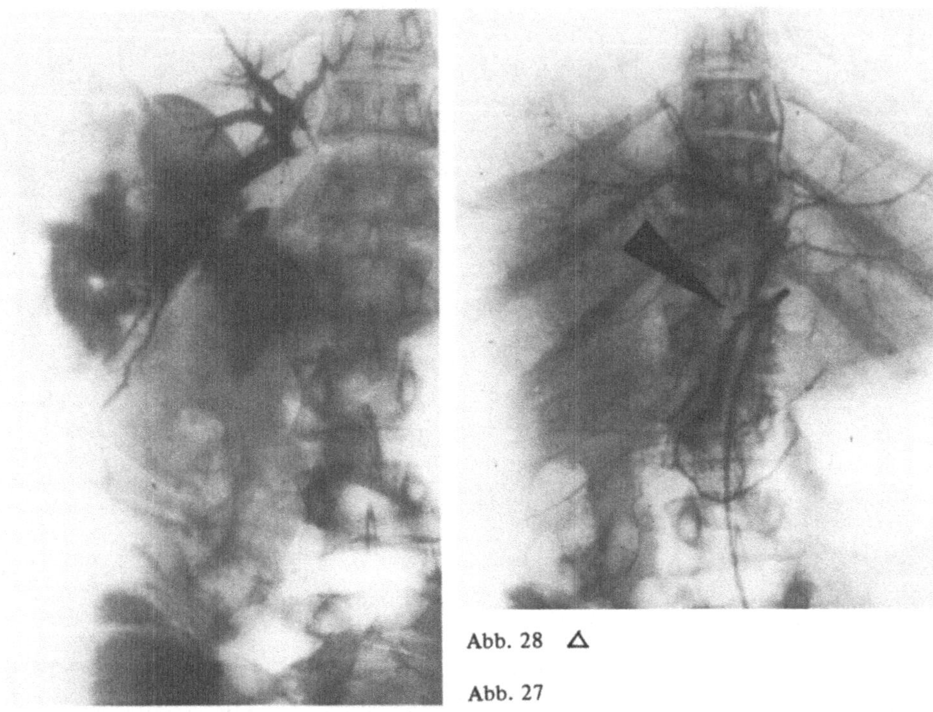

Abb. 28 △

Abb. 27

Abb. 27. Abbruch der Gallenwege im Leberhilus, dargestellt durch perkutane transhepatische Cholangiographie; die hier nicht wiedergegebene retrograde Cholangiographie zeigt den Abbruch des Ductus choledochus supraduodenal. Beide Untersuchungsverfahren beweisen also die Teilresektion des Ductus choledochus (20jährige Pat.)

Abb. 28. Ligatur der A. hepatica propria (Pfeil) bei iatrogener Gallengangsverletzung, dieselbe Pat. wie Abb. 27

Literaturverzeichnis

1. Lahey, F.H., Pyrtek, L.J.: Experience with the operative management of 280 strictures of the bile ducts. Surg. Gynec. Obstet. 91, 47 (1950).

Relaparotomie nach Eingriffen am Sphincter Oddi

F.K. LYNEN

Die wachsende Frequenz der Sphinkterspaltungen hat naturgemäß die von diesem anatomisch und funktionell komplizierten Organ ausgehenden postoperativen Frühstörungen mehr und mehr in den Mittelpunkt des Interesses gerückt. Die aus diesen Frühkomplikationen resultierende Frequenz der Frühinterventionen liegt bei 5,7% (Tabelle 20).

Tabelle 20. 70 transduodenale Sphinkterotomien (Abtg. Chirurgie RWTH Aachen)

9,2% aller Gallengangseingriffe	
Häufigkeit der Frühinterventionen	*5,7%*
Gesamtletalität	*4,2%*

An der chirurgischen Klinik der RWTH Aachen wurden in den letzten 5 Jahren wegen der strengen Indikationsstellung nur 70 transduodenale Sphinkterspaltungen durchgeführt. Dies entspricht 9,2% aller Eingriffe wegen Gallensteinleidens und spiegelt die enge Indikationsstellung und die Beschränkung auf nur schwergradige Sphinkterstörungen an unserer Klinik wieder. Die Gesamtletalität betrug 4,2%. Folgende Frühkomplikationen sind es, mit denen wir uns zu befassen haben:

1. Nach transduodenaler Papillotomie:
   a) die Blutung aus der Papilla duodeni major (Vateri)
   b) postoperative Abflußbehinderungen (Papillenödem)
2. Nach transduodenaler Sphinkterotomie
   a) die Blutung aus dem gespaltenen Sphinkterkanal mit oder ohne Hämobilie
   b) die Postsphinkterotomie-Pankreatitis infolge Verlegung oder Verletzung des Pankreasganges
   c) der retroperitoneale Abszeß mit galliger Peritonitis
   d) die Duodenalwandinsuffizienz oder Duodenalfistel
   e) postoperative Passagestörungen des durchtrennten Sphincter Oddi (M. sphincter ampullae [hepatopancreaticae]).

Pankreatitis

Im Vordergrund steht die akute hämorrhagisch nekrotisierende Pankreatitis (Tabelle 21). Ihre Letalitätsquote liegt bei 87%. Sie wird nach *Roux* [14] und *Kümmerle* [12] mehr durch die explorativen Manipulationen am Sphincter Oddi, durch technische Unzulänglichkeiten und vor allem das Schaffen einer Via falsa ausgelöst als durch die mechanische Zerstörung des Sphincter Oddi. Die manipulationsbedingte Organverletzung oder Verlegung des Ductus pancreaticus (Wirsungianus) ist klinisch gekennzeichnet durch die akute postoperative Pankreatitis mit Kreislaufkollaps, Diastas- bzw. Amylasurie, Leukozytose und paralytischen Ileus. Wir fanden sie bei 1,3% aller Sphinkterspaltungen. Nur durch die unmittelbare Relaparotomie mit Revision der Papille und Resektion nekrotischer Parenchymanteile und Pankreassaftdrainage in Form einer Linksresektion oder einer partiellen Duodenopankreatektomie sind die Kranken zu retten.

Tabelle 21. Letale Postsphinkterotomie-Pankreatitis

		Sphinkterotomie	Letale Pankreatitis
Bittmann	(1965)	202	1
Hepp	(1966)	2550	40
Hivet	(1968)	340	4
Klinikum Aachen	(1975)	70	1
Partington	(1966)	60	1
Roux	(1971)	143	2
Stiller	(1972)	532	2
Thomas	(1971)	53	2
Walz	(1968)	455	7
Willenegger	(1972)	326	3
		4731	63 (1,3%)

Anders hingegen das oft zu beobachtende, mit Linksschmerz, Pleurareiben und positivem Boas sowie Amylasurie einhergehende Pankreasödem oder die subakute Pankreatitis. Sie ist konservativ beherrschbar. Wir fanden diese Form der subakuten Postsphinkterotomie-Pankreatitis in 9,5% unserer Sphinkterspaltungen, eine Quote, die weitgehend mit Angaben der Literatur übereinstimmt [11, 18, 19].

Duodenalinsuffizienz

Zweithäufigste, jedoch nicht weniger ernst zu nehmende Frühkomplikation ist die Nahtinsuffizienz des Duodenums mit Peritonitis (Tabelle 22). Zu starke Traumatisierung der Duodenalwand, unzureichende Kocher-Mobilisation, zu lange Duodenotomie, falsche Nahttechnik oder Druckusur des zu lange liegenden Drains sind ihre Hauptursachen.

Ihre Häufigkeit liegt bei 1,9%. Sie gefährdet den Patienten durch den bedrohliche Ausmaße annehmenden Elektrolyt- und Flüssigkeitsverlust. Ausgiebige Drainage des rechten Oberbauches, Dauerabsaugung mit gleichzeitiger Milchsäurespülung der Duodenalfistel und parenteraler Substitution des bis zu 4 l betragenden Flüssigkeitsverlustes sind unsere Erstmaßnahmen. Übersteigt der Sekretverlust diesen Grenzwert und verschlechtert sich der Zustand des Kranken, muß relaparotomiert werden. Die Übernähung der insuffizienten Duodenalnaht ist problematisch. Eine Sicherung ist ihre Deckung mit einer aufgesteppten Dünndarmschlinge oder ihre Anastomosierung mit einer ausgeschalteten Jejunumschlinge oder die Nahtentlastung mit Billroth II-Resektion.

Tabelle 22. Nahtinsuffizienz des Duodenums

		%	
Böhmig	(1969)	1,39	(215/3)
Hepp	(1966)	0,79	
Hess	(1969)	0,8	
Hivet	(1967)	0,6	(340/2)
Jelinek	(1969)	0,96	
Klinikum Aachen	(1975)	1,5	(70/1)
Mallet Guy	(1969)	9	
Monod Broca	(1968)	2,6	
Stiller	(1962)	0,37	(532/2)
Weber	(1966)	0,5	(192/1)
Szeleczky	(1967)	2,9	(170/5)
Durchschnitt		1,9%	

Blutung

Häufiger ist die postoperative Blutung aus dem gespaltenen Sphinkter, seltener aus der Papille. Die Häufigkeit liegt bei 1,4% (Tabelle 23). In der Mehrzahl der Fälle ist die Blu-

Tabelle 23. Blutung nach Sphinkterspaltung

		%
Bismuth	(1966)	1,5
Jelineck	(1969)	0,96
Klinik Aachen	(1975)	2,8
Szeleczky	(1967)	0,5
Durchschnitt		1,4%

tung keine Indikation zu einem Reeingriff, da sie auf konservative hämostypische Maßnahmen oft ansprechbar ist. Bei heftigen Blutungen aus der Duodenalsonde – oder sogar aus dem Bauchraum – ist die sofortige Relaparotomie unumgänglich. Wir verloren einen Patienten trotz sofortiger Revision. Es zeigte sich, daß ein Pankreasabszeß zu einer Arrosion der A. pankreaticoduodenalis geführt hatte, die trotz Umstechung nach einigen Tagen rezidivierte. Mit der Pankreaskopfresektion war der letale Ausgang nicht abzuwenden.

Passagehindernis

Wenn auch selten, so doch von klinischer Bedeutung sind die frühen Passagestörungen des gespaltenen Sphincter Oddi. Abgesehen von übersehenen präpapillären Steinen oder einer unvollständigen Sphinkterspaltung sind sie funktioneller Natur. Wir erklären diese funktionellen Passagestörungen entweder als eine Folge einer Schleimhautschwellung der Papilla duodeni major (Vateri) oder als einen reflektorischen Spasmus des nicht durchtrennten Sphincter choledochi. Als Antwort auf die Spaltung des Sphincter ampullae (= Sphinkterotomie) kann der proximal liegende Choledochussphinkter temporär enggestellt sein. Orientierende Druckmessungen über das T-Drain geben diese reflektorische Abflußbehinderung zu erkennen. Uns haben sich hierbei zwei Maßnahmen als präventiv wirksam erwiesen:

1. die Spülung über das T-Drain, welches in unserem Material bei 46 von 70 Sphinkterspaltungen gelegt wurde und
2. die tierexperimentell reproduzierbare Spasmolyse der Sphinktermuskulatur durch Nitroglycerin- und Theophyllin-Derivate.

Retroperitonealabszeß

Er ist mit 1,8% eine zwar seltene, aber ernste Komplikation. Ihm liegt entweder eine Verletzung der Choledochushinterwand oder eine abszedierende, in den Retroperitonealraum durchbrechende Pankreatitis zugrunde. Retroperitonealer Rückenschmerz mit paralytischem Ileus und Niereninsuffizienz bei hoher Leukozytose sind die Leitsymptome.

Generell wird die Drainage des Retroperitonealraumes empfohlen. Bei pankreatitischem Ausgang und retroperitoneal sich ausbreitender Phlegmone ist ihr Erfolg zweifelhaft. Wir verloren daran trotz früher und ausgiebiger Drainage einen unserer Patienten.

Eine seltene Indikation zur Relaparotomie ist der übersehene Papillentumor. Wir erlebten dies bei einem Kranken. Die bei jeder Sphinkterinduration vorgenommene Probeexzision ergab in der Serienschnittuntersuchung einen frühen Krebs, den wir dann nach 14 Tagen durch Duodenopankreatektomie behandelten.

Schlußfolgerungen

Hochgradige, nach transduodenaler Sphinkterotomie auftretende Frühkomplikationen mit einer Gesamtletalität von 4,2% sind Anlaß zur Relaparotomie. Die hämorrhagisch nekrotisierende Pankreatitis, die Duodenalwandinsuffizienz, der retroperitoneale Absceß und die Postsphinkterotomieblutung zwingen zum unmittelbaren Eingriff, während funktionelle Frühstörungen in Form eines Spasmus oder eines Ödems passager und konservativ beherrschbar sind.

Literaturverzeichnis

1. Arianoff, A.A.: Indications et resultats de la sphincterotomie. Rev. int. Hepat. 5, 839 (1965).
2. Baumann, J.: Gallengangsoperationen. Langenbecks Arch. klin. Chir. 324, 183–198 (1969).
3. Bittmann, O.: Unmittelbare und Spätergebnisse nach 202 Sphincterotomien. Chirurg 37, 266 (1966).
4. Böhmig, H.J., Fritsch, A., Kux, M., Lechner, G.: Für und wider die transduodenale Sphincterotomie. Wien. med. Wschr. 118, 197–200 (1968).
5. Böhmig, H., Fritsch, A., Kux, M., Stacher, G.: Indikation und Ergebnisse der transduodenalen Sphincterotomie. Langenbecks Arch. klin. Chir. 323, 173–188 (1969).
6. Fritsch, A.: Sphincterotomie und Papillenplastik. Langenbecks Arch. klin. Chir. 290, 146–154 (1958).
7. Fritsch, A.: Die Eingriffe an den tiefen Gallenwegen. Langenbecks Arch. klin. Chir. 302, 524–540 (1963).
8. Hess, W.: Zweitoperationen an Gallenwegen. Diagnostik 4, 61–64 (1971).
9. Hivet, M., Richarme, J., Chevrel, J.P., Berlinski, M.: 340 sphincterotomie oddiennes techniques, indications, resultats immédiats et tardifs. Ann. Chir. 21, 1409–1413 (1967).
10. Jelinek, R.: Komplikationen und Todesursachen nach der Sphincterotomie. Langenbecks Arch. klin. Chir. 325, 594–598 (1969).
11. Kaiser, E., Willenegger, H.: Ergebnisse operativ behandelter Papillenstenosen. Helv. chir. Acta 26, 201 (1969).
12. Kümmerle, F.: Beiträge zur Chirurgie der chronischen Pankreatitis. Chirurg 43, 267–270 (1972).
13. Mallet-Guy, G., Jaquemet, P., Chaile, S.: Investigation on the longterme functional results of transduodenal papillotomies and sphincterotomies in biliary surgery. Lyon Chir. 55, 523–537 (1959).
14. Roux, M.M.: Die Sphincterotomie in der Gallengang-Chirurgie. Actuelle Chir. 3, 169–175 (1971).
15. Stiller, H., Eisenreich, F.: Wiederholungseingriffe an den Gallenwegen. Choledochoduodenostomie oder Maßnahmen am Sphincter Oddi. Langenbecks Arch. klin. Chir. 325, 386–400 (1969).
16. Szeleczky, G.: Erfahrungsbericht über die transduodenale Sphincterotomie: Komplikationen und Letalität. Bruns' Beitr. klin. Chir. 217, 241 (1967).
17. Thomas, C.G.: Effectiveness of choledochoduodenostomy and transduodenal sphincterotomy in the treatment of benign obstruction of the common duct. Ann. Surg. 173, 845 (1971).

18. Walz, U.M.: Die transduodenale Sphincterotomie. Langenbecks Arch. klin. Chir. 323, 1 (1968).
19. Weber, F.: Erfahrungen mit der transduodenalen Papillotomie. Langenbecks Arch. klin. Chir. 315, 199–207 (1966).

Relaparotomie nach Leberresektion und Lebernaht

R. GRUNDMANN und H. PICHLMAIER

Die Indikation zur Relaparotomie nach Leberresektion und Lebernaht richtet sich neben dem klinischen Bild nach der Vorgeschichte des Patienten. Dementsprechend soll im folgenden zwischen planmäßigen Eingriffen an der Leber (Resektion eines Tumors oder Echinokokkus) und dem Notfalleingriff bei traumatischer Leberruptur unterschieden werden. In den Ausführungen soll die Relaparotomie wegen Nachblutung nicht berücksichtigt werden, da dies kein spezielles, sondern ein allgemeinchirurgisches Problem darstellt. So ist die Leber zwar wesentlich am Aufbau der Gerinnungsfaktoren beteiligt – dementsprechend fanden *Zucker* u. Mitarb. [19] nach Leberresektion einen Abfall von Prothrombin, Faktor V und VII im Blut und *Bengmark* u. Mitarb. [2] weisen auf Gerinnungsprobleme nach Leberresektion hin – jedoch darf, wie das eigene Krankengut zeigt, eine erhöhte Blutungsneigung nach Leberresektion nicht auf die Resektion *per se* zurückgeführt werden. So war bei keiner der komplikationslos verlaufenden Resektionen eine erhöhte Blutungsneigung postoperativ zu beobachten, und dies, obwohl bei 5 Patienten die Resektion in Blutverdünnung (Hämodilution) – und damit bei verminderter Fibrinogenkonzentration und Thrombozytenzahl – durchgeführt wurde. Wird nach Leberresektion wirklich eine erhöhte Blutungsneigung beobachtet, so muß sie vielmehr auf die massive Übertragung von Konservenblut zurückgeführt werden, wie von *Mays* [6] ausführlich untersucht wurde.

Der gestörte postoperative Verlauf nach Leberresektion

a) Die subphrenische Galle- und Nekrosenansammlung

Die häufigste Komplikation stellen lang anhaltende febrile bis subfebrile Temperaturen dar, die zwar als Ausdruck ablaufender Cholangitiden bzw. einer perihepatischen Entzündung angesehen werden können, hauptsächlich aber auf die subphrenische Ansammlung von Sekret, Galle und abgestoßenen Nekrosen zurückzuführen sind. Die Galleansammlung kann bakteriologisch keimfrei sein – im Sinne eines Galle„ergusses" –, die Infektionsgefahr läßt es jedoch geraten sein, bei Leberresektion Antibiotika trotz der damit verbundenen Nachteile prophylaktisch einzusetzen.

Die eigentliche Therapie des Galleergusses besteht in der sorgfältigen Drainage des Wundgebietes und in der teilweise möglichen Prophylaxe durch Versorgung der Wundfläche. Abb. 29 zeigt den typischen komplizierten Verlauf nach Leberresektion:

Bei diesem Patienten wurde eine Lobektomie rechts wegen Leberechinokokkus durchgeführt. Postoperativ entwickelte er einen subphrenischen Erguß, der sich durch das Röntgenbild (Zwerchfellhochstand und -unbeweglichkeit rechts) nachweisen ließ. Trotz Einsatz von Antibiotika, die mehrfach gewechselt wurden, klangen die Temperaturen nicht ab, die Drainagen mußten deshalb ungewöhnlich lange (bis zum 34. Tag) liegen bleiben. Es bildete sich eine Gallenfistel aus, und der Patient entfieberte am 35. Tag postoperativ. Jedoch erst nach erneuter Drainage am 56. Tag kam es zur endgültigen Ausheilung und Abklingen des Fiebers.

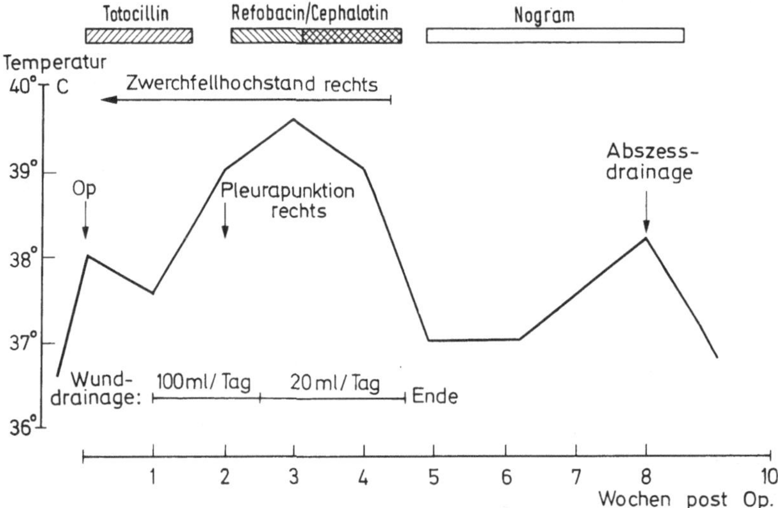

Abb. 29. Beispiel eines gestörten postoperativen Verlaufs nach Leberresektion. Postoperativ war es zu einer rechtsseitigen subphrenischen Galle- und Sekretansammlung mit Ausbildung einer Gallenfistel gekommen, die zu einer Durchwanderungspleuritis rechts geführt hatte. Durch langanhaltende konservative Therapie (Drainagebehandlung) Ausheilung der Fistel, eine Relaparotomie wurde nicht erforderlich

Das Beispiel ist typisch und soll zeigen, daß man mit der Relaparotomie nach Leberresektion äußerst zurückhaltend sein kann. Eine Indikation zur Relaparotomie bei Ausbildung der subphrenischen Nekrosen- und Galleansammlung ist in den ersten Wochen und sogar Monaten nach Operation nicht gegeben. Bei ausreichender Drainage des Wundgebietes bildet sich die Sekretansammlung entweder spontan zurück, oder es kommt zur Ausbildung einer Gallenfistel, mit deren Ausheilung spätestens nach Monaten zu rechnen ist. In sehr seltenen Fällen schließt sich allerdings die Fistel nicht: So mußte bei einem unserer Patienten 11 Monate nach der Resektion auf die sezernierende Leberfläche eine Jejunumschlinge zur inneren Ableitung genäht werden.

Als prophylaktische Maßnahmen gegen die Ausbildung eines Galleergusses kommen die Deckung der Resektionsfläche und die Gallenwegsdrainage in Betracht, jedoch können beide Maßnahmen nur die Sekretion mindern, aber nicht verhindern. Zur Deckung der Wundfläche werden verschiedene Maßnahmen empfohlen: die Deckung mit Netz, dem freien Ende des Lig. falciforme hepatis oder mit einem hämostyptischen Gelschwamm. Letzterer sollte jedoch wegen seiner Eigenschaft als Fremdkörper und Nährboden für Bakterien nicht verwendet werden (Gefahr des subphrenischen Abszesses). Gelegentlich wird die Resektionsfläche mit einer durchgreifenden Matratzennaht versorgt, auch von ihr sollte man abkommen, da sie nur das Gewebe abschnürt und zu zusätzlichen Nekrosen führt. Der Wert aller dieser Maßnahmen ist fragwürdig, auf jeden Fall ersetzen sie nicht eine sorgfältige Blutstillung. Bei der sorgfältig durchgeführten, typischen anatomiegerechten Resektion kann auf sie verzichtet werden.

Ob eine routinemäßige Choledochusdrainage die Gallesekretion aus der Leberschnittfläche mindert, ist ebenfalls umstritten. Nach *Merendino* u. Mitarb. [10] senkt die Drainage den Druck in den ableitenden Gallenwegen und verhindert damit, daß sich die Galle – dem geringsten Widerstand folgend – retrograd über Parenchymdefekte in die Bauchhöhle entleert. *Merendino* u. Mitarb. [10] schlagen deshalb bei Patienten mit Lebertrauma die routinemäßige Anwendung der Gallenwegsdrainage vor. Es bleibt allerdings unklar, inwieweit eine Drainage des Choledochus imstande ist, den Druck in den intrahepatischen Gallenwegen zu senken – und so kam es in unserem Krankengut trotz Choledochusdrainage bei 4 Patienten zur Ausbildung einer Gallenfistel. Trotzdem empfiehlt sich die T-Drainage im Ductus choledochus; es lassen sich so – nach Injektion eines Farbstoffes, z.B. Methylenblau – intraoperativ auf der Leberschnittfläche größere eröffnete Gallenwege nachweisen und versorgen –, die postoperative Gallesekretion aus der Leberschnittfläche kann so deutlich gemindert werden.

b) Die Oberbauchatonie

Grundsätzlich kann nach Eingriffen an der Leber mit einer frühzeitigen oralen Ernährung begonnen werden. Allerdings steht dem bei der Mehrzahl der Patienten postoperativ eine längerdauernde Oberbauchatonie entgegen, die zwar durch konservative Maßnahmen (Magenschlauch) gut beherrschbar ist, aber eine Infusionstherapie sogar über Wochen erforderlich machen kann.

Wie von *McDermott* u. Mitarb. [8] ausführlich untersucht wurde, ist dabei die Zufuhr von Albumin von wesentlicher Bedeutung, was nicht verwundert, da die Leber maßgebend an der Proteinsynthese beteiligt ist. *McDermott* u. Mitarb. [8] berichten über einen Patienten, bei dem der Serumalbuminspiegel ohne adäquate Therapie in einer Woche auf 1,8 g% abgefallen war, was zu einem letalen Ausgang führte. Neben dem Proteinstoffwechsel ist auch der Kohlenhydratstoffwechsel nach der Operation gestört. So ist für 14 Tage mit einer abnormen Glucosetoleranz zu rechnen, die Blutzuckerwerte sinken nach Operation ab, und zumindest in den ersten Tagen nach Operation sollte reichlich Glucose infundiert werden.

c) Leberzellregeneration

Die hohe Regenerationsfähigkeit des Leberparenchyms ermöglicht es, daß 80% – ja sogar 90% [11] – der Leber komplikationslos reseziert werden können. Über die Schnelligkeit der Leberzellregeneration ist beim Menschen zwar nur wenig bekannt, die Regeneration setzt aber schon Stunden nach der Resektion ein, am Ende der 3. postoperativen Woche hat sich die Leberfunktion weitgehend normalisiert [13]. Eine normale Lebergröße soll nach etwa 6 Monaten erreicht sein. Abb. 30 zeigt die szintigraphischen Befunde bei einem Patienten, bei dem wegen Echinokokkus eine rechtsseitige Lobektomie durchgeführt wurde: Bereits 4 Monate post operationem war wieder eine annähernd normale Lebergröße zu beobachten.

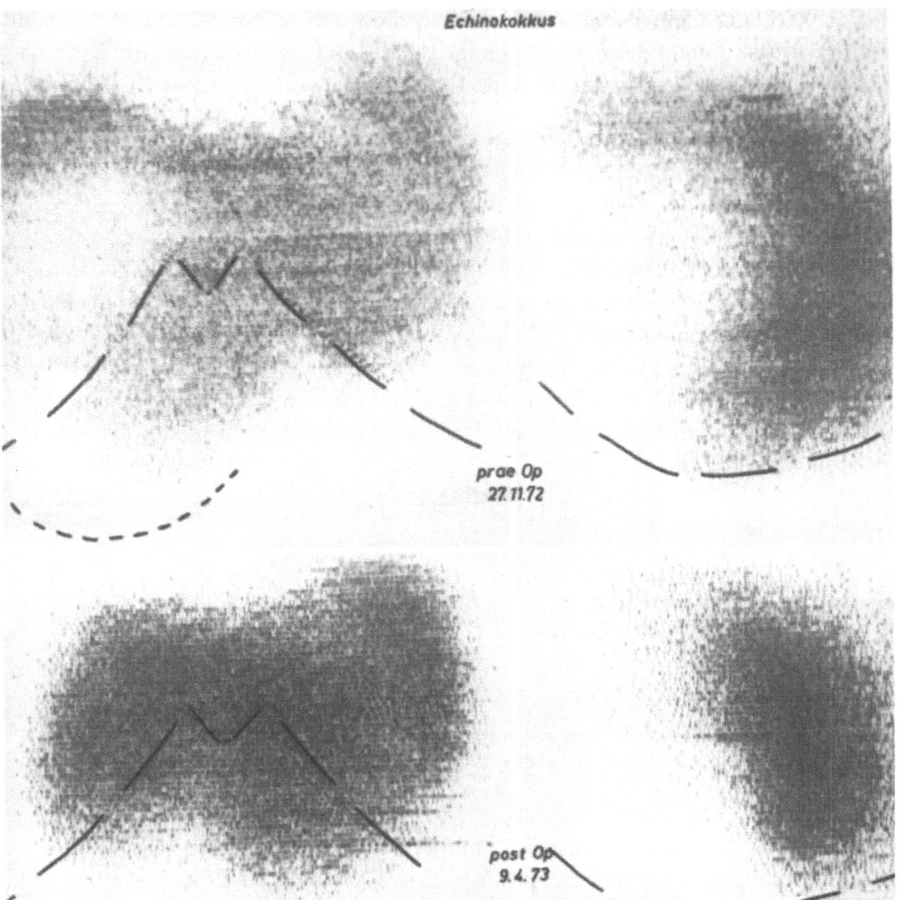

Abb. 30. Lobektomie rechts wegen eines Echinokokkus. Leberszintigramm vor und 4 Monate nach Operation. Die Leberregeneration setzt bereits Stunden nach Resektion ein, nach 4 Monaten ist sie weitgehend abgeschlossen

Entsprechend unauffällig sind die postoperativen laborchemischen Untersuchungen: In unserem Krankengut stiegen Transaminasen und Serumbilirubin nur kurzfristig geringgradig an, es kam zu keinem nennenswerten Anstieg des Blutammoniakgehalts. Dies verwundert auch nicht, da bei Resektion eines Tumors oder Echinokokkus Gewebe entfernt wird, was bereits funktionsuntüchtig ist, ein Funktionsausfall nach Resektion also nicht zu erwarten ist. Inwieweit allerdings eine insgesamt veränderte Leber reseziert werden kann, bedarf noch genauerer Untersuchungen. Möglicherweise kam es bei einem unserer Patienten, bei dem eine rechtsseitige Lobektomie wegen zentralem Gallengangskarzinom durchgeführt worden war, zum tödlichen Leberkoma, weil diese Leber primär durch den langanhaltenden Verschlußikterus vorgeschädigt worden war.

Der gestörte postoperative Verlauf nach Lebernaht

a) Der Lebersequester

In diese Gruppe fallen hauptsächlich Patienten, bei denen eine traumatische Leberruptur versorgt wurde. Die Therapie der traumatischen Leberruptur muß das Ausmaß der Schädigung berücksichtigen [1, 3, 4, 7, 12]. So werden oberflächliche und kleinere Wunden mit Lebernaht bzw. mit der alleinigen Drainage versorgt, bei größeren Wunden richtet sich die Therapie danach, ob eine zusätzliche Verletzung der Lebervenen bzw. der unteren Hohlvene vorliegt. Während bei Parenchymzerreißung und gleichzeitiger Verletzung der Lebervenen bzw. V. cava nur die Resektion eine Erfolgschance bietet – unter Anlegen eines Kavashunts [15] – genügt bei schweren Parenchymverletzungen häufig die Abtragung von devitalisiertem Gewebe und die sorgfältige Blutstillung. Blutende Gefäße sollten einzeln gefaßt und ligiert werden, auf eine durchgreifende Matratzennaht sollte – wenn irgend möglich – verzichtet werden (Gefahr der Hämobilie, s.u.). Schließlich kann in verzweifelten Fällen, wenn keine ausreichende Blutstillung zu erreichen ist, auch die Hepatikaligatur [4, 5] zusätzlich zur Lappenresektion in Betracht kommen, das gilt auch für zentrale Verletzungen der Leber, bei denen sich die Blutung in das Parenchym wühlt.

Sicherlich hat ein aktives Vorgehen beim Lebertrauma die Ergebnisse in den letzten 30 Jahren wesentlich verbessert [1, 3, 4, 7, 12, 14]. Die Situation bei der traumatisch bedingten Resektion unterscheidet sich jedoch grundsätzlich von der bei Resektion eines Lebertumors oder Echinokokkus: Viele Patienten sind polytraumatisiert, der unfallbedingte Schock des Patienten verschlechtert die Ausgangssituation einer eventuellen Resektion, außerdem muß bei der Resektion eines durch Trauma zerstörten Leberlappens ursprünglich funktionstüchtiges Gewebe entfernt werden. Dementsprechend ernst ist die Prognose der traumatisch bedingten Leberresektion, auf sie sollte – wenn irgend möglich – verzichtet werden, und so wurde sie auch nur in insgesamt 11% der Fälle von *Carroll* u. Mitarb. [3] durchgeführt, von einer Arbeitsgruppe, die aufgrund ihrer Erfahrungen im Vietnamkrieg ein aktives Vorgehen befürwortet. *Morton* u. Mitarb. [12] resezierten sogar nur 3% aller leberverletzten Patienten.

Bei der überwiegenden Anzahl der leberverletzten Patienten kommt vielmehr die Lebernaht – unter Abtragung von devitalisiertem Gewebe – in Betracht. Damit kann die Operationszeit wesentlich verkürzt werden, allerdings muß die Gefahr des sekundären Abszesses und der Ausbildung eines Lebersequesters gesehen werden [3]. Lebersequester stellen eine absolute Indikation zur Relaparotomie dar, wie von *Turrill* u. Mitarb. [18] ausführlich untersucht wurde. *Stirnemann* [17] berichtet über die zweizeitige Versorgung schwerer Leberrupturen. Hierbei wurde in einem Ersteingriff nur die primäre Wundversorgung mit Lebernaht vorgenommen, die mögliche Ausbildung eines Sequesters wurde bewußt in Kauf genommen. Diese Lebersequester ließen sich in einem Zweiteingriff gefahrlos 1–3 Monate nach dem Unfall entfernen, es kam danach bei 7 Patienten zur raschen und endgültigen Heilung.

b) Die Hämobilie

Bei der Hämobilie handelt es sich um eine Fistelbildung zwischen Gallen- und Gefäßsystem, die zur gastrointestinalen Blutung führt (Stunden bis Monate nach dem Trauma).

Die typischen Symptome – neben der gastrointestinalen Blutung – sind [9, 16]: Schmerzen und Koliken im rechten Oberbauch; Ikterus; gelegentlich eine vergrößerte, tastbare Gallenblase, die mit Blut gefüllt ist. Ursache der Hämobilie sind hauptsächlich stumpfe, aber auch perforierende Bauchverletzungen, dementsprechend ist in der Mehrzahl der Fälle die Leberkapsel intakt, es handelt sich dann um eine zentrale Verletzung der Leber. Jedoch kann die Hämobilie auch durch durchgreifende Matratzennähte bedingt sein, weshalb auf diese bei traumatischer Ruptur verzichtet werden sollte. Die Diagnose wird hauptsächlich durch Anamnese und klinischen Verlauf gestellt. Als zusätzliche diagnostische Hilfsmittel haben sich Leberszintigraphie und Arteriographie, in geringem Maße auch die Splenoportographie bewährt (es handelt sich meist um arteriobiliäre, selten um venobiliäre Fisteln) [16]. Intraoperativ sollte unbedingt ein Cholangiogramm angefertigt werden.

Die Therapie der Wahl ist die Resektion des betreffenden Leberlappens [9, 16]. Sitzt das Hämatom zentral und hat beide Lappen befallen, so sollte die Blutungshöhle eröffnet, die Gefäße und Gallengänge sorgfältig versorgt und die Höhle drainiert werden. Auch die Ligatur der A. hepatica kann versucht werden [5], was aber bei den Gefäßvarianten der Arterie nicht immer von Erfolg gekrönt ist, abgesehen davon, daß als Ursache der Hämobilie ja auch venobiliäre Fisteln (s.o.) in Frage kommen. Schließlich kann auch die Gallengangsdekompression zum Ziele führen, obwohl diese Maßnahme die Blutungsquelle nicht direkt angeht.

Literaturverzeichnis

1. Amerson, J.R., Stone, H.H.: Experiences in the management of hepatic trauma. Arch. Surg. 100, 150 (1970).
2. Bengmark, St., Börjesson, G., Olsson, A., Vang, J.: Indikationen und Technik der Leberresektion. Chirurg 43, 358 (1972).
3. Carroll, C.P., Cass, K.A., Whelan, T.J.: Wounds of the liver in Vietnam: A critical analysis of 254 cases. Ann. Surg. 177, 385 (1973).
4. Lim, R.C., Knudson, J., Steele, M.: Liver trauma. Current method of management. Arch. Surg. 104, 544 (1972).
5. Madding, G.F., Kennedy, P.A.: Hepatic artery ligation. Surg. Clin. N. Amer. 52, 719 (1972).
6. Mays, E.T.: Hepatic lobectomy. Arch. Surg. 103, 216 (1971).
7. McClelland, R.N., Shires, T.: Management of liver trauma in 259 consecutive patients. Ann. Surg. 161, 248 (1965).
8. McDermott, W.V., Greenberger, N.J., Isselbacher, K.J., Weber, A.L.: Major hepatic resection: diagnostic techniques and metabolic problems. Surgery 54, 56 (1963).
9. McVaugh, H., Haupt, G.J., Myers, R.N., Daly, J.W.: Traumatic hemobilia. Surgery 60, 547 (1966).
10. Merendino, K.A., Dillard, D.H., Cammock, E.E.: The concept of surgical biliary decompression in the management of liver trauma. Surg. Gynec. Obstet. 117, 285 (1963).
11. Monaco, A.P., Hallgrimsson, J., McDermott, W.V.: Multiple adenoma (hamartoma) of the liver treated by subtotal (90%) resection: Morphological and functional studies of regeneration. Ann. Surg. 159, 513 (1964).

12. Morton, J.R., Roys, G.D., Bricker, D.L.: The treatment of liver injuries. Surg. Gynec. Obstet. 134, 298 (1972).
13. Pack, G.T., Islami, A.H., Hubbard, J.C., Brasfield, R.D.: Regeneration of human liver after major hepatectomy. Surgery 52, 617 (1962).
14. Payne, W.D., Terz, J.J., Lawrence, W.: Major hepatic resection for trauma. Ann. Surg. 170, 929 (1969).
15. Schrock, T., Blaisdell, F.W., Mathewson, C.: Management of blunt trauma to the liver and hepatic veins. Arch. Surg. 96, 698 (1968).
16. Steichen, F.M., Sheiner, N.M.: Traumatic intrahepatic hemobilia. Arch. Surg. 92, 838 (1966).
17. Stirnemann, H.: Die zweizeitige Versorgung von unübersichtlichen schweren Leberrupturen. Chirurg 45, 550 (1974).
18. Turril, F.L., Donovan, A.J., Facey, F.L.: Traumatic hepatic sequestra. Amer. J. Surg. 122, 175 (1971).
19. Zucker, M.B., Siegel, M., Cliffton, E.E., Bellville, J.W., Howland, W.S., Grossi, C.E.: The effect of hepatic lobectomy on some blood clotting factors and on fibrinolysis. Ann. Surg. 146, 772 (1957).

Relaparotomie (Indikation und Vorgehen) nach Voroperationen am Magen

Relaparotomie nach Magenresektion

H.W. SCHREIBER

Blutung, Nahtbruch, Peritonitis und Ileus sind die bedrohlichsten Indikationen zur Relaparotomie (Abb. 31) [1, 2, 10, 11, 13, 14, 15].

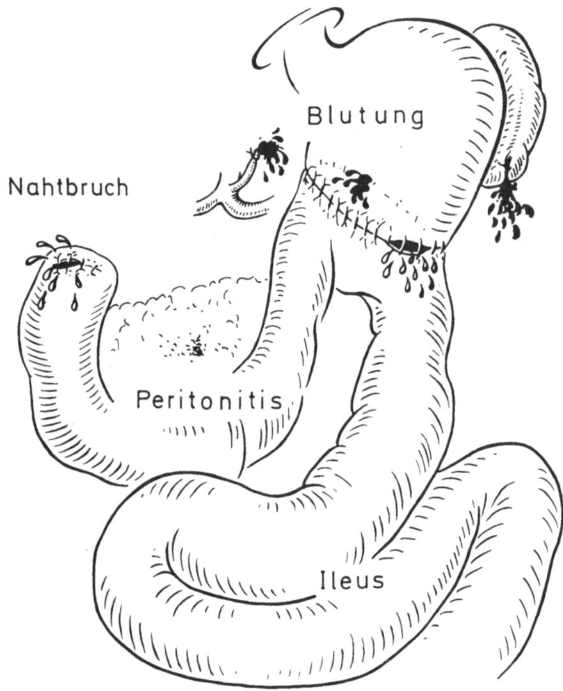

Abb. 31. Häufigste Indikationen zur Relaparotomie nach Magenresektion

Blutungen

Blutungen sollten zunächst immer auf eine chirurgisch interessante Quelle zurückgeführt werden, also auf die Lefzen der intakten oder aufgebrochenen Anastomose, auf Erosionen, seltener auf Defekte extragastraler Gefäße oder eine verletzte Milz [7, 8, 10]. Erfaßt werden die Blutungen durch das klinische Bild, die fortlaufende Beobachtung, durch die offene Magensonde und durch den direkten endoskopischen Nachweis.

Erosionen behandeln wir durch intensives Spülen mit Eiswasser und Antazida. Die Indikation wird sonst ebenso gehandhabt wie bei der primären Blutung. Dies gilt auch für die fatale Kombination: Blutung, Nahtbruch und Peritonitis [4, 5, 6]. Die vierte Konserve signalisiert uns eine kritische Grenze. Bei der Blutung aus der Anastomose geht man mindestens zwei Querfinger oder etwa 4–5 cm oberhalb der Anastomose durch Quer- oder Längsschnitt ein, kontrolliert die innere Oberfläche des Magens, stülpt die Anastomose heraus und stellt sie mit Haken ein. Gefäßlecks werden durch Knopfnähte mit resorbierbarem Nahtmaterial versorgt. Die verletzte Milz wird entfernt. Offene extragastrale Gefäßstümpfe muß man mit System und vor allem bei normalen Blutdruckverhältnissen suchen.

Nahtbruch

Der Nahtbruch ist immer ein alarmierendes Symptom. Er ist um so bedrohlicher, je früher er eintritt. Dies gilt sowohl für die Insuffizienz des Duodenalstumpfes beim Billroth II als auch für die der Anastomose beim Billroth I. Für die Relaparotomie entscheidend sind das allgemeine klinische Bild, Grad und Ausdehnung der Peritonitis sowie der Ileus [1, 2,

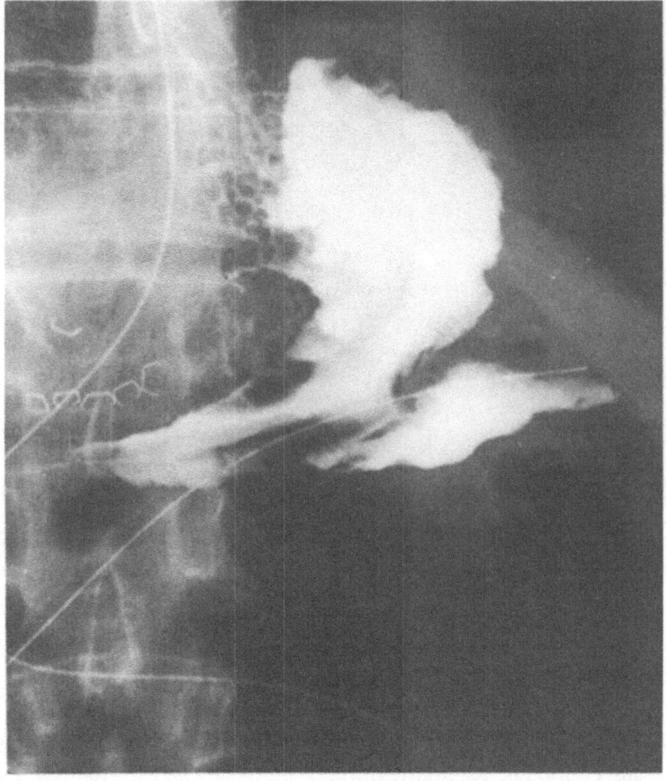

Abb. 32. Kompensierte drainierte Nahtinsuffizienz (Leck an der Großkurvaturseite) nach kombinierter Operation wegen penetrierendem Ulcus duodeni (J. Nr. 11375/75. *G.S.*)

6, 12]. Der akute Beginn ist nicht die Regel. Hat man primär drainiert, hat der Defekt Anschluß und setzt eine ausreichende Peristaltik ein bzw. läuft sie ungestört weiter, kann man zuwarten [5] (Abb. 32). Dies gilt auch für die Umwandlungsoperation, die Kardiaresektion mit und ohne intrathorakale Anastomose und für die Gastrektomie (Abb. 33 und 34). Bei der Gastroduodenostomie findet man den Nahtbruch nicht nur an der sog. Jammerecke, sondern ebenso häufig an der großen Kurvatur. Ist die klinische Situation kompensiert, kann man zuwarten.

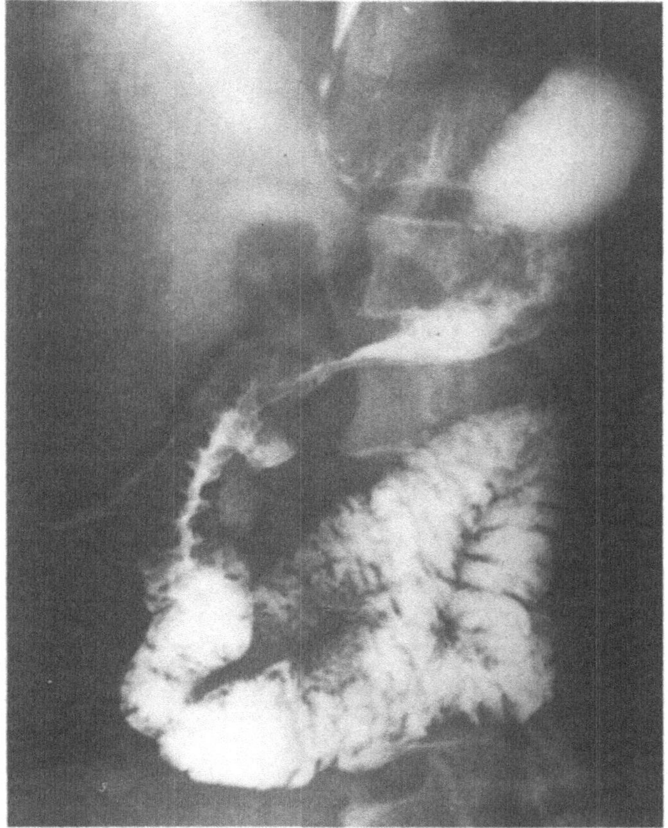

Abb. 33. Kompensierter drainierter Nahtbruch nach Umwandlung Billroth I in Billroth II (J. Nr. 16175/75 *O.A.*)

Peritonitis

Mit akutem Beginn, septischem Bild und diffuser Ausbreitung ist die Peritonitis eine absolute Indikation zur Relaparotomie (s. Beitrag *Ziegler*). Bei den meist zerfaserten Gewebslefzen der aufgebrochenen Anastomose ist eine neuerliche Naht – auch bei Nachresektion zwecklos [3, 5, 11]. Man begnügt sich mit ausgiebiger peritonealer Ziel- und Spüldrainage

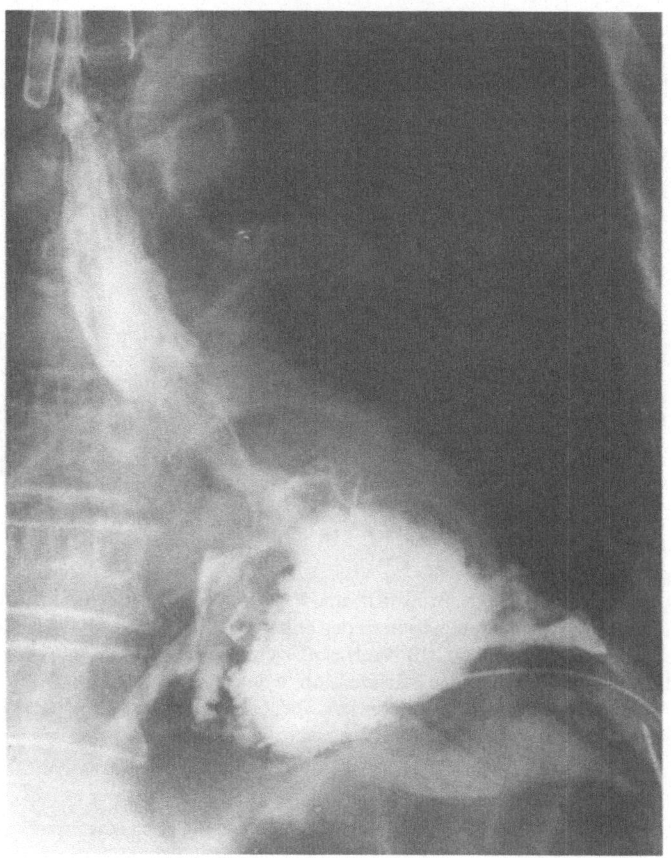

Abb. 34. Kompensierter drainierter Nahtbruch nach Kardiaresektion und Ösophagogastrostomie (J. Nr. 4275/75 *P. V.*)

sowie mit Dekompression des Magens. Sofern es blutet, muß man die Quelle verschließen. Unter Umständen kommt hier die von uns sonst nicht geschätzte Tamponade als höchst seltene Notlösung in Betracht. Die Doppelfistelung des oberen Jejunum zum Absaugen von proximal und zur Ernährung nach distal kann lebensrettend sein [5, 11] (Abb. 35 a und b).

Bei *diffuser Peritonitis mit Ileus* droht auch nach Revision ein neuerlicher Darmverschluß. Wir schienen deshalb den Dünndarm vorsorglich mit einer Sonde. Dabei kann man die Sonde auch durch eine kleine Inzision in der linken oberen Flanke direkt in das Jejunum einführen.

Seltenere Indikationen

Unter den selteneren Indikationen (Tabelle 24) begegnen wir unter anderen *Atonie und Ektasie des Magens*. Halten sie über den 6. bis 8. Tag an, stellt sich der Verdacht auf eine Nahtinsuffizienz oder eine Stenose.

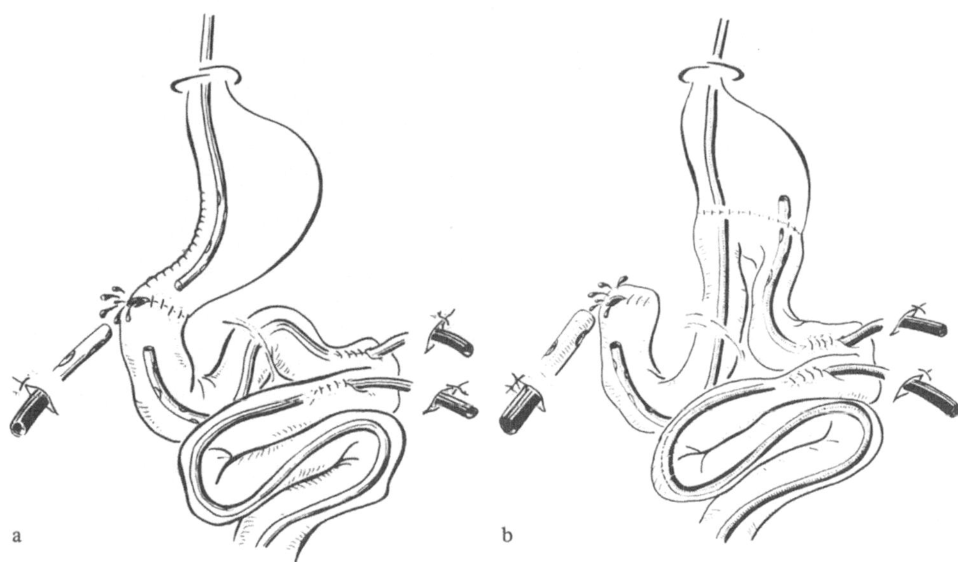

Abb. 35 a und b. (a) Nahtinsuffizienz, Peritonitis und Ileus beim Billroth I; Doppelfistelung des Jejunum durch eigene Stichinzision in der linken oberen Flanke, Drainage des Magens von oben; äußere peritoneale Zieldrainage. (b) Nahtinsuffizienz, Peritonitis und Ileus bei Billroth II; Doppelfistelung des Jejunums durch eigene Stichinzision in der linken oberen Flanke; Drainage des Magenrestes von unten und des Duodenalstumpfes von oben; äußere peritoneale Zieldrainage

Tabelle 24. Relative Indikationen zur Relaparotomie nach Magenresektion

Störungen der Passage

- Magenatonie
- Stenose der Anastomose (Magen-Darm-Sporn)
- Adhäsionsileus
- Torquierung der zuführenden Schlinge
- Jejunale Invagination
- Liposklerose des großen Netzes oder des Mesenteriums

Ikterus

Pankreatitis / Pankreasnekrose

Empyem / Hämatom

- subphrenisches
- retrogastrales

Platzbauch

Die *Stenose* ist zunächst ein harmloses Symptom [4, 11]. Setzt die Peristaltik regelrecht ein und fehlen Zeichen der Peritonitis, wartet man ab. Über Ausmaß und Tendenz orientieren Ausmaß und Zusammensetzung des Refluxes durch den Magenschlauch. Eine kritische Phase beginnt erst ab der 3. Woche. Spätestens jetzt wird man einen Gastrografinschluck und möglichst eine Gastroskopie durchführen, um die organische Stenose auszuschließen oder zu bestätigen [14].

Stenosierende Spornbildungen von Magen oder Darm sind selten. Das Prinzip der Kappeler-Naht bewährt sich an beiden Polen des Billroth II und an der kleinen Kurvatur des stufenförmigen partiellen Billroth I [14],

Ein seltenes Ereignis ist die *jejunale Invagination.* Eine Indikation stellt sich, wenn sie persistiert. Möglicherweise kann man hier in Zukunft endoskopisch vorgehen. Ähnliches gilt für die *Torquierung* der Gastroenterostomie.

Weniger bekannt ist die *sklerosierende grobknotige Entzündung des Netzes* [14]. Sie ist praktisch immer Folge einer Infektion, unter Umständen bei nur transitorischem Nahtbruch. Diese Entzündung bezieht Darmwand bzw. Anastomose mit ein und vermag sie schon allein durch ihr Gewicht zu verschließen. Entscheidend für die Indikation ist die Stenose. Die Operation besteht in der Entfesselung von Anastomose, Magen und Darmrohr sowie in der Resektion der veränderten Netzanteile.

Der *postoperative Ikterus* ist oft harmlos, durch Hämolyse und durch den heute häufigen präexistenten Leberschaden erklärbar [6, 11, 13]. Hält er über Tage an oder nimmt er zu, muß man bei entsprechenden biochemischen Parametern an eine Verletzung oder Stenose des Ductus choledochus denken. Die retrograde Cholangiographie kann für das taktische Vorgehen eine wesentliche Hilfe sein. Bei der Revision muß man auf die isoperistaltische biliodigestive Anastomose gerüstet sein.

Die *Pankreatitis* ohne weitere Störungen und bei offener peritonealer Drainage ist keine Indikation zur Reintervention. Klinisch mehr oder minder auffällig, ist sie keine Rarität. Bei der Pankreasnekrose mit Peritonitis und Ileus wird ausgiebig drainiert, so daß eine Spülung nach *Wassner* [16] möglich ist. Sofern es sich anbietet, kann man sequestrotomieren oder eine Nekrosektomie durchführen. Die Fistel aus dem Ductus pancreaticus oder aus einem Ast, die beim tiefen penetrierenden Ulcus duodeni übersehen werden kann, macht sich gewöhnlich erst später bemerkbar, Wenn sie persistiert, bedarf es einer meist aufwendigen Reparation.

Zwerchfellhochstand mit oder ohne Fieber markiert das meist rechtsseitige, seltener linksseitige *subphrenische Empyem.* Das *retrogastrale Hämatom oder Empyem* wird in der Regel zwei oder drei Wochen nach freiem, kaum auffälligem Intervall entdeckt [11, 14]. Leitsymptome sind Störungen der Passage und das septische klinische Bild. Vorgehen der Wahl ist die im direkten Zugang durchgeführte Drainage [4, 5, 11].

Auch der inkomplette *Platzbauch* bedeutet immer eine schwerwiegende Komplikation mit Neigung zur ungünstigen Prognose. Sofern Eingeweide, vor allem Darm, vorfallen oder ein Ileus mit Peritonitis besteht, ist die Anzeige zur klassischen Korrektur absolut. Ist dies nicht der Fall oder ist der Kranke in einem desolaten klinischen Zustand, kann oder muß man sich oft mit Palliativmaßnahmen begnügen. Bewährten Schutz vor derartigen Störungen der Wundheilung bietet unter anderem der primäre anatomisch-und funktionsgerechte Zugang; er geht im Oberbauch über den bogenförmigen Querschnitt.

Vorgehen bei der Relaparotomie

Die *erneute Eröffnung der Bauchhöhle* erfolgt gewöhnlich durch die vorgegebene Wunde. Ausnahmen sind Empyeme oder Hämatome und ähnliches mehr, die einen entsprechend begrenzten Weg zweckmäßig erscheinen lassen.

Den *Verschluß der Bauchdecken* nach Relaparotomie wird man im allgemeinen mit durchgreifenden Knopfnähten (unter Aussparung der Haut) mit Polyglactin oder Polyglykolsäure durchführen. Bei senkrechter Inzision fügen wir, wenn nicht schon primär bei entsprechend disponierenden Ausgangssituationen geschehen, dann regelmäßig zusätzlich sichernde Drahtnähte hinzu.

Der Wiederholungseingriff ist dem *Erfahrenen* vorbehalten. Es geht um eine sehr schwierige klinische und ebenso beschaffene anatomische Situation, also um eine subtile Präparation, um eine klare taktische Planung und um eine methodenreiche Technik (s. Beitrag *Kern* u. *Lindenschmidt*). Das Nichtrespektieren dieser Grundformel kann zu neuerlichen Traumatisationen und zum weiter belasteten, nur kaum gebesserten Resultat führen. Bei der vielfältigen Komplikationsträchtigkeit der Reoperation muß das operative Vorgehen perfekt beherrscht werden.

Beim Wiederholungseingriff sollte die *peritoneale Zieldrainage* obligat sein. Bei der Peritonitis legen wir die Rohre so, daß sie zur *Peritonealdialyse* verwendet werden können.

Zusammenfassung

In der frühen postoperativen Phase sind Blutung, Nahtinsuffizienz, Peritonitis und Ileus die akut bedrohlichen Komplikationen. Etwa jeder 25. Kranke mit einer Magenresektion kann betroffen sein, für etwa jeden 50. kann eine höchst bedrohliche Situation entstehen [2, 9, 15]. Der entscheidende Eckwert ist die Letalitätsquote der Relaparotomie, sie kann 40% und gelegentlich mehr erreichen [6]. Noch ungünstiger liegen die Verhältnisse bei der Magenresektion wegen Karzinoms. Weitere statistische Einzelheiten sind in Tabelle 25 (überwiegend für den Billroth II) und für den Billroth I in Tabelle 26 (eigenes Krankengut: 429 Billroth I von 1 221 Ulkusoperationen 1966–1974) wiedergegeben.

Die Konsequenz lautet: Die genannten Indikationen sind ein zwar leidiger, aber realer und gelegentlich unvermeidlicher Anteil der Magenchirurgie. Soweit sie sich ankündigen, geht es um die frühzeitige Erfassung der Komplikationen und vor allem ihrer Tendenz zur Krankheitsdominanz. Wenn erst Blutung, Peritonitis und Ileus das klinische Bild prägen, hat man in der Regel den richtigen Zeitpunkt zur Korrektur verpaßt. Zuwarten kann zur katastrophalen Spekulation werden. Man wird also die Indikation zur Reintervention so früh wie möglich stellen und dies gerade beim vorbelasteten und älteren Patienten. Der notwendige Entschluß fällt immer schwer, dem Erstoperateur bekanntlich am schwersten.

Medizinische Sachlichkeit und humaner Ansatz erfahren hier eine zwar verständliche, aber unrealistische Konkurrenz. Diese Polarisierung immer wieder neu zu erkennen und aufzulösen, ist das eigentliche Kernproblem.

Tabelle 25. Frühkomplikationen und Todesursachen nach 4 586 resezierenden Eingriffen an Magen und Duodenum wegen Ulcera einschließlich Notoperation (1954–1971) [15]

Komplikation	Anzahl	%	Letalität	%
Duodenalstumpfinsuffizienz	106	2,31	39	0,85
Schwere Form der Atonie	81	1,80	18	0,39
Intragastrale Nachblutung	38	0,82	4	0,09
Pankreatitis und Pankreasfistel	34	0,74	2	0,04
Peritonitis	26	0,57	8	0,17
Anastomosendehiszenz	20	0,43	7	0,15
Fasziendehiszenz	22	0,48	2	0,04
Flüchtiger postoperativer Ikterus	12	0,25	–	–
Intraabdominelle Nachblutung	10	0,22	2	0,04
Sekundäre Einengung der Gallenwege	9	0,19	1	0,03
Pankreasnekrose	9	0,19	9	0,19
Adhäsionsileus	8	0,17	1	0,03
Torsion der zuführenden Schlinge	4	0,09	4	0,09
Lokale Komplikationen gesamt	379	8,26	97	2,11
Allgemeine Komplikationen	280	6,10	141	3,07
Gesamtzahl	659	14,31	238	5,18

Tabelle 26. Postoperative Frühkomplikationen nach konventioneller Magenresektion mit Gastroduodenostomie und kombinierter Magenoperation (1965–1974)

Art der Komplikation	n	Billroth I n = 223	Kombinierte Operation n = 206
Blutungen	14	6: R 2, † 2	8: R 2, † 3
Peritonitis			
a) lokale	4	1: R –, † –	3: R 1, † –
b) diffuse und Ileus	4	3: R 2, † 2	1: R 1, † 1
Kardiopulmonale Komplikationen	12	5: R –, † 3	7: R –, † 1
Total	34	15: R 4, † 7 von 223 = 3,1%	19: R 4, † 5 von 206 = 2,4%

(R = Relaparotomie, † = verstorben)

Literaturverzeichnis

1. Baumgartl, F., Gremmel, H., Schulte-Brinkmann, W.: Ursachen und Ergebnisse der Relaparotomien nach früheren Magenoperationen. Bruns' Beitr. klin. Chir. 199, 178–195 (1959).
2. Farthmann, E., Rehner, M., Schreiber, H.W.: Reintervention nach Billroth I. Bruns' Beitr. klin. Chir. 221, 576–582 (1974).
3. Faust, H., Schultheiss, H.R., Stalder, G., Fahrländer, H.: Die Reintervention nach operierter gastroduodenaler Ulkuskrankheit. Chirurg 44, 1–6 (1973).
4. Harkins, H.N.: Gastric resection: Billroth I. In: Surgery of the Stomac and Duodenum (Eds. H.N. Harkins, Ll.M. Nyhus), p. 408–429. Boston: Little Brown & Co. 1962.
5. Hegemann, G., Schaudig, H., Schnabelmaier, H.: Komplikationen nach Magenresektionen. Chirurg 36, 222–231 (1965).
6. Käufer, C., Hiller, U.: Die frühzeitige Relaparotomie. Bruns' Beitr. klin. Chir. 220, 151–157 (1973).
7. Kollig, G., Encke, A.: Die postoperative Blutung in der Magenchirurgie. Langenbecks Arch. klin. Chir. 318, 281–302 (1967).
8. Kronenberger, L., Kraft-Kinz, J.: Über 20 Jahre Ulkuschirurgie an der Klinik Spath in Graz. Langenbecks Arch. klin. Chir. 324, 333–347 (1969).
9. Mörl, F.K., Künkel, P.: Früh- und Spätintervention nach Billroth II-Resektion wegen Gastroduodenalulkus. Med. Welt 25 (N.F.), 963–971 (1974).
10. Mörl, H.: Frühtodesursachen nach Magenresektion Billroth II. Med. Klinik 62, 1861–1864 (1967).
11. Nissen, R.: Eingriffe am Magen und Duodenum. In: Intra- und postoperative Zwischenfälle (Hrsg. G. Brandt, H. Kunz, R. Nissen), Bd. II, Abdomen, 2. Aufl., S. 60–144. Stuttgart: Thieme 1971.
12. Pfisterer, H.G.: Indikationen zur Reoperation am Magen. Therapiewoche 14, 80–90 (1964).
13. Rueff, F., Becker, H.M.: Komplikationen nach Magenresektionen zur Ulkusbehandlung, ihre Vermeidung und Therapie. Münch. med. Wschr. 106, 2129–2136 (1964).
14. Schreiber, H.W.: Magen und Duodenum. In: Spezielle Chirurgie für die Praxis (Hrsg. F. Baumgartl, K. Kremer, H.W. Schreiber), Bd.II/1. Stuttgart: Thieme 1969.
15. Stücker, F.J., Larena, A., Hoffmann, K., Zumtobel, V.: Frühe und Reinterventionen nach Resektion wegen Gastroduodenalulkus. Chirurg 44, 7–14 (1973).
16. Wassner, U.J.: Die Spül-Saugdrainage der nekrotisierenden Pankreatitis. Chirurg 44, 139–140 (1973).

Zur Relaparotomie nach Magenresektion wegen Karzinom

D. BÜTTNER, E. VAN ALSTE und H.-J. MEYER

Der chirurgische Eingriff in der Bauchhöhle bringt in 0,4–5,2% das Risiko bzw. die Notwendigkeit einer Relaparotomie im postoperativen Verlauf mit sich [7]. Für die Eingriffe am Magen wird die Relaparotomiefrequenz mit 1,5–8,77% angegeben [5, 10]. Darunter fallen allerdings so unterschiedliche Eingriffe wie Gastroenterostomien, Vagotomien und Resektionen, wobei die Resektionen mit 1 bis 2 oder gar weiteren Nahtstellen bzw. Anastomosen ein höheres Risiko in sich bergen. Hier soll speziell der Frage nachgegangen werden, mit welcher Relaparotomiequote die eingreifendsten Magenoperationen, die Resektionen beim Karzinom, belastet sind bzw. welche Ursachen zur Reintervention Anlaß geben.

Krankengut und Häufigkeit

Unter 295 abdominellen (unter Ausschluß der abdominothorakalen) Magenresektionen wegen Karzinom (Medizinische Hochschule Hannover, 1.5.1968 bis 31.12.1974) wurden bei 28 Patienten (9,5%) 36 Relaparotomien notwendig, davon bei 4 Kranken eine zweimalige und bei weiteren 2 Kranken eine dreimalige Reintervention (Tabelle 27). Die Letalität der Relaparotomie betrug 64%. Die Verteilung auf die Hauptindikationen Infektion, Ileus, Blutung und andere Ursachen ergibt sich aus Tabelle 27. Die Zuordnung

Tabelle 27. Relaparotomie nach 295 abdominellen Magenresektionen wegen Magenkarzinom, Medizinische Hochschule Hannover 1968–1974 (ohne Bauchdeckendehiszenz)

Indikation	Häufigkeit	Patienten		Letalität	
	n	n	%	n	%
Infektion	20	14	4,75	9	64
(bzw. Insuffizienz der Magen- oder Ersatzmagenanastomosen)	14	10	3,40	8	80
Ileus	4	4	1,35	2	
Blutung	6	5	1,70	3	
andere Ursachen	6	5	1,70	4	
Gesamt	36	28	9,50	18/28 = 64% 18/295 = 6,1%	

der Relaparotomien zu den verschiedenen Operationsverfahren ergibt ohne große Schwankungsbreite Quoten zwischen 8,5 und 11%, wobei die unteren Teilresektionen mit zusammen 8,9% nicht wesentlich unter den Gastrektomien mit 11% liegen (Tabelle 28).

Tabelle 28. Quote und Letalität der Relaparotomie bei verschiedenen Resektionsverfahren beim Magenkarzinom

Art der Operation	Operation	Relaparotomie		Letalität
	n	n	%	n
Billroth I	28	3	10,7	2
Billroth II	141	12	8,5	7
Kardia-Fundus-Resektionen	39	4	10,3	3
Gastrektomie mit				
a) Ösophagojejunostomie, Braunscher Anastomose	65	7		
b) Interposition Longmire	14	2	11	6
c) Roux-Y-Anastomose	3	–		
andere Resektionen	5	–	–	–
Gesamt	295	28	9,5	18

Indikation zur Relaparotomie

Die detaillierte Aufschlüsselung der *Leitindikationen* für die Relaparotomien hebt sowohl nach Zahl der Kranken als der Eingriffe die *Bedeutung der Infektion bzw. der Nahtinsuffizienz* im postoperativen Verlauf hervor (Tabelle 29). Bei gelegentlicher Überschneidung zweier Komplikationen – z.B. eine massive Blutung in eine Abszeßhöhle auf dem Boden einer Enteroanastomose – wurde die wesentliche Komplikation aufgeführt.

Neben einem mechanischen und einem isoliert auftretenden paralytischen *Ileus* beobachtet man eine Darmparalyse als Begleitsymptom einer Nahtinsuffizienz, ohne daß jedoch deren Symptomatik überspielt wird.

Bei 5 Kranken zwangen je dreimal intra- bzw. extraluminale *Nachblutungen* zur Reintervention. Die Quote von 1,7% entspricht den Angaben der Literatur [7, 8]. Einmal beobachteten wir ein Anastomosenulkus am 12. postoperativen Tag als Ursache der Relaparotomie; lediglich einmal lag eine Gerinnungsstörung vor.

Die größten Sorgen und Probleme bereiten erfahrungsgemäß die *Infektionen* bzw. besonders die *Nahtinsuffizienzen.* Eine erste Revision deckte in 2 Fällen nicht die später bestätigte Nahtdehiszenz auf. Die Mehrfachrelaparotomien betrafen bis auf einen Fall mit einem Gallenleck Nahtinsuffizienzen. Bei 10 Insuffizienzen von Magen- bzw. Ersatzmagenanastomosen mußte relaparotomiert werden, 8 Kranke starben im unmittelbaren, die beiden anderen im späteren postoperativen Verlauf nach mehreren Wochen. Einige geringfügige Duodenalstumpfinsuffizienzen bei unterschiedlich vorgenommener Technik des Duodenalverschlusses konnten bei den Resektionen wegen Karzinom immer konservativ behandelt werden und gaben nicht zur Relaparotomie Anlaß.

Tabelle 29. Leitindikation für 36 Relaparotomien bei 28 Patienten mit abdominellen Magenresektionen wegen Karzinom

	Relaparotomie n	Patienten n
Nahtinsuffizienz von Magen- bzw. Ersatzmagenanastomosen	14	10
Verdacht auf Nahtinsuffizienz (später bestätigt)	2	
Nahtinsuffizienz Kolonanastomosen	2	2
Örtliche Peritonitis	2	2
Paralytischer Ileus	1	1
Adhäsionsileus	3	3
Intraluminale Blutung	3	3
Extraluminale Blutung	3	2
Andere Ursachen (z.B. Mesokolonverletzung, insuffiziente Gallengangs-T-Drainage, Pneumonie, Gallenleck)	6	5
Gesamt	36	28

Die Nahtinsuffizienzen traten bei Zuordnung zu den einzelnen Operationsverfahren bei den Kardia-Fundus-Resektionen weit häufiger auf als bei den Gastrektomien (Tabelle 30);

Tabelle 30. Relaparotomie wegen Insuffizienz der Magen- bzw. Ersatzmagenanastomosen nach verschiedenen abdominellen Magenresektionen wegen Karzinom

	Operation n	Relaparotomie n	%	
Billroth I	28	1	3,6	
Billroth II	141	4	2,8	
Kardia-Fundus-Resektion	39	4	10,3	
Gastrektomie mit				
a) Ösophagojejunostomie, Braunscher Anastomose	65	1	1,5	1,2
b) Interposition Longmire	14	–	–	
c) Roux-Y-Anastomose	3	–	–	
Andere Resektionen	5	–	–	
Gesamt	295	10	3,4	

dies bestätigt die besondere Gefährdung einer Ösophagoantrostomie. Die geringe Relaparotomierate von 1,2% unter allen 82 Gastrektomien würde sich auch unter Berücksichtigung der sehr seltenen Fälle nur gering erhöhen, wo bei Nahtinsuffizienz nach palliativer Gastrektomie wegen des schlechten Zustandes des Patienten auf eine Reintervention verzichtet werden mußte. Außer den nachgewiesenen Insuffizienzen fand sich je einmal eine Oberbauchperitonitis nach Billroth I und nach Gastrektomie. Zwei Dickdarmnahtinsuffizienzen betrafen Patienten, bei denen erweiterte Tumorresektionen (Querkolon) vorgenommen wurden.

Therapie

Wenige Nahtdehiszenzen traten manifest oder retrospektiv aus dem Verlauf erkennbar schon in den ersten 3 Tagen nach der Operation auf, so daß eine primäre Nahtundichtigkeit vermutet werden muß; die anderen Insuffizienzen machten sich zwischen dem 5. und 8. Tag bemerkbar. Drainage mit oder ohne zusätzliche Spülung des Operationsgebietes bzw. mit Dauerspüldrainage unter Magenentleerung mittels Sonde oder das Anlegen einer entlastenden Magen- bzw. Jejunalfistel führten nicht zu einem bleibenden Erfolg. Die Kranken erlagen zum Teil schon Stunden oder wenige Tage später dem septischen und toxischen Krankheitsgeschehen. Vom Intervall zwischen Eintreten der Nahtdehiszenz bzw. der Diagnosestellung und Operationsbeginn ließen sich aus unserem Krankengut Aussagen zur Prognose nicht ableiten.

Diskussion

Verglichen mit Literaturangaben zur Relaparotomiefrequenz für Mageneingriffe insgesamt [5] oder Vagotomien im eigenen Krankengut mit 2,4% [6] bzw. Ulkusresektionen in den letzten 4 Jahren mit 4,5% ist ein Anteil von 9,5% unter den Magenresektionen wegen Karzinom hoch. Der Unterschied zwischen Ulkusresektionen mit 2,8% ist gegenüber 3,3% beim Karzinom im Krankengut von *Vieweg* u. *Daniel* [9] weniger deutlich als bei uns. *Käufer* u. *Hiller* [4] sahen bei zum Teil auswärts vorausgegangener Erstoperation sogar ein wesentliches Überwiegen der Relaparotomie bei Ulkusresektionen; das gleiche wird im Krankengut von *Siewert* u. Mitarb. [8] sichtbar. Zu einem Teil dürfte das Überwiegen der Ulkusresektionen auf Reinterventionen wegen einer Duodenalstumpfinsuffizienz zurückzuführen sein, die beim Karzinom weitaus seltener ist als beim Ulcus duodeni.

Im Krankengut anderer Autoren spielen *Infektion* und Nahtinsuffizienz als Ursache der Relaparotomie eine bestimmende Rolle (Tabelle 31). Bei unseren Karzinomresektionen betreffen sie die Hälfte der Patienten, während bei den Ulkusresektionen der letzten Zeit die Nachblutung häufiger war. Als Ursache für eine hohe Nahtinsuffizienzrate bei Magenresektionen wegen Karzinoms sind neben technischen Fehlern die *Resektion in tumorinfiltriertem Gewebe,* das höhere *Lebensalter* (bei unseren 10 Patienten 65 Jahre) und das *Grundleiden* mit Hypoproteinämie und anderen Folgeerscheinungen zu diskutieren. In erster Linie sei das Grundleiden verantwortlich, die Nahttechnik von untergeordneter Bedeutung [3]. In unserem Krankengut spielt vermutlich der hohe Anteil palliativer Resektionen bei Metastasierung und Infiltration in die Umgebung eine Rolle (Resektionsquote

Tabelle 31. Frequenz der Relaparotomie nach Magenoperationen wegen Infektion bzw. Nahtinsuffizienz (Literatur)

Infektion:			
Autor	Patienten	Relaparotomie	
	n	Häufigkeit %	Letalität %
Siewert u. Mitarb. [8]			
Ulkusresektionen	1150	5,83	
Karzinomresektionen	540	2,60	
Käufer u. *Hiller* [4]			
gesamt	627	3,83	
Pichlmayr u. *Ziegler* [5]			
gesamt	427	2,34	70
Eigenes Krankengut			
Karzinomresektionen	295	4,75	64
Nahtinsuffizienz:			
Bünte [1]			
Magenresektionen	1276	2,66	70,6
Heberer u. Mitarb. [2]			
Ulkusresektionen B II und Kardia-Fundus-Resektionen	4153	0,75	51,6
Eigenes Krankengut			
Karzinomresektionen	295	3,40	80

aller Magenkarzinome unserer Klinik 68%). 14% aller abdominellen Resektionen waren erweiterte Resektionen, d.h. mit Teilresektion von Kolon, Pankreas und Leber bzw. Ovarektomie, 28% waren totale Gastrektomien. Bei weit gestellter Indikation zur Resektion und bei großzügiger Indikationsstellung zur Reintervention ist die Letalität in unserem Krankengut insgesamt als relativ günstig anzusehen; sie betrug für die Gastrektomie beispielsweise 17%.

Unsere Vermutung, daß die Nahtinsuffizienz aufgrund einer Resektion in Tumorausläufern eingetreten sein könnte, haben wir nicht bestätigen können, die Resektionsränder waren tumorfrei. Lediglich bei einem Kranken mit Relaparotomie wegen örtlicher Peritonitis nach Billroth I waren im unteren Resektionsrand Tumorzellen zu finden.

Eine mögliche Rolle für die Entstehung einer Nahtinsuffizienz könnte dem Fehlen der *Magensäure* mit bakterieller Besiedelung im oberen Verdauungstrakt zugeschrieben werden, die allerdings in vielen Fällen quantitativ mit der Tumorgröße vermindert ist. Uns lag lediglich unter 10 Kranken mit Nahtinsuffizienz eine Säureanalyse vor, die Hypazidität zeigte.

Die *Prognose* der Relaparotomie ist in Übereinstimmung mit anderen Autoren als ernst anzusehen [5]. Wesentlichen Anteil an der hohen Letalität haben die ungelösten Probleme der Behandlung der Nahtinsuffizienz und der Infektion [1, 5]. Der Verlauf bei diesen Patienten zeigt nur zu oft, daß die Korrektureingriffe – Drainage, Spülung und Dauerabsaugung – nicht ausreichen, um die Peritonitis zu beherrschen.

Der Entschluß zur *frühzeitigen Relaparotomie* im postoperativen Verlauf ergibt sich aus der Chance, durch rechtzeitige Korrektur der eingetretenen Störung den Kranken zu retten. Mit dieser Intention sind daher in unserem Krankengut postoperative Todesfälle an operativen intraabdominellen Komplikationen, speziell Nahtdehiszenz, *ohne* Reintervention selten.

Literaturverzeichnis

1. Bünte, H.: Frühkomplikationen nach Magenresektion und Gastrektomie. Langenbecks Arch. klin. Chir. 329, 1054 (1971).
2. Heberer, G., Stücker, F.-J., Larena-Avellaneda, A., Fuchs, K., Kallenberg, A.: Intra- und postoperative Zwischenfälle bei Operationen am Magen und Duodenum und die Ergebnisse der Korrektureingriffe. Langenbecks Arch. klin. Chir. 320, 269 (1968).
3. Holle, F.: Spezielle Magenchirurgie. Berlin-Heidelberg-New York: Springer 1968.
4. Käufer, C., Hiller, U.: Die frühzeitige Relaparotomie. Bruns' Beitr. klin. Chir. 220, 151 (1973).
5. Pichlmayr, R., Ziegler, H.: Die Relaparotomie bei Infektionen. Chirurg 45, 208 (1974).
6. Reichel, K., Gisbertz, A.: Die Relaparotomie nach Vagotomie. 115. Tagg. Vgg. Nordwestdt. Chir., Hannover 1975.
7. Schriefers, K.H., Gök, Y.: Die Relaparotomie bei Nachblutungen. Chirurg 45, 202 (1974).
8. Siewert, R., Schulz, G., Cassau, D.: Die Frührelaparotomie. Ursachen, Indikation, Prognose. Chirurg 41, 76 (1970).
9. Vieweg, G., Daniel, P.: Relaparotomie als Noteingriff in der frühen postoperativen Phase. Zbl. Chir. 99, 1127 (1974).
10. Wiltschke, H.: Die Relaparotomie nach Operationen am Magen. Bruns' Beitr. klin. Chir. 215, 166 (1967).

Relaparotomie nach Vagotomie

K. REICHEL und A. GISBERTZ

In 7 Jahren wurden 840 Patienten wegen gastroduodenaler Ulcera operiert und davon über 424 Vagotomien überwiegend in der selektiv proximalen Form vorgenommen[1]. Im einzelnen waren es 209 selektiv proximale, 84 selektive und 131 trunkuläre Vagotomien. Die trunkulären Vagotomien wurden überwiegend bei Blutungen und Risikopatienten durchgeführt. Thorakale Vagotomien wurden gelegentlich bei Ulcus pepticum jejuni vorgenommen, Antrumresektionen und Nachresektionen in Kombination mit Vagotomien nur bei hypersekretorischen Formen der Ulkuskrankheit oder bei Ulcus pepticum jejuni (Tabelle 32).

Tabelle 32. Operationsverfahren bei Magen- und Duodenalulkus (1.5.1968–31.3.1975)

Operationen		n = 840	
Resektionen		*Vagotomien*	
Billroth I	135	Selektive proximale Vagotomie + PP	209
Billroth II	119	Selektive Vagotomie + PP	84
Billroth II in Billroth I	6	Trunkuläre Vagotomie + PP	131
Segmentresektionen	10	Thorakale Vagotomie	25
Totale Gastrektomie	1	Selektive Vagotomie + GE	14
A V-Resektionen		*Andere Eingriffe*	
Antrumresektion + Vagotomie	13	Umstechung	13
Nachresektion + Vagotomie	22	Übernähung	45
		Sonstige	13

PP = Pyloroplastik
GE = Gastroenterostomie

Formen der gewählten Vagotomien

In 7 Jahren haben wir entsprechend der experimentellen und klinischen Erfahrung unsere Operationsverfahren von der trunkulären über die selektive zur selektiv proximalen Form der Vagotomie geändert (Abb. 36).

[1] Medizinische Hochschule Hannover, Department Chirurgie, Klinik für Abdominal- und Transplantationschirurgie.

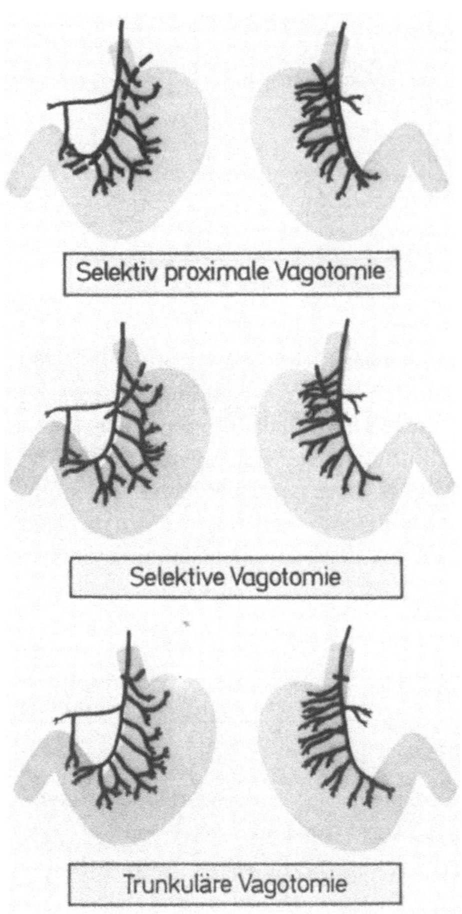

Abb. 36. Schematische Darstellung der verschiedenen Formen der Vagotomie

Bei der trunkulären Vagotomie ist die gravierendste Form einer Verletzung die Ösophagusperforation. Die Umfahrung der Kardia teils stumpf, teils scharf, erfolgt, um die vorderen und hinteren Vagusstämme hervorzuluxieren und zwischen Overholtklemmen zu durchtrennen und zu ligieren. Bei allzu brüskem Vorgehen ist eine Verletzung des Ösophagus möglich.

Wird die selektive Vagotomie durchgeführt, d.h. die Durchtrennung aller zum Magen ziehenden Vagusfasern, so erfolgt die Präparation der Vagusnervenfasern meist nach Anschlingen der Stämme durch Zug am Magen, um die Fasern dem palpierenden Finger zugänglich zu machen. Theoretisch wäre hierbei eine Läsion des Magens möglich. In unserem Beobachtungszeitraum trat dies nie auf, dagegen wurde durch unsachgemäße Manipulation und Zug am Magen relativ häufig (s.u.) die Milz lädiert, wodurch eine nachfolgende Splenektomie erforderlich wurde. Eine Pankreasverletzung wäre insbesondere im Schwanzbereich durch eine unsachgemäß durchgeführte Splenektomie eine Folge einer Komplikation.

Die heute im überwiegenden Maße angewandte selektiv proximale Vagotomie erfordert eine Skelettierung der kleinen Kurvatur mit zahlreichen Ligaturen im Bereich des Omentum minus, das in 2 oder 3 Präparationsgängen vom Angulus her kardiawärts durchtrennt wird. Unsichere Ligaturen können Nachblutungen verursachen. Obgleich stets eine Zieldrainage über die Pyloroplastik in Richtung auf die Kardiaregion gelegt wird, sind Nachblutungen aus dem Abdomen nicht immer frühzeitig und rasch zu erkennen.

Formen der gewählten Pyloroplastiken

Zur Veranschaulichung dient die Skizze der früher überwiegend von uns angewandten Pyloroplastik nach Heineke-Mikulicz und der jetzt bevorzugten Technik nach Finney (Abb. 37). Nahtinsuffizienzen traten bei Pyloroplastiken in keinem Fall auf. Eine zu klein gewählte Pyloroplastik mit entsprechend schlechter Drainage des Mageninhaltes ist im allgemeinen kein Anlaß für eine frühe Reintervention. Die von uns gewählte einreihige Technik der Pyloroplastik, die keine Nahtwülste entstehen läßt, bietet Vorteile im Hinblick auf postoperative Entleerungsstörungen durch Nahtödem oder Verlegung des Magenausganges durch ein Hämatom subserös oder intramural. Eine weitere Möglichkeit einer Komplikation wäre die Verletzung des Choledochus etwa bei Durchstechung wegen blutender Hinterwandulcera; in unserem Beobachtungszeitraum trat diese Komplikation nicht auf.

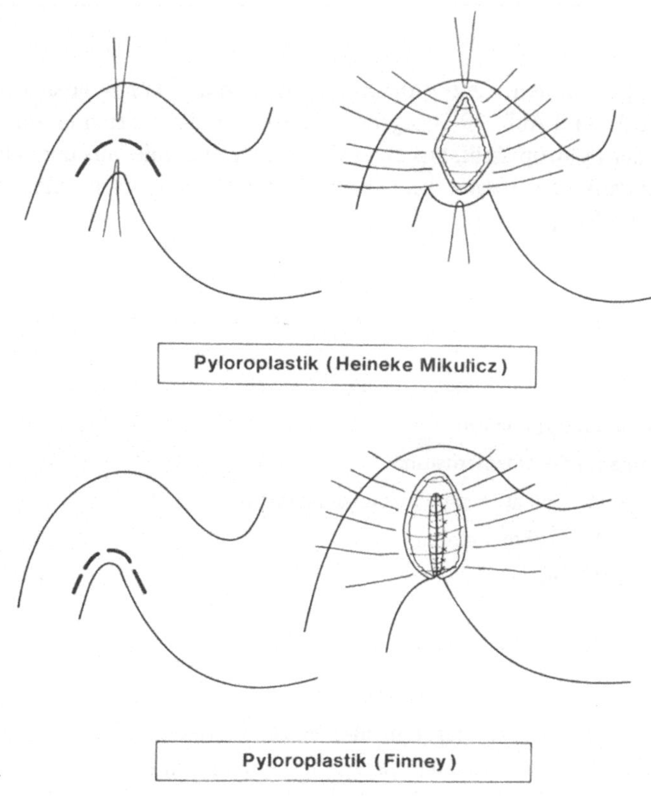

Abb. 37. Schematische Darstellung der Pyloroplastik nach Heineke Mikulicz und nach Finney

Beobachtete Komplikationen

Intraoperativ wurde in unserem Krankengut als gravierendste Komplikationsform 2mal eine Ösophagusperforation gesetzt, sofort bemerkt und entsprechend versorgt. Folgeerscheinungen hiervon traten nicht auf. Die häufigste Verletzung war mit 33 Fällen eine Blutung aus der Milzkapsel, die fast stets die sofortige Splenektomie nach sich zog. Einmal konnte die Milz genäht und einmal geklebt werden. In einem Fall wurde ein Pankreaskarzinom übersehen, das später bei einer Relaparotomie entdeckt wurde (Tabelle 33 und Abb. 38).

Tabelle 33. Intraoperative Komplikationen bei 424 abdominellen und thorakalen Vagotomien

	n
Ösophagusperforationen	2
Milzverletzung mit anschließender Exstirpation	33
Naht der Milz	1
Versorgung eines Parenchymeinrisses mit Wundkleber	1
Übersehenes Pankreaskarzinom	1

Komplikationen, die *postoperativ* auftraten und zur Relaparotomie führten, sind in Tabelle 34 und Abb. 39 angegeben. Hierbei handelt es sich je um eine Blutungskomplikation aus der Pyloroplastik, aus einer Gastroenterostomie, aus dem Omentum minus und aus dem Pankreasschwanz. Ein Abszeß in der Milzloge nach Splenektomie erforderte eine weitere Reoperation.

Tabelle 34. Häufigkeit von Relaparotomien bei 424 Vagotomien (Frühlaparotomien)

	n
Blutung aus Pyloroplastik	1
Blutung aus Gastroenterostomie	1
Blutung aus Omentum minus (intraabdominell)	1
Blutung aus Pankreasschwanz	1
Abszeß Milzloge	1
	5 $\cong$ 1%

Eine postoperative Magenatonie, wie sie besonders nach trunkulärer Vagotomie häufig beobachtet wird bzw. wurde, war in keinem Fall eine Indikation zu einer Frührelaparotomie. Das Einlegen eines nasogastralen Tubus und Dauerabsaugung des Magens über 1–2 Wochen ist hier meist erfolgreich, es sei denn, es liegt eine Stenose der Pyloroplastik vor. Häufig besteht eine Diskrepanz zwischen der röntgenologisch nachgewiesenen starken Ektasie des Magens und der relativen Beschwerdefreiheit der Patienten; um allmählich eine Tonisierung des Magens zu erreichen, ist jedoch eine Dauerabsaugung in diesen Fällen unbedingt angezeigt. Starke Magenektasien sind heute bei der selektiv proximalen Technik der Vagotomie selten.

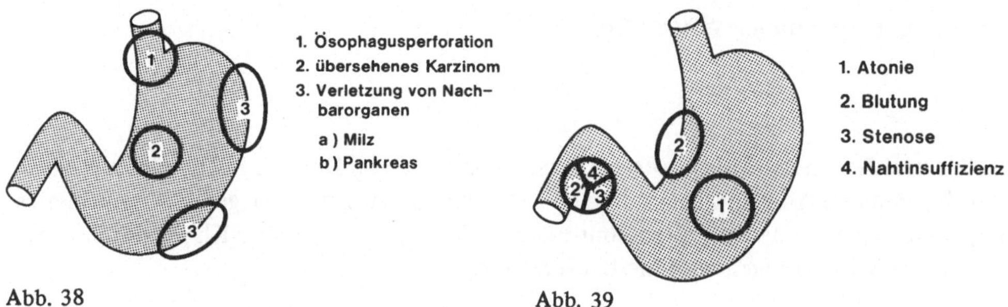

Abb. 38 Abb. 39

Abb. 38. Möglichkeiten intraoperativer Komplikationen bei der Vagotomie

Abb. 39. Möglichkeiten der postoperativen Komplikationen nach Vagotomie

Diskussion

Wir führten bei 424 Vagotomien 5 Relaparotomien (etwa 1 %) durch. Im Vergleich zu der Relaparotomiefrequenz bei Magenresektionen ist diese niedrig.

Von den Komplikationen, die zu einer Relaparotomie Anlaß geben können, ist als bedrohlichste die Verletzung des Ösophagus oder der Magenwand zu nennen, sofern diese bei der Operation unbemerkt bleibt. Die Zahl der intraoperativen Milzkapselverletzungen ist relativ hoch; sie kann wohl verringert werden, wenn streng darauf geachtet wird, daß der Zug am Magen, der zur Präparation der Vagusfasern notwendig sein kann, nicht zu brüsk auf die rechte Seite des Abdomens erfolgt. Sicher ist es aber richtig, bei Milzkapseleinrissen, die selten gestillt werden können, sofort eine Splenektomie vorzunehmen, um die große Gefahr einer Nachblutung zu vermeiden.

Insgesamt erscheint also die Vagotomie auch von der Seite der Notwendigkeit einer Relaparotomie als eine relativ risikoarme Operation.

Anmerkung des Verfassers. In jüngster Zeit wurde eine weitere Komplikationsart nach selektiv proximaler Vagotomie in der Literatur beschrieben und im eigenen Krankengut in einem Fall beobachtet: Die Magenwandnekrose an der kleinen Kurvatur als Folge der Skelettierung. Eine sofortige Relaparotomie ist hier bei entsprechender Symptomatik (z.B. pathologische Sekretion aus Peritonealzieldrainage) absolut indiziert und ermöglicht bei der eigenen Beobachtung durch Übernähung einen folgenden unkomplizierten Verlauf. (*Literatur hierzu:* Uhlschmid, G., Säuberli, H., Largiadér, F.: Magenwandnekrose als Komplikation der proximal selektiven Vagotomie bei urämischen Patienten. Helv. chir. Acta 42, 547–550 (1975). – Halvorsen, J.F., Heimann, P., Solhaug, J.H., Jacobsen, K.B.: Localized avascular necrosis of lesser curve of stomach complicating highly selective vagotomy. Brit. med. J. 2, 590–591 (1975)).

Relaparotomie (Indikation und Vorgehen) nach Voroperationen am Darm

Relaparotomie nach Operationen an Dünn- und Dickdarm

B. LÖHR, K. LEHMANN und D. NITSCHE

Die Besonderheiten der Relaparotomie nach Operationen an Dünn- und Dickdarm werden im Rahmen dieser Ausführungen durch eine statistische Analyse des eigenen Krankengutes dargestellt. Dazu wurde ein Zeitabschnitt von 10 Jahren aus der Kieler Klinik gewählt. Auf kasuistische Schilderungen wird hierbei verzichtet.

Die Sammelübersicht (Tabelle 35) zeigt, daß Relaparotomien in 4,1% erforderlich waren, eine Größenordnung, wie sie sich aus der Literatur in ähnlichem Maß herausziehen läßt [1–11]. Die Letalität von 62,7% unterstreicht die Bedeutung, die diesen 4,1% zukommt.

Gliedern wir nun auf (Tabelle 36), so sehen wir bei den Relaparotomien nach Eingriffen am Dünndarm die gleiche Letalität von nämlich 60% bei einer fast doppelt so hohen Rate von Reinterventionen, nämlich 8,3%. Die „operationsbedingte" Letalität liegt dagegen mit 34% erheblich niedriger. Wir sind zu dem Begriff „operationsbedingte" Letalität durch Aussonderung von Todesursachen wie Lungenembolie, Herzinsuffizienz, Bronchopneumonie und ähnliche gekommen; andererseits wurden in diese Gruppe alle diejenigen Patienten aufgenommen, bei denen eine Störung am Ort der Erstoperation gefunden wurde, gleichgültig ob dann Lungenembolie, Herzinsuffizienz usw. noch begleitend gefunden wurden.

Tabelle 35. Übersicht über das – dem Bericht zugrundeliegende – Krankengut der Chir. Univ.-Klinik Kiel

2072 Operationen an Dünn- und Dickdarm (1964–1973)
davon
85 Relaparotomien = 4,1%
davon
Gesamtletalität = 62,7%

Tabelle 36. Aufschlüsselung der Dünndarm-Relaparotomierate

424 Operationen des Dünndarmes
davon
35 Relaparotomien = 8,3%
Gesamtletalität = 60%
operationsbedingte Letalität = 34%

Ganz anders sieht das Bild bei der Relaparotomie nach Dickdarmeingriffen aus (Tabelle 37). Nur 3,1% mit indessen wiederum 62% Letalität sind zu verzeichnen. Die operationsbedingte Letalität liegt mit 48% deutlich höher als bei Dünndarmrelaparotomien.

Wesentlich könnte indessen sein, daß Dickdarmoperationen intra- wie extraperitoneal durchgeführt werden können (transanale Eingriffe sind hier natürlich nicht berücksichtigt).

Bei intraperitonealen Eingriffen (Tabelle 38) fanden wir die Relaparotomierate mit 2,2% als niedrig, die Letalität mit 73,3% sehr hoch und die operationsbedingte Letalität mit 56,7% ebenfalls als beachtlich. Dagegen zeigt sich eine fast dreimal so hohe Relaparotomierate bei den extraperitonealen Eingriffen am Dickdarm, die Letalität ist mit 45% deutlich niedriger, die operationsbedingte Sterblichkeit hebt sich davon nur mäßig ab.

Tabelle 37. Aufschlüsselung der Dickdarm-Relaparotomierate

1648 Operationen des Dickdarmes	
mit	
50 Relaparotomien = 3,1%	
Gesamtletalität =	62%
operationsbedingte Letalität =	48%

Tabelle 38. Aufschlüsselung der Dickdarm-Relaparotomierate, weiter unterteilt nach extra- und intraabdominellen Eingriffen

a) 1365 intraperitoneale Dickdarmeingriffe	
mit	
30 Relaparotomien = 2,2%	
Gesamtletalität =	73,3%
operationsbedingte Letalität =	56,7%
b) 283 extraperitoneale Dickdarmeingriffe	
mit	
20 Relaparotomien = 7,1%	
Gesamtletalität =	45%
operationsbedingte Letalität	35%

Tabelle 39 zeigt eine Übersicht der zum Ersteingriff führenden Grunderkrankungen. Bei den Operationen am Dünndarm sind die Mißbildungen und die Rubrik „Sonstiges" hervorzuheben. Unter letzterer sind die verschiedenen Ileusformen, mesenteriale Durchblutungsstörungen sowie einige wenige Sonderfälle zusammengefaßt. Die zur Relaparotomie führenden Eingriffe am Dickdarm sind im wesentlichen durch entzündliche und neoplastische Erkrankungen bedingt.

Auch mag die Art des Primäreingriffes interessieren (Tabelle 40). Beim Dünndarm bilden das Hauptkontingent die Resektionen und – unter „Sonstiges" zusammengefaßt – die Eingriffe wegen Ileus verschiedener Genese und Art sowie die Mesenterialinfarkte. Beim Dickdarm stehen die mit oder ohne Anus praeter durchgeführten Resektionen sowie Amputationen im Vordergrund.

Tabelle 39. Chirurgische Erkrankung, die zur Relaparotomie führte

	Dünndarm	Dickdarm
Entzündung	1	8
Mißbildung	5	1
Verletzung	1	1
Tumor	5	34
Sonstiges	23	6

Tabelle 40. Art des Primäreingriffs

	Dünndarm	Dickdarm intraperiton.	Dickdarm extraperiton.
Resektion ohne Anus	22	20	3
Resektion mit Anus	∅	5	12
Anus praeter allein	∅	∅	5
Übernähung ohne Anus	∅	3	∅
Sonstiges	12	3	∅

Sicherlich spielt der Zeitraum eine Rolle, der zwischen Erstoperation und Relaparotomie verstreicht (Tabelle 41). Man erkennt aus der Tabelle einen auffallenden Unterschied der Termine bei der Relaparotomie nach Dünndarmoperation einerseits und nach Dickdarmoperation andererseits.

Tabelle 41. Termin der Relaparotomie (postoperativer Tag

	Dünndarm	Dickdarm
1.– 3. postop. Tag	8	5
4.– 6. postop. Tag	9	16
7.–14. postop. Tag	12	12
später als 14. Tag	6	15

Tabelle 42. Tag der Relaparotomie nach Erstoperation in Beziehung zur Letalität

Dünndarm		Tag	Dickdarm	
n	Letalität %		n	Letalität %
10	40,0	1.– 3.	7	57,1
8	50,0	4.– 6.	15	86,7
11	63,6	7.–14.	11	54,6
6	83,3	> 14. Tg.	17	58,8

Die Auswirkungen der soeben betrachteten Zeitintervalle sind der Tabelle 42 zu entnehmen. Erwartungsgemäß steigt die Rate der Letalität mit dem zeitlichen Abstand zum Ersteingriff. Die zu erwartende und oft behauptete Linearität besteht aber nur bei der Dünndarm-, nicht bei der Dickdarm-Reintervention. Die zur Relaparotomie zwingenden Komplikationen sind in der Tabelle 43 aufgestellt. Ileus und Peritonitis stehen an der Spitze. Beide Krankheitsbilder sollten nochmals auf ihre Gefährlichkeit hin untersucht werden. Diese läßt sich am Erfolg oder aber auch am Zwang zum nochmaligen Eingriff ablesen.

Beim Ileus (Tabelle 44) erkennt man die Seltenheit der paralytischen Form, zugleich indessen die Schwierigkeit, den konservativ vergeblich angestrebten Erfolg durch Relaparotomie noch erzwingen zu wollen. Umgekehrt zeit sich, daß der mechanische Ileus durch Reintervention angegangen werden muß. Die Komplikationsrate ist sehr viel geringer als beim paralytischen Ileus, mit 18,7% indessen immer noch beachtlich.

Tabelle 43. Komplikationen, die zur Relaparotomie zwangen

Blutung	Ileus	Peritonitis	Sonstige
3	35	40	7

Tabelle 44. Erneute Komplikation nach Relaparotomie wegen Ileus

Komplikat., die zur Relap. führt	Anzahl	davon: erneute Komplikat. nach Relaparotomie	
mechan. Ileus	32	6	(18,7%)
paralyt. Ileus	3	2	(66,6%)

Mit der Betrachtung der Peritonitis (Tabelle 45) schält sich das Problem heraus, das die Hälfte der Gesamtkomplikationen ausmacht. Die Bauchfellentzündung mit Nahtinsuffizienz kombiniert, stellt davon den Großteil und läßt eine Sanierung durch einmalige Relaparotomie in nur knapp der Hälfte der Fälle zu.

Auch wenn wir unabhängig von der Art der zur Relaparotomie führenden Erstkomplikation aufschlüsseln (Tabelle 46), so zeigt sich die Peritonitis als häufigste Störung.

Tabelle 45. Erneute Komplikation nach Relaparotomie wegen Peritonitis

Komplikation, die zur Relaparotomie führt	Anzahl	davon: erneute Komplikation nach Relap.	
Peritonitis mit Insuff.	28	13	(46,3%)
Peritonitis ohne Insuff.	12	4	(33,3%)

Tabelle 46. Art der erneuten Komplikation nach Relaparotomie

Blutung	intraluminal:	Ø	extraluminal:	2
Ileus	mechanisch:	5	paralytisch:	Ø
Peritonitis	mit Insuff.:	15	ohne Insuff.:	3
Anus-praeter-Kompl.		2		
Sonstiges		8		

Betrachten wir nun kurz die Aussichten der wiederholten Relaparotomie (Tabelle 47), so ergibt sich ein erwartungsgemäß düsteres Bild. Die Zahl der Erfolge sinkt rapide. Die dritte Relaparotomie gelang uns niemals erfolgreich, sei es nach Operationen am Dünndarm oder am Dickdarm (Tabelle 48).

Tabelle 47. Wiederholte Relaparotomie nach Dünndarmeingriffen

In 35 Fällen (= 8,3%) aller Dünndarmeingriffe wurde eine Relaparotomie erforderlich.

Davon wurden

a) zum 2. Mal relaparotomiert: 5 (14,3%)
Letalität = 60%

b) zum 3. Mal relaparotomiert: Ø

Tabelle 48. Wiederholte Relaparotomie nach Dickdarmeingriffen

In 50 Fällen (= 3,1%) aller Dickdarmeingriffe wurde eine Relaparotomie erforderlich.

Davon wurden

a) zum 2. Mal relaparotomiert: 12 (24%)
Letalität = 83,3%

b) zum 3. Mal relaparotomiert: 2 (4%)
Letalität 100%

Schlußfolgerung

Sieht man von komplikationsbegünstigenden Faktoren wie Alter, Allgemeinzustand oder ähnlichem ab, die hier nicht ausgeführt werden, so ist die wesentliche Aussage des vorgeführten Tabellenmaterials folgende:

Die Peritonitis stellt den bedrohlichsten Faktor aller postoperativen Komplikationen dar. Sie zwingt fast stets zur Relaparotomie, leider nicht selten zu spät. Die Peritonitis ist häufig durch Nahtinsuffizienz bedingt, führt aber auch als gewissermaßen alleiniges Primärereignis zu einer sekundären Nahtinsuffizienz. Das eine zieht also das andere, das andere wiederum das eine mit hoher Signifikanz nach sich. Die Ursache dafür liegt in einer Durchblutungsstörung, die zumeist nur durch das Mikroskop erfaßbar ist. Die Durchblutungsstörung kann präoperativ vorliegen, intraoperativ induziert werden, sowie erst postoperativ entstehen. Man erinnere sich an die typischen Gefäßverschlüsse, die bei Morbus Crohn wie auch durch Bestrahlung bereits präoperativ histologisch nachgewiesen werden können. Ebenso sieht es aus, wenn Darmabschnitte von einer Peritonitis erfaßt sind. Hier wird eine Naht nicht halten. Der gleiche Fall tritt ein, wenn eine zwischen gut angefrischten Darmlumina angelegte Anastomose von der weiterschreitenden Peritonitis erfaßt wird: Die Wundränder werden durchblütungsgestört, damit nekrotisch und die Naht somit insuffizient.

Was ist zu tun? Die Antwort muß lapidar ausfallen, denn die Vielfalt der einzelnen Fälle gestattet keine schematische Empfehlung. Das gilt vor allem für die Wahl des operativen Verfahrens bei Relaparotomie. Die Pathologie der Störung ist nicht allein maßgebend; die Pathophysiologie zum Zeitpunkt der Reintervention und vor allem der zu erwartende pathophysiologische Ablauf nach der Relaparotomie bestimmen das Vorgehen.

Die vorliegende oder kommende Peritonitis ist in erster Linie zu bedenken. Die Durchblutungsstörung gerade in ihrer submakroskopischen Form schafft uns die meisten Probleme und die meisten Therapieversager.

Literaturverzeichnis

1. Dinstl, K., Schiessel, R.: Indikation und Ergebnisse der Relaparotomie. Acta chir. Austr. 4, 107 (1972).
2. Goligher, J.C., Graham, N.G., de Dombal, F.T.: Anastomotic dehiscence after anterior resection of rectum and sigmoid. Brit. J. Surg. 57, 109 (1970).
3. Harrower, H.W.: Postoperative ileus. Amer. J. Surg. 116, 369 (1968).
4. Hegemann, C.: Chirurgische und eitrige Komplikationen nach Eingriffen an den Bauchorganen. Langenbecks Arch. klin. Chir. 329, 1048 (1971).
5. Käufer, C., Hiller, U.: Die frühzeitige Relaparotomie. Bruns' Beitr. klin. Chir. 220, 151 (1973).
6. Kern, E.: Zur Chirurgie des postoperativen Ileus. Chirurg 41, 130 (1970).
7. Kunz, H.: Die Relaparotomie. Langenbecks Arch. klin. Chir. 301, 223 (1962).
8. Ranke, E.: Probleme der frühen Relaparotomie. Zbl. Chir. 95, 73 (1970).
9. Reifferscheid, M.: Zur Frührelaparotomie. Langenbecks Arch. klin. Chir. 301, 224 (1962).
10. Siewert, R., Schulz, G., Cassau, D.: Die Frührelaparotomie. Chirurg 41, 76 (1970).
11. Stojanow, A.: Die Frührelaparotomie. Zbl. Chir. 97, 1841 (1972).

Relaparotomie nach Rektumamputationen

A. JÜNEMANN und R. SAILER

Bei der Radikaloperation des Rektumkarzinoms kommen seit 3 Jahrzehnten standardisierte und bewährte Operationsmethoden zur Anwendung. An der Chirurgischen Universitätsklinik Düsseldorf wurden in den vergangenen 10 Jahren 450 Rektumexstirpationen vornehmlich nach den abdominoperinealen Methoden durchgeführt, wie sie *Quenu* [4], *Miles* [3] und *Lloyd-Davies* [2] angegeben haben. Unter Frühintervention verstehen wir den Wiederholungseingriff, der noch während des stationären Aufenthaltes wegen unerwarteter Komplikationen erforderlich wird.

Zum *Ileus* kann es kommen durch Einklemmen einer Dünndarmschlinge hinter der hochgezogenen Sigmaschlinge, durch Einklemmen in Lücken des kleinen Beckens oder durch Fixation im Bereich der Beckenbodennaht. Beobachtet haben wir nur 5 Komplikationen der ersten Gruppe. Beim Reeingriff wurde 4mal eine Sigmalateralfixation nach *Goligher* [1] durchgeführt, einmal war eine Dünndarmresektion mit Anlagen eines Transversumafters wegen einer Ernährungsstörung des Sigmas erforderlich. 2 Patienten verstarben an einem Herz-Kreislauf-Versagen. Seitdem wir in den vergangenen 5 Jahren routinemäßig das Sigma extraperitoneal duch einen stumpfgebildeten Tunnel im linken Unterbauch herausleiten, ist diese Komplikation nicht mehr aufgetreten.

Ursache für einen weiteren mechanischen Ileus waren 5mal Strangbildungen, und zwar 4mal im kleinen Becken durch Verwachsungen an der Peritonealnaht, die gelöst werden konnten. Dennoch verloren wir 4 dieser meist alten Patienten, die zwei operative Eingriffe innerhalb kurzer Zeit nicht überstanden haben. 3 Patienten mit einer Peritonitis nicht geklärter Ursache und konsekutivem paralytischem Ileus, wahrscheinlich auf dem Boden einer Durchwanderungsperitonitis, verstarben trotz entlastender Maßnahmen, wie Anlage einer Zökalfistel, letztere angelegt zur Entlastung des überdehnten Dickdarmes.

Unter den *Komplikationen am Anus praeter* beobachteten wir 7mal eine Retraktion bzw. eine Nekrose. Ursächlich lagen mit Sicherheit technische Fehler vor. Bei adipösen Kranken erfolgt oft eine Fehleinschätzung, nämlich daß nach Narkose bei Tonisierung der Bauchdecke andere Verhältnisse wie bei der Herstellung des Kunstafters intraoperativ vorzufinden sind. Wenn man die Blutversorgung des endständigen Sigmaafters genau beachtet und das spannungslose Herausleiten durch eine für 2 Finger durchgängige Faszienöffnung, die wir durch kreuzweises Einschneiden erreichen, kann diese Komplikation verhindert werden. Aus dieser Patientengruppe verloren wir trotz Relaparotomie 2 an einer Peritonitis. Erwähnt werden soll auch noch ein Anus praeter-Prolaps bzw. eine -Stenose und 5 Bauchwandrupturen. Aus der letzten Patientengruppe verloren wir 2 an Kreislaufversagen.

Wir verschließen seit 5 Jahren die *perineale Wunde* je nach Operationsverhältnissen fast immer primär und erreichten eine glatte Wundheilung in etwa 50% unserer Fälle. Wir waren nur einmal gezwungen, in Narkose eine ausgiebige Wundrevision und Drainage wegen eines Abszesses in der Kreuzbeinhöhle durchzuführen. Ursache war ein infiziertes Hämatom infolge Nachblutung aus der A. rectalis media. Für den primären Wundverschluß fordern wir eine sorgfältige Blutstillung und eine ausgiebige Drainage. 2 Nachblutungen aus der Kreuzbeinhöhle bei nicht primärem Verschluß desselben erforderten erneute Tamponade.

Von unseren 30 Patienten mit Frühkomplikationen und erforderlichen Reinterventionen verloren wir insgesamt 13, das heißt unter 450 Rektumexstirpationen betrug die Reinterventionsrate 6,6% (Tabelle 49).

Tabelle 49. Komplikationen und Vorgehen bei 30 Patienten nach 450 abdominosakralen Rektumexstirpationen (Chirurgische Universitätsklinik Düsseldorf)

Komplikationen	n	Reintervention	n	Todesfälle
Mechanischer Ileus (Darmeinklemmung)	5	Sigmalateralfixierung	4	
		Dünndarmresektion und Transversumafter	1	2
Strangulationsileus	5	Strangdurchtrennung	5	4
Peritonitis	3	Entlastungsfisteln	3	3
Anus praeter-Retraktion	7	Revision (2 x Relap.)	7	2
Anus praeter-Prolaps	1	Revision	1	
Anus praeter-Stenose	1	Revision	1	
Bauchwandruptur	5	Relap. + Verschluß	5	2
Nachblutung Kreuzbeinhöhle	2	Tamponade	2	
Abszeß Kreuzbeinhöhle	1	Drainage	1	

Literaturverzeichnis

1. Goligher, J.C.: Treatment of Carcinoma of the Rectum. In: Goligher, J.C.: Surgery of the Anus, Rectum and Colon. London: Brillière, Tindall & Cassell, 1970, p. 609.
2. Lloyd-Davies, O.V.: Lithotomy-Trendelenburg-position for resection of rectum and lower pelvic colon. Lancet 2, 74 (1939).
3. Miles, W.E.: A method of performing abdomino-perineal excision for carcinoma of the rectum and of the terminal portion of the pelvic colon. Lancet 2, 1812 (1908).
4. Quénu, E., Laudel, G.: Des tumeurs villeuses du épithéliomas superficiels végétants du rectum. Rev. de Gynéc. 3, 95 (1899).

Relaparotomie nach Eingriffen bei Morbus Crohn

H. KRIEG und J. GRÖNNINGER

Unter den verschiedenen Krankheitsursachen, die den Chirurgen zur Relaparotomie infolge postoperativer Frühkomplikationen zwingen, nimmt die Enteritis regionalis Crohn eine Sonderstellung ein. Die vielfältigen morphologischen Befunde erklären zwangsläufig die klinischen, meist unberechenbaren Verlaufsformen, unter denen diese unspezifische chronisch-granulomatöse Entzündung des Verdauungstraktes in Erscheinung tritt.

An erster Stelle derartiger Komplikationen stehen Rezidive, die mit narbig-entzündlichen Stenosen im Anastomosenbereich und konsekutivem Subileus, entzündlichen Konglomerattumoren, äußeren und inneren Fisteln sowie intraperitonealen Abszessen mit Peritonitis oder Sepsis einhergehen [2, 5]. Als charakteristische Komplikationen sind sekundär heilende Operationswunden mit Abszessen und Fisteln anzusehen [4]. Ferner sahen wir häufig akute Exazerbationen nach vorausgegangener chirurgischer Therapie, obwohl der erkrankte Darmabschnitt im Gesunden reseziert war. Die Indikation zur Relaparotomie wird gerade beim Rezidiv des Morbus Crohn äußerst zurückhaltend und nach vorausgegangener konservativer Therapie gestellt [5, 6]. Crohn-spezifische, oft lebensbedrohliche Komplikationen müssen fallweise auch in der frühen postoperativen Phase chirurgisch angegangen werden, jedoch sollte dies nur unter dem Zwang einer absoluten Operationsindikation geschehen. Profuse intestinale Blutungen, die wir in unserem Krankengut zweimal beobachteten, konnten konservativ beherrscht werden [11].

Außer diesen vom Grundleiden ausgehenden Komplikationen ist mit den üblichen postoperativen Zwischenfällen zu rechnen, die sich von der einfachen Wundheilungsstörung bis zur Anastomoseninsuffizienz mit Peritonitis und septischen Zuständen erstrecken können [8]. Diese Veränderungen scheinen jedoch häufiger als bei vergleichbaren abdominellen Eingriffen vorzukommen. Schließlich ist nach frustranen operativen Behandlungsversuchen in Form von Adhäsiolysen, Fistelexzisionen, Umgehungsanastomosen und Probeexzisionen am Darm oder Mesenterium ein Reeingriff zur endgültigen Beseitigung des eigentlichen Krankheitsherdes unumgänglich.

Von 1964 bis 1974 behandelten wir an der Chirurgischen Universitätsklinik Mainz 145 Patienten wegen eines Morbus Crohn des Verdauungstraktes (Tabelle 50). Es mußten insgesamt 201 Eingriffe, darunter 56 Reeingriffe, ausgeführt werden. Während in 33 Fällen eine erste Reintervention erforderlich war, nehmen die Zahlen der weiteren Eingriffe kontinuierlich ab, in 2 Fällen wurde bis zu 7mal laparotomiert. Bei der Zusammenfassung der 194 postoperativen Frühkomplikationen (Tabelle 51), davon 124 nach Erst- und 70 nach Reeingriffen, zeigt sich, daß annähernd alle Darmresektionen gleichmäßig betroffen sind. Kardiopulmonale und Stoffwechselstörungen sowie septische Zustände verbunden mit hoher Letalität sind beim Reeingriff häufiger anzutreffen. Bei der Indikationsstellung zur Reintervention (Tabelle 52) ist grundsätzlich zu unterscheiden, ob ein Rezidiv oder eine davon unabhängige Komplikation vorliegt. Die Indikation zur Operation des Crohn-Rezidivs wird erst nach Ausschöpfen aller konservativen Behandlungsmöglichkeiten gestellt. In unserem Krankengut erfolgte der Reeingriff wegen eines Rezidivs meist im 2. bis 3. Jahr nach der Primäroperation. In 4 Fällen mußten dagegen Fisteln und Abszesse in der frühen postoperativen Phase versorgt werden. Postoperative Zwischenfälle in Form von Anastomoseninsuffizienz, Ileus und Peritonitis dulden keinen Aufschub. Die Zahl der Komplikationen ist auffallend hoch, wenn beim Ersteingriff wegen unzureichender Diagnose oder technischer Schwierigkeiten auf eine Darmresektion verzichtet wurde.

Tabelle 50. Erst- und Mehrfacheingriffe bei 145 Morbus Crohn-Patienten (Chirurg. Univ.-Klinik Mainz 1964–1974)

	männlich	weiblich	gesamt
Ersteingriff	70	75	145
1. Reintervention	18	15	33
2. Reintervention	5	8	13
3. u. Mehrfacheingriffe	5	5	10
Gesamt	98	103	201
Reeingriffe gesamt: 56			

Ferner sind die Zahlen der Reinterventionen höher, wenn beim Primäreingriff statt einer physiologischen End-zu-End- eine End-zu-Seit- oder eine Seit-zu-Seit-Anastomose angelegt wurde. Als Gründe müssen sekundär sich entwickelnde Blindsacksyndrome mit weiterschwelender Entzündung diskutiert werden.

Aus unserem Zahlenmaterial geht hervor, daß der Morbus Crohn mit seinen zahlreichen Komplikationen den Chirurgen trotz eines hohen Risikos immer wieder zu Relaparotomien zwingt. Die chirurgische Therapie zielt auch bei der Reintervention darauf hin, lebensbedrohliche Komplikationen zu beseitigen. Der Entschluß zur Reoperation sollte bei Crohn-spezifischen Komplikationen daher ebenso wie beim Primäreingriff lediglich unter dem Zwang der absoluten Indikation – nämlich beim chronisch-komplizierten Verlauf und nach erfolgloser internistischer Therapie – gefaßt werden [1, 7]. Schwierigkeiten bereitet die Festlegung des günstigsten Operationszeitpunktes, der gemeinsam von Chirurgen und Internisten bestimmt wird. Die Therapie der Wahl muß auch beim Reeingriff die möglichst sparsame Darmresektion sein, wobei wegen der großen Rezidivgefahr die Resektionsgrenzen makroskopisch und mikroskopisch frei von pathologischen Veränderungen sein müssen [3, 9, 10]. Alle nicht Crohn-spezifischen Komplikationen werden nach den klassischen Regeln der Chirurgie versorgt. Unsere Erfahrung zeigt, daß ein schematisches Vorgehen bei der Indikationsstellung zur Relaparotomie wenig sinnvoll erscheint, da der Krankheitswert der möglichen Komplikationen und die Aktivität der Erkrankung für jeden Einzelfall beurteilt werden müssen.

Tabelle 51. Postoperative Frühkomplikationen beim Erst- und Reeingriff von 145 Morbus Crohn-Patienten (Chirurg. Univ.-Klinik Mainz 1964–1974)

Operationsverfahren	Zahl	Wundheilungs-störung	Abszeß Fistel	Anast.-Insuff. Peritonitis	Ileus	Rezidiv	Kardiopulm. Störung	Stoffw.-störung	Letalität	Gesamt
Ersteingriff										
Ileusresektion	5	4	–	–	–	–	–	–	–	4
Ileozökalresektion	46	21	5	2	–	2	6	2	–	38
Hemikolektomie	40	14	3	2	2	3	4	1	–	29
Kolektomie	31	5	4	1	1	2	4	2	–	19
Erstop. ohne Resektion	23	18	9	3	3	–	1	–	–	34
Gesamt	145	62	21	8	6	7	15	5	0	124
Reeingriff										
Anastomosen-resektion	8	3	1	–	–	1	–	1	–	6
Ileumresektion	2	1	–	–	–	–	1	1	–	3
Ileozökalresektion	9	2	2	1	1	2	3	–	–	11
Hemikolektomie	16	5	3	1	–	1	1	3	–	14
Kolektomie	6	1	1	–	1	–	2	2	2	9
Reoperation ohne Resektion	15	5	4	4	3	3	3	3	2	27
Gesamt	56	17	11	6	5	7	10	10	4	70

Tabelle 52. Indikationen zur chirurgischen Therapie postoperativer Komplikationen in zeitlicher Abhängigkeit vom Ersteingriff (Chir. Univ.-Klinik Mainz 1964–1974)

Indikation	Postop. Phase	< 1 Jahr	1–5 Jahre	> 5 Jahre	Gesamt
Rezidiv:					
erfolgl. intern. Therapie	–	–	5	2	7
Stenose	–	–	3	1	4
Fistel	2	3	2	–	7
Abszeß	2	–	–	–	2
Tumor	–	–	3	–	3
Postop. Komplikation:					
Anast.-Insuff.	3	–	–	–	3
Ileus	3	2	–	–	5
Peritonitis	2	–	–	–	2
Ersteingriff ohne Resektion	8	8	5	2	23
Gesamt	20	13	18	5	56

Literaturverzeichnis

1. Cooke, W.T.: Survey of results of treatment of Crohn's disease. Clin. Gastroenterol. 1, 521–531 (1972).
2. De Dombal, F.T.: Results of surgery for Crohn's disease. Clin. Gastroenterol. 1, 493–506 (1972).
3. De Dombal, F.T., Burton, I., Goligher, I.C.: Recurrence of Crohn's disease after primary excisional surgery. Gut 12, 519 (1971).
4. Enker, W.E., Blook, G.E.: The operative treatment of Crohn's disease complicated by fistulae. Arch. Surg. 98, 493–499 (1969).
5. Fahrländer, H., Shalev, E.: Die Enterocolitis regionalis Crohn. Dtsch. med. Wschr. 99, 2207–2214 (1974).
6. Fahrländer, H., Shalev, E.: Colitis ulcerosa und Enterocolitis regionalis Crohn. Dtsch. med. Wschr. 99, 2235–2240 (1974).
7. Grewe, H.E., Lampe, K., Berndt, V.: Beitrag zur gemeinsamen chirurgisch-internistischen Therapie der Enteritis regionalis. Zbl. Chir. 96, 1448–1459 (1971).
8. Hoffmann, E., Jünemann, A., Niemann, F.: Behandlungsergebnisse der Enteritis regionalis. Zbl. Chir. 97, 1809–1813 (1972).
9. Reifferscheid, M.: Chirurgische Therapie der entzündlichen Erkrankungen des Dünn- und Dickdarms einschließlich der Colitis ulcerosa. Therapiewoche 23, 1146–1149 (1973).
10. Savić, B., Schulz, D., Auer, S.: Chirurgische Behandlung des Morbus Crohn. Zbl. Chir. 98, 385–390 (1973).
11. Sell, G.: Chirurgische Therapie des Morbus Crohn. Therapiewoche 23, 1135–1144 (1973).

Der second look bei der Behandlung des akuten Verschlusses der Arteria mesenterica superior

H. RICHTER, J. KUSCHE und C.-D. STAHLKNECHT

Der akute Verschluß der A. mesenterica superior, verursacht durch Embolie oder Thrombose, gilt auch heute noch mit einer Letalität von 80–90% als trostloseste Variante des akuten Abdomens, wie es *Senn* [6] ausgedrückt hat. Dieses Krankheitsbild stellt eine echte Herausforderung an den behandelnden Chirurgen dar. Die hohe Letalität, bedingt durch eine kurze Ischämietoleranz des Darmes, wird vor allen Dingen durch die zu späte Diagnosestellung erklärt. Die abdominelle Symptomatik allein, wie plötzlich auftretender heftiger Schmerz von uncharakteristischer Lokalisation, diskreter Abdominalbefund und unauffällige bis lebhafte Peristaltik ist für die Diagnose des Mesenterialarterienverschlusses nicht typisch genug (Tabelle 53).

Tabelle 53. Frühe Symptomatik des Mesenterialinfarktes

Heftiger Bauchschnerz von uncharakteristischer Lokalisation
Diskreter Abdominalbefund
Unauffällige bis lebhafte Peristaltik

Erstes Ziel des chirurgischen Eingriffes nach einer möglichst frühen Erkennung des Verschlusses der A. mesenterica superior muß die rasche Wiederherstellung der Blutzirkulation im Versorgungsgebiet der Mesenterialarterie sein. Der Erfolg dieser Maßnahme ist abhängig von der Ausdehnung der Ischämie des betroffenen Darmes und der Dauer des Gefäßverschlusses. So fanden *Brown* u. Mitarb. [1] bei elektronenmikroskopischen Untersuchungen bereits nach einer 30minütigen Darmischämie im Tierexperiment deutliche Nekrosen der Schleimhaut mit ausgeprägtem submukösem und interstitiellem Ödem. *Lederer* u. *Sauer* [4] konnten schon nach 8–15minütiger Darmischämie eine zunehmende Nekrose der Darmzotten histologisch nachweisen. Aufgrund dieser relativen Ischämietoleranz des Dünndarmes ist der Chirurg im Anschluß an die Revaskularisation gezwungen, irreversibel geschädigte Darmanteile unbedingt zu resezieren, andererseits soll jedoch möglichst viel Darm zur Vermeidung einer späteren Malabsorption erhalten werden. Als therapeutische Möglichkeiten bieten sich in Abhängigkeit von der Dauer der Ischämie und Sitz des Verschlusses die reine Embolektomie, Thrombektomie, die Resektion des Darmes oder eine Kombination beider Methoden an.

Da es sich zu 70–80% [3, 5] um ältere Patienten mit arteriosklerotischen Gefäßverengungen handelt, bei denen das akute Geschehen durch zusätzliche Thrombenbildung oder Embolie hervorgerufen wird, kann davon ausgegangen werden, daß auch im Splanchnikusgebiet ein präformierter Kollateralkreislauf besteht. Dieser Kollateralkreislauf wird über die Aa. pancreaticoduodenales zum Truncus coeliacus und über die A. colica dextra zur unteren Mesenterialarterie gebildet [9]. Da es bei der ersten Laparotomie, die die Revaskularisation zum Ziel hat, sehr schwierig zu beurteilen ist, welche Darmabschnitte sich aufgrund der Kollateralisierung noch erholten werden, sollte die Entscheidung über die endgültig zu resezierenden Darmabschnitte während einer Relaparotomie, dem second look, erfolgen [7].

Der ischämische Darm stellt eine erhebliche Gefährdung des Patienten dar, da es bedingt durch ihn 1. zu Störungen im Flüssigkeits- und Elektrolythaushalt sowie 2. zu einem vermehrten Auftreten von vasoaktiven Substanzen, wie Polypeptiden und Aminen, kommt [8] (Abb. 40).

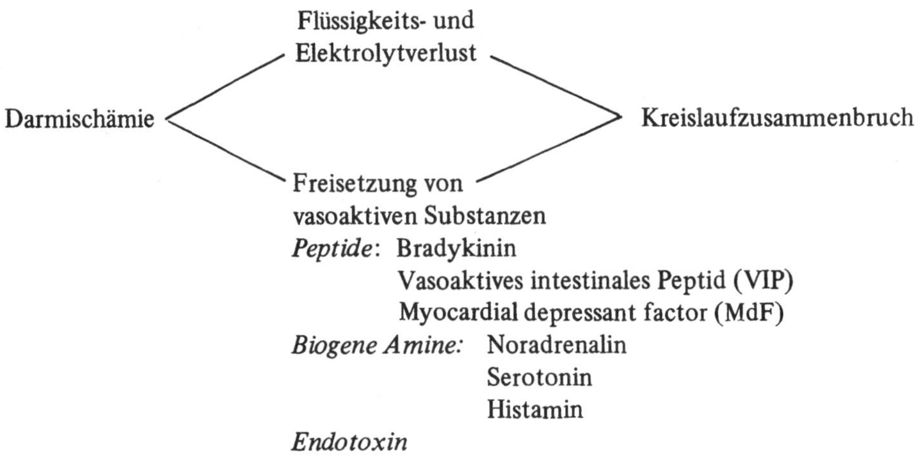

Abb. 40. Schematische Darstellung des pathophysiologischen Geschehens bei Darmischämie

Nach der Revaskularisierung des ischämischen Darmes steigern sich noch die eben genannten Störungen, da diese nun aus dem Splanchnikusgebiet in den allgemeinen Kreislauf getragen werden, wobei angenommen werden kann, daß auch die Leber aufgrund der mangelnden Blutzufuhr einen großen Teil ihrer entgiftenden Funktion eingebüßt hat. Es kommt also bei diesen Patienten zu einem unaufhaltsamen Blutdruckabfall, der schließlich unter dem typischen Bild des irreversiblen Schocks zum Tode führt. Unter Berücksichtigung dieser pathophysiologischen Zusammenhänge erscheint es wünschenswert, das heute übliche Zeitintervall von 24–48 Stunden bis zur Durchführung des second look möglichst zu verkürzen, da erst nach Entfernung aller nekrotischen Darmanteile mit einer endgültigen Wiederherstellung des Patienten gerechnet werden kann.

Wir glauben, daß der second look nach einer Zeitspanne von 8 bis maximal 12 Stunden, wie es auch von *Giessler* u. Mitarb. [2] angegeben wurde, durchgeführt werden sollte, da nach diesem Zeitraum mit einer weiteren Erholung des Darmes nicht mehr zu rechnen ist.

Außerdem kann der Patient bis zu diesem Zeitpunkt hinsichtlich Kreislauf und Lungenfunktion wieder in einen operationsfähigen Zustand gebracht werden.

Literaturverzeichnis

1. Brown, R.H., Chiv, C., Schott, H.J.: Ultrastructural changes in the canine mucosal cell after mesenteric arterial occlusion. Arch. Surg. 90, 290–294 (1970).
2. Giessler, R., Hoffmann, K., Heberer, G.: Akute und chronische Verschlüsse der Visceralarterien. Dtsch. med. Wschr. 98, 1112—–1118 (1973).
3. Huber, F.B.: Der akute Mesenterialgefäßverschluß. Schweiz. med. Wschr. 99, 711–715 (1969).
4. Lederer, B., Sauer, H.: Zum Verhalten des Darmes nach vorübergehender Kreislaufunterbrechung. Verh. dtsch. Ges. Path. 53, 195–197 (1969).
5. Marston, A.: Diagnosis and management of intestinal ischemia. Ann. roy. Coll. Surg. Engl. 50, 39–44 (1972).
6. Senn, A., Grädel, F., Lundsgaard-Hansen, P., Wälti, R.: Die operative Behandlung der peripheren und mesenterialen Embolie. Schweiz. med. Wschr. 91, 525–533 (1961).
7. Shaw, R., Rutledge, R.H.: Superior mesenteric artery embolectomy in the treatment of massive mesenteric infarction. New Engl. J. Med. 257, 595–598 (1957).
8. Sullivan, J.F.: Vascular disease of the intestines. Med. Clin. N. Amer. 58, 1473–1485 (1974).
9. Wenz, W.: Abdominelle Angiographie. Berlin–Heidelberg–New York: Springer 1972.

Die Frührelaparotomie nach Appendektomie

F.K. MÖRL und G. THOMA

Nach wie vor stellt die Appendektomie die häufigste Bauchoperation am Menschen dar, die in Deutschland dreimal so häufig wie im vergleichbaren Ausland vorgenommen wird. Die Gründe hierfür liegen in der höheren Morbidität, in der selteneren Simultanappendektomie und in der schulmäßig breit gestellten Indikation. Eine Analyse von 6675 Appendektomien, die in den Jahren 1960 bis Mai 1975 an unserer Klinik vorgenommen worden sind, zeigt, daß in rund 30% des Krankengutes vom Pathologen wohlwollend die histologische Diagnose einer chronischen Appendizitis gestellt wurde, nur in 70% lag ein operationswürdiger Befund vor.

Die Abb. 41 a und b zeigen, daß die Appendektomie am häufigsten zwischen dem 10. und 20. Lebensjahr erfolgte und daß die vier eitrigen Formen der Appendizitis (5. bis 8. Kurve) in unterschiedlicher Häufigkeit in den einzelnen Altersgruppen vorkommen. So zeigt die Kurve der gangränösen Entzündungsformen einen sinusförmigen, über alle Altersgruppen verteilten Verlauf. Bei der gedeckt und frei perforierten Appendizitis finden sich zwei Häufigkeitsgipfel, 1. in der Altersgruppe 0 bis 20 Jahre und 2. im Alter über 70 Jahre. Zu einem perityphlitischen Abszeß kommt es überwiegend nur im höheren Alter. Obwohl es in Zukunft gilt, den Anteil der Appendektomie bei sog. chronischer Appendizitis zu senken, möchten wir zumindest im Kindesalter an der großzügigen, aber berechtigten, im späteren Lebensalter an der kritisch abwägenden Indikationsstellung festhalten.

Postoperative Komplikationen und Frührelaparotomiefrequenz hängen eindeutig vom Schweregrad der Entzündung und vom Lebensalter des Patienten ab (s. Tabelle 54).

Tabelle 54. Häufigkeit der Appendektomie, Relaparotomie und Letalität nach Relaparotomie in Abhängigkeit vom Alter

Appendektomie-frequenz	1079	2098	1422	825	481	357	224	189	Gesamtzahl 6675
Relaparotomie-frequenz	10	7	3	4	4	2	9	7	Gesamtzahl 46 (= 0,7%)
Todesfälle nach Relaparotomie	–	1	–	–	3	1	4	5	Gesamtzahl 14 (= 30,4%)
0	10	20	30	40	50	60	70	Jahre	

Bedauerlicherweise mußten 9 von 2024 Patienten nachoperiert werden, die keinen oder kaum einen Befund an der Appendix aufwiesen. Es handelte sich um 2 exogen mit Sta-

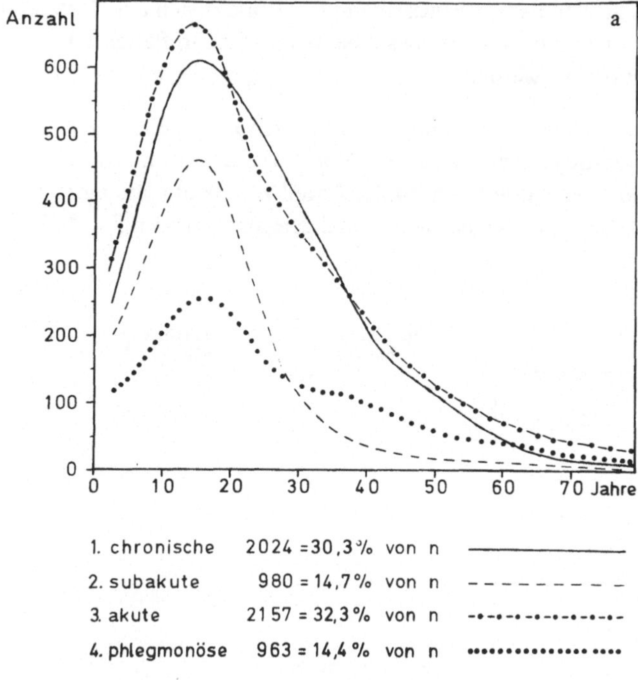

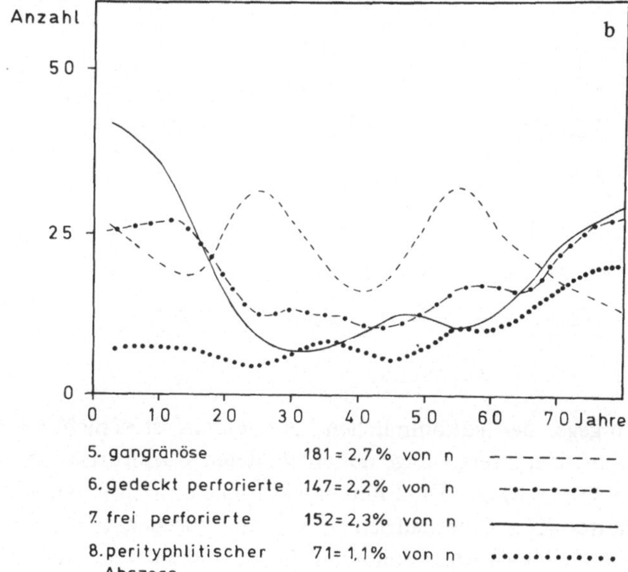

Abb. 41 a und b. Stadien- und Altersverteilung der Appendizitis bei 6675 Appendektomien (AK Heidberg, Hamburg, von 1960 bis 1975)

phylokokken und Streptokokken inokulierte Peritonitisfälle, um einen Patienten mit einem Appendixstumpfabszeß, um 2 Kranke mit einer totalen Bauchwanddehiszenz, um 2 Patienten mit großen Konglomerattumoren und um eine Relaparotomie bei Sigma elongatum.

In großen Sammelstatistiken [1–5] findet sich eine Reoperationsquote von 0,9%, im eigenen Krankengut lag sie bei 0,7%, d.h. 46 Patienten mußten – zum Teil mehrfach – reoperiert werden.

Die Relaparotomiequote erhöhte sich kontinuierlich von der Gruppe der phlegmonösen über die der gedeckt und frei perforierten Formen von 0,3 über 4,7 auf 12,5%. Hinweisen möchten wir auf den hohen Anteil von Sekundäreingriffen bei primär dystoper Appendixlage, speziell bei der retrozökal gelegenen Appendix (Abb. 42).

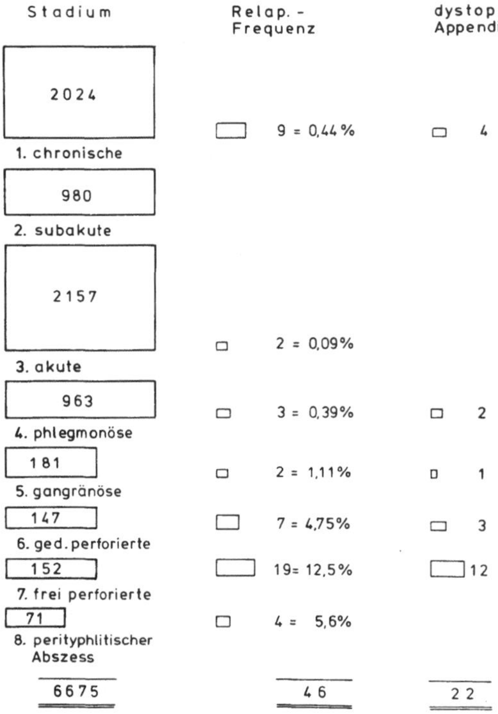

Stadium		Relap.-Frequenz	dystope Appendixlage
1. chronische	2024	9 = 0,44%	4
2. subakute	980		
3. akute	2157	2 = 0,09%	
4. phlegmonöse	963	3 = 0,39%	2
5. gangränöse	181	2 = 1,11%	1
6. ged. perforierte	147	7 = 4,75%	3
7. frei perforierte	152	19 = 12,5%	12
8. perityphlitischer Abszess	71	4 = 5,6%	
	6675	46	22

Abb. 42. Stadium der Appendizitis, Häufigkeit der Relaparotomie und dystope Appendixlage in Beziehung zur Relaparotomiefrequenz

Entgegen der herkömmlichen Lehrmeinung ist es nicht die mediale, vielmehr die retrokolische oder laterale Lage des entzündeten Wurmfortsatzes, die vermehrt Komplikationen heraufbeschwört. Die Frührelaparotomie umfaßt im wesentlichen die lokale und diffuse Peritonitis mit mechanischem und paralytischem Ileus, den Platzbauch, die Nachblutung und die lokale Abszeßbildung. Hierzu sind auch die Reinterventionen bei primär anderen Grundkrankheiten zu zählen. Bei der Analyse der 46 eigenen Frühlaparotomien ergaben sich große Schwierigkeiten bei der Einordnung der intraoperativ erhobenen Befunde in ein Schema. Bei gut einem Drittel der Fälle lag eine Kombination von verschiedenen Befunden vor, wobei jedes Krankheitsbild für sich allein zu einer Reoperation geführt hätte (Tabelle 55). Beispielsweise fanden wir bei 6 Konglomerattumoren mit mechanischem Ileus 3 mit zusätzlichen Abszessen im Zentrum des Tumors und simultaner freier Peritonitis. In einem anderen Falle sahen wir die Kombination: abgekapselter Douglasabszeß,

Tabelle 55. 46 Frührelaparotomien nach Appendektomien (intraoperative Befunde)

I. Ileus			*Anzahl*
1. mechanischer	a)	bei Konglomerattumor	6
	b)	bei Adhäsionen	10
	c)	bei Adhäsionen und Abszessen	3
	d)	bei Adhäsionen und Dünndarmfisteln	1
2. paralytischer	a)	bei persistierender, diffuser Peritonitis	2
	b)	bei exogener, diffuser Peritonitis	2
	c)	bei diffuser Peritonitis durch perforiertes Meckelsches Divertikel	1
	d)	bei Mesenterialinfarkt	1
3. Dickdarmileus		bei Sigma elongatum	1
Gesamt			27
II. Totale Bauchdeckendehiszenz			
1. aseptische			7
2. septische	a)	bei persistierender, diffuser Peritonitis	2
	b)	bei persistierender, lokaler Peritonitis	1
	c)	bei Schwebeabszessen	1
Gesamt			11
III. Stumpfinsuffizienz			
1. ohne Fistelbildung			2
2. mit Kotfistelbildung			1
IV. Abszeßbildung			
1. Schwebeabszesse zwischen den Dünndarmschlingen mit Fistelbildung			1
2. Schwebeabszesse und Douglasabszeß			1
3. retrokolischer Abszeß			1
V. Klappeneinengung			
– operative Einengung der Valva ileocoecalis (Bauhini)			1
VI. Nachblutung			
– intraabdominelle Nachblutung mit infiziertem Douglashämatom			1
Gesamt			8

freie Peritonitis und Adhäsionsileus. Die Entscheidung, ob bei einem postoperativen retrozökalen Abszeß die Eiterung vom Stumpf infolge Durchwanderung, von zurückgelassenen Keimen oder vom Appendixbett ausgeht, ist bei einer Reoperation unmöglich. Dennoch ist zu erkennen, daß bei 27 Patienten primär wegen lokaler oder diffuser Eiterung reoperiert werden mußte, 14mal wegen eines mechanischen Ileus und 7mal wegen einer totalen, jedoch aseptischen Bauchdeckendehiszenz.

Der Tabelle 55 ist zu entnehmen, daß die persistierende Peritonitis und der mechanische Ileus die häufigsten Ursachen der Relaparotomie darstellen. Ihre Erkennung und Unterscheidung sind schwierig und problematisch, fallweise unmöglich. *E. Heller* sagte einmal: *„Wenn man an die Möglichkeit einer Peritonitis denkt, so ist sie bereits da".* Wer abwartet, bis das Vollbild der Peritonitis ausgeprägt ist, wird viele Patienten sterben sehen. Ausgangspunkt der Peritonitis kann eine Stumpfinsuffizienz, ein Stumpfabszeß, eine Dünndarm- oder Kotfistel sowie eine persistierende Bauchfellentzündung darstellen. Die klinische Beurteilung wird dadurch erschwert, daß in vielen Fällen zum Zeitpunkt der Erstoperation bei einem entzündlichen Appendixbefund ein paralytischer Ileus besteht, der durch das Operationstrauma verstärkt wird. Die Indikation zur Relaparotomie bei anhaltender Peritonitis ist zumeist bereits am 4. bis 5. postoperativen Tag gegeben.

Die Therapie der persistierenden Peritonitis bestand bei den von uns erfaßten Patienten in der Eröffnung von intermediären Schlingenabszessen, in einer ausgiebigen Bauchhöhlendrainage und in der zusätzlichen lokalen Installation von Antibiotika. Persistierende Abszesse im rechten Unterbauch als Konglomerattumoren bereiteten intraoperativ große Schwierigkeiten. In einigen Fällen ist das Infiltrat erfolgreich aufgebrochen und drainiert worden, in anderen Fällen entstanden hierdurch ausgedehnte Serosaeinrisse oder Darmlumeneröffnungen mit einer anschließenden langen stationären Behandlung. Wenn intraoperativ der Befund eines subakut oder akut entzündeten Komglomerattumors angetroffen wird, sollte man sich dazu entschließen, den Tumor zu belassen, denn hierbei sichern die Einlegung einer „Ziel"-Drainage in die Tumornachbarschaft sowie im Fall des mechanischen Ileus evtl. eine innere Umgehungsanastomose noch immer ein Maximum an Erfolg. Die alleinige Übernähung von Darmfisteln, primär oder sekundär vorgenommen, war fast ausnahmslos zum Scheitern verurteilt, so daß wir nur die Darmresektion empfehlen können. Eine Zökalfistel schließt sich in der Regel spontan, sofern keine Lippenfistel besteht oder eine freie Peritonitis zwingt, die Frühreintervention durchzuführen.

Schwere Nachblutungen sind selten. Zunächst kann es, bevorzugt beim Pararektalschnitt, aus den Vasa epigastricae superficiales heftig bluten mit dem Resultat, daß es zu einem sehr großen und schmerzhaften Rektusscheidenhämatom oder bei Dehiszenz des Peritoneums zu einer Blutung in die Peritonealhöhle kommt. In den ersten 24 Stunden ist nicht so sehr an eine Gerinnungsstörung, eher an eine echte chirurgische Blutung zu denken.

Die intraabdominelle Blutung aus der A. appendicularis ist bekannt, im eigenen Krankengut jedoch nicht aufgetreten. Typischerweise ereignet sich diese Komplikation gerade nach Entfernung einer unveränderten Appendix, denn bei schwerer Entzündung tritt eine rasche spontane Gefäßthrombosierung ein.

Über schwere Arrosionsblutungen aus der V. iliaca communis bei zu lange Zeit belassener und zu schlecht postierter intraabdomineller Drainage wird in der Literatur mehrfach berichtet.

Hinweisen möchten wir auf das falsche Sicherheitsgefühl bei liegenden Drainagen im Falle einer Blutung. Denn bei verlegtem Drainlumen können ausgiebige Blutungen nicht gleich erkannt werden. Im eigenen Krankengut haben wir nur zwei große Douglashämatome, die sich beide infiziert hatten, beobachtet.

Ein ernstes Kapitel stellt die Appendektomie bei Vorliegen einer primär anderen Grundkrankheit dar.

Jedem erfahrenen Chirurgen ist bekannt, daß ein stenosierender Sigmaprozeß klinisch eine Appendizitis infolge Zökalblähung vortäuschen kann.

Die mit Recht kritisierte „wahllose" Appendektomie ergibt in seltenen Einzelfällen Überraschungsbefunde, die frühzeitig einer zweiten Operation zugeführt werden müssen. Hierbei handelt es sich um:

1. das echte Appendixkarzinom,
2. das nicht vollständig entfernte Appendixkarzinoid,
3. eine sog. Mukozele, die sich dann histologisch als semimalignes Pseudomyxoma peritonei ex appendice entpuppt,
4. ein präoperativ nicht erkanntes gynäkologisches oder Gallensteinleiden,
5. Uretersteine (so mußten wir 2 Kinder mit einem nichtschattengebenden Konkrement im linken Ureter in einem Fall am 8. Tag ureterotomieren, im anderen Fall am 6. Tag mit der Zeiß-Schlinge das Konkrement entfernen),
6. das Vortäuschen einer hochakuten Appendizitis infolge Beteiligung der Serosa an der Entzündung, die in Wirklichkeit durch Perforation eines intraabdominellen Hohlorgans oder einer Pankreatitis ausgelöst ist.

Das Krankheitsbild der mesenterialen Pyämie mit septischer Thrombosierung von V. ileocolica und Pfortader scheint seit 20 Jahren ausgestorben zu sein, wohl ein Erfolg der Frühoperation und Antibiotikatherapie.

Mehrfachrelaparotomien waren bei 4 Patienten, vornehmlich wegen Dick- und Dünndarmfisteln und bei Platzbäuchen, erforderlich (Tabelle 56). Alle Patienten haben überlebt. Eine Sigmaresektion mußte wegen Verletzung bei vorausgegangener Douglaspunktion erfolgen. Bemerkenswert erscheint uns das Auftreten eines zweimaligen Platzbauches bei zwei Kindern, obwohl ein Antikörpermangelsyndrom ausgeschlossen werden konnte.

Von 46 Patienten mit 58 Relaparotomien sind 12 Kranke verstorben, davon 8 an einer fortschreitenden Peritonitis, je 1 Patient verstarb an einer massiven Lungenembolie, an einem Mesenterialinfarkt, an einer arteriellen Embolie ins Bein mit anschließender Amputation und an einer schweren Pneumonie. Bis auf eine Ausnahme hat es sich stets primär um eine verschleppte Appendizitis gehandelt.

Zusammenfassung

1. Die Quote einer Frührelaparotomie lag bei 6675 Appendektomien bei 0,7%, die Letalität betrug nach den Zweit- und Mehrfacheingriffen 30,4%.
2. Ursachen der Frühreintervention waren die lokale und die diffuse Peritonitis, gefolgt vom mechanischen Ileus und der Bauchdeckendehiszenz. Vielfach lagen Kombinationsformen vor.

Tabelle 56. Mehrfach-Frühlaparotomien nach Appendektomie (4 Patienten)

I. Patient:	39 J.,♂ (Nr. 12966/65)
1. Op.:	retrozökale Lage, gangränöse, absz. Appendizitis, Appendixspitze am Rippenbogen
1. Reop.:	Adhäsionsileus, Dünndarmresektion
2. Reop.:	Adhäsionsileus, Dünndarmresektion
II. Patient:	10 J., ♂ (Nr. 16443/65)
1. Op.:	retrozökale Lage, perforierte Appendizitis, diffuse Peritonitis
1. Reop.:	Platzbauch bei Schwebeabszessen
2. Reop.:	Platzbauch bei Schwebeabszessen, Übernähung von Dünn- und Dickdarmfisteln
3. Reop.:	Dünndarmresektion und Übernähung einer Dickdarmfistel
4. Reop.:	Sigmaresektion und Lösung von Adhäsionen
III. Patient:	7 J., ♂ (Nr. 5638/74)
1. Op.:	regelrechte Lage, perforierte Appendizitis, diffuse Peritonitis
1. Reop.:	Platzbauch bei Stumpfinsuffizienz und persistierender, lokaler Peritonitis
2. Reop.:	Platzbauch bei persistierender, diffuser Peritonitis
IV. Patient:	66 J., ♂ (Nr. 17147/74)
1. Op.:	Malrotation l., perforierte Appendizitis, diffuse Peritonitis
1. Reop.:	Platzbauch bei Schwebeabszessen
2. Reop.:	subkutaner Platzbauch (kein sicherer Verschluß der Bauchdecke möglich)
3. Reop.:	Dünndarmresektion bei Dünndarmfistel
4. Reop.:	2. Dünndarmresektion bei persistierender Dünndarmfistel

3. Fortgeschrittene Stadien der Appendizitis, kombiniert mit dystopen Appendixlagen, führten überdurchschnittlich häufig zu einem Zweiteingriff.
4. Intraoperativ findet sich bei den eitrigen Entzündungsformen häufig ein Subileus; tritt dies kombiniert mit einer dystopen Appendixlage auf, ist eine vorbeugende intestinale Schienung bereits zum Zeitpunkt der Erstoperation zu empfehlen.
5. Die Aufpräparation oder Exstirpation eines subakut oder akut entzündeten Konglomerattumors sollte nur in Ausnahmefällen entgegen der alten chirurgischen Regel vorgenommen werden. Hierbei empfiehlt sich, bei Vorliegen eines mechanischen Ileus zunächst die Umgehungsanastomose und die Einlage eines weichen Drains in unmittelbare Tumornähe. Die definitive Korrekturoperation sollte bewußt einem späteren Zeitpunkt vorbehalten bleiben.

Literaturverzeichnis

1. Giehl, H.-J.: Ileus als Früh- und Spätkomplikation nach Appendektomie. Zbl. Chir. 4, 116 (1970).

2. Goetze, O., Stelzner, F.: Die Operation bei der Appendizitis und Peritonitis. In: Chirurgische Operationslehre (Hrsg. Bier, Braun, Kümmell), 7. Aufl., S. 356. Leipzig: Barth 1955.
3. Hinrichs, K.: Ileus nach Appendektomie. Bruns' Beitr. klin. Chir. 201, 44 (1960).
4. Weisschedel, E.: Appendizitis und Ileus. Dtsch. med. Wschr. 80, 847 (1955).
5. White, Th.T., Harrison, R.C.: Reoperative Gastrointestinal Surgery. Boston: Little, Brown & Co. 1973.

Der Platzbauch als Indikation zur Relaparotomie

W. PEITSCH und K. BURKHARDT

Die Ruptur einer frischen Laparotomiewunde stellt in der postoperativen Phase eine ernste Komplikation dar. Die Häufigkeit wird im Schrifttum mit 0,22% [5] bis 2,2% [4] angegeben. Dem Patienten droht mit dem Darmvorfall, dem paralytischen oder mechanischen Ileus und der Peritonitis nicht selten der letale Ausgang. Die Letalität liegt in grösseren Übersichten durchschnittlich bei 38% [1–3].

Als Ursache des Platzbauches werden operative Faktoren (z.B. Nahttechnik, Drainage, Nahtmaterial, Blutstillung und Schnittführung), mechanische Faktoren durch erhöhten intraabdominellen Druck, Störungen des Eiweißstoffwechsels, eine Hyperfibrinolyse infolge einer lokalen Freisetzung proteolytischer Fermente oder ein primärer Fibrinmangel angeschuldigt.

Krankengut

Von 1960 bis 1974 wurden in der Chirurgischen Universitätsklinik Göttingen 12 810 Laparotomien durchgeführt, dabei trat bei 166 Patienten ein Platzbauch auf (1,4% der Laparotomien). 95% der Wunddehiszenzen erforderten eine operative Versorgung, die restlichen Wundrupturen konnten konservativ behandelt werden. Bei 142 Wunddehiszenzen wurde neben der Sekundärnaht eine Revision des Bauchraumes durchgeführt. Dabei fand sich in mehr als der Hälfte der Patienten ein pathologischer Befund im Abdomen (Tabelle 57). Gleich häufig waren mit je 19% eine Peritonitis und ein Ileus der Wundruptur vorausgegangen. In 8% der Fälle lag eine Anastomoseninsuffizienz als Platzbauchursache, in den weiteren 2% eine massive Nachblutung vor.

Tabelle 57. Intraoperativer Befund bei der Relaparotomie wegen eines Platzbauches (142 Patienten)

Befund	%
Kein pathologischer Befund	45
Peritonitis	19
Fasziennekrose	7
Anastomoseninsuffizienz	8
Ileus	19
Nachblutung	2

Art des Primäreingriffs und Befund bei der Versorgung der Wundruptur

Die Auswertung der Relaparotomien bei Vorliegen eines Platzbauches erlaubt folgende Aussage (Tabelle 58):

Tabelle 58. Primäreingriffe und Befund bei der Revision des Bauchraumes wegen einer Wunddehiszenz (Anzahl der Revisionen = 78)

Primäreingriff	Anzahl der Platzbäuche	Revision des Abdomens	Peritonitis Anastomosen-insuffizienz	Ileus	Blutung
Op. mit Eröffnung des Magen-Darm-Kanals	54	45	41	3	1
Abdominosakrale Rektumamputation	19	9	2	6	1
Appendektomie	27	10	4	6	–
Gynäkologische Op.	13	8	2	6	–
Op. ohne Eröffnung des Magen-Darm-Kanals	31	6	1	4	1

In der überwiegenden Zahl der Fälle handelte es sich um Operationen mit Eröffnung des Magen-Darm-Kanales. Bei der Relaparotomie wurde in 45 von 54 Fällen eine Revision des Bauchraumes durchgeführt, dabei wurde eine lokale oder diffuse Peritonitis, häufig mit einer Anastomoseninsuffizienz als Ursache, gefunden. Bemerkenswert ist, daß die Wunddehiszenz bei Vorliegen eines pathologischen Befundes im Bauchraum in der Regel 2 bis 3 Tage später auftrat als ein Platzbauch aus mechanischer Ursache infolge falscher Naht- oder Knüpftechnik oder erhöhtem intraabdominalem Druck. Eine Wunddehiszenz nach abdominosakraler Rektumaputation erforderte in weniger als der Hälfte der Fälle eine Revision des Abdomens. Hier fand sich als häufigste Ursache ein mechanischer Ileus, der durch mangelhaften Verschluß des Beckenbodens oder durch nicht ausreichende Peritonealisierung und dadurch bedingte Verklebung von Dünndarmschlingen entstanden war. Auch nach gynäkologischen Operationen, wie abdominaler Totalexstirpation und Kaiserschnittentbindung, fand sich in 2/3 der Wundrupturen mit pathologischem Befund ein mechanischer Ileus, bedingt durch Adhäsionen von Dünndarmschlingen auf dem Vaginalstumpf. Weiterhin führte ein offener Vaginalstumpf in wenigen Fällen zu einer diffusen Peritonitis, die neben der Sekundärnaht eine ausgiebige Drainage des Abdomens auch durch den Vaginalstumpf erforderlich machte. Trat eine Wunddehiszenz nach Operationen des Bauchraumes ohne Eröffnung des Magen-Darm-Kanales (z.B. nach Splenektomien, Cholezystektomien, Nephrektomien, Exstirpationen retroperitonealer Tumoren) auf, so war in der Mehrzahl der Fälle keine Revision des Bauchraumes erforderlich. Bei diesen Patienten war die Wunddehiszenz durch allgemeine Wundheilungsstörungen verursacht. Vereinzelt fand sich auch hier ein mechanischer Ileus, der jedoch nicht als Ursache der Wunddehiszenz anzusehen war, sondern vielmehr als Folge der subkutanen Wundruptur auftrat und zu einer Einklemmung von Dünndarmschlingen bzw. zu Adhäsionen der Darmschlingen am dehiszenten Peritoneum führte.

Letalität und Todesursachen

Die Letalität nach operativer Versorgung eines Platzbauches betrug in unserem Krankengut 31% (Tabelle 59). Auffallend war, daß mehr als die Hälfte der verstorbenen Patienten in den ersten 4 Tagen nach der Sekundärnaht *ad exitum* kam. Die Wundruptur stellt eine ernste postoperative Komplikation dar, die teilweise als terminaler Ausdruck eines unabänderlich zum Tode führenden Krankheitsgeschehens anzusehen ist. So verstarben 28% der Patienten an Herz-Kreislauf-Versagen und Kachexie in der Mehrzahl nach Karzinomoperationen. Als häufigste Todesursache ergab jedoch die Sektion in über 1/3 der Fälle eine schwere Peritonitis mit ihren Folgen (septischer Schock und septisches Herz-Kreislauf-Versagen). Ein mechanischer oder paralytischer Ileus wurde in 15,4% als Todesursache festgestellt.

Tabelle 59. Todesursache nach Relaparotomien wegen einer Wunddehiszenz (Anzahl der Patienten = 51)

Todesursache	%
Peritonitis	36
Herz-Kreislauf-Versagen	28
Ileus	15,4
Pneumonie	15,4
Lungeninfarkt	5,2

Ursache rezidivierender Wundrupturen waren in unserem Krankengut überwiegend Ileuszustände, die mit einer besonders hohen Letalität einhergingen.

Erkennung der Wundruptur

Die frühzeitige Erkennung einer Wundruptur ist daher von größter Wichtigkeit. Der Platzbauch selbst verlangt eine sofortige und sorgfältige Versorgung. Als Vorzeichen einer drohenden Wundruptur sind Wundschmerzen, Meteorismus, Durchfälle und Fieberanstieg anzusehen. Alarmierende Zeichen stellen seröse oder serös-hämorrhagische Absonderungen aus der Laparotomiewunde dar. Bei diesen Befunden sind Wundkontrollen in 12stündlichen Abständen eventuell mit einer digitalen Austastung der Laparotomiewunde vorzunehmen. Finden sich dabei ein partieller oder kompletter subkutaner Platzbauch oder freiliegende Darmschlingen, so ist eine sofortige Relaparotomie indiziert. Wird bei der Versorgung der Wundruptur ein pathologischer Befund im Bauchraum übersehen und daher eine ausreichende Drainage des Abdomens bei Vorliegen einer Peritonitis, die Versorgung einer Anastomoseninsuffizienz oder das Anlegen eines Anus praeter unterlassen, so ist der deletäre Ausgang durch Nichterkennen der Platzbauchursache die Folge.

Schlußfolgerung

Somit kann festgestellt werden, daß die totale Wundruptur nach Eingriffen am Magen-Darm-Trakt mit Eröffnung des Darmlumens überwiegend durch eine Anastomoseninsuffizienz mit Peritonitis oder durch Ileuszustände bedingt ist. Daher sollte in diesen Fällen eine Revision des gesamten Abdomens erfolgen, wobei je nach Art des pathologischen Befundes eine Versorgung der Anastomoseninsuffizienz, ein Absaugen des Darmes oder eine ausgiebige Drainage des Bauchraumes mit nachfolgender Spülbehandlung im Vordergrund der Therapie stehen sollte. Nur die frühzeitige Relaparotomie bietet die Gewähr, die Ursachen der Wundruptur zu erkennen und damit die hohe Letalität zu senken.

Literaturverzeichnis

1. Böttger, G., Vorster, C.: Die postoperative Bauchwandruptur. Chirurg 40, 80–85 (1969).
2. Burkhardt, K.: Die Wunddehiszenz nach Laparotomien. Bruns' Beitr. klin. Chir. 216, 633–639 (1968).
3. Cassau, D., Siewert, R.: Die vollständige Wundruptur in neuerer Sicht. Chirurg 38, 318–385 (1967).
4. Efron, G.: Lancet 1965 I, 1287.
5. Kothe, E.: Die Ätiologie der Nahtdehiscenz nach Laparotomie. Langenbecks Arch. klin. Chir. 289, 687–692 (1958).

Mehrfach-Relaparotomien

Mehrfach-Relaparotomien und Möglichkeiten zu deren eventueller Vermeidung

H. REME, K. OTTO und U. BROCKMÜLLER

Das Ziel der Frührelaparotomie ist, die häufigsten und schwersten Komplikationen nach Abdominaleingriffen, nämlich Ileus, Peritonitis und Blutung, auf operativem Wege zu beherrschen [3, 4, 7–10]. Wenn auch die Letalität nach diesen Eingriffen leider nicht gering ist – sie betrug z.B. in dem Krankengut der I. Chirurgischen Universitätsklinik Wien, die überraschend genau mit unserem eigenen übereinstimmt, 1/3 der Fälle [1] – können 2/3 dieser Patienten durch eine rechtzeitige und adäquat ausgeführte Zweitoperation gerettet werden (Tabelle 60 und 61). Die vorliegenden Ausführungen befassen sich mit den Fällen, bei denen es auch durch einen Zweiteingriff nicht oder nicht vollständig gelang, die genannten Komplikationen zu beheben. Die nach jeder Laparotomie zu beobachtende postoperative Darmruhe wird erst recht nach Zweiteingriffen beobachtet. Das therapeutische Nahziel ist, diese, sollte sie länger als 48 Stunden andauern, durch konservativ-pharmakologische Maßnahmen zu beheben.

Tabelle 60. Gesamtzahl der Laparotomien einschließlich Re- und Mehrfach-Relaparotomien in der Chirurgischen Klinik der Medizinischen Hochschule Lübeck 1960–1974

Gesamtzahl der Laparotomien	10 500	
		→ 1,5%
Anzahl der Relaparotomien	163	
		→ 14,1%
Anzahl der Mehrfach-Relaparotomien	23	

Tabelle 61. Indikation zur Relaparotomie bei 163 Patienten

Postoperativer Ileus	55
Infektion (Peritonitis, Abszeß)	51
Platzbauch	51
Blutung	6
Gesamt	163
Letalität: 55 Pat. = 33,7%	

Konservative Maßnahmen zur Anregung der Darmperistaltik

Bekanntlich wird bei der Erregung parasympathischer Nervenendigungen Acetylcholin freigesetzt und durch Cholinesterase abgebaut. Neostigmin und Pyridostigmin blockieren diese Cholinesterase am Erfolgsorgan; dadurch steigt die Konzentration des Acetylcholins an, der Parasympathikotonus nimmt zu. Atropin und seine Verwandten (z.B. Buscopan) hemmen die Acetylcholinwirkung durch Konkurrenz am Rezeptor, den sie selbst nicht erregen. Dadurch wird die Wirkung von Parasympathikomimetika abgeschwächt [6].

Aus diesem pharmakologischen Basiswissen leiten wir, wenn etwa 24 bis 48 Stunden nach einer ersten Relaparotomie die Darmparalyse fortbesteht, unsere weiteren Maßnahmen ab. Sie sind angezeigt, wenn aus der routinemäßig gelegten Magensonde weiter in größeren Mengen Mageninhalt abläuft, wenn Meteorismus einsetzt und wenn durch Flüssigkeits- und Elektrolytausgleich ein Harnstoffanstieg nicht verhindert werden kann. 10 Amp. Prostigmin auf 1000 ml Ringerlösung, eventuell mit Bepanthensäurezusatz, werden der Infusion im Nebenschluß angeschlossen. Für sehr wesentlich halten wir die gleichzeitige physikalische Darmanregung mit Einläufen. Denn schon unter physiologischen Bedingungen sind Füllungsdruck und dessen Wirkung auf die Dehnungsrezeptoren der adäquate Reiz zur Auslösung peristaltischer Wellen [2]. Eine durch die Einlaufflüssigkeit verstärkte Dehnung der Wandmuskulatur ruft eine gesteigerte Darmperistaltik hervor. Ist die eingeführte Flüssigkeit hyperton, dann gibt der Organismus Wasser in das Darmlumen ab. Bei überwiegender Dünndarmparalyse ist ein Schwenkeinlauf mit 1000 ml Wasser, bis 1000 ml Glycerin plus eine Tube Mikroclyst oder 1 Amp. Dulcolax-spezial zu empfehlen, dabei mehrfaches Heben und Senken des Gerätes. Die Wirkung kann überwältigend sein. Die Maßnahme kann nach 6 Stunden, unter fortlaufender Kontrolle der Darmgeräusche über allen 4 Regionen des Abdomens und mindestens einmaliger Kontrolle der Leeraufnahme, wiederholt werden. Zeichnet sich ein Beginn der Darmtätigkeit (ohne Spritzgeräusche) bis zum Abend ab, dann sollte zur Erleichterung des Kranken durch Buscopan die schmerzhaft-spastische Wirkung der Parasympathikomimetika vorübergehend eingeschränkt werden. Weniger anstrengend für den meist angegriffenen, schwerkranken Patienten, wenn auch nicht so drastisch wirksam wie der große Schwenkeinlauf, ist das in Plastikflaschen gebrauchsfertig gelieferte „1 x Klysma". Es enthält als hypertone Wirkstoffe Natriumdihydrogenphosphat oder Sorbit. Muß man, etwa bei unsicherer Kolonnaht, größere Flüssigkeitsmengen vermeiden, dann bietet sich die Verwendung eines Mikroklysmas mit Sorbit und Glycerin als Wirkstoff an [6].

Wir haben in der Berichtszeit nach 163 Relaparotomien 20 Fälle schwerer Darmparalyse in der genannten Weise erfolgreich behandeln können (Tabelle 62). In 23 Fällen mußten wir uns nach Scheitern des konservativen Therapieversuches zu Dritt- und Vierteingriffen entschließen.

Tabelle 62. Konservativ behandelter Ileus

Nach früher Relaparotomie	1
Nach länger zurückliegender einfacher Laparotomie	4
Nach länger zurückliegender Mehrfach-Laparotomie	15
Gesamt	20
Von diesen 20 Ileuspatienten wurden später operiert	5
Davon postoperativ verstorben	2

Ein Beispiel zum konservativen Vorgehen (Abb. 43): Bei einer 1924 geborenen Frau (*G.M.*) war am 5.11.65 eine vaginale Uterusexstirpation durchgeführt worden. Am 16.11.65 wurde auf vaginalem Weg ein Douglasabszeß eröffnet und drainiert; zwei Tage später Verlegung zu uns wegen Peritonitis und Ileus. Diese Diagnose war zutreffend (Abb. 43). Die Frage war nur, ob ein rein paralytischer, durch

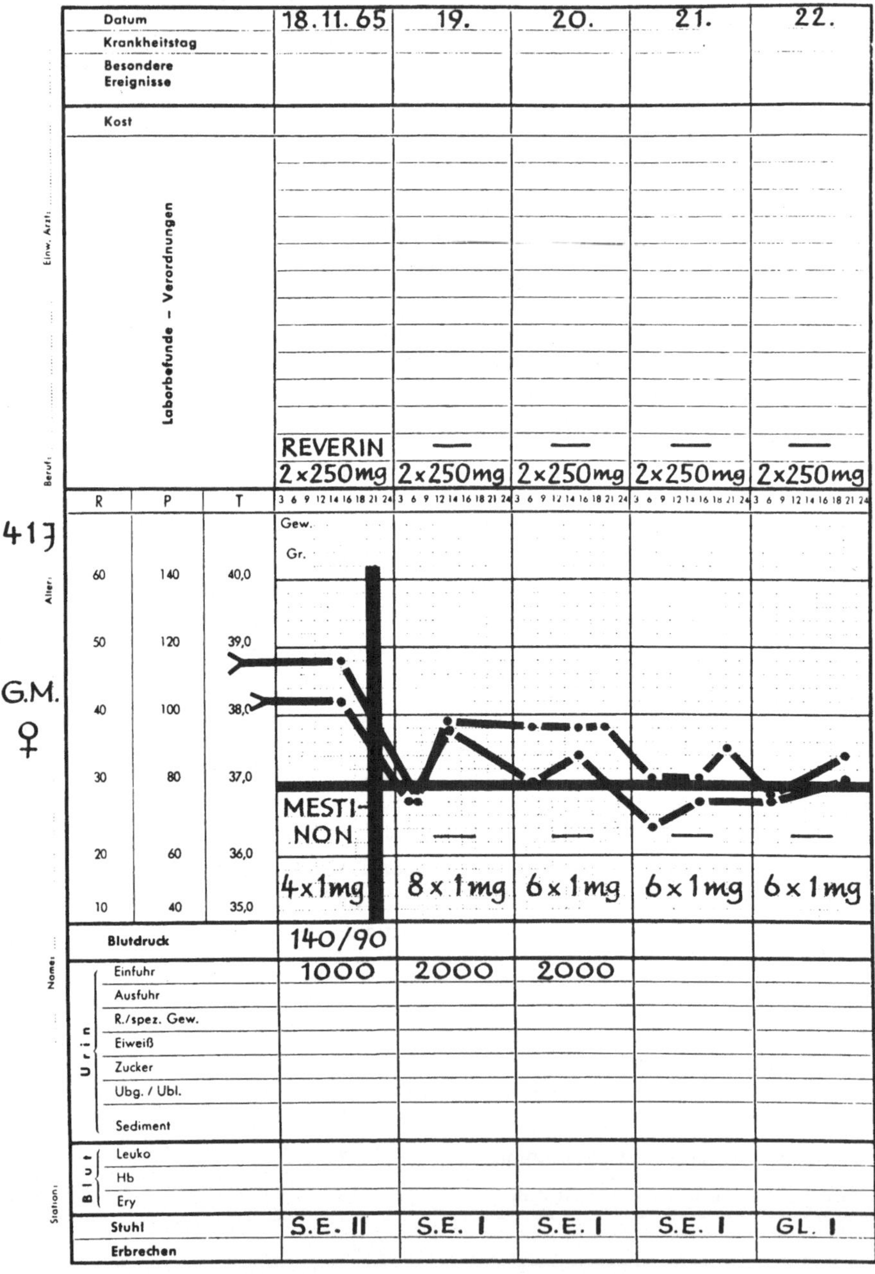

Abb. 43. Konservativer Behandlungserfolg bei Ileus und Peritonitis und Vermeidung eines Wiederholungseingriffes nach Uterusexstirpation und Eröffnung eines Douglasabszesses

den schon eröffneten Douglasabszeß verursachter Ileus bestand, oder ob eine der so schwer beurteilbaren mechanisch-paralytischen Mischformen vorlag. Unter Infusion, Magensonde und 3stündlichen Mestinon-Gaben erzielten wir mit Schaukeleinlauf nach 4 Stunden die erste Stuhlentleerung. Unter konsequenter Fortsetzung der konvervativen Behandlung war der gefährliche Zustand nach 3 Tagen definitiv behoben.

Indikation zur wiederholten Relaparotomie

Was hinsichtlich der Indikationsstellung schon für die einfache Relaparotomie gilt, gilt in noch stärkerem Maß für die Mehrfach-Relaparotomie, nämlich, daß diese wahrscheinlich zu selten und oft zu spät durchgeführt wird [3]. Die Scheu, derartige Wiederholungseingriffe durchzuführen, ist psychologisch verständlich: Man möchte nicht einem Patienten, dessen Krankheit als harmlose, fast bagatellhafte Appendizitis begann, innerhalb weniger Tage mehrere weitere Eingriffe, die immer riskanter werden, zumuten. Es mag im Unterbewußtsein des Arztes, der diesen Entschluß zu fassen hat, eine Rolle spielen, daß nicht selten das Eingeständnis eines technischen Fehlers damit verbunden ist [5]. Hinzu kommt, daß die Symptomatik vor Wiederholungseingriffen immer schwerer deutbar wird; es kann unmöglich sein, nach einer ersten Relaparotomie eine anhaltende reflektorische Darmparalyse von einem mechanischen Ileus zu unterscheiden, besonders dann, wenn nicht ein Strang oder eine Torsion stürmische Zeichen macht, sondern wenn Adhäsionen oder Restabszesse einen eher schleichenden Verlauf verursachen. In einer solchen Lage kann es geschehen, daß man gespannt auf die nächsten Elektrolytbefunde wartet und erleichtert aufatmet, wenn das Kalium weiterhin erniedrigt bleibt. Man gibt sich dann der trügerischen Hoffnung hin, durch substituierende Infusionen einen lebensgefährlichen Zustand beheben zu können, der, in Wirklichkeit mechanisch oder durch Peritonitis bedingt, nur durch eine nochmalige Operation behoben werden kann (Tabellen 63 und 64).

Tabelle 63. Erstoperation vor Mehrfach-Relaparotomien

Appendizitis	8
mit Meckel	2
Galle	3
Gynäkologisch	4
Morbus Crohn	1
Kolontumor maligne	2
Kolontumor benigne	1
Trauma (Leber-Dünndarm-Ruptur)	1
Perforiertes Ulkus	1
Gesamt	23

Tabelle 64. Durchschnittliches Intervall zwischen erster und zweiter Relaparotomie

wegen Ileus (2–49 Tage)	12 Tage
wegen Peritonitis (7–36 Tage)	15 Tage
wegen Platzbauch (2–9 Tage)	6 Tage
wegen Blutung (18–39 Tage) (Koagulopathie)	27 Tage

Wenn ein Patient außer seiner frischen Relaparotomiewunde alte Narben trägt, sollte das stets an Adhäsionen denken lassen. Wenn nach der ersten Relaparotomie eine Nahtinsuffizienz möglich ist oder Zeichen von Peritonitis erkennbar werden, dann sollte der Entschluß zur erneuten Relaparotomie nach vergeblichen konservativen Versuchen nicht zu spät gefaßt werden [7]. Denn, wie *Lindenschmidt* zeigte, steigt das Letalitätsrisiko im Einzelfall jede Stunde um 1 %. Entscheidend zur Indikationsstellung ist die stündlich wiederholte klinische Untersuchung mit Palpation, Auskultation und Puls-Blutdruck-Kontrolle; wichtigste Hinweise geben die durch die Magensonde entleerten Flüssigkeitsmengen und wiederholte Röntgenleeraufnahmen. Über Befunde bei Mehrfach-Relaparotomien informiert Tabelle 65.

Tabelle 65. Befunde bei den Mehrfach-Relaparotomien

	2. Eingriff	3. Eingriff	4. Eingriff
Ileus	9	11	1
Infektion	9	7	
Platzbauch	4	3	1
Blutung	1	2	

Hierzu zwei Beispiele: Ein 1947 geborener Kellner (*H. W.*, Abb. 44) wurde am 22.10.73 um 11 Uhr wegen einer perforierenden Appendizitis appendektomiert; der Retrozökalraum wurde drainiert. Am 3. postoperativen Tag Meteorismus, klingende Darmgeräusche, diffuse Druckempfindlichkeit und Spiegel im Röntgenbild. Erste Relaparotomie noch am gleichen Abend: Eiteransammlung im kleinen Becken und hochgradige Blähung des gesamten Dünndarmes, dessen Wand von der Mitte des Ileums an stark verdickt, starr und dunkelrot verfärbt erschien. Unmittelbar oral von diesem so schwer wandgeschädigt erscheinenden Darmabschnitt wurde eine Ileumfistel angelegt; drei Drainagen, Peritonealdauerspülung, Antibiotika. Zunächst gute Erholung, ausreichend Darmtätigkeit per anum und durch

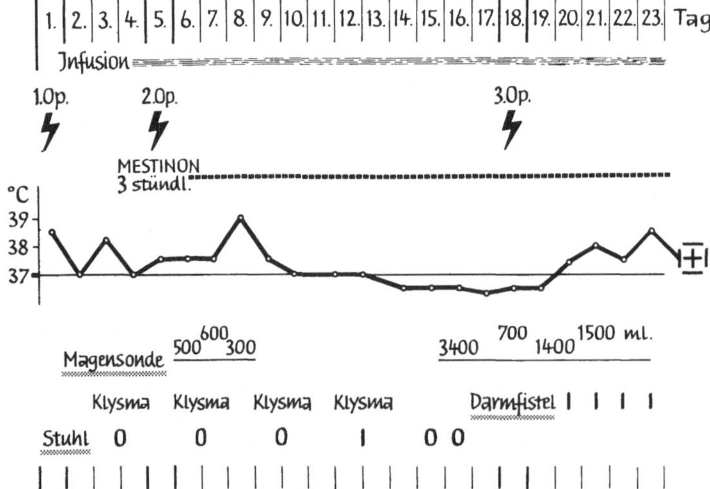

Abb. 44. Verlauf nach perforierender Appendizitis und Mehrfach-Relaparotomien wegen zunächst entzündlich, später mechanisch bedingtem Ileus; Tod an foudroyanter Lungenembolie

die Fistel. Am 11. Tag nach der 1. Relaparotomie beginnendes Nierenversagen, Oligurie, Harnstoffanstieg; Infusion, Magensonde. Am 15. Tag nach der ersten Relaparotomie Ileus. Zweite Relaparotomie: Blähung des Dünndarmes oral der Fistel infolge Torsion der gefistelten Schlinge. Detorsion, mechanische Entleerung des geblähten Darmabschnittes. Wieder gute Erholung, Polyurie. Reichlich Reflux aus der Magensonde bei zunehmender Darmtätigkeit. Am 6. Tag nach der zweiten Relaparotomie starb der Patient. Todesursache: fulminante Lungenembolie. Verwachsungen im kleinen Becken. Keine Peritonitis mehr.

Das Gegenstück:

Eine 1954 geborene Frau (Abb. 45) war 1968 appendektomiert worden. Am 3.1.1974 kam sie – 14 Tage nachdem sie von einer Totgeburt entbunden worden war – aus der Frauenklinik zu uns mit Ileussymptomatik, die sich innerhalb von drei Tagen entwickelt hatte. Bei der sofort durchgeführten Laparotomie fanden wir eine Strangulation mit Darmgangrän. Resektion. 5 Tage später Darmparalyse, Peritonitis. Erste Relaparotomie: Nahtinsuffizienz, diffuse Peritonitis, schwere Dünndarmverwachsungen. Lösung der Verwachsungen, Dünndarmfistel, Drainage. 4 Tage nach der ersten Relaparotomie totale Darmparalyse, weshalb eine zweite Relaparotomie durchgeführt wurde. Eine Dünndarmschlinge, die drei Perforationsöffnungen trug, wurde vorgelagert und aus ihr der Dünndarminhalt abgesaugt. Schwere Wundinfektion, septische Temperaturen, Blutungen infolge Verbrauchskoagulopathie. Allmähliche Entfieberung unter Penicillin, Wiedereinsetzen der Darmtätigkeit. Nach einem Vierteljahr dritte Relaparotomie: Resektion der fisteltragenden Dünndarmschlinge, Ileoaszendoanastomose. Drei Monate später geheilt entlassen.

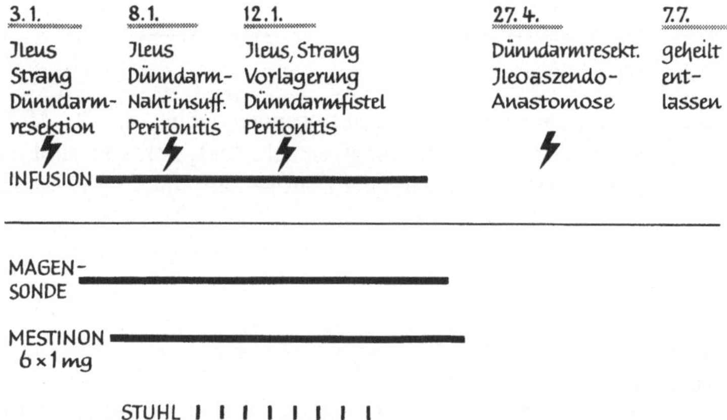

Abb. 45. Rezidivierender Ileus unterschiedlicher Genese, beginnend mit einer Strangulation. Erfolgreiche Behandlung durch mehrere Relaparotomien

Vorgehen bei Mehrfach-Relaparotomie und Ergebnisse

Zur Operationstaktik bei Zweit- und Drittlaparotomie seien nur wenige Bemerkungen gemacht: Der Zugang muß übersichtlich sein. Strang- und Adhäsionsbildungen werden nach den üblichen Regeln behandelt. Eine Entlastung durch die gegenwärtig perhorreszierte Dünndarmfistel führte bei uns in zwei von fünf Fällen zum lebensrettenden Erfolg. Die Dekompression gelang einmal mit Hilfe der Miller-Abbott-Sonde; ihr steht ein Mißerfolg dieser Methode gegenüber. Eine Umgehungsanastomose bei einem Vierteingriff konnten wir nur einmal, allerdings mit Erfolg, anlegen. Todesursache bei den unglücklich endenden Mehrfach-Relaparotomien war am häufigsten die Peritonitis, allerdings meistens in Wechselwirkung mit anderen Leiden, die den Verlauf schicksalhaft bestimmten (Tabelle 66).

Tabelle 66. Mehrfach-Relaparotomien 1960–1972

n = 23 geheilt 13 verstorben 10	
Todesursachen	
Peritonitis	2
Peritonitis plus Pneumonie	1
Peritonitis plus Arteriosklerose (doppelt amputiert)	1
Peritonitis plus Nierenversagen (Hämodialyse)	1
Subphren. Abszeß plus Blutung (Koagulopathie)	1
Perikarditis plus Nierenversagen (Hämodialyse)	1
Lungenembolie	2
„Kreislaufversagen" ohne Obduktion	1
	10

Unsere eigenen Beobachtungen lassen folgenden Schluß zu: Die Mehrfach-Relaparotomie kann, wenn konservative Behandlungsversuche fehlgeschlagen sind, in mehr als der Hälfte der Fälle lebensrettend sein, wenn der richtige Zeitpunkt nicht versäumt wird.

Literaturverzeichnis

1. Dinstl, K., Schiessel, R.: Indikation und Ergebnisse der Relaparotomie. Acta chir. Austr. 4, 107–113 (1972).
2. Hafter, E.: Praktische Gastroenterologie, 5. Aufl. Stuttgart: Thieme 1974.
3. Käufer, C., Hiller, U.: Die frühzeitige Relaparotomie. Bruns' Beitr. klin. Chir. 220, 151–157 (1973).
4. Kern, E., Buchwald, J.: Allgemeine Gesichtspunkte zur Früh-Relaparotomie. Chirurg 45, 193–195 (1974).
5. Kunz, H.: Die Relaparotomie. Langenbecks Arch. klin. Chir. 301, 223–229 (1962).
6. Kuschinski, G., Lüllmann, H.: Kurzes Lehrbuch der Pharmakologie, 6. Aufl. Stuttgart: Thieme 1974.
7. Pichlmayr, R., Ziegler, H.: Die Relaparotomie bei Infektionen. Chirurg 45, 208–216 (1974).
8. Reifferscheid, M.: Zur Früh-Relaparotomie. Langenbecks Arch. klin. Chir. 301, 229–234 (1962).
9. Scheibe, O.: Relaparotomie bei Intensivpatienten. Chirurg 45, 216–221 (1974).
10. Siewert, R., Schulz, G., Cassau, D.: Die Frührelaparotomie. Chirurg 41, 76 (1970).

Miller-Abbot-Sonde oder Dünndarmschrägfistel zur Behandlung des postoperativen Ileus

Th. RICHTER, G. BANZHAF und J. WEDELL

Der Endzustand aller Ileusformen ist gekennzeichnet durch das Bild der Paralyse mit starker Überdehnung der Darmwand, erloschener motorischer Funktion und zunehmender Resorption des stagnierenden und toxischen Darminhaltes. Dieser paralytische Ileus weist auch heute noch eine hohe Mortalität auf [2–5, 8]. Die frühzeitige Dekompression des Darmes ist daher die Therapie der Wahl. Hierfür bieten sich zwei unterschiedliche Verfahren an, einmal die temporäre Dünndarmfistelung in der Technik nach Witzel-Heidenhain [1, 2, 9] und zum anderen die Dauerabsaugung mittels transnasaler oder transoraler Sonden in Form der Miller-Abbot-Sonde (MAS).

Wir überschauen an der chirurgischen Klinik des Kreiskrankenhauses Herford von 1971–1974 90 Patienten, bei denen sich ein Ileus nach Voroperationen ausbildete. Die Indikation zur Anlage einer Dünndarmschrägfistel wurde nur bei Vorliegen eines paralytischen Ileus gestellt, während wir die Miller-Abbot-Sonde nur bei einem Adhäsionsileus anwandten.

Ein Adhäsionsileus wurde 21mal beobachtet und intraoperativ nach Lösung der Verwachsungen mit der Miller-Abbot-Sonde transnasal behandelt. In 69 Fällen mit dem Vollbild eines paralytischen Ileus legten wir nach Ausschaltung der Ileusursache die klassische Dünndarmschrägfistel an.

Anhand unserer mit beiden Verfahren gewonnenen Erfahrungen stellen wir im folgenden die Vor- und Nachteile einander gegenüber.

Zunächst die *Vorteile der Dünndarmschrägfistel:*

1. Man kann die Fistel exakt anlegen.
2. Es ist eine genaue Kontrolle der Flüssigkeits- und Elektrolytverluste möglich.
3. Die kontinuierliche Entlastung des Dünndarms dient gleichzeitig der Ileusprophylaxe.
4. Die Fistel verschließt sich nach Katheterentfernung spontan.

Die *Miller-Abbot-Sonde* weist folgende Vorzüge auf:

1. Der Darm braucht zur Absaugung seines Darminhaltes nicht eröffnet zu werden.
2. Die intraluminäre Schienung des Darmes mit Fixpunkt des aufgeblasenen Ballons im Zökum beugt einer neuerlichen Passagestörung durch Verwachsungen vor.

Die *Nachteile* bei Anwendung *der Miller-Abbot-Sonde* sehen wir

1. in der Schwierigkeit, die physiologischen Engen (Pylorus und Treitzsches Band [Plica duodenalis superior]) zu überwinden;

2. in der Gefahr, den schon vorgeschädigten Darm zusätzlich beim Vorschieben der Sonde zu traumatisieren;
3. in der häufig erforderlichen Erweiterung des Schnittes sowie
4. in der damit verbundenen Verlängerung des Eingriffes;
5. in der Belästigung des Patienten durch die Lage der Sonde im Nasen-Rachen-Raum.

Die *Nachteile der Schrägfistel* bestehen u.E.

1. in der Gefahr der Infektion im Bereich der Bauchwand sowie in der Hautmazeration durch ausfließenden Darminhalt;
2. in der mangelhaften Technik
   a) bedingt durch eine mögliche Abknickung des Darmes an der peritonealen Fixationsstelle,
   b) durch eine relative Stenosierung nach Einlegen des Katheters.

Letztere Komplikation, resultierend aus einem technischen Fehler, erlebten wir einmal und mußten demzufolge relaparotomieren.

Bei unseren 69 angelegten Schrägfisteln (Tabelle 67) konnten wir in 58 Fällen einen komplikationslosen postoperativen Verlauf verzeichnen, obwohl die Anlage der Dünndarmschrägfistel oftmals therapeutisch in extrem fortgeschrittenen Fällen der Paralyse eine *ultima ratio* darstellte. In 11 Fällen kamen die Patienten infolge anderer Grundkranheiten *ad exitum.* In der Regel entfernte sich der Fistelkatheter nach Lösung der Ballonsperre zwischen dem 6. und 16. postoperativen Tag. Der älteste Patient war in dieser Gruppe 87 Jahre, unser jüngster Patient 4 Jahre.

Tabelle 67. Verlauf bei 69 Schrägfisteln

Ohne Komplikation	58	84%
Mortalität (Marasmus, Leberkoma, Nachoperation u.a.)	11	16%

Der Verlauf bei 21 Patienten mit eingeführter Miller-Abbot-Sonde (Tabelle 68) war in 19 Fällen komplikationslos. In 2 Fällen sahen wir Drucknekrosen der Darmschleimhaut mit Blutungen, die nach Absetzen der Marcumartherapie, die infolge Embolie angezeigt war, beherrscht wurde. Die Sonde wurde durchschnittlich am 18. postoperativen Tag entfernt und meist nach oben herausgezogen. Bei Kindern wurde sie auch transanal herausgezogen, sobald sie spontan durch den Anus herausgetreten war.

Tabelle 68. Verlauf bei 21 Miller-Abbot-Sonden

Ohne Komplikation	19	90%
Blutung und Drucknekrose	2	10%

In einem Fall wurde nach ileojejunalem Bypass mit folgendem Adhäsionsileus die Miller-Abbot-Sonde transanal eingeführt und der ausgeschaltete Dünndarm über die angelegte Ileosigmoideostomie geschient.

Die klassische Dünndarmschrägfistel nach Witzel-Heidenhain, in den letzten Jahren etwas in Vergessenheit geraten, stellt aufgrund unserer Erfahrungen beim Vollbild des paralytischen Ileus die Therapie der Wahl dar. Demgegenüber bleibt die Domäne der langen Darmsonden (Miller-Abbot-Sonde, Baker-Sonde) die Behandlung des Adhäsionsileus mit gleichzeitiger Prophylaxe in Form der intraluminären Darmschienung.

Literaturverzeichnis

1. Heidenhain, L.: Beiträge zur Pathologie und Therapie des Darmverschlusses. Langenbecks Arch. klin. Chir. 55, 212 (1897); Langenbecks Arch. klin. Chir. 57, 2 (1898).
2. Reding, R.: Der postoperative Ileus. Zbl. Chir. 95, 269 (1970).
3. Reifferscheid, M.: Neue Gesichtspunkte zum dynamischen Ileus. Arch. klin. Chir. 308, 191 (1964).
4. Reifferscheid, M., Phillip, R.: Die präventive Darmschienung zur Verhütung von mechanischem und paralytischem Ileus. Chirurg 36, 156 (1965).
5. Sauer, H.: Dünndarmschienung als Prophylaxe und Therapie des postop. Ileus im Neugeborenen- und Säuglingsalter. Z. Kinderchir. 5, 261 (1967).
6. Sauer, H.: Therapie des Ileus im Kindesalter mittels Dünndarmschienung. Klin. Med. (Wien) 20, 509 (1965).
7. Witzel, O.: Die Technik der Dünndarmfistelung. Zbl. Chir. 26, 937 (1894).

Endoskopische Behandlungshilfen beim postoperativen Ileus

N. SOEHENDRA, M. REHNER und M. DOEHN

Die Diagnose eines Ileus in der postoperativen Frühphase ist oft schwierig. Seine Abgrenzung gegenüber der physiologischen Magen-Darm-Atonie bereitet insbesondere im Anfangsstadium erhebliche Schwierigkeiten. Der Übergang ist meist fließend. Die Symptomatik, wenn sie überhaupt von der physiologischen Darmparalyse zu unterscheiden ist, setzt häufig nur schleichend ein. Der Zeitpunkt des Wiedereinsetzens der normalen Darmperistaltik ist im allgemeinen variabel. Eine fortschreitende Paralyse ab dem 4. postoperativen Tag bedarf stets der besonderen Aufmerksamkeit. Fortgesetzte Darmparalysen oder Ileussymptome, die später, d.h. nachdem die Darmtätigkeit bereits eingesetzt hat, auftreten, lassen an mechanische Ursachen denken [2].

Im Vorfeld der Bekämpfung des postoperativen Frühileus sollte zunächst der Versuch einer konservativen Behandlung stehen [4]. Neben den medikamentös-substituierenden Maßnahmen kann gegebenenfalls eine frühzeitige Entlastung des mit Flüssigkeit und Gas überfüllten Darmrohres mit Hilfe einer intestinalen Verweilsonde angestrebt werden [1]. Die Sondentherapie ist pathophysiologisch in ihrer Wirkung einleuchtend und klinisch erprobt [3, 5, 6]. Durch die Dekompression des überdehnten Darmes wird der *Circulus vitiosus*: Wandüberdehnung – Zirkulations- und Permeabilitätsstörungen mit dem zwangsläufig daraus resultierenden Chaos im Wasser-, Elektrolyt- und Säure-Basen-Haushalt durchbrochen. Bei einem funktionellen Ileus kann sie oft als Alleinmaßnahme zur endgültigen Behebung der Paralyse führen. Bei organisch fixierten Darmunwegsamkeiten oder Peritonitis kann die rasche Beseitigung der Darmdistension einen wertvollen Zeitgewinn zur Operationsvorbereitung bedeuten. Unklare Fälle lösen sich nicht selten nach Einleitung einer Dekompressionstherapie spontan auf. Die konservative Sondenbehandlung ist aber nur dann berechtigt, wenn dadurch die notwendige Diagnostik nicht vernachlässigt und eine chirurgische Reintervention nicht unnötig hinausgeschoben wird. Die Fortsetzung der Behandlung verbietet sich übereinstimmend, wenn nach 12 Stunden keine Besserung erzielt worden ist.

Die Einführung der Sonde bereitet in der üblichen Weise gelegentlich Schwierigkeiten; die Passage des Pylorus unter ständiger Röntgenkontrolle ist oft bei den bettlägerigen, nicht kooperationsfähigen Patienten kompliziert oder gar unmöglich. Mit Hilfe der Endoskopie ergeben sich verbesserte Möglichkeiten, die Sondentherapie sicher und zügig einzuleiten. In der Zeit vom 1.7.1973 bis 31.5.1975 haben wir insgesamt bei 12 Patienten mit postoperativem Frühileus dieses Hilfsverfahren mit Erfolg angewendet. In durchschnittlich 20 Minuten gelang es uns, die Sonde in das untere Duodenum einzuführen.

Technik

Die Intestinalsonde (z.B. nach Miller-Abbot, Cantor oder Argyle-Dennis) wird mit mehrerem Catgutschlingen an der Spitze versehen und in üblicher Weise transnasal in den Magen eingeführt. Nach Absaugen des Mageninhalts wird anschließend ein Glasfiberskop mit prograder Optik (Bulboskop) oral eingeführt. Um eine Aspiration zu vermeiden, sollte ein zweites Absauggerät zur Beseitigung regurgitierten Mageninhalts bereitgehalten werden. Eine Prämedikation mit Sedativa ist gewöhnlich nicht erforderlich. Bei unruhigen Patienten mit noch kompensiertem Kreislauf reicht im allgemeinen die intravenöse Gabe von 5 mg Diazepam (Valium) aus. Im Magen wird zunächst die mit Fadenschlingen versehene Spitze der Ballonsonde aufgesucht und mit Hilfe einer Fremdkörperzange an den Fäden unter Sicht pyloruswärts gezogen und in das Duodenum gebracht (Abb. 46). Dies gelingt

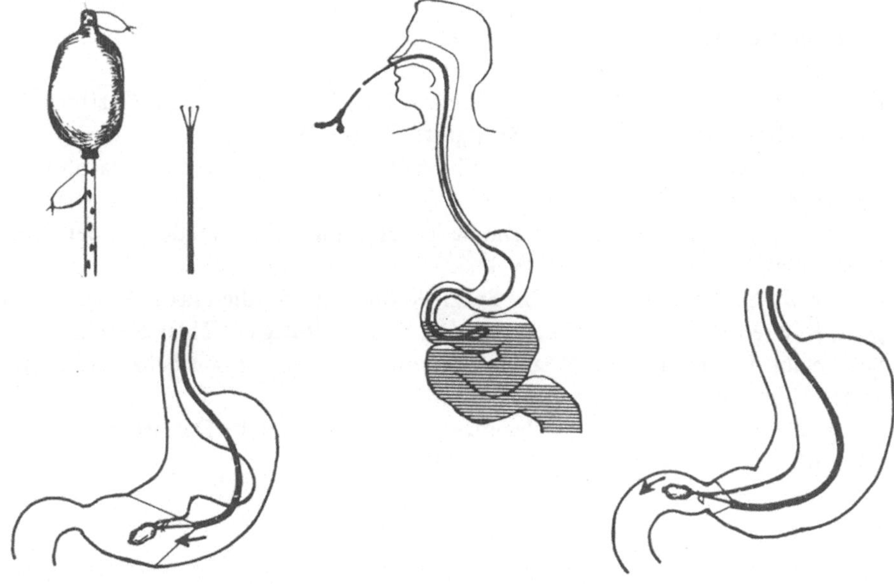

Abb. 46. Technik der endoskopischen Einführung einer Miller-Abbot-Sonde

häufig auch durch das Greifen des Gummiballons mit einer üblichen Biopsiezange, ohne dabei den Ballon zu schädigen. Ist die Sondenspitze in das Duodenum plaziert, wird der Ballon sofort mit etwa 80 ml Wasser oder Luft geblockt, um das Zurückrutschen der Sonde bei Entfernung des Endoskops zu vermeiden. Danach sollte die Füllung auf etwa 20 ml reduziert werden. Für den weiteren Transport der Sonde – dies geschieht bei noch vorhandener Peristaltik in der Regel relativ schnell – muß sie stündlich um etwa 5–10 cm nachgeschoben werden. Regelmäßige Röntgenkontrollen der Sondenlage sind erforderlich. Die Ableitung des gestauten Darminhalts erfolgt über einen Schlauch in einen Sammelbehälter, der ausreichend tief unter dem Körperniveau liegt. Es ist sinnvoll, die Entlastung durch manuelle Absaugung gelegentlich zu unterstützen. Bei maschineller Saugdrainage sollte ein Dauersog wegen der Gefahr von Ansaugnekrosen vermieden werden, was durch automatische Vakuumunterbrecher möglich ist. Zu diesem Zweck eignet sich besonders die dreiläufige Argyle-Dennis-Gastrointestinalsonde.

Regelmäßige Registrierungen des abgesaugten Flüssigkeitsvolumens erlauben neben einer Beurteilung der Effektivität der Behandlung die bessere Bilanzierung von Ein- und Ausfuhr. Neben den Entlastungsbemühungen gehört die intensive Wiederherstellung des Gleichgewichts im gestörten Wasser-, Elektrolyt- und Metabolitenstoffwechsel zu den vordringlichsten Aufgaben. Auch bei gut liegender und funktionierender Sonde sollte der Krankheitsverlauf ständig überwacht werden. In unklaren Ileusfällen muß die Frage nach der Relaparotomie erneut aufgeworfen werden. Keineswegs darf die einsetzende Besserung des Krankheitsbildes dazu verleiten, weitere diagnostische Bemühungen zur endgültigen Klärung der Ursache zu unterlassen.

Literaturverzeichnis

1. Deucher, F., Alder, A., Moser, R., Noethiger, F.: Ileus. In: Klinische Gastroenterologie (Hrsg. L. Demling), Bd. I, S. 521. Stuttgart: Thieme 1973.
2. Deucher, F., Oesch, I.: Postoperativer Frühileus: Prophylaxe und Relaparotomie. Chirurg 45, 195 (1974).
3. Hamelmann, H., Pichlmaier, H.: Die Bedeutung langer Darmsonden bei der Ileusbehandlung. Chirurg 32, 555 (1961).
4. Mörl, F.K., Schilling, K.: Ileus. In: Spezielle Chirurgie für die Praxis (Hrsg. F. Baumgartl, K. Kremer, H.W. Schreiber), Bd. II/2, S. 663. Stuttgart: Thieme 1972.
5. Schumann, J., Wehling, H.: Möglichkeiten und Grenzen der Ileusbehandlung mit der Miller-Abbot-Sonde. Chirurg 45, 33 (1974).
6. Wangensteen, O.H.: Einige Überlegungen zur Behandlung des Darmverschlusses. Langenbecks Arch. klin. Chir. 308, 167 (1964).

Die Relaparotomie im Kindesalter

K. BURKHARDT und W. PEITSCH

Einleitung

Die Relaparotomie bei Kindern besonders im Neugeborenen- und Säuglingsalter ist weitaus häufiger indiziert als in der Erwachsenenchirurgie. Definitionsgemäß ist unter einer Relaparotomie nur der Eingriff zu verstehen, der unmittelbar in der postoperativen Phase zur Behebung von operationsbedingten Komplikationen durchgeführt wird. Die Problematik einer Relaparotomie im Kindesalter liegt im stärker reduzierten Allgemeinzstand des Kindes in der postoperativen Phase. Im Unterschied zum erwachsenen Patienten ist der kindliche Organismus weitaus anfälliger für Störungen im Elektrolyt- und Wasserhaushalt, die dann bei postoperativen Komplikationen Anlaß einer foudroyanten Verschlechterung bieten können. Die Indikation zur Relaparotomie ist daher gerade beim Kind frühzeitig zu stellen; im Zweifelsfall ist eine diagnostische Relaparotomie, die keinen pathologischen Befund erbrachte, günstiger als die verzögerte Versorgung einer postoperativen Komplikation.

Bei der Indikationsstellung zur Relaparotomie unterscheiden wir zwischen der sofortigen Indikation (Ileus, Anastomoseninsuffizienz), der verzögerten Indikation (Peritonitis, Abszeß) und der Indikation aus diagnostischen Gründen (z.B. second look-Eingriffe).

Häufigkeit im eigenen Krankengut

In der Chirurgischen Universitätsklinik Göttingen wurden von 1960–1974 insgesamt 1641 Laparotomien bei Kindern bis zum 12. Lebensjahr durchgeführt. Unter den Laparotomien wurden auch die Eingriffe erfaßt, die den Retroperitonealraum betrafen, sofern diese transperitoneal erfolgten. Die Leistenhernien im Kindesalter wurden nicht berücksichtigt und sind in dem untersuchten Krankengut nicht enthalten. Aus der Tabelle 69 ist zu ersehen, daß die Appendizitis über die Hälfte des Krankengutes ausmachte. Es folgen dann in nahezu gleicher Verteilung die Operationen bei angeborenen Verschlüssen des Gastrointestinaltraktes, bei Ileus, Pylorospasmus sowie bei Nabelhernien.

Bei 96 Kindern erfolgten insgesamt 117 Relaparotomien, da bei einzelnen Patienten mehrfache Reoperationen erforderlich waren. Der prozentuale Anteil der Relaparotomien betrug 5,9%. Ein Vergleich mit entsprechenden Zahlen aus der Literatur zeigt, daß in Abhängigkeit von der Altersgruppierung des untersuchten Krankengutes starke Schwankungen bestehen (*Joppich* [7] 3,6%, *Bellmann* [1] 15,4%, *Devens* [4] 11,3%, *Hartl* [5] 4,8%).

Tabelle 69. Ausgangsbefunde der Laparotomien und Zahl der Relaparotomien im kinderchirurgischen Krankengut der Universität Göttingen 1960–1974)

Diagnose	Laparotomie	Relaparotomie	
	Anzahl	Anzahl	Prozent
1. Appendektomie	831	32	3,9
2. Atresie / angeborene Stenose	176	17	9,9
3. Pylorospasmus	166	4	2,4
4. Ileus	90	7	7,7
5. Nabelhernie	86	–	–
6. Invagination	52	9	17,3
7. Megakolon	45	6	13,3
8. Splenektomie	40	–	–
9. Tumor	34	5	14,7
10. Omphalozele	16	8	50
Gesamt	1641	96	5,9

Aus der Tabelle 69 geht weiterhin hervor, daß nach Omphalozelen die höchste Relaparotomiequote besteht. Dieser Befund wird erklärt durch die stets mit Omphalozelen verbundenen Malrotationen des Darmes, die zu häufigen Ileuszuständen und damit zu Relaparotomien führen.

Der relativ hohe Anteil der Relaparotomien bei Invaginationen beruht auf der operationstaktischen Maßnahme des second look-Eingriffes. Wir konnten die Erfahrung machen, daß der invaginierte und stark durchblutungsgestörte Darmanteil sich in vielen Fällen nach 24 Stunden erholt hatte, so daß eine Resektion zu umgehen war. Wir nehmen aber lieber einen second look-Eingriff in Kauf, um eine vielleicht prophylaktische Darmresektion, die nicht erforderlich ist, zu vermeiden. Übereinstimmend mit anderen Autoren [5, 7, 10] war die Relaparotomierate nach Appendektomien und Pylorospasmusoperationen gering, während nach Atresien, Ileuszuständen sowie nach Megakolonresektionen bzw. Tumoroperationen eine wesentlich höhere Quote zu verzeichnen war.

Ursachen

In der Tabelle 70 sind die Ursachen, die zur Relaparotomie führten, zusammengestellt. Im Vordergrund steht dabei mit 45 Relaparotomien der postoperative Ileus. Lediglich in 3 Fällen handelte es sich um einen paralytischen Ileus, während bei den restlichen Kindern der typische Adhäsionsileus vorlag. Der postoperative Ileus führt auch am häufigsten zu Mehrfachlaparotomien in der postoperativen Phase, da gerade der Adhäsionsileus im frühen Kindesalter beim Lösen der Adhäsionen zahlreiche Serosadefekte infolge der zarten Beschaffenheit der Darmserosa des Säuglings hervorrufen kann und damit die Möglichkeit weiterer Komplikationen wie z.B. Fistelbildungen schafft. Das folgende Beispiel zeigt die Problematik der Therapie des postoperativen Ileus im Kindesalter:

Tabelle 70. Ursache der Relaparotomie einschließlich der postoperativen Letalität und dem mittleren Zeitintervall zwischen Erst- und Zweiteingriff

Ursache der Relaparotomie	Anzahl	Letalität	Zeit zwischen Erst- und Zweiteingriff in Tagen
Postoperativer Ileus	45	9 (20,0%)	10,6
Platzbauch	31	7 (22,6%)	3,4
Peritonitis, Abszeß	18	5 (27,5%)	8,0
Anastomoseninsuffizienz	7	2 (28,6%)	4,7
Fistel	5	1 (20,0%)	9,8
Nachblutung	5	– –	1,9
Diagnostische Relaparotomie	6	– –	2,0
Gesamt	117	24	

Bei einem 14 Monate alten Mädchen wurde wegen einer ausgeprägten paraösophagealen Hernie (Abb. 47) eine Ventrofixation mit Einengung des Hiatusschlitzes durchgeführt. Am 6. postoperativen Tag wurde ein Platzbauch festgestellt. Gleichzeitig bestand bereits eine Peritonitis. Die Folge der Platzbauchoperation waren rezidivierende Ileuszustände infolge Adhäsionen (Abb. 48), die im Verlauf von 12 Tagen zwei weitere Laparotomien erforderlich machten. Erst nach einer modifizierten Nobleschen Operation traten keine weiteren Ileuszustände ein, und das Kind erholte sich.

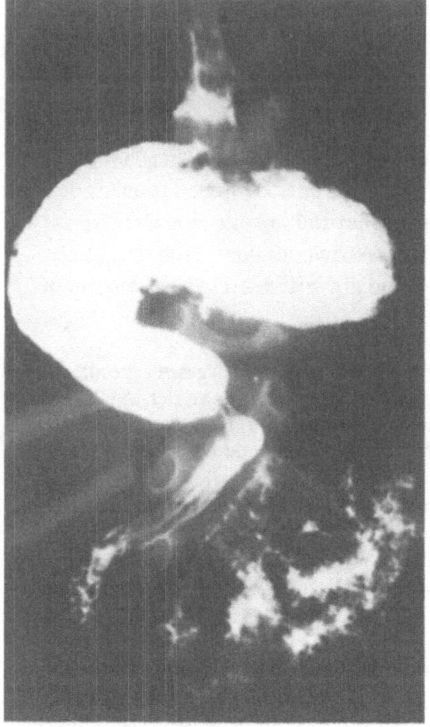

Abb. 47. Paraösophageale Hernie bei einem 14 Monate alten Mädchen

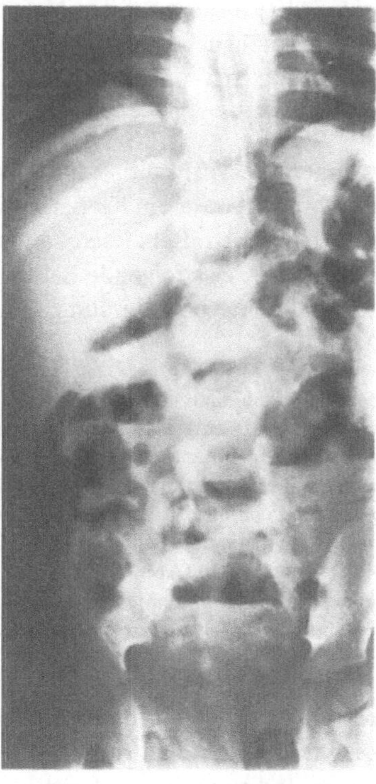

Abb. 48. Adhäsionsileus nach Platzbauchoperation

Die Häufigkeit des postoperativen Ileus im Säuglings- und Kleinkindesalter veranlaßte uns, schon bei der Erstoperation diese mögliche Komplikation in Rechnung zu stellen und zu versuchen, durch prophylaktische Maßnahmen sie zu vermeiden. Dabei hat sich in unserem Krankengut sowohl die Anwendung einer modifizierten Miller-Abbot-Sonde als auch die modifizierte Form der Nobleschen Operation bewährt. Beim letzteren Vorgehen versuchen wir, durch sparsame seroseröse Nähte im Bereich des Mesenterialansatzes eine gerichtete Anordnung der Dünndarmschlingen zu erreichen. Wir konnten mit dieser zusätzlichen Ileusprophylaxe die Quote des postoperativen Ileus in unserem Krankengut deutlich vermindern. Das durchschnittliche Zeitintervall zwischen Erst- und Zweiteingriff lag beim postoperativen Ileus bei 10 Tagen.

Eine weitere Ursache zur Relaparotomie war ähnlich wie im Krankengut von *Joppich* [7] der Platzbauch. Auch wir mußten die Erfahrung machen, daß besonders im Neugeborenen- und Säuglingsalter die Häufigkeit der Platzbauchentstehung sehr hoch ist. Von den 32 Relaparotomien wegen eines Platzbauches wurden allein 23 im Neugeborenen- bzw. Säuglingsalter durchgeführt. Im Unterschied zu den Erfahrungen bei Erwachsenen trat der Platzbauch in unserem kinderchirurgischen Krankengut bereits durchschnittlich nach 3–4 Tagen auf. Bei erwachsenen Patienten dagegen zeigen übereinstimmend die Statistiken [2, 3] eine Platzbauchhäufigkeit zwischen dem 6. und 8. postoperativen Tag. Es ist anzunehmen, daß im Vordergrund des Platzbauchgeschehens im frühen Kindesalter weniger eine Wundheilungsstörung bedingt durch Hypoproteinämie bzw. Hyperfibrinolyse steht, sondern vielmehr die Ursache im Aufbau des frühkindlichen Gewebes zu suchen ist. *Rehbein* [9] verwies auf den Meteorismus und die Bauchpresse beim Schreien als Ursache einer Platzbauchentstehung beim Kind. Aufgrund unserer Erfahrungen liegt die beste Sicherung zur Vermeidung eines Platzbauches in der Allschichtnaht der Laparotomiewunde.

Die postoperative Peritonitis bzw. Abszeßbildung stellt die dritthäufigste Ursache in der Relaparotomie in unserem Kinderkrankengut dar. Der subphrenische bzw. Douglasabszeß fand sich in 8 Fällen. Bei diesen Kindern lag als Ausgangsbefund jeweils eine perforierte Appendizitis vor. Das folgende Beispiel unterstreicht die Notwendigkeit, frühzeitig bei Verdacht auf eine Abszeßbildung zu revidieren und keine abwartende Haltung einzunehmen.

Bei einem 8jährigen Mädchen wurde wegen einer perforierten Appendizitis bei diffuser Peritonitis laparotomiert. Trotz ausgiebiger Spülung und Drainage des Bauchraumes entwickelte sich am 7. postoperativen Tag zunehmend ein septisches Geschehen mit hohen Temperaturen, Leukozytenanstieg und Zeichen einer beginnenden Verbrauchskoagulopathie. Mehrfach wurde unter dem Verdacht eines Douglasabszesses punktiert. Es konnte jedoch kein Eiter gewonnen werden. Erst die Thoraxübersicht (Abb. 49) ergab einen deutlichen Zwerchfellhochstand rechts sowie einen Pleuraerguß. Auf der Abdomenübersichtsaufnahme (Abb. 50) war gleichzeitig eine Verdrängung der Darmschlingen nach kaudal zu erkennen. Dieser röntgenologische Befund im Zusammenhang mit dem klinischen Zustand des Kindes sprach für einen subphrenischen Abszeß, der dann bei der Relaparotomie erkannt und drainiert wurde.

Eine besondere Problematik bietet die Anastomoseninsuffizienz. Die von uns in unserem Krankengut beobachteten Anastomoseninsuffizienzen traten nur bei Neugeborenen und Säuglingen, und zwar durchschnittlich nach 4–5 Tagen postoperativ auf. Das folgende Beispiel zeigt einerseits die Gefährdung jeder Darmanastomose im Säuglingsalter und

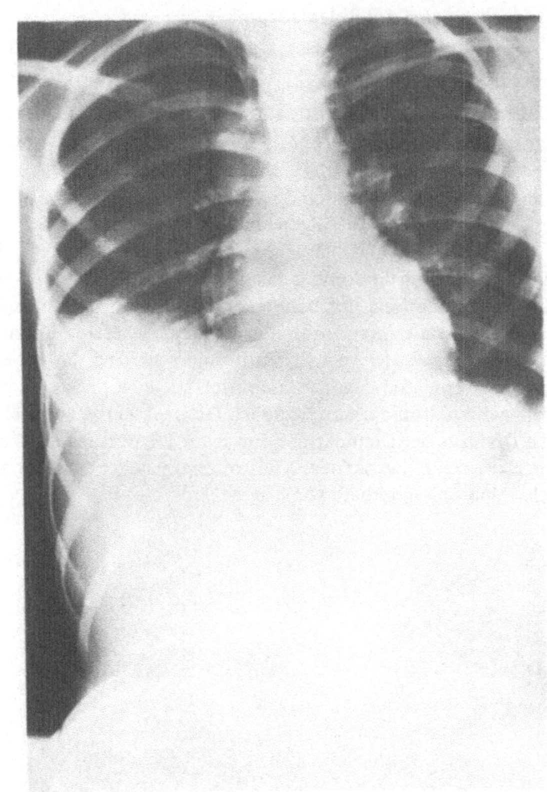

Abb. 49. Zwerchfellhochstand rechts und Pleuraerguß bei Vorliegen eines subphrenischen Abszesses

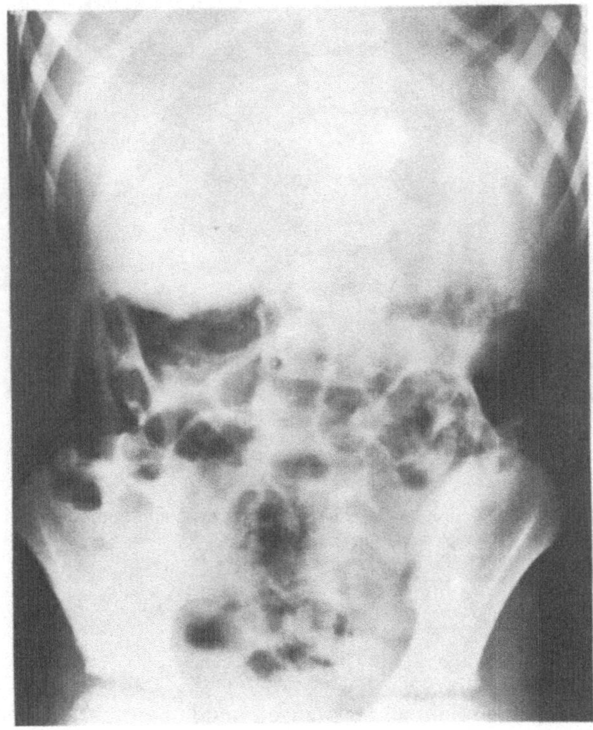

Abb. 50. Verdrängung der Darmschlingen nach kaudal durch einen subphrenischen Abszeß

andererseits jedoch auch die erstaunliche Widerstandskraft des kindlichen Organismus auf, selbst mehrfache Anastomoseninsuffizienzen mit den damit verbundenen Eingriffen in kürzester Frist zu überstehen.

Bei einem 3 Wochen alten Kind erfolgte am 7.12.72, 12 Stunden nach Reposition eines Leistenbruches, eine Laparotomie, da der Allgemeinzustand des Kindes sich verschlechtert hatte und Ileuszeichen vorlagen (Abb. 51). Es fand sich eine gangränöse Darmschlinge, die reseziert wurde. Am 11.12.72 wurde wegen eines akuten Abdomens relaparotomiert. Röntgenologisch (Abb. 52) waren unter beiden Zwerchfellkuppeln große freie Luftblasen und im übrigen Abdomen kleinere Spiegelbildungen erkennbar. Es bestand eine totale Anastomoseninsuffizienz. Therapie: Nachresektion und einreihige Darmnaht. Bereits am 15.12. mußte erneut laparotomiert werden, da wiederum Zeichen eines akuten Abdomens wegen einer erneuten Anastomoseninsuffizienz vorlagen. Es wurde nochmals eine Nachresektion mit einreihiger Anastomose durchgeführt. Diesmal wurde zur Sicherung der Anastomose eine präanastomotische Drainage des Dünndarmes durch ein T-Drain angelegt, das dann am 25.12. nach röntgenologisch nachgewiesener einwandfreier Anastomosenpassage desKontrastmittels gezogen wurde. Die Dünndarmfistel schloß sich innerhalb von Tagen.

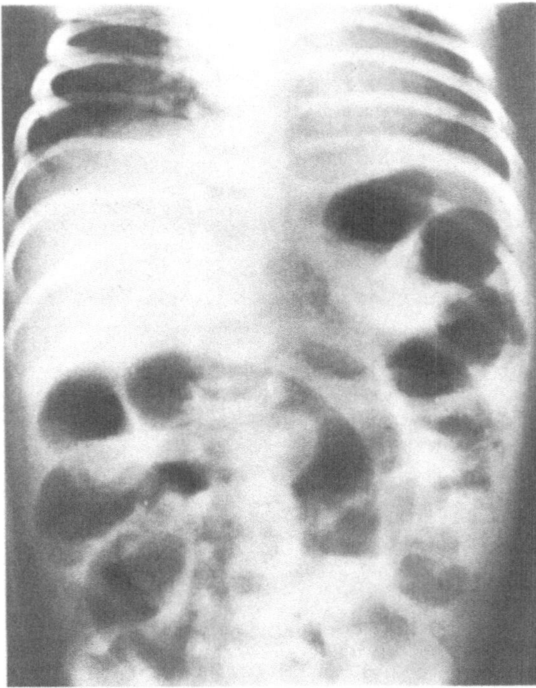

Abb. 51.

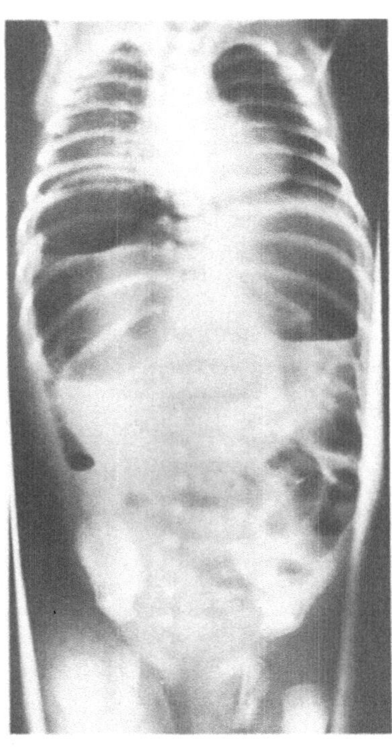

Abb. 52

Abb. 51. Mechanischer Ileus nach Leistenbrucheinklemmung bei einem 3 Wochen alten Kind

Abb. 52. Große freie Luftblasen unter der Zwerchfellkuppel nach Anastomoseninsuffizienz bei einem 3 Wochen alten Kind

Zur Vermeidung der Anastomoseninsuffizienz scheint es empfehlenswert, grundsätzlich die einreihige Naht zu bevorzugen und bei unsicheren Nahtverhältnissen eine Entlastung durch eine präanastomotische Dünndarmfistel eventuell in Verbindung mit einem T-Drain anzulegen. Erfahrungsgemäß schließt sich diese Fistel innerhalb von 1–2 Wochen nach Durchgängigkeit der Anastomose von selbst.

Die weiteren Ursachen zur Relaparotomie betrafen in einem geringeren Prozentsatz Fistelbildungen, Nachblutungen und diagnostische Relaparotomien als sogenannte second look-Eingriffe.

Das Zeitintervall zwischen Erst- und Zweiteingriff zeigte eine deutliche Abhängigkeit von der Art der postoperativen Komplikationen. Auffällig ist dabei daß relativ frühzeitige Auftreten des Platzbauches in unserem Krankengut.

Letalität

Aus der Literaturübersicht (Tabelle 71) ist die hohe Letalitätsrate nach Relaparotomien im Kindesalter zu ersehen. Diese Tabelle zeigt, daß trotz der Fortschritte sowohl im operationstechnischen als auch im anästhesiologischen Bereich die Letalitätsquote in den letzten Jahren nicht wesentlich gesenkt wurde. In unserem Krankengut verstarben von 96 Kindern 24. Das entspricht einem prozentualen Anteil von 26%.

Tabelle 71. Literaturangaben über die Letalitätsraten nach Relaparotomien im Kindesalter

Autoren	Jahr	Letalitätsrate (%)
Herczeg u. *Berenty*	1953	53,0
Hartl	1959	33,0
Kunz	1960	68,8
Devens	1963	73,0
Sapkas u. *Tierris*	1965	36,9
Joppich	1969	15,4

Aus der Tabelle 72 geht die Abhängigkeit der Letalität vom Alter der Kinder hervor. Allein 20 der 24 verstorbenen Kinder hatten das erste Lebensjahr noch nicht vollendet. Bei den Neugeborenen lag die Letalitätsrate bei 48%, bei den Säuglingen bis zum 3. Lebensmonat bei 42%. Danach war ein deutliches Absinken festzustellen. Die Kinder vom 4. bis zum 12. Lebensmonat wiesen eine Letalitätsrate von 27% auf, während die der älteren Kinder durchschnittlich 8% betrug. Auf die hohe Letalitätsquote beim Neugeborenen bei Relaparotomien verwies bereits *Joppich* [7], der im eigenen Krankengut einen Prozentsatz von 58 errechnete. Im Vordergrund der Todesursachen bei den Neugeborenen und Säuglingen stand in unserem Krankengut die Sepsis. Die Tatsache, daß 5 dieser kleinen Patienten einer Klebsiellensepsis erlagen, zeigt die Bedeutung der Relaparotomie im Hinblick auf die bestehende Resistenzschwäche des kindlichen Organismus.

Tabelle 72. Altersverteilung und Letalität der relaparotomierten Säuglinge und Kinder

Alter	Anzahl	Letalität	
		n	%
Neugeborene	29	14	48,3
21.–90. Tag	7	3	42,9
4.–12. Monat	11	3	27,3
2.–3. Lebensjahr	12	1	8,3
4.–14. Lebensjahr	37	3	8,1
Gesamt	96	24	26,0

Eine Zuordnung der Letalität zur Relaparotomieursache ergab (Tabelle 70), daß prozentual die Anastomoseninsuffizienz und die Peritonitis die höchste Letalitätsquote aufwiesen. Mit einer Letalitätsrate um 20% folgen der postoperative Ileus und der Platzbauch in nahezu gleicher Größenordnung. Auch andere Autoren [7, 5, 6] sahen in der Anastomoseninsuffizienz die häufigste Letalitätsursache.

Zusammenfassung

Von 1960–1974 wurden 1641 Laparotomien bei Kindern bis zum 12. Lebensjahr in der Chirurgischen Universitätsklinik Göttingen durchgeführt. Bei 96 Kindern erfolgte eine Relaparotomie. Der prozentuale Anteil betrug demnach 5,9%. Der postoperative Ileus war dabei die häufigste Indikation zur Relaparotomie. Als weitere häufige Ursachen waren zu nennen der Platzbauch, die Peritonitis und die Anastomoseninsuffizienz. Die Letalitätsquote betrug in unserem Krankengut 26%. Dabei konnte deutlich eine Abhängigkeit der Letalität vom Alter der Kinder festgestellt werden. Allein 20 der 24 verstorbenen Kinder hatten das erste Lebensjahr noch nicht vollendet. Bei den Neugeborenen und Säuglingen lag die Letalitätsquote zwischen 40 und 50%. Die Kinder im zweiten Lebenshalbjahr wiesen eine Letalitätsrate von 27% auf. Bei Kleinkindern und älteren Kindern betrug die durchschnittliche Letalitätsquote 8%. Die frühzeitige Indikation zur Relaparotomie ist aufgrund unserer Erfahrungen als beste prophylaktische Maßnahme anzusehen, diese hohen Letalitätsraten zu senken.

Literaturverzeichnis

1. Bellmann, G.: Der postoperative Frühileus beim Neugeborenen. Zbl. Chir. 90, 1565 (1965).
2. Burkhardt, K.: Die Wunddehiszenz nach Laparotomien. Bruns' Beitr. klin. Chir. 216, 633 (1968).
3. Cassau, D., Siewert, R.: Die vollständige Wundruptur in neuerer Sicht. Chirurg 38, 381 (1967).
4. Devens, K.: Der postoperative Ileus beim Neugeborenen. Münch. med. Wschr. 105, 1573 (1963).

5. Hartl, H.: Relaparotomie im Säuglingsalter. Langenbecks Arch. klin. Chir. 292, 440 (1959).
6. Herczeg, T., Berenty, E.: Über die wegen operativer Frühkomplikationen durchgeführten Relaparotomien. Acta chir. Acad. Hung. 4, 153 (1953).
7. Joppich, I.: Relaparotomie im Kindesalter. Z. Kinderchir. 7, 606 (1969).
8. Kunz, H.: Das akute Abdomen. München–Berlin: Urban & Schwarzenberg 1960.
9. Rehbein, F.: Die akuten chirurgischen Baucherkrankungen beim Neugeborenen. Langenbecks Arch. klin. Chir. 292, 402 (1959).
10. Sapkas, A., Tierris, E.: Zweitoperationen in der Bauchchirurgie. Bruns' Beitr. klin. Chir. 211, 397 (1965).

Die Mehrfach-Relaparotomie im frühen Säuglings- und Kindesalter

K.-L. WAAG und I. JOPPICH

Auch in der Kinderchirurgie gehören postoperative Adhäsionen – und besonders der komplette Adhäsionsbauch – zu den gefürchtetsten Komplikationen jeder Laparotomie. Nach *Welte* u. Mitarb. [11] sowie *Schickedanz* u. Mitarb. [8] muß in bis zu 70% aller Bauchoperationen mit Adhäsionen gerechnet werden. Klinische Manifestationen sind allerdings sehr viel seltener; im eigenen Krankengut ermittelten wir sie bei 3427 Laparotomien in nur 3,6% (Tabelle 73). Im Säuglingsalter sind derartige Komplikationen allerdings doppelt so häufig, was auf eine erhöhte Vulnerabilität des Gewebes zurückzuführen ist.

Tabelle 73. Altersverteilung der Laparotomie und Relaparotomie im Kindesalter

Alter	Laparotomie	Relaparotomie	%	
Neugeborene	344	12	3,5	
21. Tag bis 3. Monat	278	20	7,2	
4. bis 12. Monat	287	18	6,3	
2. bis 3. Jahr	462	12	2,6	} 2,9%
4. bis 15. Jahr	2056	61	3,0	
Gesamt	3427	123	3,6	

Die Letalität der Mehrfach-Laparotomien liegt im Kindesalter nach Literaturangaben bei 13–30% [2, 6, 10] – im eigenen Krankengut bei 15,4% –, wobei insbesondere die hohe Gefährdung im Neugeborenen und frühen Säuglingsalter hervorzuheben ist (Tabelle 74).

Tabelle 74. Altersverteilung und Letalität der Relaparotomien im Kindesalter

Alter	Zahl	†	%
Neugeborene	12	7	58,3
21. Tag bis 12. Woche	20	4	20,0
4. bis 12. Monat	18	2	11,1
2. bis 3. Jahr	12	1	8,3
4. bis 15. Jahr	61	5	8,2
Gesamt	123	19	15,4

Die unmittelbaren Todesursachen der Relaparotomie sind in mehr als 3/4 aller Fälle auf entzündliche Komplikationen wie Peritonitis, Sepsis und Pneumonie zurückzuführen (Tabelle 75).

Tabelle 75. Ursachen der Letalität bei Relaparotomien im Kindesalter

Todesursachen	Zahl	%	
Peritonitis	12	63,2	78,9
Sepsis	2	10,5	
Pneumonie	1	5,3	
Hypovolämisches Kreislaufversagen	3	15,8	
Leberkoma	1	5,3	
Gesamt	19		

Den pharmakologischen Versuchen der Adhäsionsprophylaxe mit Prostigmin, Trasylol, Corticoiden, Fibrinolytika und Dextranen mit bisher unsicheren Ergebnissen stehen die Erfahrungsberichte mit chirurgischen Maßnahmen im Sinne der geordneten und beabsichtigten Dünndarmverklebung gegenüber.

Hier konkurrieren zwei Methoden: zum ersten die mehr oder weniger ausgedehnte innere Dünndarmschienung nach *Reifferscheid* oder *Sauer* [7] und zum zweiten die äußere Dünndarmplikatur nach *Noble* sowie die Mesenterialfixation nach *Childs* und *Phillips* [1, 5, 9], die wir aus folgenden Gründen bevorzugen:

1. Die Plikatur vermeidet jede Art von Enterotomie, ob gastral bzw. duodenal, appendikal oder zökal, die die Gefahr einer Peritonitis in sich birgt.
2. Das Einführen der langen Sonde kann intraoperativ schwierig und schleimhauttraumatisierend sein.
3. Eine länger liegende Sonde kann Druckschäden der Darmwand induzieren.
4. Ausgedehnte Serosadefekte werden nur bei der Plikatur gezielt gedeckt.
5. Die Extraktion der Sonde muß nicht immer glatt gelingen.

Die Vorteile der mesenterialen gegenüber der Nobleschen Plikatur sehen wir in der erheblichen Operationszeitverkürzung und der Umgehung von Komplikationen wie Stichkanalinfektion oder Ausreißen der fixierenden Naht aus der ödematösen Darmwand mit möglicher nachfolgender Peritonitis. Schlingeneinklemmungen oder Abknickungen des Darmes bei einer Mesenterialplikatur sind seltene und technisch vermeidbare Komplikationen; sie wurden in bis zu 4% beschrieben [3].

Zur allgemein bekannten Technik sei nur erwähnt, daß wir die Plikatur mit zwei Einzelfäden aus Zwirn anlegen, wobei jedes einzelne Fadenende über einem Durascheibchen geknüpft wird. So ist die Gefahr einer Mesenterialgefäßstrangulation praktisch ausgeschlossen.

Wachstumsstörungen des gefalteten Säuglingsdarmes sind anhand klinischer Zeichen der Funktionseinschränkung oder anläßlich von weiteren Relaparotomien bisher nicht beschrieben worden.

Am Beispiel eines 3jährigen Mädchens sei betont, daß die mesenteriale – mehr noch als die Noblesche – Plikatur weitere notwendige Darmeingriffe ohne weiteres zuläßt. So konnte trotz einer abdominoperinealen Durchzugsoperation bei Analatresie mit späterem Adhäsionsbauch und Plikatur nach *Childs* nach einem halben Jahr problemlos wegen einer Blasenexstrophie ein Ileum-Conduit angelegt werden.

Die Vorteile der Mesenterialplikatur seien weiterhin anhand eines Neugeborenen mit einer Omphalozele demonstriert (Abb. 53), bei dem zunächst der Bauchwanddefekt nach *Gross* gedeckt wurde (Abb. 54).

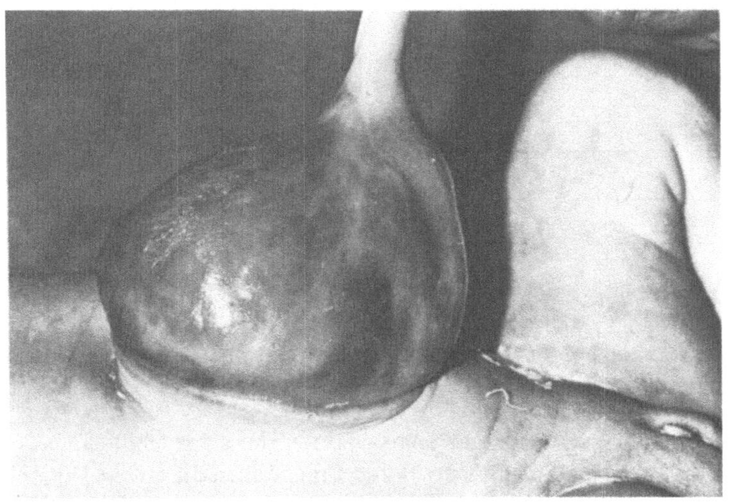

Abb. 53

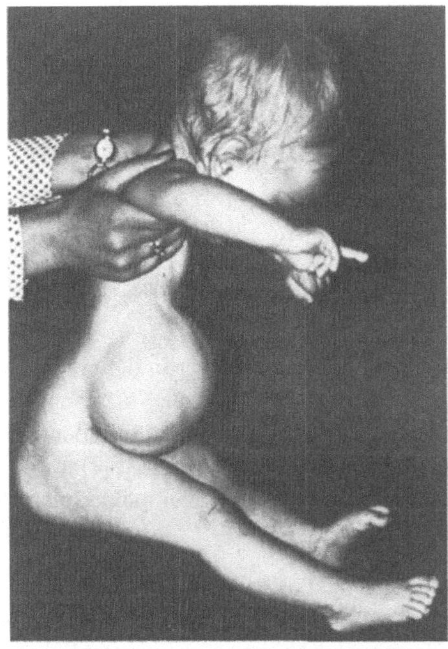

◁ Abb. 54

Abb. 53. Kindskopfgroße Omphalozele, bei der ein Bauchwandverschluß nach *Gross* durchgeführt wurde

Abb. 54. Das gleiche Kind mit der typischen, resultierenden Bauchwandhernie im Alter von 8 Monaten

Ein Jahr später erfolgte die Rekonstruktion der Bauchdecken mit einer Kutislappenplastik, wobei das gesamte verwachsene Dünndarmkonvolut am zirkulär umschnittenen Hauttransplantat wegen der Ernährung des Lappens nicht abgelöst werden durfte (Abb. 55). Nach einem halben Jahr zwang uns jedoch ein Adhäsionsileus zur dritten Laparotomie, bei der nach schwierigster Adhäsiolyse eine Mesenterialplikatur nach *Childs* und *Phillips* notwendig wurde (Abb. 56). Innerhalb weniger Tage erfolgten

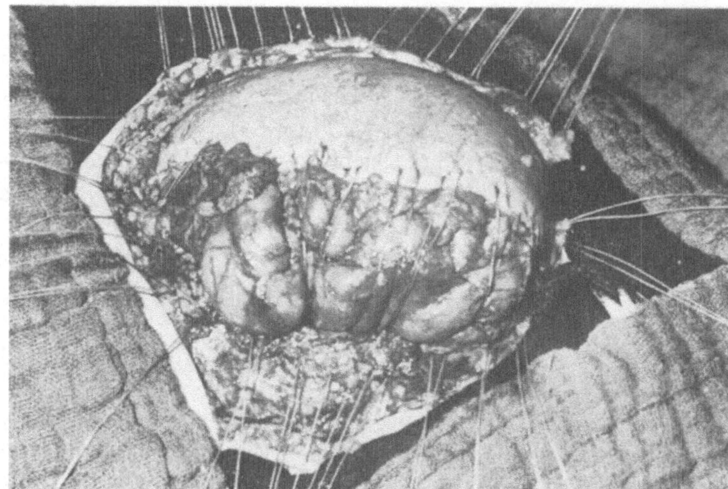

Abb. 55

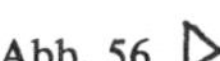

Abb. 56 ▷

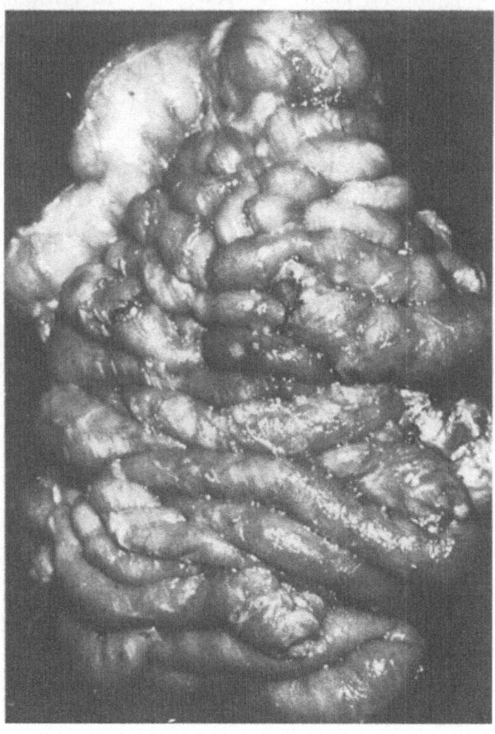

Abb. 55. Operationssitus: Der Kutislappen ist präpariert; er wird in den Muskel-Faszien-Defekt versenkt. Die an der Unterseite adhärenten Darmschlingen sind sichtbar; sie werden ohne Revision zur Sicherung der Durchblutung belassen, was in der Regel nicht zu Passagestörungen führt

Abb. 56. Zustand nach Mesenterialplikatur nach *Childs* und *Phillips*

3 weitere Laparotomien wegen Perforation im Bereich der vorgeschädigten Darmwand mit Dünndarmteilresektion, nachfolgender Peritonitis und Platzbauch. Nachdem das Kind auch eine zusätzliche Sepsis überstanden hatte, kam die Passage des programmiert verwachsenen Dünndarms auch nach dieser 6. Laparotomie einwandfrei in Gang und das Kind ist seither klinisch beschwerdefrei und gedeiht gut.

Literaturverzeichnis

1. Bikfalvi, A.: Erfahrungen mit der Mesenterialplikatur nach *Childs* und *Phillips* zur Behandlung und Vorbeugung des Dünndarmileus. Zbl. Chir. 49, 1671 (1971).
2. Germain, A., Courtois-Suffit, M., Diane, C.: La réintervention précoce en chirurgie abdominale. Mém. Acad. Chir. 4, 271 (1964).
3. Hollender, L.F., Meyer, Chr., Otteni, Fr., Bur, Fr.: Die Stellung der Mesenterialplikatur nach *Childs* und *Phillips* in der Behandlung und Prophylaxe des Dünndarmileus. Chirurg 46, 56 (1975).
4. Joppich, I.: Relaparotomie im Kindesalter. Z. Kinderchir. 7, 607 (1969).
5. Merguet, H.: Technische Modifikation der Mesenterialplikatur nach *Noble–Childs*. Chirurg 44, 308 (1973).
6. Raffensperger, J.G., Baker, R.J.: Postoperative intestinal obstruction in children. Arch. Surg. 94, 450 (1967).
7. Sauer, H.: Dünndarmschienung als Prophylaxe und Therapie des postoperativen Ileus im Neugeborenen- und Säuglingsalter. Z. Kinderchir. 2, 261 (1972).
8. Schickedanz, H., Adam, G., Sellmentin, W., Wagner, W.: Ileusprophylaxe bei Kindern durch Dünndarmschienung. Zbl. Chir. 2, 112 (1975).
9. Schütze, U., Daum, R., Heiss, W.: Erfahrungen mit der Mesenterialraffung als Ileusprophylaxe und -therapie im Säuglings- und Kindesalter. Z. Kinderchir. 13, 204 (1973).
10. Soper, R.T.: Diskussionsbeitrag zum Vortrag *Raffensperger* und *Baker*. Arch. Surg. 94, 458 (1967).
11. Welte, W., Albinus, M., Dominick, Ch.: Zur Adhaesionsprophylaxe mit Proteinasen-inhibitoren. Med. Welt 24, 1038 (1973).

Die Dünndarmschienung als Ileusprophylaxe im Kindesalter

G. MENARDI

Eine sichere Ileusprophylaxe ist schon immer der Wunsch der Abdominalchirurgie gewesen. Zahlreich waren die Vorschläge: Auffüllung des Abdomens mit sterilem Olivenöl, Kampferöl, großen Mengen von Kochsalzlösung oder Anregung der Peristaltik mit Physostigmininjektionen, Massage, Heißluft oder sogar Anfüllen des Magen-Darm-Traktes mit feinen Eisenteilchen und Führen eines Elektromagneten über das Abdomen [2].

Die große Neuerung brachte 1937 *Noble* [5] mit der Plikatur des gesamten Dünndarms. Diese Methode war erfolgreich, aber zeitraubend. Andere Wege wurden gesucht, so berichtete *Schütze* [9] über Erfahrungen mit der Mesenterialraffung, *Heiss* [3] über Tierexperimente mit Klebstoffanwendung bei der Nobleschen Operation. Neue Möglichkeiten brachte auch die Vorstellung, mit einer temporären Schienung den Dünndarm zu fixieren, bis eine kontrollierte Adhäsionsbildung zustande kommt [1, 4, 10, 11].

Die verschiedenen Schienungsversuche hatten gegenüber den anderen Methoden den Vorteil der raschen Durchführbarkeit, jedoch hatten sie alle einen Nachteil: Die Schienen lagen mit dem freien Ende im Darm, was zu Perforationen und Knotenbildungen führen kann. Auch bestand die Möglichkeit des Zurückgleitens, so daß die Gewähr für die Schienung des gesamten Darmes nicht mehr gegeben war.

1967 veröffentlichte *Sauer* seine Methode der gastrozökalen Schienung [6, 7, 8].

Technik

Nach Ausstreifen des gestauten Darminhaltes und Absaugen aus dem Magen wird im Antrumbereich innerhalb einer doppelten Tabaksbeutelnaht der Magen eröffnet (Abb. 57–60). Es wird ein Ballonkatheter von 12–14 Charrière eingeführt und ins Duodenum vorgeschoben. Sobald die Katheterspitze die Flexura duodenojejunalis passiert hat, wird der Ballon aufgeblasen, und am Katheterende ein 3 m langer PVC-Schlauch von 2–3 mm Durchmesser angenäht. Nun werden mit Hilfe des Ballons Katheter und Schlauch durch den gesamten Dünndarm bis ins Zökum vorgezogen.

Nach Abtragen der Appendix – oder falls diese schon früher entfernt worden ist, durch eine Inzision in der Taenia libera des Zökums – wird die Katheterspitze mit der Klemme gefaßt, der Ballon mit einem Nadelstich entleert und der Katheter durch eine Stichinzision im rechten Unterbauch gezogen und in die Haut eingenäht. Die Gastrostomie wird nach Knüpfen der Tabaksbeutelnähte durch 4 Nähte in die mediane Wunde eingenäht und extraperitonealisiert. Die Schlauchenden werden nach Entfernen des Katheters miteinander verbunden, um ein Zurückgleiten zu verhindern. Das untere Schlauchende sollte einen Spielraum von 20 cm haben.

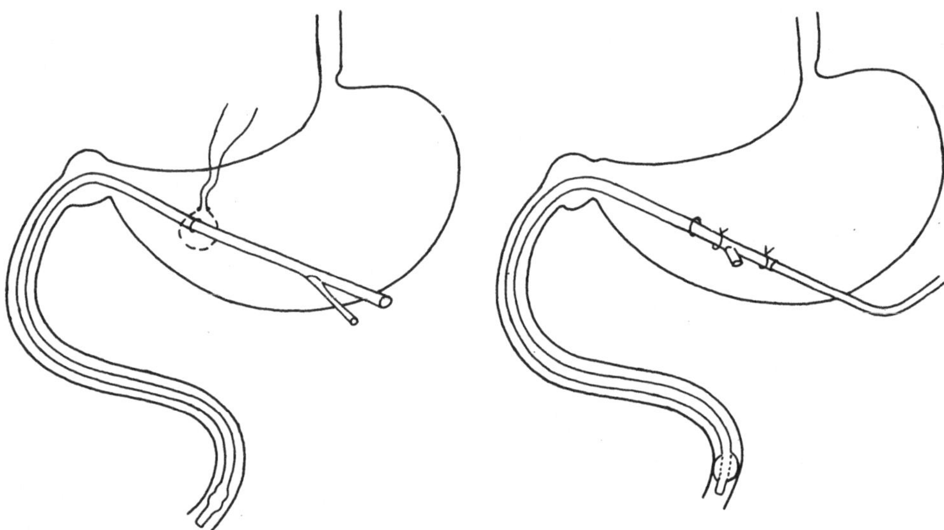

Abb. 57. Gastrostomie und Einführen des Katheters

Abb. 58. Aufblasen des Ballons, Verbindung mit der Schiene

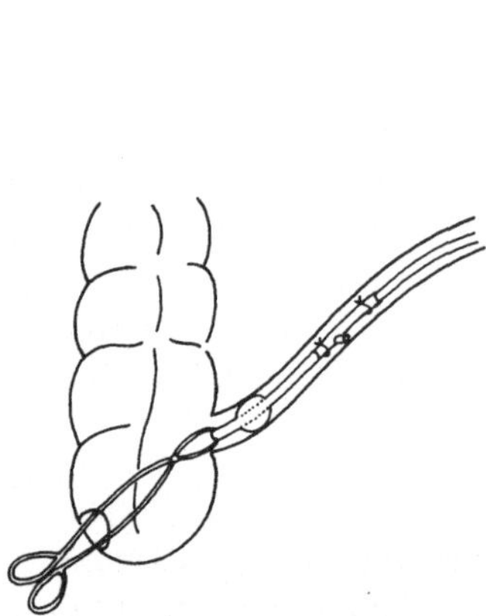

Abb. 59. Entfernung des Katheters aus der Zökostomie

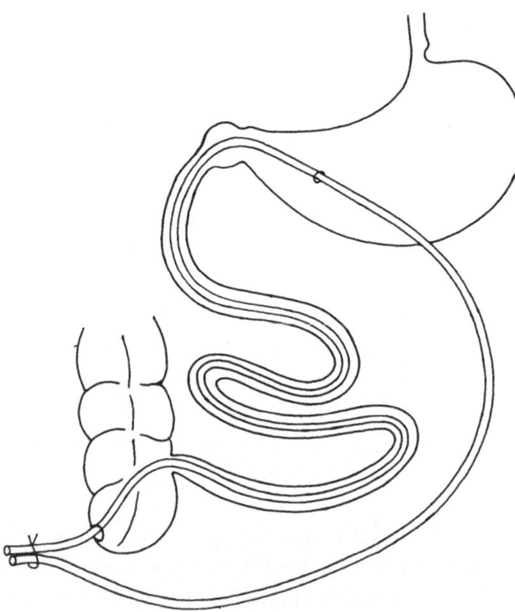

Abb. 60. Verbindung der Schienenenden

Die Schienung wird etwa 14 Tage belassen, dann durchtrennt und entfernt.

Nachteil dieser Methode ist allein die Zökostomie, die man einige Wochen später verschliessen muß, da sie sich nicht wie die Gastrostomie von selbst verschließt.

Der *Vorteil* liegt in der erheblichen Zeitersparnis gegenüber der Nobleschen Plikatur. Die Dünndarmschienung garantiert die Durchgängigkeit des Darmes während der Ausbildung der Adhäsionen. Außerdem wird der intraluminale Druck ausgeglichen und dadurch die mechanische Belastung von Darmnähten verringert.

Zwischen 1966 und 1974 wurde in der Chirurgischen Universitätsklinik Innsbruck 62mal die Dünndarmschienung durchgeführt, die Indikationen sind aus der Tabelle 76 ersichtlich. Am häufigsten wendeten wir die Schienung beim Adhäsionsileus nach Appendicitis perforativa an, so daß wir jetzt dazu übergegangen sind, bei einer Appendicitis perforativa mit diffuser Peritonitis primär zu schienen, um einen Adhäsionsileus zu verhindern.

Tabelle 76. Indikationen für Dünndarmschienung. 62 Fälle (1966–1974)

	Gesamtzahl	Alter unter 1 Jahr
Adhäsionsileus nach Appendicitis perforativa	20	
Adhäsionsileus nach anderen Operationen	16	5
Ileus bei Atresien, Volvulus	3	3
Ileus bei Invagination, Mesenterialzyste	3	
Ileus bei Enterokolitis	2	2
Mekoniumperitonitis und -ileus	5	3
Peritonitis nach Darmtraumen	3	
Peritonitis bei Megacolon congenitalis	3	2
Bei Darmanastomosen als Zweitoperation	3	
Gastroschisis	3	3
Vesikointestinale Fissur	1	1
	62	20

20 Kinder der insgesamt 62 Fälle wurden im Neugeborenenalter geschient.

8 Todesfälle traten ein (Tabelle 77). Sie betrafen bis auf einen 12jährigen Patienten, der an einer juvenilen retroperitonealen Fibrose verstarb, nur Kinder im Neugeborenenalter. In 5 Fällen haben die Todesursachen keinen unmittelbaren Zusammenhang mit der Schienung gehabt. Nur bei der nekrotisierenden Enterokolitis und bei der Gastroschisis fand sich bei der Obduktion, daß beim schwer durchblutungsgestörten Darm die Schienung abzulehnen ist. Die Schienung kann zusätzlich zu Drucknekrosen führen.

Viermal mußten wir ein zweites Mal schienen. Einmal trat ein Ileus 3 Tage nach der Schienenentfernung auf, weil die Schiene zu abrupt aus dem Zökostoma gezogen worden war;

es hätten sich zwei Invaginationen gebildet. Seither entfernen wir die Schiene unter sehr langsamen Zug aus der Gastrostomie, also antiperistaltisch.

Tabelle 77. Todesursache bei 8 Fällen nach Dünndarmschienung

Indikation zur Schienung	Todesursache
Ileumatresie	Subarachnoidalblutung
Nekrotische Enterokolitis	Peritonitis, Klebsiellensepsis
Jejunumatresien	Kandidasepsis
Ileus bei Megakolon	Pneumonie
Peritonitis bei totaler Aganglionose	Exitus in tabula
Gastroschisis	Klebsiellensepsis
Gastroschisis	Dünndarmfisteln, Peritonitis
Invagination bei chronischer Peritonitis	Retroperitoneale juvenile Fibrose

Die drei anderen Zweitschienungen erfolgten nach Relaparotomien (Ileus nach Ileostomieverschluß – Ileus durch Inkarzeration einer Dünndarmschlinge hinter die Zökostomie – Resektion von Dünndarmfisteln bei Gastroschisis).

Die Dünndarmschienung hat das gleiche Ziel wie die Noblesche Plikatur: die totale geordnete Fixierung des Darmes. Die Schienung ist einfach in der Durchführung und stellt eine geringe Belastung für den Patienten dar, sie erscheint uns deshalb eine Verbesserung der im Prinzip genialen Idee *Noble*s [5].

Literaturverzeichnis

1. Baker, J.W.: Stitchles plication for recurring obstruction of the small bowel. Amer. J. Surg. 116, 316 (1968).
2. Bier, A., Braun, H., Kümmel, H.: Chirurgische Operationslehre, Bd. III, 3. Aufl., S. 43. Leipzig: Barth 1920.
3. Heiss, W.: Tierexperimentelle Ergebnisse mit der Klebstoffanwendung bei der Nobleschen Operation. Langenbecks Arch. klin. Chir. 322, 1012 (1968).
4. Linder, E., Schaumann, M., Akovbianz, A., Brunner, U., Senning, A.: Peroperative Schienung des Dünndarms durch temporäre Gastro- oder Jejunostomie beim Ileus. Helv. chir. Acta 33, 318 (1966).
5. Noble, B.Th.: Plication of the small intestine as prophylaxis against adhaesions. Amer. J. Surg. 25, 41 (1937).
6. Sauer, H.: Dünndarmschienung als Prophylaxe und Therapie des postoperativen Ileus im Neugeborenen- und Säuglingsalter. Z. Kinderchir. 5, 261 (1967).
7. Sauer, H.: Spezielle Probleme des Dünndarmileus im Säuglingsalter. Wien. med. Wschr. 119, 517 (1969).

8. Sauer, H.: Ileusprophylaxe bei Laparotomien wegen Ileus und Peritonitis im Kindesalter. Chirurg 42, 32 (1971).
9. Schütze, U., Daum, R., Heiss, W.: Erfahrungen mit der Mesenterialraffung als Ileusprophylaxe und -therapie im Säuglings- und Kindesalter. Z. Kinderchir. 13, 204 (1973).
10. Whelan, T.J.: Stitchless plication for recurring obstruction of the small bowel. Amer. J. Surg. 116, 323 (1968).
11. White, R.R.: Prevention of recurrent small bowel obstruction due to adhaesions. Ann. Surg. 143, 714 (1956).

Schlußbemerkungen zum Thema Relaparotomie

R. PICHLMAYR

Die nach Organgebieten der Erstoperation gegliederten Beiträge zeigten, daß zwar die grundsätzlichen Probleme der Relaparotomie einheitlich sind, daß sich aber im einzelnen, etwa in der Dringlichkeit einer Relaparotomieindikation, in der Art des Vorgehens und in den Resultaten, erhebliche Unterschiede ergeben, je nachdem welches Organsystem betroffen ist. In dieser Schlußbemerkung werden diese Unterschiede nochmals herausgestellt, dabei werden auch Diskussionsbemerkungen der 115. Tagung Nordwestdeutscher Chirurgen verwendet. Hierbei handelt es sich allerdings keineswegs um eine vollständige Wiedergabe der Diskussionsüberlegungen, und Auswahl und Darstellung müssen subjektiv bleiben.

Eine *Blutung* (Nachblutung) erfordert einheitlich, d.h. weitgehend unabhängig vom betroffenen Organgebiet, eine unmittelbare Nachoperation, wenn die Blutung – evident oder nach der klinischen Situation beurteilt – erheblich ist. Bei welcher Blutungsstärke hier der Grenzwert zwischen konservativem und operativem Vorgehen liegt, ist allgemein nicht festzulegen. Meist werden für diese Beurteilungen die Kreislaufparameter nach rascher Gabe von maximal 2–4 Konserven Blut herangezogen. Wichtig bei dieser Entscheidung sind neben der Größe des benötigten Volumenersatzes besonders auch der Zeitfaktor – sowohl Intervall nach der Operation als auch Länge der Periode, in der der betreffende Volumenersatz notwendig ist – und eben die Art der vorausgegangenen Operation. So kann ein nach Hb-Wert und Kreislaufparametern kalkulierter und entsprechend substituierter Blutverlust von 1000–2000 ml in den ersten beiden Tagen nach einer Leberruptur mit Übernähung oder einer Operation, die große entperitonealisierte Wunden setzt, noch als angemessen und tolerabel angesehen werden, während ein manifester Volumendefizit etwa nach einer „unkomplizierten" Cholezystektomie, Vagotomie oder gar Appendektomie stets höchst alarmierend sein muß, da er im Operationsablauf keine hinreichende Erklärung findet. In dieser Situation erscheint es somit problematisch, sich aufgrund einer Kreislaufnormalisierung durch „nur" 1000–1500 ml Blut zu einem konservativen Vorgehen zu entschließen.

Neben den hämodynamischen Gefahren der Blutung sind gerade für den Bereich der Abdominalchirurgie die Gefahren intraperitoneal liegenden Blutes zu berücksichtigen. Das Abfließen von Blut über gegebenenfalls liegende Drainagen ist, wie auch in verschiedenen Beiträgen ausgeführt, nicht verläßlich und jedenfalls fast nie quantitativ vollständig. Dies ist bei entsprechenden Relaparotomien meist klar ersichtlich, wobei die Menge des trotz ableitender Drainage angesammelten Blutes häufig überrascht. Selbst wenn somit die Blutung nach einem vertretbaren Maß an Volumenverlust und Volumensubstitution zum Stehen kommt, so stellen die Blutkoagel nach den in der Abdominalchirurgie häufig nicht absolut aseptischen Operationen als idealer Bakteriennährboden ein hohes Infektionsrisiko dar. Die Verschiebung des Relaparotomiezeitpunktes auf das folgende Abszeßstadium bedeutet eine erhebliche Gefährdung des Patienten. Sammelt sich Blut nicht an bestimmter Stelle lokalisiert, etwa subphrenisch an, sondern verteilt es sich diffus über die Darmschlingen, so bedeutet dies meist eine Entwicklung einer deutlich verlängerten Magendarmmotilitätsstörung bzw. eines paralytischen Ileus, manchmal gefolgt von mechanischem Ileus aufgrund der Verbackungs- und Kontraktionswirkung der Koagelüberzüge. Dies alles sind Gründe, bei (extraluminärer) Nachblutung die Indikation zur Relaparotomie eher weit zu stellen und dabei nicht nur die hämodynamischen Gesichtspunkte zu berücksichtigen; dies um so mehr, als die Relaparotomie wegen (chirurgischer) Nachblutung vergleichsweise eine geringe Letalitätsquote aufweist und bei längerer konservativer Behandlung, d.h. größeren Transufionsmengen, auch das Hepatitisrisiko hoch wird.

Bezüglich der Differenzierung einer chirurgischen Nachblutung von einer durch Gerinnungsstörung bedingten soll nochmals der Hinweis in den Beiträgen von *Kern* und *Lindenschmidt* hervorgehoben werden, daß der weit überwiegende Teil postoperativer Blutungen, gerade der scheinbar unerklärlichen, nach glattem Operationsverlauf aufgetretenen, chirurgisch-technischer Natur ist und nicht primär auf Gerinnungsstörungen zurückgeführt werden darf (s.a. Beitrag *Barthels* u. Mitarb, Polytrauma). Gerinnungsstörungen treten zwar meist im Verlauf stärkerer, auch klinisch umbemerkt gebliebener Nachblutungen auf und äußern sich in den Parametern einer Verbrauchskoagulopathie, später gegebenenfalls auch denen einer Hyperfibrinolyse, doch sind dies weit häufiger Folgeerscheinungen des Blutverlustes, des Schockzustandes oder der Mehrfachtransfusionen und können effektiv nur gleichzeitig mit chirurgischer Blutstillung, zumindest der Hauptquellen, korrigiert werden.

Auch stärkere intraluminäre Nachblutungen werden, wie für die Magenoperationen im Beitrag von *Schreiber* ausgeführt, meist eine Reoperation erfordern. Die Kombination von intra- und extraluminärer Blutung ist nach Gastrointestinaloperationen häufig ein Zeichen einer Nahtinsuffizienz oder einer Arrosions- bzw. Nekroseblutung im Zusammenhang mit Infektion und Abszedierung in einem Anastomosenbereich.

Eine starke Nachblutung gehört zu den Komplikationen, die eine längere Vorbereitung auf eine Reoperation nicht erlauben (s.a. Beitrag *Kern*). Da sich diese Komplikationen meist am Operationstag oder nur ein bis zwei Tage später ereignen, haben sich meist noch keine schweren Störungen des Elektrolythaushaltes oder des Metabolismus ausgebildet. Eine Oligo- oder Anurie ist als Folge der Hypovolämie anzusehen und normalisiert sich meist nach Stillung der Blutung und Volumen- und Flüssigkeitsersatz. Anders bei protrahierter Blutung, bei Blutungen in Kombination mit einer Infektion oder bei Blutungen im späteren komplizierten postoperativen Verlauf: Hier ist es häufig über Tage zur Summation meherer ungünstiger Faktoren, wie der „normalen" postoperativen Nahrungskarenz, einer unzureichenden postoperativen Infusionstherapie bei klinisch unbemerkter Hypovolämie, einer Temperaturerhöhung, eines Harnstoffanstieges usw. gekommen, die zusammen das Risiko einer sofort vorgenommenen Relaparotomie wesentlich erhöhen. Dies zeigt sich nicht selten im „Abgleiten" des Blutdruckes bei Narkoseeinleitung oder im völligen Versiegen der Urinausscheidung. Erfordert die Stärke der Nachblutung in dieser Situation nicht das unmittelbare Eingreifen, so sind einige Stunden der intensiven Diagnostik und Therapie (neben der bestmöglichen Elektrolyt-, Flüssigkeits- und Volumentherapie besonders auch Digitalisierung) berechtigt und zu bevorzugen. Hierbei wird sich besonders auch zeigen, ob eine Oligo-Anurie unter Besserung der Kreislauf- und Flüssigkeitsverhältnisse bereits rasch reversibel ist, womit die Reoperation in einer wesentlich günstigeren Ausgangslage vorgenommen werden könnte.

Die Prinzipien der Behandlung *postoperativer Störungen der Magen-Darm-Motorik, des paralytischen und des mechanischen Ileus* sind einheitlich und weitgehend unabhängig vom Organgebiet der Voroperation. Für die Dauer der „postoperativen Motilitätsstörung" (s. Beitrag *Lindenschmidt*) ist mehr die Größe der Erstoperation, der Grad der durch Grundleiden oder Operation bedingten Peritonealinfektion sowie eine Reihe extraabdomineller Faktoren bedeutsam. Weit mehr noch als bei der vorher erwähnten protrahierten Blutung ist es bei allen Zuständen eines Ileus richtig und notwendig, in einigen intensiv genutzten Stunden Diagnostik, Ausschlußdiagnostik und gezielte Therapie zu betreiben, bevor eine Relaparotomie als notwendig erachtet und durchgeführt werden kann. Hierbei ist wiederum zu berücksichtigen, daß Störungen des Stoffwechsels und Elektrolythaushaltes im allgemeinen mit dem Abstand zur Operation zunehmen, vor allem wenn der Verlauf im Intervall nicht störungsfrei war und der bei sich entwickelnden Ileuszuständen meist unterschätzte Flüssigkeits- und Elektrolytverlust über längere Zeit unzureichend ersetzt wurde. Zu bedenken ist auch, daß eine Normalisierung der Elektrolytkonzentration, besonders auch des Kaliumwertes, im Extrazellulärraum nicht die der intrazellulären Konzentration bedeuten muß. Dementsprechend lassen sich verbindliche Richtlinien für die Zeitdauer des stets indizierten konservativen Behandlungsversuches nicht aufstellen. Es kann sich dabei nur um eine jeweils individuelle Entscheidung handeln, bei der auch die Pseudobesserung einer gezielten Infusionstherapie nicht außer Acht gelassen werden darf. In diesem Zusammenhang muß auf die unterschiedlichen Auffassungen bezüglich des Wertes und der Gefahren einer inneren Darmabsaugung durch lange Sonden (Miller-Abbot-Sonde u.ä.) hingewiesen werden. Diese unterschiedlichen Auffassungen ergaben sich aus den hier gesammelten Beiträgen und waren auch in den Diskussionen evident. Sie erklären sich aus der Tatsache, daß eine funktionierende innere Absaugung beim Ileus über eine Entlastung im einen Fall tatsächlich zur Heilung des Ileus, das heißt zur Vermeidung einer Relaparotomie führt, im anderen jedoch nur die Symptome des Ileus bessert und so zur Verschleppung oder gar Unterlassung der Relaparotomie führt, die zur Behandlung der Grundstörung unabdingbar notwendig ist. Dabei kann die Differenzierung der beiden Extremfälle bei funktionierender Absaugung kurzfristig schwierig oder unmöglich sein. Lehnt man somit trotz dieser Problematik oder aufgrund persönlicher Erfahrungen die innere Absaugung mit langen Darmsonden beim Ileus nicht prinzipiell ab, so wird man bei „erfolgreicher" Anwendung, d.h. geeigneter Lage der Sonde, Förderung durch die Sonde und Rückgang der Symptomatik in kurzen Zeitabständen unter Berücksichtigung aller möglichen Parameter die Indikation zur Relaparotomie trotzdem weiterhin und erneut überdenken. Für die stets schwierige Beförderung einer Darmsonde beim Ileus über den Pylorus hinaus erscheint endoskopische Hilfe wertvoll (s. Beitrag *Soehendra* u. Mitarb.); hierbei ist wohl besondere Vorsicht zur Vermeidung einer gerade beim Ileus und unter Gastroskopie drohenden Aspiration geboten. Etwas einheitlicher wird der Wert der langen Darmsonde als innere Schienung zur Verhütung eines Rezidivileus beurteilt. Diese Technik konkurriert mit den Operationsverfahren nach *Noble* oder *Child*. Vorbedingung für die innere Schienung ist ein ausreichender abdomineller Zugang, der die atraumatische Führung der Sonde ermöglicht (s. hierzu die Beiträge zum Thema Mehrfach-Relaparotomie). Während die peristaltikfördernden Präparate postoperativ kaum mehr routinemäßig angewandt werden, haben sie speziell nach einer Ileusoperation zur Vermeidung eines Rezidivileus Bedeutung, wobei die unterschiedlichen pharmakologischen Wirkungen beachtet werden müssen (s. Beitrag *Remé* u. Mitarb.).

Die größten organabhängigen Unterschiede ergaben sich in den vorausgegangenen Beiträgen bei *Infektionen,* sowohl bezüglich des Vorgehens als auch der Prognose. Dagegen läßt die Symptomatik selten verbindliche Hinweise auf die Lokalisation der Infektionsquelle zu. Diese Symptomatik, speziell die Früherkennung von infektiösen Komplikationen, ist nach wie vor das Hauptproblem des Relaparotomiethemas, und Fehlbeurteilungen sind hier noch wesentlich häufiger als bei den Blutungs- und Ileuskomplikationen. Dies ergibt sich vor allem aus der Tatsache, daß übliche Infektionszeichen durch die „normalen" postoperativen Störungen teils überdeckt, teils verändert werden. Ferner ist mit einem weiteren Spektrum von Art, Stärke und Virulenz der möglichen Infektionskeime zu rechnen. Bei einem Verdacht auf intraperitoneale Infektion, der sich vor allem auf die regelmäßige und subtile Befundung des Abdomens stützen muß, bleibt häufig die Frage offen, ob es sich mehr um einen abklingenden Restzustand einer Peritonealinfektion auf dem Boden des Grundleidens bzw. einer zum Teil unvermeidbaren intraoperativen Verschmutzung handelt und somit weiter konservativ zu behandeln ist, oder ob eine neue Infektionsquelle entstanden ist. Diese Unsicherheit in Diagnostik und Verlaufsbeurteilung erklärt, weshalb gerade Relaparotomien wegen Infektionen häufig – fast möchte man sagen regelmäßig – spät durchgeführt werden, was sich vor allem bei einer retrospektiven Auswertung aller Befunde immer wieder zeigt. Freilich sind auch ein Teil der Infektionskomplikationen rasch und klar erkennbar, wie auch im Beitrag *Ziegler* herausgestellt wurde, vor allem eine Dünndarminsuffizienz oder eine typische Duodenalruptur einige Tage postoperativ. Dagegen verlaufen oft Nahtundichtigkeiten, die bereits intraoperativ bestehen bleiben oder kurz danach auftreten, wegen der sie überdeckenden postoperatiaven Magen-Darm-Atonie, wegen der verabreichten Analgetika und der Schwierigkeit der exakten Bauchbeurteilung am 1. postoperativen Tag über 2–3 Tage unerkannt. Hier können zerebrale Störungen wie Somnolenz (s. Beitrag *Eisele* u. Mitarb.) oder auch leichte euphorisch geprägte Verwirrtheitszustände Verdachtsmomente liefern.

Die Prognose einer Relaparotomie wegen Nahtinsuffizienz und dadurch bedingter Infektion ist im allgemeinen noch relativ günstig, wenn durch die Relaparotomie eine Unterbrechung des Infektionsvorganges durch direkten Verschluß der Quelle (mit oder ohne Nachresektion) oder/und durch Ausschaltung des betreffenden Abschnittes möglich ist (Beispiele: Dünndarmnachresektion mit Reanastomosierung, totale Stuhlableitung proximal einer Dickdarminsuffizienz durch Anus praeter, Durchtrennung der insuffizienten Anastomose und Herausleiten beider Stümpfe usw.); sie ist dagegen in den meisten Fällen ausgesprochen ungünstig, wenn solche Maßnahmen nicht möglich sind und allein eine Drainage die weiterhin existente Infektionsquelle ableiten soll (z.B. Drainage einer insuffizienten Gastroenterostomie oder Ösophagusanastomose); dies reicht in den allermeisten Fällen nicht aus. Die Entscheidung, ob das eine oder andere Vorgehen möglich und zweckmäßig ist, wird von der Lokalisation und wiederum vom Zeitfaktor bestimmt, d.h. wie stark Nachbargewebe durch die Infektion entzündlich verändert ist, ob Mobilisierung, Anlagerung und Anastomosierung noch oder nicht mehr möglich sind. Die Tendenz erscheint richtig, immer dann, wenn Art und Lokalisation des Schadens sowie lokale Verhältnisse es prinzipiell erlauben, eine Sanierung anzustreben und diese gegenüber einer einfachen Drainage zu bevorzugen, selbst wenn eine solche Sanierung stets einen größeren operativen Aufwand bedeutet. Dies gilt etwa für die Folgen einer Verletzung der Papilla duodeni major (Vateri), für größere Gallengangslecks in Zusammenhang mit iatrogenen Verletzungen oder Nekrosen und den schon erwähnten Dünn- und Dickdarminsuffizienzen. Die überragende Bedeutung der Frühzeitigkeit als Voraussetzung hierfür sei nochmals hervorgehoben.

Sofern eine Operation zur Sanierung einer Infektionsquelle durchgeführt wird, muß besonders danach getrachtet werden, notwendige Anastomosen so sicher wie irgend möglich durchzuführen: So ist nach iatrogener Choledochusverletzung mit Gallenleck stets eine ausgeschaltete Jejunumschlinge zur Anastomose mit dem Hepatocholedochus zu wählen, da das Duodenum in dieser Situation kaum völlig spannungsfrei anastomosiert werden kann und zudem eine nachfolgende Insuffizienz dieser Anastomose verheerende Folgen haben würde.

Die erwähnten Beobachtungen, daß einfache Drainagebehandlung einer Insuffizienz selten zum Ziel führt, läßt spekulieren, ob auch bei den betroffenen Organgebieten, vor allem dem Magen, ein noch frühzeitigeres Eingreifen eine definitive Beseitigung der Infektionsquelle erlauben würde, etwa durch Nachresektion oder gar totale Gastrektomie. Eine gewisse Parallele existiert hier in der Behandlung einer insuffizienten Ösophagusanastomose im Thoraxraum, die weitgehend übereinstimmend nur durch sofortige Ösophagektomie erfolgreich behandelt werden kann.

In die gleiche Richtung, nämlich der Sanierung der bzw. aller Komplikationen bei der – ersten – Relaparotomie weist auch die in mehreren Beiträgen betonte Notwendigkeit der Revision des Abdomens hin, um zusätzliche unerwartete Befunde, wie eine Gallenblasengangrän, lokalisierte Abszesse, mechanische Ileuskomponenten usw., nicht zu übersehen; eine prinzipielle Revision des Abdomens wird selbst bei der Versorgung eines Platzbauches gefordert (s. Beitrag *Peitsch* u. *Burkhardt*); vielleicht können hier die Wundrupturen ausgeklammert werden, die sich plötzlich aus sonst völlig glattem postoperativem Verlauf entwickeln und keinerlei Anhalt für eine intraabdominelle Infektion oder Ileuskomponente bieten.

Abweichend von der sonst so vorrangigen Frühzeitigkeit einer Relaparotomie sind Zweiteingriffe bei zurückgelassenen Gallenwegssteinen selten dringend, vor allem wenn ein Ikterus fehlt oder Galleableitung durch eine T-Drainage vermieden werden kann. Selbst ein ansteigender Verschlußikterus, selten auch aufgrund einer iatrogenen Gallenwegsunterbindung, ist in diesem Sinn keine dringende Relaparotomieindikation; hier sind stets bei Fehlen anderer Komplikationen einige Tage Vorbereitung, gegebenenfalls auch mit Verlegung in ein geeignetes Krankenhaus, günstiger als überstürzte Zweiteingriffe. Bei zurückgelassenen Steinen und liegender T-Drainage wird man im allgemeinen einige Wochen mit der Reoperation warten, wenn nicht ohnehin ein konservativer Abtreibungsversuch erfolgreich ist (s. Beitrag *Heymann*).

Nicht ganz einheitlich wird der Dringlichkeitsgrad einer Relaparotomie bei Galleabfluß aus der Zieldrainage nach Gallenblasen- und Gallenwegsoperationen beurteilt. Nach persönlicher Auffassung besteht weitgehend unabhängig von der Menge der galligen Drainageflüssigkeit immer dann eine Relaparotomieindikation, wenn dieses Ereignis nicht im Einklang mit der operativen Situation gebracht werden kann und/oder der abdominale Befund nicht absolut als normal zu beurteilen ist. Gerade in den ersten beiden postoperativen Tagen kann noch nicht mit Verklebungen derart gerechnet werden, daß ein Ablauf der Galle in den übrigen Bauchraum ausgeschlossen ist und eine gallige Peritonitis kann – wiederum in den ersten postoperativen Tagen – außerordentlich blande verlaufen. Aus diesem Grund erscheint durchaus eine Relaparotomie in den ersten postoperativen Tagen gerechtfertigt, auch unter Berücksichtigung der Tatsache, daß manche der frühen Gallenfisteln spontan zum Stehen kommen. Die Schwierigkeit des Ausschlusses einer auch geringen galligen Peritonitis und die Unsicherheit über den weiteren Verlauf bei konservativem Vorgehen wiegen m.E. schwerer als das in diesem Fall geringe Risiko einer frühen Relaparotomie. Die wesentliche Verbesserung des Zustandes durch Verschluß des Gallenlecks ist meist eindeutig.

Einheitlich ist in allen Beiträgen und Diskussionen die Meinung vertreten, daß die Relaparotomie im Laufe der letzten Jahrzehnte aus einer *Ultima ratio*-Maßnahme zu einer echten therapeutischen Möglichkeit entwickelt wurde, die prinzipiell bei postoperativen intraabdominellen Komplikationen unter allen Möglichkeiten die beste Behandlung darstellt und daß die Relaparotomie somit – sofern streng indiziert – auch gegen vielerlei Widerstände, wie sie eingangs aufgezeigt wurden, vorgenommen werden muß.

II. Prä- und postoperative Grenzsituationen des respiratorischen und kardiovaskulären Systems

Vorbemerkungen

R. PICHLMAYR

Respiratorische und kardiovaskuläre Komplikationen bestimmen nicht selten den postoperativen Verlauf auch nach allgemeinchirurgischen Operationen. Neben den erst im intra- und postoperativen Verlauf verursachten Störungen, wie Bronchopneumonie oder Venenthrombose, handelt es sich häufig um bereits präoperativ latent oder manifest bestehende Vorschäden. Feinere Prüfmethoden der Herz-Kreislauf-Situation und der Respirationsfunktion können zur Risikobeurteilung einer Operation mit herangezogen werden. Diese Untersuchungsverfahren sind besonders wertvoll, um die Situation postoperativ mit größerer Exaktheit, als dies nach allgemein klinischen Parametern möglich ist, beurteilen und gezielt behandeln zu können. Dies ist gerade für die Gegebenheiten nach großen Operationen sowie bei kardiovaskulären und respiratorischen Grenzsituationen von erheblicher Bedeutung. Viele auf diesem Sektor in den letzten Jahren gewonnenen neuen Erkenntnisse werden in den folgenden Beiträgen, gegliedert jeweils nach der prä- und postoperativen Situation, abgehandelt.

A. Respiratorisches System

Präoperative Störungen der Lungenfunktion – Erkennung, Bedeutung, Behandlung

H. FABEL

Mit der Zunahme der Lebenserwartung, mit der Zunahme operativer Eingriffe am alten Menschen steigen auch Operationsrisiko und Zahl der postoperativen Komplikationen. Dabei spielen Komplikationen bronchopulmonaler Art, präoperativ bekannt oder auch nicht erkannt, eine zahlenmäßig große Rolle.

Um es vorweg zu sagen: Sichere Voraussagen auf das Risiko, sichere Prognosen postoperativer Komplikationen sind für den Einzelfall nahezu unmöglich. Andererseits wird man sich bei absoluter Operationsindikation trotz erheblicher Einschränkungen der Lungenfunktion zu einem Eingriff entschließen.

Von der Trias „Erkennung – Bedeutung – Behandlung" ist die *Erkennung* am unproblematischsten. Ein gut ausgerüstetes Lungenfunktionslaboratorium wird heute eine subtile Analyse – Klassifizierung der Störung und Angabe des Schweregrades – geben können. Die Frage ist eher: Bei welchem Patienten ist eine solche Analyse notwendig, wie ausgedehnt muß sie sein und was bedeutet sie für Operateur und Anästhesisten.

Zur Zeit erhält an der Medizinischen Hochschule Hannover jeder über 50jährige Patient routinemäßig und jeder auch jüngere Patient mit anamnestischen Hinweisen auf bronchopulmonale Erkrankungen eine orientierende Lungenfunktionsprüfung, bestehend aus Messung der Vitalkapazität und des Einsekundenwertes. Aufgrund bisheriger Erfahrungen kann der Personenkreis der routinemäßig Untersuchten durchaus auf die über 60jährigen eingeschränkt werden, wenn eine intensive anamnestische Befragung die tatsächlich gefährdeten Patienten einer präoperativen Funktionskontrolle, eventuell auch einer Konsiliaruntersuchung, zuführt.

Anamnestische Angaben von Belastungsdyspnoe, Anfallsasthma und chronischem Husten und Auswurf, von immer wieder aufflackernden Infekten der oberen Luftwege, Befunde einer Zyanose, einer extremen Adipositas, bronchitischer und spastischer Nebengeräusche zählen mehr als z.B. der Befund einer auf die Hälfte der Norm reduzierten Vitalkapazität. Die Erkennung von Störungen der Lungenfunktion gehört also durchaus nicht ausschließlich in die Verwantwortung von Spezialisten.

Die eigentliche Funktionsanalyse, die Messung der Vitalkapazität und des Einsekundenwertes (Synonyme: exspiratorische Sekundenkapazität – ESK und Tiffeneau-Test), reicht in der Regel aus, um die häufigsten Ventilationsstörungen in ihrem Schweregrad zu erfassen. Erniedrigungen der Vitalkapazität bei normalem Einsekundenwert sind typisch für restriktive Ventilationsstörungen (Lungenfibrose, Lungenstauung, ausgedehnte Pleuraverschwielungen, Morbus Bechterew), Einschränkungen des Einsekundenwertes hingegen sprechen für eine zahlenmäßig wesentlich häufigere bronchiale Obstruktion (obstruktive Bronchitis, Emphysem und Asthma), wobei die Vitalkapazität zunächst noch normal sein kann, bei hochgradigen Störungen aber ebenfalls abfällt. Zur weiteren Differenzierung und auch bei ungenügender Mitarbeit kann eine bodyplethysmographische Untersuchung (mit Messung der mitarbeitsunabhängig registrierten Atemwegresistance und des intrathorakalen Gasvolumens) notwendig werden.

An dieser Stelle muß erwähnt werden, daß eine Reihe extrapulmonaler Faktoren die Lungenfunktion erheblich beeinflussen oder auch den Aussagewert spirographischer Untersuchungen deutlich beeinträchtigen können. Von hohem Stellenwert sind kardiale und zerebrovaskuläre Störungen mit direkten oder regulatorischen Einwirkungen auf den Gasaustausch.

Viele alte Menschen können andererseits den Anweisungen zu den Atemmanövern mental kaum folgen oder sind insgesamt zu kachektisch oder erschöpft und setzen ihre Atemmuskulatur unzureichend ein. Andere wiederum – und das scheint besonders wichtig – zeigen eine scheinbar reduzierte Lungenfunktion, weil die unglückliche Lage im Bett (polytraumatisierte Patienten und Schenkelhalsbrüche) oder ein schmerzhafter Oberbauchprozeß keine ausreichenden Atemexkursionen zulassen. Diese Patienten zeigen oft, bei primär intaktem bronchopulmonalem System, eine extreme Erniedrigung von Vitalkapazität und Einsekundenwert.

Als grobe Richtlinie kann bezüglich der spirographischen Größen gelten, daß im allgemeinen Vitalkapazitätswerte von weniger als 1500 ml, Einsekundenwerte von weniger als 1200 ml oder, prozentual ausgedrückt, Vitalkapazitäten unter 50% der Norm und Einsekundenwerte unter 40% der Vitalkapazität als deutlich erhöhtes Operationsrisiko bzw. komplikationsträchtig angesehen werden.

Bei eingeschränkten spirographischen Größen in der genannten Höhe, bei Befunden von Zyanose und Belastungsdyspnoe ist eine ergänzende Bestimmung der arteriellen Blutgase angezeigt.

Bei der Interpretation des arteriellen Sauerstoffdrucks ist die Alters- und Gewichtsabhängigkeit zu berücksichtigen.

Sauerstoffdrucke unter 60 Torr erfordern erhöhte intraoperative und postoperative Aufmerksamkeit, Werte unter 50 Torr im arteriellen Blut gelten als ausgesprochen kritisch. Dagegen weist ein deutlich erhöhter Kohlensäuredruck (über 45 Torr) grundsätzlich auf eine globale Ateminsuffizienz, auf eine deutlich verminderte alveolare Belüftung und damit auf ein deutlich erhöhtes postoperatives Risiko hin.

Gestörte arterielle Blutgase signalisieren am augenfälligsten, daß die dem Organismus zur Verfügung stehenden Kompensationsmechanismen teilweise oder ganz erschöpft sind und müssen unmittelbare Vorsorgemaßnahmen auslösen. Wissen wir doch, daß bereits Prämedikation und Narkoseeinleitung sowie die unmittelbare postoperative Phase schon beim Lungengesunden hypoxisch-hypoventilatorische Zustände mit sich bringen. Eine bereits präoperativ bestehende Kohlensäureretention (alveolare Hypoventilation) führt in einem hohen Prozentsatz zur postoperativen Ateminsuffizienz mit der Notwendigkeit einer prolongierten assistierten oder kontrollierten Beatmung und der Gefahr, daß eine ausreichende Spontanatmung nicht mehr erreicht werden kann.

Auf speziellere Untersuchungen, wie Messungen der Lungendehnbarkeit, der Diffusionskapazität und auf szintigraphische Untersuchungen sei hier nicht eingegangen, da ihre Interpretation dem Spezialisten vorbehalten bleibt und in der Regel kaum zur Beurteilung der Operabilität beiträgt.

Auch Untersuchungen der Hämodynamik im kleinen Kreislauf (Druckmessungen mittels Einschwemmkatheter) sind äußerst selten notwendig, wenn die speziellen thoraxchirurgischen Fragestellungen einmal außer acht bleiben.

Erhöhungen des Pulmonalarteriendruckes – latente und leicht pulmonale Hypertonie – sollten keine Kontraindikationen für operative Eingriffe sein, eine optimale kardiale Therapie, Elektrolytkontrolle und eine am zentralen Venendruck orientierte sorgfältige Infusionstherapie allerdings vorausgesetzt.

Eine *präoperative Therapie* vorbestehender bronchopulmonaler Erkrankungen und eine *Prophylaxe eventueller postoperativer Komplikationen* wird sich im wesentlichen auf die Behandlung entzündlicher und bronchospastischer Bronchialveränderungen sowie atemgymnastische Übungen beschränken. Eine spezielle präoperative Behandlung restriktiver Ventilationsstörungen gibt es nicht. Liegt eitriges Sputum vor, ist eine antibiotische Therapie, unterstützt von Sekretolytika und Atemgymnastik, angezeigt. Zeigt die Lungenfunktionsanalyse eine Bronchospastik, sind Sympathikomimetika (z.B. Sultanol, Bricanyl und Berotec – eventuell auch als Aerosol) indiziert. Viele dieser Patienten mit obstruktiver Bronchitis stehen bereits unter Dauertherapie mit Steroiden, die nicht brüsk abgesetzt werden darf, da sonst bei suprimierter Nebennierenrinde Kreislaufkomplikationen drohen. Dosen von 10–15 mg Prednison/Tag (oder äquivalente Mengen eines anderen Steroids) stören weder die Wundheilung noch begünstigen sie eine Sekundärinfektion.

Bei hochgradig eingeschränkter Lungenfunktion sollte der Therapieerfolg nach etwa 8tägiger Behandlung durch spirographische oder auch blutgasanalytische Untersuchungen kontrolliert werden.

Risikofälle können eine 8–14tägige Vorbereitung (wenn es die Situation erlaubt!) notwendig machen, die allerdings nicht unbedingt stationär, sondern oft günstiger ambulant bewältigt werden sollte.

Abschließend sei noch einmal erwähnt, daß auch nichtpulmonale Erkrankungen postoperative pulmonale Risiken heraufbeschwören, wie z.B. eine Varikosis mit Beinvenenthrombose bzw. das generell erhöhte Lungenembolierisiko bei Eingriffen im kleinen Becken, oder auch extremer Zwerchfellhochstand bei entzündlichen Oberbaucherkrankungen mit der Gefahr basaler Pneumonien.

Neben all dem Gesagten sollte nicht vergessen werden, daß eine prä- und postoperative intensive Physiotherapie, nicht nur Atemgymnastik, immer noch die beste Prophylaxe bronchopulmonaler Komplikationen ist.

Postoperative Störungen der Lungenfunktion

G. RODEWALD, H. HARMS, H. POKAR, M. DOEHN und W. RÖDIGER

Im Prozeß der zur Aufrechterhaltung des Lebens notwendigen energieliefernden oxydativen Prozesse dient der Gasaustausch in der Lunge der Arterialisierung des venösen Mischblutes. Dieser Vorgang der äußeren Atmung kann in vier Teilprozesse zerlegt werden [3, 5 7, 10].

Die *Ventilation* (Abb. 61) bewirkt den Gasaustausch zwischen Außenluft und Alveolen. Am Ende jeder Inspiration findet sich ein Teil der eingeatmeten Luft im Alveolarraum, ein anderer Teil im Totraum, der zwar wesentliche Funktionen erfüllt, jedoch am eigentlichen Gasaustausch nicht beteiligt ist. Für den Gasaustausch selbst ist also nicht die Gesamtventilation, sondern die *alveolare Ventilation* entscheidend.

Durch *Diffusion* (Abb. 62) werden in Abhängigkeit von den Partialdrucken in der Gas- und Blutphase und von einigen anderen Faktoren Sauerstoff und Kohlensäure ausgetauscht. Die *Perfusion* der Lungenkapillaren dient dem Antransport von CO_2 und dem Abtransport von O_2.

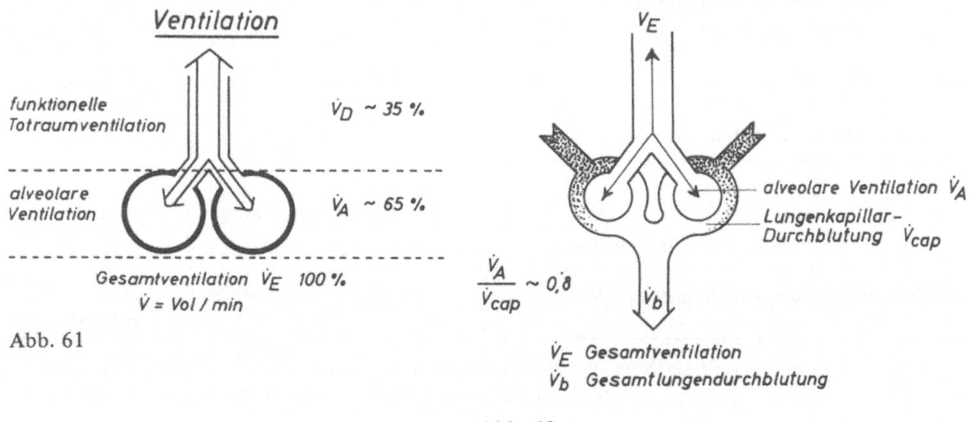

Abb. 61. Anteil von funktioneller Totraumventilation und alveolarer Ventilation an der Gesamtventilation

Abb. 62. Ventilations-Perfusions-Verhältnis beim Lungengesunden

Bei einem Lungengesunden entspricht eine alveolare Ventilation von 4,0–4,5 l/min einer Durchblutung belüfteter Lungenkapillaren von 5 l/min. Das *Ventilations-Perfusions-Ver-*

hältnis beträgt also 0,8 bis 0,9. Es leuchtet ohne weiteres ein, daß in der Lunge mit einer inneren Oberfläche von bis zu 100 m^2 und einer Alveolenzahl von 300–400 x 10^6 [43], einer Abhängigkeit von Ventilation und Durchblutung von der Lungentopographie, der Körperlage und eventueller Belastung, ganz zu schweigen von Erkrankungen, das Verhältnis von Ventilation und Perfusion unmöglich in allen Alveolen konstant sein kann. Da aber im *steady state* der Summenwert des Verhältnisses von alveolarer Belüftung zur Lungenkapillardurchblutung konstant sein muß, bedeutet dies, daß die schon beim Gesunden vorhandenen Abweichungen nach oben und unten auf diesen konstanten Mittelwert kompensiert werden müssen [3, 9, 15, 27, 34, 35].

Ursachen, Funktionsstörungen und blutgasanalytische Folgen postoperativer respiratorischer Insuffizienz zeigt Tabelle 78.

Tabelle 78. Ursachen, Funktionsstörungen und blutgasanalytische Folgen postoperativer respiratorischer Insuffizienz.

Ursachen	→ Funktionsstörungen	→ Folgen
Fortwirken der Narkose, Schmerzen, Morphine Störungen der Atemmechanik Verminderung belüfteten Lungenparenchyms Mißverhältnis zwischen Totraum- u. alv. Ventilation Inadäquate Steigerung der alveolaren Ventilation	alveolare Hypoventilation*	respiratorische Azidose, arterielle Hypoxie
Durchblutung nicht belüfteter Lungenkapillaren z.B. bei: feuchter Lunge, Lungenödem, Atelektasen, Infiltraten, Lungenkompression, small airway closure [1]	erhöhte venöse Beimischung*	arterielle Hypoxie
Alveolokapillärer Block Abnahme der Kontaktzeit in den Lungenkapillaren Verminderung der Gasaustauschfläche Störungen am Erythrozyten u. Hämoglobin (z.B. Anämie)	Diffusionsstörung	arterielle Hypoxie
Störungen der Atemmechanik z.B. nach Thorakotomie, nach Laparotomie	Verteilungsstörung*	arterielle Hypoxie
Absolute oder relative Abnahme des HZV	Stagnationshypoxie	venöse Hypoxie

**Verteilungsstörungen im weiteren Sinn* sind alle Störungen des normalen Belüftungs-Durchblutungs-Verhältnisses. Zweckmäßigerweise trennt man jedoch die Verteilungsstörung der alveolaren Totraumventilation ($\frac{\dot{V}_A}{\dot{V}_b} = \frac{1}{0} = \infty$) und die der erhöhten venösen Beimischung, d.h. der Durchblutung nicht belüfteter Lungenkapillaren ($\frac{\dot{V}_A}{\dot{V}_b} = \frac{0}{1} = 0$) von den *Verteilungsstörungen im engeren Sinn.* Dies sind Störungen, bei denen das Belüftungs-Durchblutungs-Verhältnis entweder vom Mittelwert von 0,8 nach oben oder unten abweicht, also alveolare Überbelüftung ($\frac{\dot{V}_A}{\dot{V}_b} > 0,8$) oder alveolare Unterbelüftung ($\frac{\dot{V}_A}{\dot{V}_b} < 0,8$), oder Störungen, bei denen das Belüftungs-Durchblutungs-Verhältnis in einzelnen Lungenabschnitten differiert, im Summenwert aber normal ist [3, 29, 34, 35]

Man sieht, daß eine Vielzahl von Ursachen nur fünf Funktionsstörungen bewirken kann, nämlich:

alveolare Hypoventilation

erhöhte venöse Beimischung

Diffusionsstörung

Störungen des Belüftungs-Durchblutungs-Verhältnisses im engeren Sinn, sog. Verteilungsstörungen

Stagnationshypoxie.

Man sieht ferner, daß diese fünf Funktionsstörungen nur zwei krankhafte Folgen für die Blutgase haben:

Kohlensäureretention und Hypoxämie.

Hyperkapnie und Hypoxämie sind also die gleichförmigen Folgen isolierter oder kombinierter Störungen der vier Teilprozesse Ventilation, Diffusion, Perfusion und Verteilung. Wie die meisten Organe kann auch die Lunge bezüglich ihrer Funktion, hier des Gasaustausches, auf die unterschiedlichsten Schädlichkeiten nur uniform reagieren.

Tabelle 78 bestätigt *Rossiers* Feststellung, daß das arterielle Blut das Erfolgsorgan der Lunge ist. Für die Klinik bedeutet dies, daß eine postoperative respiratorische Insuffizienz nur durch Blutgasanalysen nachgewiesen oder ausgeschlossen werden kann.

Beobachtungen des Allgemeinzustandes, der Atmung, des Kreislaufs, der Hautfarbe, der Urinausscheidung usw. sind zwar wichtig, erlauben jedoch keine sichere Aussage über die Arterialisierung des Blutes und die O_2-Versorgung der Gewebe.

Die durch *alveolare Hypoventilation* bewirkte postoperative respiratorische Insuffizienz, die respiratorische Azidose, wird durch die Erhöhung des arteriellen Kohlensäuredrucks nachgewiesen. Man sollte annehmen, daß diese Funktionsstörung nach Operationen besonders häufig zu finden ist. Eigene und andere Untersuchungen zeigen jedoch, daß die alveolare Ventilation in den ersten Tagen nach Thorax-, Bauch- und Extremitäteneingriffen praktisch immer normal, manchmal auch leicht erhöht ist [u.a. 1, 8, 11, 12, 17, 22, 26, 29, 33].

Am ehesten sollte man noch nach den relativ langdauernden offenen Herzoperationen alveolare Unterbelüftung erwarten. Wir fanden bei 249 Patienten 30 min nach Abschluß der Operation einen erhöhten Kohlensäuredruckmittelwert von 47 mmHg, der in den folgenden 9 Stunden auf einen Mittelwert von 38 mmHg signifikant abfiel. Allerdings zeigt eine Mittelwertstreuung von ± 8,3 mmHg, daß nach so großen Eingriffen der arterielle Kohlensäuredruck in einzelnen Fällen über die Norm erhöht sein kann [29]. Ähnliche Werte beobachteten *Mastio* u. *Allbritten* [19] bei Thorax- und Bauchoperierten in den ersten 24 Stunden nach dem Eingriff.

Spence u. *Smith* [32] behandelten von 21 Patienten *nach* Oberbauchoperationen in Allgemeinnarkose 10 mit Morphin und 11 mit epiduraler Anästhesie. Die alveolare Ventilation war in beiden Gruppen gleich und normal.

Ravin [25] untersuchte bei 20 Kranken mit obstruktivem Lungenemphysem und einem präoperativen Kohlensäuredruckmittelwert von 49 mmHg das Verhalten der alveolaren Ventilation nach Leistenbruchoperationen, suprapubischen Prostatektomien und Hydrozelenoperationen in Abhängigkeit vom Anästhesieverfahren. Bei 10 Patienten wurde eine Allgemeinnarkose, bei den 10 anderen eine Spinalanästhesie durchgeführt. Am Ende des Eingriffes sowie 1 bis 4 Stunden später waren die Kohlensäuredruckmittelwerte gegenüber den präoperativen Werten eher leicht erniedrigt. Zwischen beiden Gruppen bestand keine Differenz. Über den Einfluß der Spinalanästhesie auf die Ventilation wurde berichtet [2, 23].

Zusammenfassend können wir feststellen, daß eine durch alveolare Unterbelüftung bedingte postoperative respiratorische Insuffizienz bei ungestörtem postoperativem Verlauf unter Lungengesunden kaum zu beobachten ist. Trotz der Befunde von *Ravin* [25] muß man aber mit der Möglichkeit verstärkter postoperativer alveolarer Unterbelüftung bei Emphysematikern rechnen und diese Kranken entsprechend kontrollieren, zumal sie zu den ohnehin mehr gefährdeten älteren Patienten gehören, denn nach der Hamburger Todesursachenstatistik waren von 100 an chronischer Bronchitis und Emphysem Verstorbenen 88 älter als 60 Jahre.

Postoperative *Lungenkomplikationen,* die zum Ausfall beatmeten Lungenparenchyms führen, bewirken erst dann eine durch Beatmung nicht mehr kompensierbare respiratorische Azidose, wenn der belüftete Alveolarraum nur noch ein Fünftel bis ein Sechstel des normalen beträgt.

Wie Tabelle 78 zeigt, ist postoperative respiratorische Insuffizienz in Form von arterieller Hypoxie theoretisch weit häufiger zu erwarten als Hypoventilation. *Gordh* u. Mitarb. [13] und *Mastio* u. *Allbritten* [19] beschrieben 1958, daß der arterielle Sauerstoffdruck nach verschiedenen Operationen unter den Normwert absinkt. Wir [26] teilten 1962 mit (Abb. 63), daß bei 41 Kranken mit präoperativ normaler Lungenfunktion nach Herzoperationen (19), Lungenresektionen (8) und Bauchoperationen (7) ein statistisch signifikanter Abfall des arteriellen Sauerstoffdrucks unter Spontanatmung von Außenluft zu beobachten war, der mindestens 3 Tage anhielt. Zum Unterschied davon blieb der arterielle Sauerstoffdruck bei Extremitätenoperierten (7) normal. Diese Befunde sind gleichzeitig und in der Folgezeit von vielen Autoren ebenfalls erhoben worden [u.a. 1, 8, 11, 12, 17, 21, 22, 32, 33].

In diesem Zusammenhang sei übrigens auf die Altersabhängigkeit des arteriellen Sauerstoffdrucks hingewiesen [18, 31].

Die Mittelwerte für den alveolaren Sauerstoffdruck sind in Abb. 63 der Übersichtlichkeit halber nicht wiedergegeben. Diese waren zwar stoffwechselbedingt geringfügig erniedrigt [20, 26], lagen jedoch praktisch im Normbereich. Der Abfall des arteriellen Sauerstoffdrucks muß also durch andere Funktionsstörungen als alveolare Unterbelüftung entstanden sein.

Die Differenz zwischen dem mittleren alveolaren und dem arteriellen Sauerstoffdruck $pO_{2\ Alv.\text{-}art.}$ wird im deutschen Sprachgebrauch auch als $AaDO_2$ – *alveoloarterielle Sauerstoffdruckdifferenz* – bezeichnet.

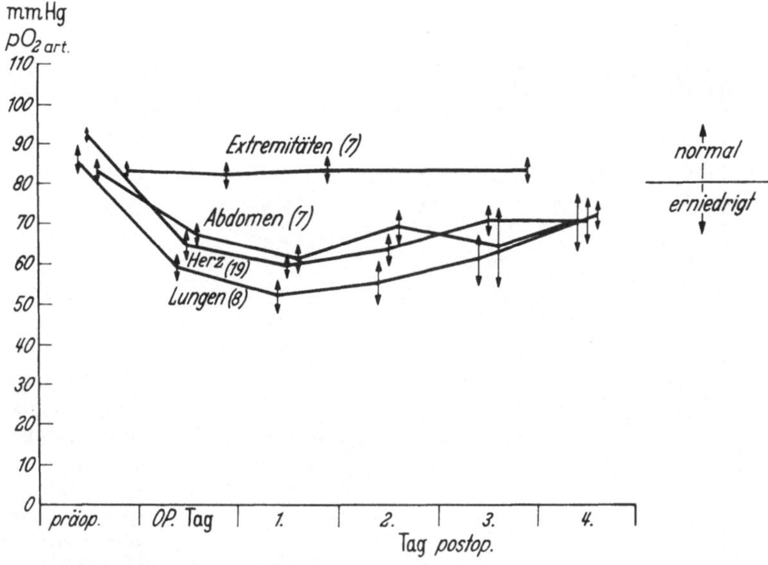

Abb. 63. Prä- und postoperative arterielle O_2-Druckwerte nach Herz-, Lungen-, Bauch- und Extremitätenoperationen. Mittelwerte und Streuung der Mittelwerte angegeben, Patientenzahl in Klammern

Diese Differenz beträgt beim Gesunden etwa 10 mmHg. Mit entsprechenden Untersuchungsverfahren [3] kann der Anteil von Verteilung, Diffusion und venöser Beimischung auf das Zustandekommen einer normalen oder vergrößerten $AaDO_2$ unter gewissen Annahmen berechnet werden. Dafür zeigt Tabelle 79 ein Beispiel. Man sieht, daß hier der Mittelwert für die $AaDO_2$ bei 20 operierten Kranken 41 mmHg beträgt. Daran sind Diffusions- und Verteilungsstörungen mit 27 mmHg, die erhöhte venöse Beimischung mit 14 mmHg beteiligt.

Tabelle 79. Anteil von „Diffusion", „Verteilung" und erhöhter venöser Beimischung an der Differenz zwischen alveolarem und arteriellem O_2-Druck $pO_{2\,Alv.\text{-}art.}$ ($pO_{2\,A\text{-}a}$). *Mittelwerte von 20 Kranken

	normal (mmHg)	postoperativ* (mmHg)
Alveolarer O_2-Druck	102	103
Diffusion	– 1	– 27
Verteilung	– 3	
Erhöhte venöse Beimischung	– 6	– 14
Arterieller O_2-Druck	92	62
$pO_{2\,A\text{-}a}$	10	41

Als weiteres Beispiel für arterielle Hypoxämie im postoperativen Verlauf sollen Befunde von *Gaudy* u. *Guilmet* [11] demonstriert werden, die 37 Kranke nach abdominalen Eingriffen untersuchten. Abb. 64 zeigt die Mittelwerte für den arteriellen O_2-Druck und den

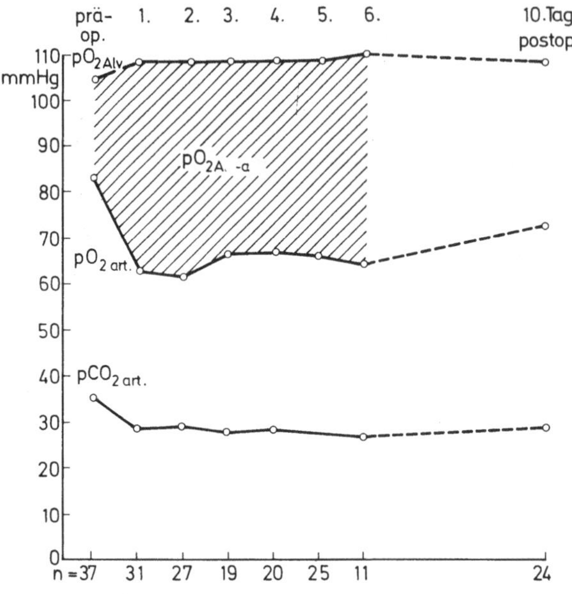

Abb. 64. Arterieller O_2-Druck (pO_2 art.) und CO_2-Druck (pCO_2 art.) nach Abdominaleingriffen. n = Zahl der Patienten. Der alveolare Sauerstoffdruck (pO_2 Alv.) wurde nach den Werten von *Gaudy* u. *Guilmet* [11] berechnet, die $AaDO_2$ (pO_2 A-a) ist eingetragen

arteriellen CO_2-Druck sowie die von uns berechneten Werte für den alveolaren O_2-Druck und die $AaDO_2$. Man sieht wiederum, daß der arterielle Kohlensäuredruck und der alveolare O_2-Druck normal sind, während die $AaDO_2$ erheblich vergrößert ist. Die Autoren stellten fest, daß postoperativ über 10 Tage eine erhebliche arterielle Hypoxämie bestand, die keine sichere Beziehung zum Alter der Patienten (im Mittel 52,5 Jahre, min. 22, max. 85 Jahre), wohl aber zur Art der Inzision und zur Dauer der Operation aufwies. Abb. 65 zeigt, daß eine mediane Oberbauchlaparotomie sich auf den postoperativen O_2-Druck weniger auswirkte als eine abdominothorakale Inzision. Die Werte für den Rippenbogenrandschnitt liegen dazwischen.

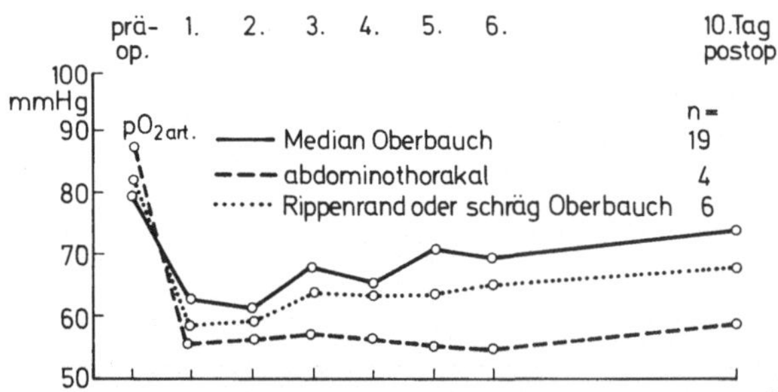

Abb. 65. Der Einfluß verschiedener Inzisionen auf den postoperativen arteriellen Sauerstoffdruck (pO_2 art.) bei 29 Patienten (nach *Gaudy* u. *Guilmet* [11])

Auch bei *Kindern* findet man postoperative Gasaustauschstörungen. *Polonius* [24] untersuchte 35 Kinder im Alter von 3 bis 14 Jahren nach Thorax- (12) und Bauchoperationen (8) sowie nach Eingriffen ohne Eröffnung der beiden großen Körperhöhlen (15). Die alveolare Ventilation war normal, der arterielle Sauerstoffdruck nur am 1. Tag nach der Operation zwar signifikant, aber bei weitem nicht so stark wie bei Erwachsenen erniedrigt, so daß eine Therapie nicht notwendig war.

Die bisher besprochenen Gasaustauschstörungen finden sich also bei Patienten, die präoperativ keine Lungenfunktionsstörungen und postoperativ keine oder nur geringfügige Lungenkomplikationen aufweisen. Präoperative Lungenfunktionsstörungen und postoperative Lungenkomplikationen (Tabelle 78) bewirken stärkere arterielle Hypoxämie. In solchen Fällen ist die Vergrößerung der $AaDO_2$ praktisch immer durch eine erhebliche Zunahme der venösen Beimischung bedingt. Das Extrem findet man bei der sog. feuchten Lunge, für die seit ihrer ersten Beschreibung durch *Burford* u. *Burbank* [6] im Jahre 1945 eine Reihe von Synonyma angegeben worden sind, die, sich auf die Vielzahl der Ursachen der feuchten Lunge beziehend, beweisen, daß die Lunge auf die unterschiedlichsten Schädlichkeiten pathologisch-anatomisch wie funktionell sehr uniform reagiert [4, 28]. Die venöse Beimischung, die beim Gesunden 2 bis 4% des Herzzeitvolumens beträgt, kann bei der feuchten Lunge auf 30 bis 60% des HZV ansteigen und wird dann häufig zur führenden Todesursache. Es ist außerordentlich wichtig zu wissen, daß es in den Anfangsstadien der feuchten Lunge bereits zur Zunahme der arteriellen Hypoxämie kommt, bevor klinische Symptome evident werden. Dies demonstriert wiederum die überragende Rolle der Blutgasanalyse für die Diagnostik der postoperativen respiratorischen Insuffizienz.

Die Ätiologie des Syndroms der feuchten Lunge ist nach wie vor umstritten. Es kann jedoch kein Zweifel daran bestehen, daß Thromboembolien, Änderungen der Gefäßpermeabilität und Entstehung eines interstitiellen Ödems dafür eine wesentliche Rolle spielen [4]. In der Chirurgie beobachtete man dieses Krankheitsbild vor allem nach Schock verschiedener Ursachen, nach unseren Erfahrungen besonders dann, wenn Schock mit Massentransfusionen ungefilterten Blutes behandelt wird.

Wasseransammlung in der Lunge spielt aber auch im normalen postoperativen Verlauf eine erhebliche Rolle. Tabelle 80 zeigt, daß bei 11 Kranken der arterielle Sauerstoffdruck nach Wasserentzug im Mittel um 76 mmHg anstieg. Das Röntgenbild hilft bei der Diagnose oft nicht weiter, andererseits ermöglicht Abb. 66 einen Vergleich der Thoraxübersichtsaufnahmen einer Patientin am 5. Tag nach Doppelklappenersatz vor und nach Entzug von 1000 ml Wasser mit entsprechendem Anstieg des arteriellen Sauerstoffdrucks.

Manche Chirurgen mögen die Notwendigkeit einer Diagnostik und Therapie der schon im normalen postoperativen Verlauf zu beobachtenden Hypoxämie bezweifeln. Um Vorstellungen über das Ausmaß der postoperativen Hypoxämie zu vermitteln, kann man die Situation des Patienten mit einem Gesunden vergleichen, der ohne Anpassung in größere Höhen aufsteigt. Bei diesem beträgt der arterielle O_2-Druck in 3450 m Höhe 55 mmHg, der arterielle CO_2-Druck 31 mmHg [14]. Bei der von uns untersuchten Gruppe (s. Abb. 63) betrug der mittlere O_2-Druck bei den Lungenresezierten 52 mmHg, bei den Bauchoperierten 60 mmHg, das heißt die Nachbehandlung dieser Kranken findet etwa auf der Höhe des Jungfraujochs statt, wenn sie normale Luft atmen!

Tabelle 80. Mittelwerte ($\bar{X}$) und Standardabweichung der Mittelwerte ($S\bar{x}$) für den arteriellen Sauerstoffdruck (pO_2 art.) vor und nach Wasserentzug[a] ($\bar{X}$, $S\bar{x}$ in ml/m^2 KOF). 11 Patienten nach offenen Herzoperationen, 3.–7. Tag, Spontanatmung mit Maske, inspiratorische O_2-Konzentration ~54%

	pO_2 art. (mmHg)		Wasserentzug (ml/m^2 KOF)	ΔpO_2 art.
	vor	nach		
$\bar{X}$	81	157	488	76
$S\bar{x}$	± 6	± 10,8	± 64	± 10,5
min–max	48–113	94–210	164–966	28–142

[a] isoliert oder kombiniert:

Lasix (Furosemid)	1 x 20–40 mg i.v.
Hydromedin (Ethacrynsäure)	1 x 25–50 mg i.v.

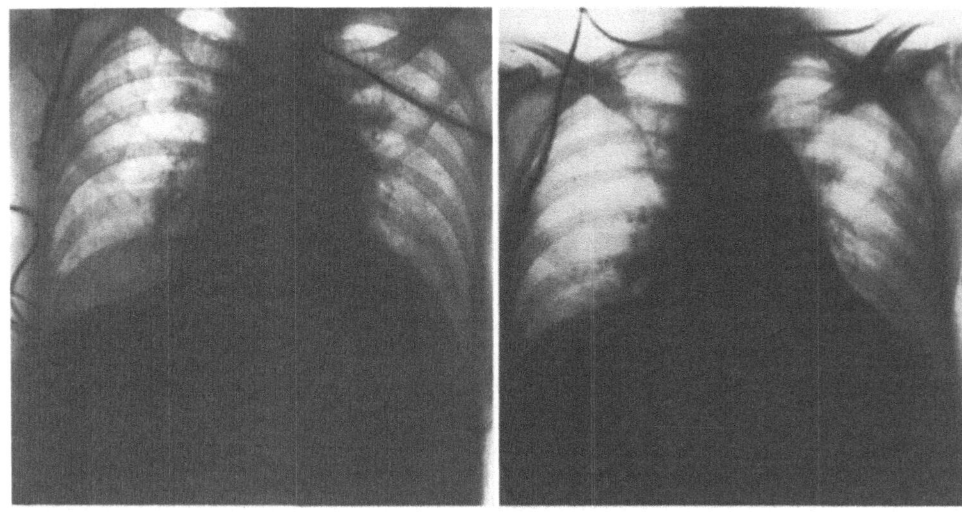

Abb. 66. Röntgenthorax a.p., Patientin *W.H.*, 53 Jahre, 5. postoperativer Tag – links vor, rechts nach Entzug von 1000 ml Flüssigkeit. Man erkennt deutlich Abnahme der weichfleckigen Verschattungen

Daß die postoperative Hypoxämie glücklicherweise in selteneren Fällen Probleme verursacht, zeigt die tägliche Praxis. Andererseits steht außer Zweifel, daß sie außer Funktionsstörungen lebenswichtiger Organe auch am Ort der chirurgischen Tat, also an Wunden und Nahtlinien, allein oder im Verein mit Ödem und Durchblutungsstörung schwere Schäden verursachen kann [30].

Obwohl die Besprechung der Therapie der postoperativen Störungen der Lungenfunktion hier keinen Platz hat, soll abschließend darauf verwiesen werden, daß die auch bei scheinbar normalem Verlauf regelmäßig nach Eingriffen in den Körperhöhlen zu beobachtende postoperative arterielle Hypoxämie durch Erhöhung des O_2-Druckes in der Inspirationsluft behandelt werden sollte. Dies gilt vermehrt dann, wenn Funktionsstörungen des Herzens und der parenchymatösen Organe präoperativ bestehen oder intra- und postoperativ auftreten. Von der einfachen Möglichkeit, mit Hilfe einer entsprechenden Maske[1] die O_2-Konzentration in der Inspirationsluft auf etwa 50% zu erhöhen, wird viel zu wenig Gebrauch gemacht.

Literaturverzeichnis

1. Alexander, J.I., Spence, A.A., Parikh, R.K., Stuart, B.: The role of airway closure in postoperative hypoxaemia. Brit. J. Anaesth. 45, 34–40 (1973).
2. Askrog, V.F., Smith, T.C., Eckenhoff, J.E.: Changes in pulmonary ventilation during spinal anaesthesia. Surg. Gynec. Obstet. 119, 563–567 (1964).
3. Bartels, H., Bücherl, E., Hertz, C.W., Rodewald, G., Schwab, M.: Lungenfunktionsprüfungen. Methoden und Beispiele klinischer Anwendung. Berlin–Göttingen–Heidelberg: Springer 1959.
4. Blaisdell, F.W., Schlobohm, R.M.: The respiratory distress syndrome: A review. Surgery 74, 251–262 (1973).
5. Bühlmann, A.A., Rossier, P.H.: Klinische Pathologie der Atmung. Berlin–Heidelberg–New York: Springer 1970.
6. Burford, Th.H., Burbank, B.: Traumatic wet lung. J. thorac. Surg. 14, 415–424 (1945).
7. Comroe, J.H., Forster, R.E., Dubois, A.B., Briscoe, W.A., Carlsen, E.: Die Lunge. Stuttgart–New York: Schattauer 1972.
8. Conway, C.M., Payne, J.P.: Post-operative hypoxaemia and oxygen therapy. Brit. med. J. 1963 I, 844–845.
9. Fahri, L.E., Rahn, H.: A theoretical analysis of the alveolo-arterial O_2-difference with special reference to the distribution effect. J. appl. Physiol. 7, 699–703 (1955).
10. Flach, K., Gahlenbeck, H., Harms, H.: Atmungsorgane. In: Pathophysiologische Grundlagen der Chirurgie (Hrsg. Th.-O. Lindenschmidt), 2. Aufl. Stuttgart: Thieme 1975.
11. Gaudy, J.H., Guilmet, C.: L'hypoxemie post-operatoire en chirurgie digestive. Ann. Anesth. franc. 14, 59–73 (1973).
12. Gerhold, H.: Arterielle Blutgase und Gasaustausch in der unmittelbar postoperativen Phase. Dissertation Hamburg 1964.
13. Gordh, T., Linderholm, H., Norlander, O.: Pulmonary function in relation to anaesthesia and surgery evaluated by analysis of oxygen tension of arterial blood. Acta anaesth. scand. 2, 15–26 (1958).
14. Handbook of Respiration: National Academy of Sciences, National Research Council 1958. Philadelphia–London: Saunders 1958.
15. Harms, H., Rodewald, G.: Eine Methode zur Analyse von Störungen des Belüftungs-Durchblutungsverhältnisses. Verh. Dtsch. Ges. inn. Med. 69, 664–666 (1963).
16. Hayek, H.v.: Die menschliche Lunge, 2. Aufl. Berlin–Heidelberg–New York: Springer 1970.
17. Jastrzebski, J., Rudowski, W.: Pulmonary shunt and hypoxemia after upper abdominal operations. 25. Congr. Soc. Int. Chir., Barcelona 1973, pp. 159–165.

[1] z.B. der Fa. Inspiron Division of C.R. Bard Inc., Upland/Cal., Vertrieb: Hoyer, Bremen.

18. Loew, P.G., Thews, G.V.: Die Altersabhängigkeit des arteriellen Sauerstoffdrucks bei der berufstätigen Bevölkerung. Klin. Wschr. 40, 1093–1099 (1962).
19. Mastio, G.J., Allbritten, F.F.: Respiratory function in the postoperative patient. Arch. Surg. 76, 732–736 (1958).
20. Moore, F.D.: Metabolic Care of the Surgical Patient. Philadelphia–London: Saunders 1959.
21. Nunn, J.F., Payne, J.P.: Hypoxaemia after general anaesthesia. Lancet 1962 II, 631–632.
22. Palmer, K.N.V., Gardiner, A.J.S.: Effect of partial gastrectomy on pulmonary physiology. Brit. med. J. 1964 I, 347–349.
23. Paskin, S., Rodman, Th., Smith, T.C.: The effect of spinal anaesthesia on the pulmonary function of patients with chronic obstructive pulmonary disease. Ann. Surg. 169, 35–41 (1969).
24. Polonius, M.-J.: Blutgasanalysen bei Kindern in der postoperativen Phase. Dissertation Hamburg 1967.
25. Ravin, M.B.: Comparison of spinal and general anaesthesia for lower abdominal surgery in patients with chronic obstructive pulmonary disease. Anaesthesiology 35, 319–322 (1971).
26. Rodewald, G.: Vergleichende Untersuchungen über Ventilation und Gasaustausch nach Operationen. Langenbecks Arch. klin. Chir. 301, 532–538 (1962).
27. Rodewald, G.: Klinische Physiologie der Atmung. Melsunger med. Mitt. 41, 13–31 (1967).
28. Rodewald, G.: Thoraxverletzungen. In: Spezielle Chirurgie für die Praxis (Hrsg. F. Baumgartl., K. Kremer, H.W. Schreiber), Bd. I/2. Stuttgart: Thieme 1975.
29. Rodewald, G., Harms, H.: Postoperative respiratorische Insuffizienz. Thoraxchirurgie 14, 355–364 (1966).
30. Schreiber, H.W., Eichfuß, H.P., Farthmann, E.: Chirurgisches Nahtmaterial in der Bauchhöhle. Chirurg 46, 437–443 (1975).
31. Sorbini, C.A., Grassi, V., Solinas, E., Muiesang, G.: Arterial oxygen tension in relation to age in health subjects. Respiration 25, 3–13 (1968).
32. Spence, A.A., Smith, G.: Postoperative analgesia and lung function: A comparison of morphine with extradural block. Brit. J. Anaesth. 43, 144–148 (1971).
33. Ulmer, H.J.: Arterielle Blutgase in der unmittelbar postoperativen und posttraumatischen Phase unter Berücksichtigung der Langzeitwirkung. Dissertation Hamburg 1969.
34. West, J.B.: Ventilation / Blood Flow and Gas Exchange. Oxford: Blackwell 1965.
35. West, J.B.: Ventilation-perfusion inequality and overall gas exchange in computer models of the lung. Resp. Physiol. 7, 88–110 (1969).

Röntgenologische Veränderungen bei postoperativen Störungen der Lungenfunktion

H. St. STENDER und G. LUSKA

Die Röntgendiagnostik trägt durch Darstellung der morphologischen Lungenveränderungen zur Erkennung und Aufklärung von pulmonalen Funktionsstörungen in der postoperativen Phase bei. Durch eine Analyse der Strukturen im Röntgenbild können mit hinreichender Wahrscheinlichkeit Veränderungen der Alveolarinnenräume, des Interstitiums, der Gefäße, der Pleura und des Mediastinums unterschieden werden. Der Verlauf der Prozesse ist zu verfolgen und die Wirkung der Therapie zu kontrollieren.

Röntgentechnik

Die richtige Beurteilung der Lungenveränderungen hat eine gute Aufnahmetechnik und eine große Erfahrung des Untersuchers zur Voraussetzung. Technische Schwierigkeiten entstehen vor allem mit den fahrbaren, wenig leistungsfähigen Einpulsröntgenapparaten, die für die Anfertigung von Aufnahmen im Krankenzimmer eingesetzt werden. Die neuen fahrbaren Zweipuls- oder Kondensatorapparate stellen einen großen Fortschritt dar, da die Expositionszeiten deutlich verkürzt werden. Eine weitere Verbesserung, vor allem eine Verkürzung der Belichtungszeit, versprechen die neuen Folien mit seltenen Erden und ihre Kombination mit Röntgenfilmen erhöhter Empfindlichkeit. Eine Verkürzung der Expositionszeiten auf 1/8 ist durch die neuen Entwicklungen auf dem Folienfilm-Gebiet und der Apparatetechnik möglich. Hierdurch werden Röntgenaufnahmen mit guter Zeichenschärfe erhalten, die eine exakte Beurteilung ermöglichen.

Röntgenbildbeurteilung

Um einen Eindruck von der Schärfe des Röntgenbildes zu erhalten, müssen Zwerchfell- und Herzkontur beurteilt werden. Wenn diese Randkonturen unscharf sind, hat das Lungenbild ein hohes Maß an Bewegungsunschärfe, und die Feinheiten der Lungenstruktur sind nicht zu erfassen. Ein Vergleich mit früheren oder späteren Aufnahmen ist dann nur sehr begrenzt möglich. Viele sogenannte „unscharfe Herde, milchglasartige Trübungen und diffuse Verschleierungen" haben in der Bewegungsunschärfe ihre Ursache. Da sich die initialen Veränderungen bei einem Lungenödem oder einer Schocklunge in feinen paravaskulären und intralobulären Strukturänderungen im Lungenbild andeuten, ist eine optimale Aufnahmetechnik die wesentlichste Voraussetzung für die rechtzeitige Erkennung dieser für das weitere Schicksal des Patienten entscheidenden Befunde.

Bei der Anfertigung von Röntgenaufnahmen im Bett oder auf dem Operationstisch ist darauf zu achten, daß der Zentralstrahl senkrecht auf die Kassette gerichtet ist, da es sonst zu irreführenden Projektionen von Herz, Mediastinum und Zwerchfell, vor allem aber auch von intrapulmonalen und pleuralen Veränderungen kommt. Der Fokus-Film-Abstand beträgt meist nur 1,0 bis 1,2 m. Der kurze Abstand und der im Liegen hohe Zwerchfellstand führen zu einer vergrößerten Abbildung des Herzens und einer Verbreiterung des oberen Mediastinums mit der gestauchten Aorta. Leichte Drehungen um die Körperlängsachse können die Beurteilung des Mediastinums und der paramediastinalen Lungenbezirke erschweren. Weichteilüberlagerungen, vor allem der lateralen Lungenpartien, täuschen bei weicher Aufnahmetechnik intrapulmonale oder pleurale Prozesse vor.

Für die Beurteilung der Lage einer Verschattung ist das Silhouettenzeichen zu verwerten. Dieses Zeichen beruht darauf, daß die Grenze des normalen Röntgenschattens eines Gewebes durch den Kontakt mit einem gleichdichten Gewebe verloren geht, bei seiner Überprojektion aber erhalten bleibt. So wird die Herzgrenze im Röntgenbild aufgehoben, wenn pneumonisch verändertes Lungengewebe dem Herzen direkt anliegt, bleibt aber erkennbar, wenn die Pneumonie dorsal hinter dem Herzen liegt und den Herzrand überragt.

Die Art und Anordnung der pulmonalen Veränderungen ermöglichen mit einer ausreichenden Wahrscheinlichkeit eine Zuordnung zum anatomischen Substrat [5, 12, 14, 17]. Alveoläre Prozesse wie Exsudate, Ödeme und Hämorrhagien erscheinen als azinäre, lobuläre oder segmentale Verschattungen, die unscharf begrenzt sind und zur Konfluenz neigen. In den ausgedehnten alveolären Verdichtungen, die nur selten einen ganzen Lappen befallen, scheint der lufthaltige Bronchialbaum als Pneumobronchogramm durch. Hierdurch ist eine Unterscheidung von einer Atelektase und einem Pleuraerguß möglich. Bei der Rückbildung alveolärer Prozesse treten infolge ungleichmäßiger Resorption und Wiederbelüftung fleckig-streifige Strukturen im Bild hervor.

Die Ödeme beginnen meist mit perivaskulären Verdichtungen und einer weichen perihilären Trübung. Sie können sich zu zentralen Verschattungen des Lungenkerns, zu mehr peripher gelegenen, weichen konfluierenden Herdschatten oder zum interstitiellen Ödem mit interlobulären Septumlinien weiterentwickeln.

Bei Atelaktasen ist der betroffene Lungenbezirk verkleinert, was an Verlagerungen der interlobulären Pleura und der benachbarten Lungengefäße zu erkennen ist. Die Verschattungen selbst sind in der Regel homogen und weniger dicht.

Röntgenologische Befunde

Bei postoperativen Störungen der Lungenfunktion lassen sich röntgenologische Veränderungen an der Lunge selbst und in den übrigen Thoraxbereichen (Pleura, Zwerchfell, Herz, Mediastinum) unterscheiden (Tabelle 81). Als häufigste Komplikationen treten Pleuraergüsse, Atelektasen und Infiltrationen auf [15, 16]. Sie zeigen eine Abhängigkeit von der Dauer der Operation und sind nach thorakalen und abdominalen Operationen öfter zu beobachten als nach Eingriffen an den Extremitäten [6, 11, 16].

Tabelle 81. Radiologischer Veränderungen bei postoperativen Störungen der Lungenfunktion

A. Lungenbefunde

1. Atelektase
(Bronchusobstruktion, Kompression)
2. Pneumonie
(Bakterielle Infektion und allergische Reaktion)
3. Aspirationspneumonie
(Flüssigkeitsaspiration, Mendelson-Syndrom)
4. Lungenembolien, Lungeninfarkte, Lungenabszeß
5. Lungenödem
(Überinfusion, Linksherzinsuffizienz, Nierenversagen)
6. Lungenschädigung bei Schock
(Kapillarschädigung, Hypoperfusion, Mikrothrombosierung, Atelektasen)
7. Beatmungsschäden bei maschineller Beatmung
(Undosierte O_2-Zufuhr, Pneumothorax, Pneumomediastinum, Hautemphysem)

B. Thoraxbefunde

1. Pleuraveränderungen
(Erguß, Pneumothorax)
2. Zwerchfellveränderungen
(Hochstand, Parese, subphrenischer Prozeß)
3. Mediastinale Veränderungen
(Blutung, Erguß, Verlagerung, Emphysem, Hernie)
4. Ductus thoracicus-Läsion

Pulmonale Veränderungen

Atelektasen können als Folge von Bronchusobstruktion durch Sekretverlegung oder durch Kompressionen auftreten [1, 6, 15]. Die Kompression der basalen Lungenabschnitte wird durch ein hochstehendes Zwerchfell mit verminderter Beweglichkeit, durch begleitende Prozesse der diaphragmalen Pleura und im subdiaphragmalen Abdomen hervorgerufen. Hochstand oder verminderte Beweglichkeit des Zwerchfells begünstigen die Bildung von Plattenatelektasen in den minderbelüfteten basalen Lungenpartien. Diese sind als horizontal, seltener vertikal gestellte lineare Verschattungen zu erkennen. Sie sind bevorzugt nach abdominalen Operationen zu beobachten. Sekretstau und Minderbelüftung mit vaskulärem Kurzschluß fördern die Bildung von flächenhaften Dystelektasen und sekundären Pneumonien. Im Röntgenbild treten sie als flächenhafte Verdichtungen oder herdförmige Verschattungen in Erscheinung (Abb. 67). Die durch Sekretstau und Eindickung desselben hervorgerufenen Bronchusverlegungen sind außer im basalen und dorsalen Unterlappen vermehrt in den Segmenten 2 und 6 zu beobachten. Gezieltes Absaugen führt kurzfristig wieder zur Beatmung und Aufhellung der befallenen Lungenpartien im Röntgenbild. Der basal erhöhte Gefäßwiderstand bei Zwerchfellhochstand führt zu einer Kranialisation der Durchblutung mit vermehrter Gefäßfüllung der Oberlappen.

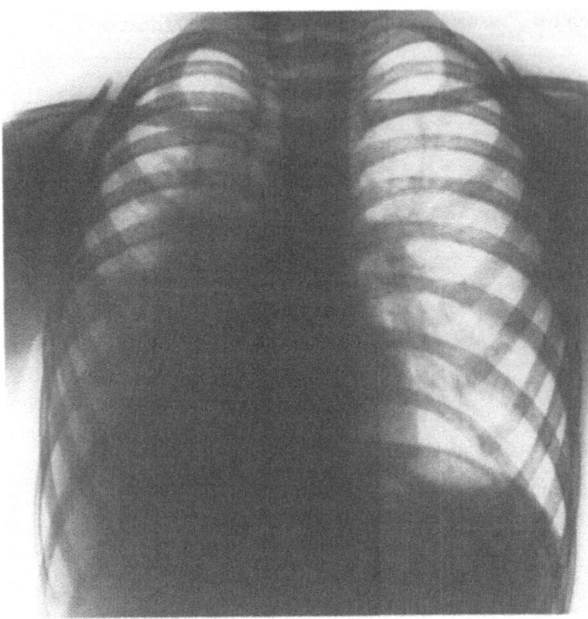

Abb. 67. Atelektase des rechten Mittel- und Unterlappens mit Verlagerung des Mediastinums und des Herzens nach rechts. Massive Sekretverlegung, fragliche Aspiration. Rückbildung nach Absaugen

Pneumonien bilden sich bevorzugt in dystelektatischen Bezirken und stellen sich als fleckig-konfluierende oder homogen flächenhafte Verdichtungen mit positiven Pneumobronchogrammen dar (Abb. 68). Sie treten vor allem zwischen dem 3. und 8. Tage nach der Operation auf. Neben den basalen Unterlappen bevorzugen sie die Basis des rechten Oberlappens und das posteriore Oberlappensegment links. Im Verlauf septischer Prozesse treten

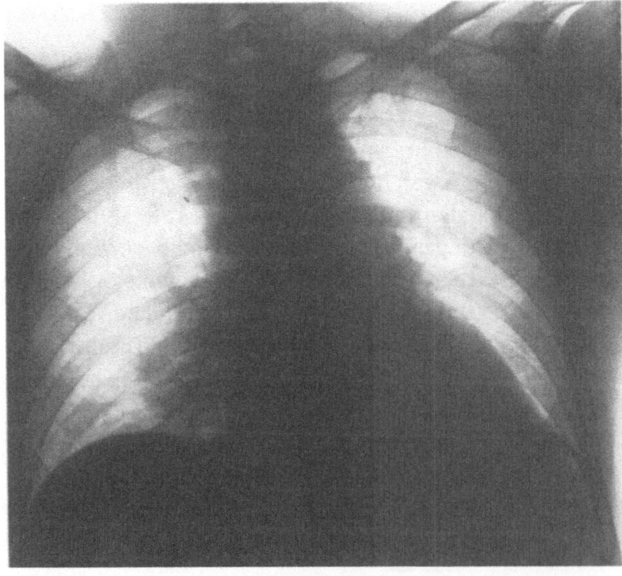

Abb. 68. Bettaufnahme im Liegen. Pneumonie im medialen Unterlappen mit Pneumobronchogramm

bronchopneumonische Herde, die über beide Lungen verstreut sind, als multiple, oft rundliche Fleckschatten auf, die vor allem bei Staphylokokken- und Streptokokken-, aber auch Enterokokken- und Koliinfektionen zur Einschmelzung mit zentraler Aufhellung im Röntgenbild neigen (Abb. 69). Klebsielleninfektionen führen zu massiven Verschattungen in umschriebenen Lungenarealen und wandern durch verschiedene Lungenabschnitte. Auch in ihnen können Einschmelzungen auftreten. Sekundäre Infektionen erfolgen in beatmeten Lungen nicht selten durch Entero- und Pseudomonasbakterien. Pilzinfektionen stellen eine späte Komplikation dar.

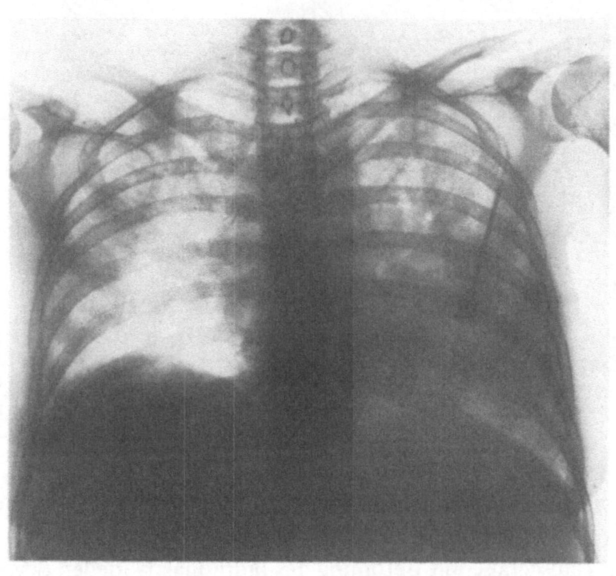

Abb. 69. Bettaufnahme im Liegen. Zwerchfellhochstand. Dichte Verschattungen in der linken Lunge mit Pneumobronchogramm, weiche fleckige Verdichtungen rechts, vorwiegend im Lungenmantel. Ausgedehnte Enterokokkenpneumonie

Eine Arzneimittelüberempfindlichkeit (Penicillin, Sulfonamide, Salicylate, Nitrofurantoin, Procainamid u.a.) kann zu akut auftretenden, mehr homogenen Verschattungen als Ödem oder fortschreitenden, mehr retikulär-weichstreifigen Verdichtungen als interstitielle Pneumonie führen. An eine anaphylaktische Reaktion mit akutem Ödem und eine 8 bis 10 Stunden verzögerte allergische Reaktion vom Typ III (allergische Alveolitis) muß bei den genannten Veränderungen im Röntgenbild gedacht und sie müssen durch serologische Untersuchungen geklärt werden.

Aspirationen führen bevorzugt zu fleckig-konfluierenden, teils sehr dichten Verschattungen, die die Segmente 2, 6, 7 und 10 bevorzugen. Sie sind teils flüchtig als Atelektase, teils bestehen sie aber über längere Zeit als Aspirationspneumonie (Abb. 70). Frühzeitiges gezieltes Absaugen beschleunigt die Rückbildung oft erheblich. Die Aspiration von Magensäure führt zu ausgeprägten Schädigungen der Bronchialschleimhaut und der Alveolarwände mit hämorrhagischen Ödemen. Die Veränderungen sind als Mendelson–Syndrom bekannt [6. 8]. Im Röntgenbild treten ausgedehnte massive Verschattungen auf, die dem Bild des Lungenödems sehr ähnlich sind, aber auf eine Lungenseite beschränkt sein können.

Die Aspiration einer geringen Magensäuremenge, die während einer präoperativen gastroskopischen Untersuchung erfolgt, kann durch eine im kurzen Abstand nachfolgende Operation mit zusätzlichen pulmonalen Belastungen das Auftreten von radiologisch faßbaren Veränderungen begünstigen.

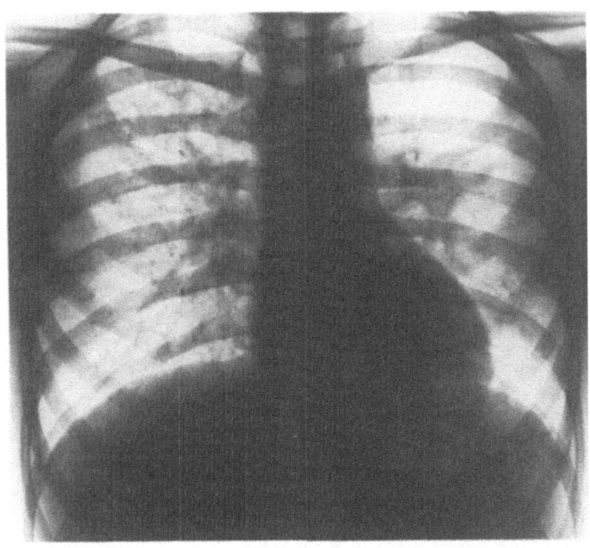

Abb. 70. Fleckige Verschattungen im dorsalen rechten Oberlappen und in der Spitze des linken Unterlappens. Aspirationspneumonie

Lungenembolien sind im Lungenübersichtsbild nur selten an regionalen Verschmälerungen der Gefäßstrukturen, zentralen arteriellen Kalibersprüngen oder einer Dilatation der grossen Hilusgefäße mit Betonung des pulmonalarteriellen Segmentes zu erkennen. Die nuklearmedizinischen Methoden sind bei der Erfassung von Lungenembolien aussagekräftiger. Die Lungeninfarkte benötigen in der Regel 1 bis 3 Tage, bis sie als röntgenologisch faßbare Verschattungen zu erkennen sind (Abb. 71). Sie liegen als homogene oder streifig aufgelockerte Verdichtungen im Lungenmantel. Ihr Durchmesser ist meist kleiner als 5 cm. Häufig treten Infarkte in unterschiedlichen Zeitabständen multifokal auf. Frühzeitig besteht ein kleiner Pleuraerguß, der in den folgenden Tagen an Größe zunehmen kann. Der Erguß bestimmt dann die röntgenologischen Erscheinungen. Bei septischen Infarkten kommt es nicht selten zur Abszedierung mit erkennbarer Höhlenbildung im Röntgenbild.

Lungenödeme können in der postoperativen Phase die Folge einer Überinfusion, einer Linksherzinsuffizienz und eines Nierenversagens sein. Initiale Zeichen eines Lungenödems sind im Röntgenbild häufig eine geringe Verbreiterung und unscharfe Konturierung der paravaskulären Zonen. Bei der Überwässerung treten dann diffuse Trübungen auf, die den Lungenkern bevorzugen (Abb. 72). Sie sind auf der rechten Seite und in stärker durchbluteten Lungengebieten meist deutlicher ausgeprägt. Emphysematöse Bezirke werden ausgespart. Bei Reduktion der Flüssigkeitszufuhr bilden sich die Veränderungen schnell zurück.

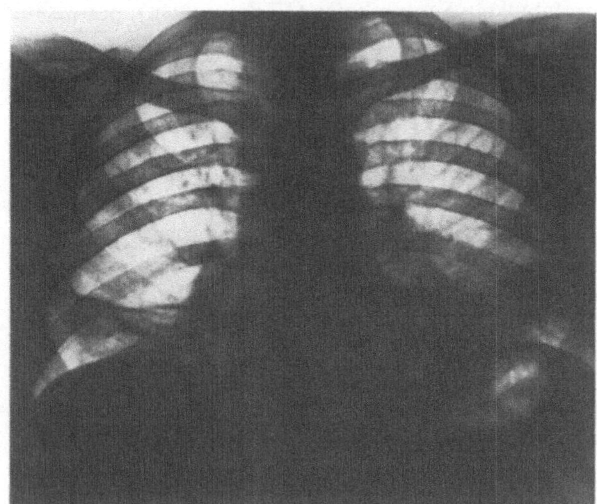

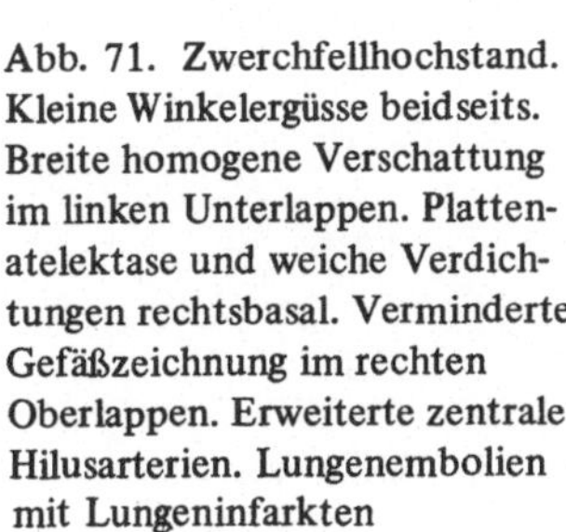

Abb. 71. Zwerchfellhochstand. Kleine Winkelergüsse beidseits. Breite homogene Verschattung im linken Unterlappen. Plattenatelektase und weiche Verdichtungen rechtsbasal. Verminderte Gefäßzeichnung im rechten Oberlappen. Erweiterte zentrale Hilusarterien. Lungenembolien mit Lungeninfarkten

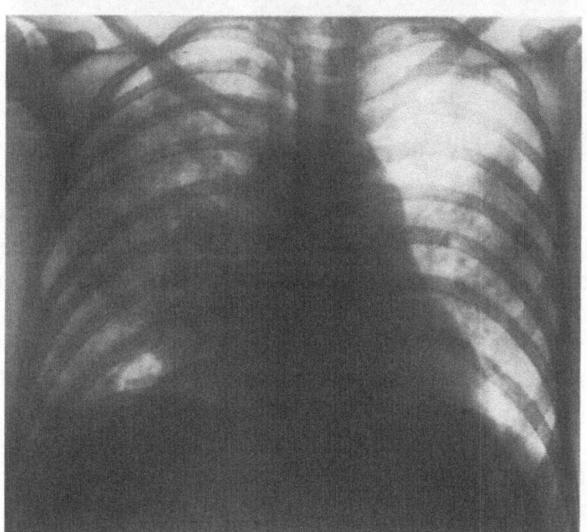

Abb. 72. Dichte konfluierende Verschattungen beidseits, rechts stärker als links. Lungenödem bei Überwässerung

Die Linksherzinsuffizienz zeigt in der Regel eine Größenzunahme des Herzens und führt zum Röntgenbild der Lungenstauung (Abb. 73) mit deutlich verbreiterten, unscharf begrenzten Lungenvenen und -arterien und zu einer verstärkten Gefäßzeichnung mit einer Trübung im Lungenmantel. Die Trübungszonen sind in den basalen Partien stärker ausgeprägt als in den kranialen. Häufig kommen basale und interlobäre Pleuraergüsse hinzu, die oft abgekapselt sind. Als Frühzeichen einer Insuffizienz des linken Herzens ist eine Verbreiterung der Lungenvenen im Oberlappen zu erkennen. Dieses Zeichen ist aber auf den im Liegen angefertigten Röntgenaufnahmen nur begrenzt zu verwerten, da es in liegender Position allein schon zu einer verstärkten Durchblutung der kranialen Lungenpartien kommt. Bei akutem Herzversagen kann ein interstitielles Lungenödem mit breiten interlobulären Septumlinien (Kerley-Linien), perivaskulären und perihilären Verdichtungen auftreten [13].

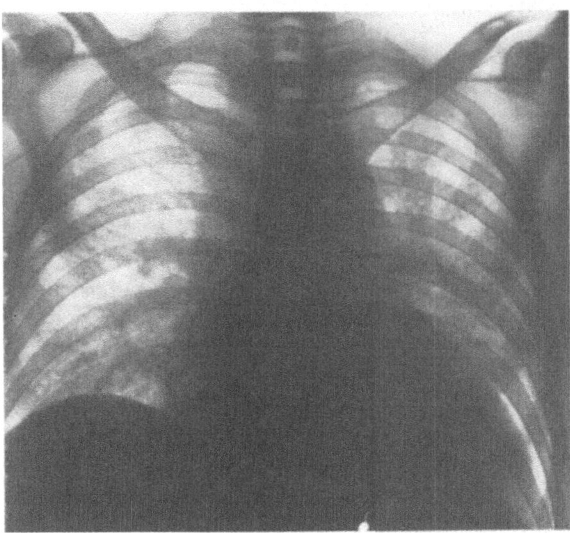

Abb. 73. Weiche paravaskuläre Verdichtungen beidseits mit umschriebenen konfluierenden Herden links im Mittelfeld und rechtsbasal. Linksbetontes und linksdilatiertes Cor nach Aortenklappenersatz. Aortendilatation. Lungenstauung mit Übergang in Lungenödem

Ein Nierenversagen führt ebenfalls zu einem Lungenödem, bei dem alveoläre und interstitielle Flüssigkeitsansammlungen im Röntgenbild zu erkennen sind (Abb. 74). Das alveoläre Ödem kann als zentral im Lungenkern gelegene, homogene Verschattung oder als fleckig-konfluierende Verdichtung, die über die Lungenfelder verteilt ist, in Erscheinung treten. Sein Auftreten geht mit dem Anstieg von harnpflichtigen Stoffen im Blut einher [18].

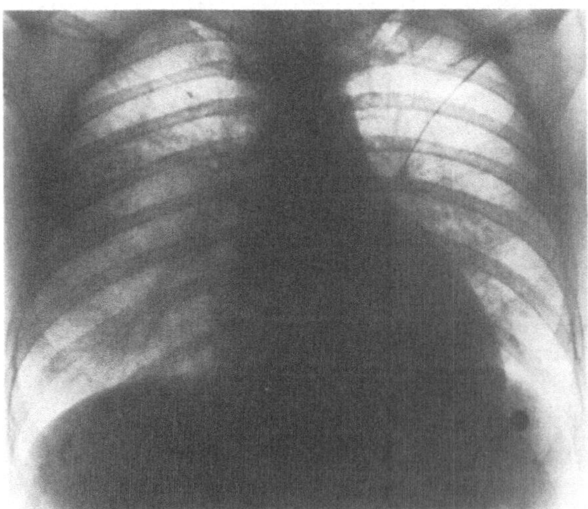

Abb. 74. Bettaufnahme im Liegen. Interstitielles Lungenödem bei Nierenversagen

Die Bilder bei *Fettembolien* ähneln dem fleckig-konfluierenden Bild des Lungenödems. Sie sparen die Spitzen aber in der Regel aus und sind bei komplikationslosem Verlauf nach 1 Woche zurückgebildet [3].

Nach Operationen kann es als Folge von direkten Endothelschäden und pulmonaler Hypoperfusion zu schweren Lungenkomplikationen kommen, die eine Vielzahl von Bezeichnungen erfahren haben und hier als *Atemnotsyndrom* oder *Schocklunge* aufgeführt werden sollen [2, 4, 9, 10]. Die im Röntgenbild erkennbaren Symptome treten meist in den ersten 3 Tagen nach der Operation oder nach einer schweren postoperativen Komplikation mit pulmonaler Minderdurchblutung auf. Auch der *septische Schock* kann die gleichen Veränderungen hervorrufen [3, 7].

Im Anfang können bei geringer Hyperventilation und leichter arterieller Hypoxämie perivaskuläre Verdichtungen mit peripheren interstitiellen Strukturvermehrungen, wie beim interstitiellen Lungenödem, zu beobachten sein (Abb. 75). Diesen folgen alveoläre Verdichtungen mit unregelmäßig verteilten weichen Trübungen, die schnell in wolkige Verdichtungen übergehen (Ödem, Atelektase, Hämorrhagie). Sie breiten sich in den einzelnen Lungenzonen aus und konfluieren zu diffusen Verschattungen [2, 3, 17]. Häufig sind sie in den oberen Lungenpartien massiver ausgebildet oder können eine Lungenseite bevorzugen. Im weiteren Verlauf, vor allem bei maschineller Beatmung, hellen sich die dichteren Verschattungen auf und gehen in grobretikuläre Verdichtungen über. Das Herz wird erst in der Spätphase, als Folge der Rechtsbelastung und der Hypoxämie, vergrößert. Die Prognose der Lungenveränderungen ist stets schlecht. Auch die Auflockerung der Verschattungen zu grobretikulären Strukturen im Röntgenbild ist Ausdruck eines irreparablen Prozesses der Alveolarsepten mit schweren Alveolar- und Kapillarwandschäden sowie einer angelaufenen Fibrosierung (Abb. 76 a und b).

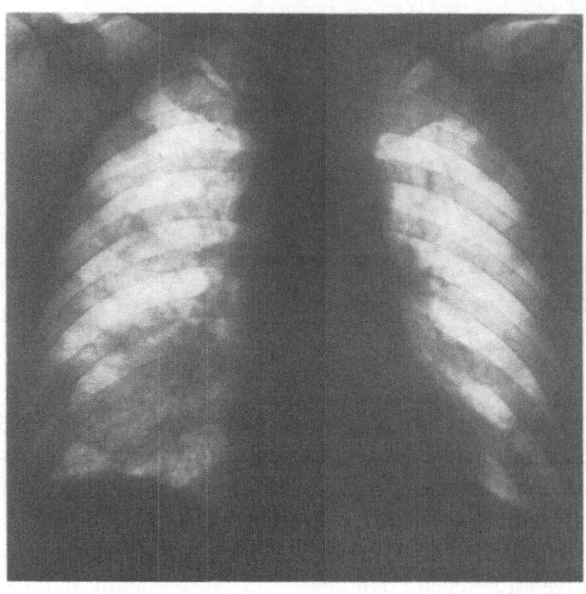

Abb. 75. Perivaskuläre Verdichtungen beidseits. Trübungszone im rechten Unterfeld. Schocklunge (Anfangsphase)

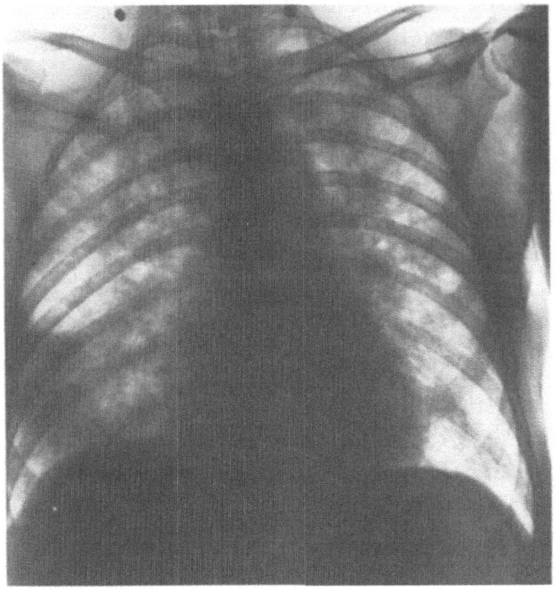

a

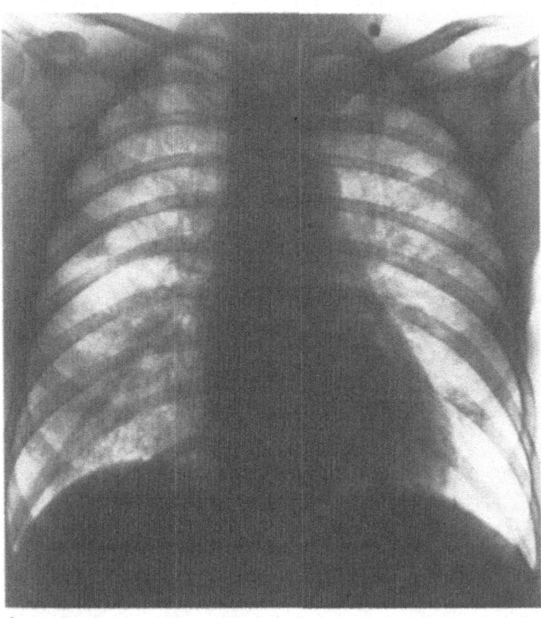

b

Abb. 76 a und b. (a) Dichte paravaskuläre Verschattungen mit homogenen Verdichtungen vorwiegend beider Oberlappen und im rechten Unterlappen, Pneumobronchogramm. Schocklunge nach großem operativem Blutverlust. Zustand bei Beatmung. (b) Gleicher Patient, 1 Tag später, nach Erhöhung der Beatmungsdrucke. Deutliche Aufhellung der Verdichtungen durch Öffnung atelektatischer Bezirke. Grobretikuläre Strukturvermehrung Trotz Besserung des Röntgenbildes Verschlechterung der arteriellen Sauerstoffwerte. Tod 2 Tage später

Überinfusionen und überdosierte O_2-Atmung können in der Anfangsphase die letale Entwicklung eines Atemnotsyndroms fördern. Eine zusätzliche Kapillarwandschädigung durch ein Ödem verstärkt die Veränderungen, die durch eine pulmonale Hypoperfusion verursacht sind. Die frühzeitige Erkennung eines beginnenden Ödems, vor allem der unscharfen perivaskulären Strukturen, ist daher von besonderer Bedeutung. Eine Differenzierung der röntgenologischen Phänomene des Lungenödems und der Schocklunge kann aber schwierig sein, da sie sehr ähnlich sind.

Bei der Beatmung mit sehr hohen Drucken, die zur Besserung der erheblichen Ateminsuffizienz eingesetzt werden, können ein Pneumothorax, ein Mediastinalemphysem mit Parenchymfistel und ein ausgedehntes Hautemphysem auftreten (Abb. 77).

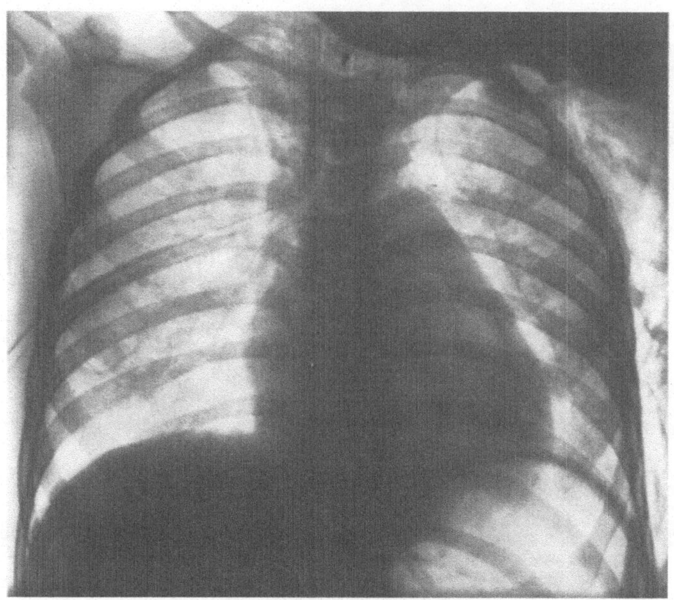

Abb. 77. Schocklunge bei Beatmung mit hohen Drucken. Breite scharfbegrenzte Aufhellungszone paramediastinal und parakardial durch Pneumomediastinum. Ausgedehntes Hautemphysem links

Extrapulmonale Veränderungen mit Einfluß auf die Lungenfunktion

Die Lungenfunktion wird auch durch Veränderungen im Pleuraraum eingeschränkt. Nach Operationen im Thorax kann röntgenologisch die Lage der Drainage im Pleuraraum und ihre Funktion gut kontrolliert werden. Pleuraergüsse treten einseitig nach Operationen im oberen Abdomen als „Begleiterguß" auf. Sie verdienen dann besondere Beachtung, wenn gleichzeitig die Zwerchfellbeweglichkeit stärker eingeschränkt ist, da dann bei mehrtägigem Bestehen der Verdacht auf eine subphrenische Komplikation gerechtfertigt ist. Fortbestehende, meist einseitige, basal oder paramediastinal gelegene Ergüsse nach ösophagoenteralen Anastomoseoperationen weisen nicht selten auf eine Nahtinsuffizienz hin. Doppelseitige Ergüsse begleiten pneumonische Prozesse und kleine Lungeninfarkte oder sind Folge eines Herzversagens, wobei die Rechtsherzinsuffizienz nicht von Zeichen einer Lungenstauung begleitet ist. Schnell auftretende und nachlaufende Pleuraergüsse können die Folge einer Verletzung des Ductus thoracicus sein oder nach Pankreaskomplikationen auf eine Fistel zwischen Pankreasschwanz und linkem Pleuraraum hinweisen.

Der basale Pleuraerguß sammelt sich bei liegenden Patienten meist dorsal über der basalen Lunge an. Er führt auf im Liegen angefertigten Röntgenbildern zu einer diffusen Verschattung (Abb. 78 a und b), die leicht als pulmonale Infiltration mißgedeutet wird, aber im Gegensatz zur Pneumonie und zum Ödem kein Pneumobronchogramm zeigt. Eine Aufnahme in leicht aufgerichteter Position oder eine Probepunktion klären die Situation meist.

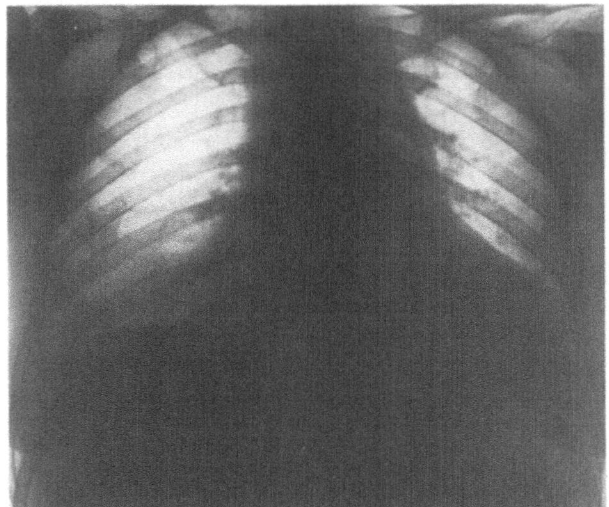

Abb. 78a

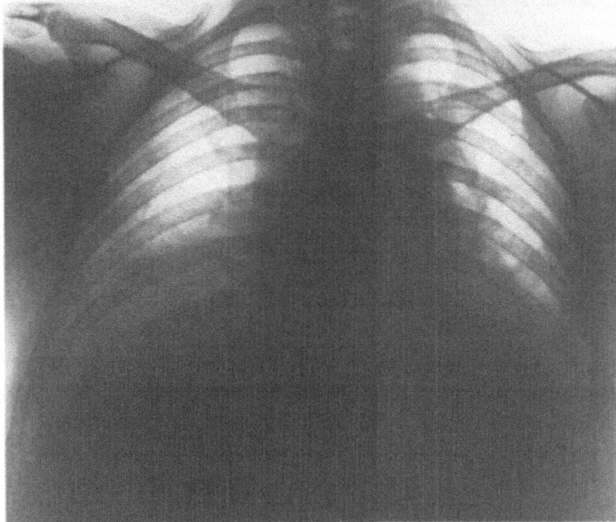

Abb. 78b

Schwieriger kann die Entscheidung sein, wenn der Pleuraerguß abgekapselt ist. Hier können auch im Bett angefertigte Schrägaufnahmen mit angehobener kranker Seite oder Aufnahmen in Seitenlage zur Klärung beitragen. Größere Pleuraergüsse sammeln sich auch subpulmonal zwischen der basalen pulmonalen und der diaphragmalen Pleura an.

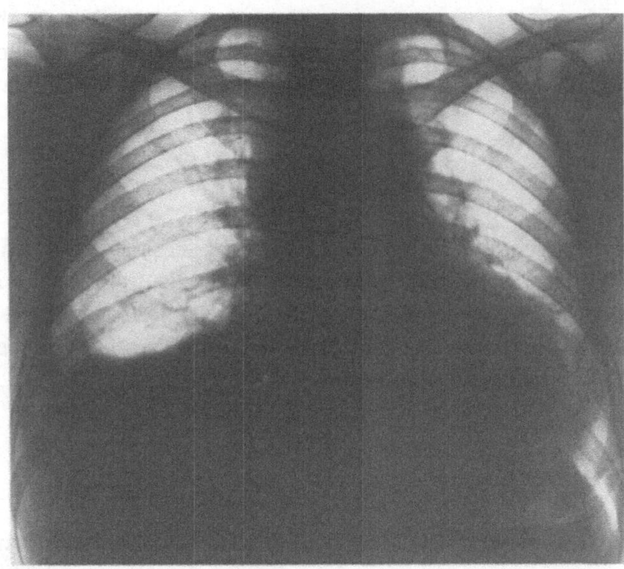

Abb. 78c

Abb. 78 a–c. (a) Basaler und dorsaler Pleuraerguß beidseits. Verbreitertes Mediastinum bei mediastinalem Hämatom nach Aortenklappenersatz. (b) Gleicher Patient, 2 Tage später. Zunahme der Pleuraergüsse beidseits. Durch zusätzlichen Interlobärerguß rechts, im unteren Hauptspalt, ist das Zwerchfell nicht mehr abgrenzbar. (c) Gleicher Patient, 14 Tage später. Abgekapselter basaler und subpulmonaler Pleuraerguß rechts. Erguß links zurückgebildet. Mediastinalverbreiterung durch mediastinales Hämatom. Linksverbreitertes Herz bei Aortenklappenersatz

Ihre kraniale Begrenzung ist dabei meist glatt und kann einen Zwerchfellhochstand vortäuschen. Auf der linken Seite wird die Abgrenzung des subpulmonalen Ergusses durch die Magenblase erleichtert. Die Zwerchfellbegrenzung wird unscharf, wenn im unteren Interlobärspalt ein Erguß besteht. Interlobäre Ergüsse können auf Bettaufnahmen Infiltrationen vortäuschen. Eine Beurteilung von Lage, Begrenzung und Innenstruktur sowie ein fehlendes Pneumobronchogramm ermöglichen aber in der Regel die Unterscheidung. Zur Erkennung eines schmalen Pneumothorax ist eine gute Aufnahmetechnik Voraussetzung.

Der Stand und die Beweglichkeit des *Zwerchfells*, die auf Aufnahmen in In- und Expiration erfaßt werden können, geben oft Aufschluß über eine eventuell bestehende Innervationsstörung oder eine Zwerchfellparese, über einseitig erhöhte oder herabgesetzte Drucke in zugehörigen Thoraxraum und der betreffenden Lungenseite sowie über subphrenische Prozesse.

Verlagerungen des *Mediastinums* ermöglichen Rückschlüsse auf stärkere Beatmungsstörungen einer Lungenseite durch Atelektase, einseitige Überblähung oder Pleuraerguß. Eine vordere Mediastinalhernie ist an der parasternal gelegenen, in die nicht überblähte Lungenseite konvexbogig hineinragende, pleuromediastinale Begrenzungslinie zu erkennen. Mediastinale Emphyseme können nach Herzoperationen und bei Beatmung mit sehr hohen Drucken beobachtet werden. Mediastinale Ergüsse und Hämatome, die zu erheblichen Verbreiterungen des Mediastinums führen, treten nach Operationen des Herzens, der großen Gefäße und der mediastinalen Weichteile auf (Abb. 78 a–c). Mediastinale Blutungen mit Verbreiterungen des Mittelfeldes und eventuell nachfolgendem Hämatothorax sind auch nach Gefäßverletzungen beim Legen eines Subklaviakatheters zu beobachten.

Zusammenfassung

Die Röntgenuntersuchung des Thorax in der postoperativen Phase mit der Analyse der vielfältigen Strukturveränderungen der Lunge und ihre Verlaufsbeobachtung geben häufig entscheidende Hinweise auf die Ursache der pulmonalen Funktionsstörungen. Eine gute Aufnahmetechnik und große Erfahrung des Untersuchers sind die Voraussetzungen für eine richtige Beurteilung.

Literaturverzeichnis

1. Ali, J., Weisel, R.D., Layug, A.B., Kripke, B.J., Hechtmann, H.B.: Consequences of postoperative alterations in respiratory mechanics. Amer. J. Surg. 128, 527 (1974).
2. Bachofen-Porchet, M., Bachofen, H.: Lungenveränderungen nach Traumen und Schock: das "respiratory distress syndrome" des Erwachsenen. Schweiz. med. Wschr. 103, 1 (1973).
3. Birzle, H., Vogel, W.: Röntgenologische Lungenveränderungen unter Dauerbeatmung. In: Lungenveränderungen bei Langzeitbeatmung (Hrsg. K. Wiemers, K. Scholler). Stuttgart: Thieme 1973.
4. Crawford, W.O.: Pulmonary injury and thoracic and non-thoracic trauma. Radiol. clin. 11, 527 (1973).
5. Heitzmann, E.R.: The lung. St. Louis: Mosby 1973.
6. Herzog, H., Keller, R.: Postoperative Lungeninsuffizienz. Chirurg 42, 156 (1971).
7. McLean, A.P.H., Duff, J.H., McLean, L.D.: Lung lesions associated with septic shock. J. Traumatol. 8, 891 (1968).
8. Mendelson, C.L.: The aspiration of stomach contents into the lungs during obstretic anesthesia. Amer. J. Obstet. Gynec. 52, 191 (1946).
9. Mittermayer, G., Vogel, W., Burchardi, H., Birzle, H., Wiemers, K., Sandritter, W.: Pulmonale Mikrothrombosierung als Ursache der respiratorischen Insuffizienz bei Verbrauchskoagulopathie (Schocklunge). Dtsch. med. Wschr. 95, 1999 (1970).
10. Rodewald, G.: Postoperative respiratorische Insuffizienz. Thoraxchirurgie 14, 355 (1966).
11. Schlenker, J.D., Hubay, C.A.: The pathogenesis of postoperative atelectasis. Arch. Surg. 107, 846 (1973).
12. Schulze, W.: Korrelation des Röntgenbildes umschriebener Lungenveränderungen zum pathologisch-anatomischen Substrat. Röntgen-Bl. 27, 282 (1974).
13. Stender, H.St., Schermuly, W.: Das interstitielle Lungenoedem im Röntgenbild. Fortschr. Röntgenstr. 85, 461 (1961).
14. Stender, H.St., Töllner, D.: Erscheinungsformen interstitieller Lungenprozesse im Röntgenbild. Röntgen-Bl. 27, 295 (1974).

15. Szczepanski, K.P., Skaarup, P., Staehr-Johansen, T.: Pleuropulmonary complications following major surgery. Acta chir. scand. 139, 425 (1973).
16. Ti, T.K., Young, N.K.: Postoperative pulmonary complications. Brit. J. Surg. 61, 49 (1974).
17. Uthgenannt, H.: In: Röntgenologische Differentialdiagnostik, Bd. I/1, Lunge und Pleura (Hrsg. W. Teschendorf, H. Anacker, P. Thurn). Stuttgart: Thieme 1975.
18. Wagner, H.H., Weise, M.: Lungenveränderungen bei Nierenerkrankungen. Röntgen-Bl. 27, 343 (1974)

Postoperative Störungen der Lungenfunktion. Verhütung und Behandlung

E. KIRCHNER

Die *Verhütung* postoperativer Lungenfunktionsstörungen beginnt *präoperativ* mit der Sanierung des Bronchialsystems und dem Training der thorakalen Atmung.

Es wird vorausgesetzt, daß eine kardiale Rekompensation abgeschlossen ist oder doch parallel zur Verbesserung der Atmung verfolgt wird.

Das Vertrautsein der Patienten mit Totraumventilation und Beatmungsinhalation sichert die Anwendbarkeit dieser Methoden unmittelbar nach der Operation.

Übungen im Atemanhalten und Abhusten, die ohne apparative Unterstützung gemacht werden können, geben dem Patienten die Sicherheit einer Selbsthilfemöglichkeit. Er fühlt sich dann nicht von Apparaten und Betreuern abhängig.

Es ist vorteilhaft, eine postoperativ mögliche oder unabweisbare Respiratoranwendung mit dem Patienten abzusprechen.

Im *Verlauf der Anästhesie* sind technische Fehler entweder leicht und schnell korrigierbar, oder sie führen eher zu katastrophaler Hypoxie als zu postoperativen Lungenkomplikationen.

Der Spannungspneumothorax, etwa nach einer Subklaviapunktion oder einer Plexusblokkade, bringt erhebliche diagnostische Probleme mit sich, weil Auskultation und Punktionsversuche oft zweifelhafte Ergebnisse liefern. Das Anstechen der Pleurakuppel oder der Lunge ist nicht mit letzter Sicherheit zu vermeiden, eine Verhütung des Pneumothorax sehr schwierig. Ein plötzlicher Anstieg des Beatmungsdruckes, eine Minderung des Atemzugvolumens auf etwa 300 ml und die shunt-bedingte livide Verfärbung der Schleimhäute oder das „dunkle Blut" im Operationsgebiet müssen zur Drainage mit dicken Schläuchen führen, wenn man den Patienten nicht verlieren will.

Postoperativ mindern die Folgen einer Aspiration häufig den Operationserfolg. Notfallpatienten droht während der Narkoseeinleitung eine massive Aspiration nach Erbrechen oder Regurgitation. Bei Patienten mit Ileus, bier- oder weingefüllten Mägen kann es zur Überflutung des Nasen-Rachen-Raumes kommen, sobald mit einsetzender Bewußtlosigkeit die Kardia überwunden und der krikoösophageale Verschluß durch Narkotika, Relaxantien oder durch Einsetzen des Laryngoskops geöffnet wird.

Die Magenentleerung über eine Sonde verringert die Aspirationsgefahr [14] (Abb. 79) durch Regurgitation ebenso wie der Verschluß des Ösophagus durch Druck auf den Kehlkopf [13]. Größtmögliche Sicherheit – auch gegen Aspiration nach Erbrechen – wird jedoch erst durch eine Narkoseeinleitung in steiler Kopftieflage oder in Seiten-Kopftieflage erreicht.

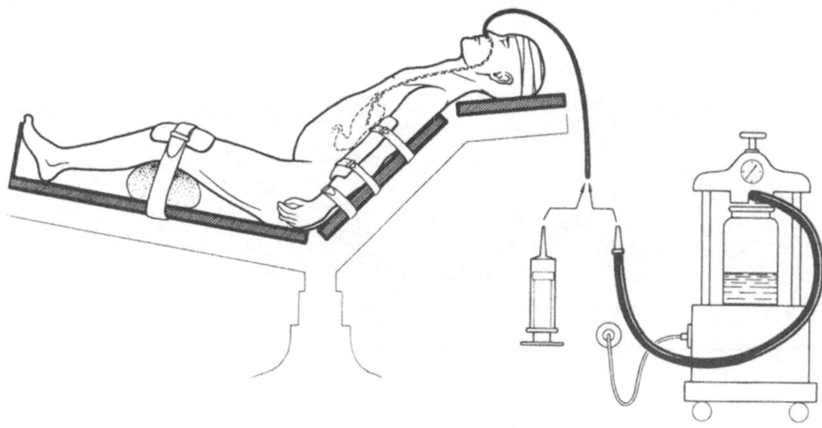

Abb. 79. Ableitung von Mageninhalt vor Narkosebeginn. Narkoseeinleitung in Kopfhochlagerung nur erlaubt, wenn Magensonde funktionsfähig und Abdomen nicht gespannt ist (*Stöcker*)

Es sei angemerkt, daß moderne, motorisch verstellbare Operationstische eine schnelle Kopftieflagerung nicht mehr zulassen.

Eingedickter Mageninhalt kann allenfalls durch Erbrechen nach oben gebracht werden. Eine schnelle Vertiefung der Narkose verhindert, daß die Brechzentren in den Stadien I_3 (Amnalgesie) und II (Exzitation) erregt werden.

Bei der Ausleitung der Narkose kann man den Tubus solange belassen, bis der Patient sich selbst extubieren will und dadurch anzeigt, daß die Schutzreflexe wiedergekehrt sind. Für Operationen der Wahl ist das Einhalten einer Nahrungskarenz von 4–6 Stunden aus vielerlei Gründen unerläßlich. Es muß jedoch beachtet werden, daß nach Traumen oder bei intraabdominalen Prozessen – auch bei der protrahierten Geburt – Speisen länger als 12 Stunden im Magen liegenbleiben können. Insoweit paßt auch die Darstellung der Aspirationsgefahr durch geburtshilfliche Maßnahmen hierher [7]. Die Abb. 80 soll zudem zeigen, was möglichst vermieden werden sollte: Eine Inhalationsnarkose bei Notfallpatienten in Rückenlage.

Die Beatmung der Patienten während der Operation hilft in erster Linie der Vermeidung einer alveolären Hypoventilation; sie dient jedoch ebenso der Verhütung postoperativer Lungenkomplikationen. Infektionen der Lungen beim Absaugen vor der Extubation treten bei Verwendung steriler Absaugekatheter nicht auf.

Unmittelbar postoperativ ist die *alveoläre Hypoventilation* bedrohlich [15]. Sei es, daß der Patient unter der Nachwirkung von Anästhetika oder Relaxantien leidet, sei es, daß Analgetika die Hypoventilation verursachen. Gefährdete Patienten (nach langdauernden Operationen, nach Oberbaucheingriffen, nach Thorakotomien, Greise) werden deshalb durch den Aufwachraum geschleust und deren Spontanatmung assistiert. Sauerstoffgabe ist obligat.

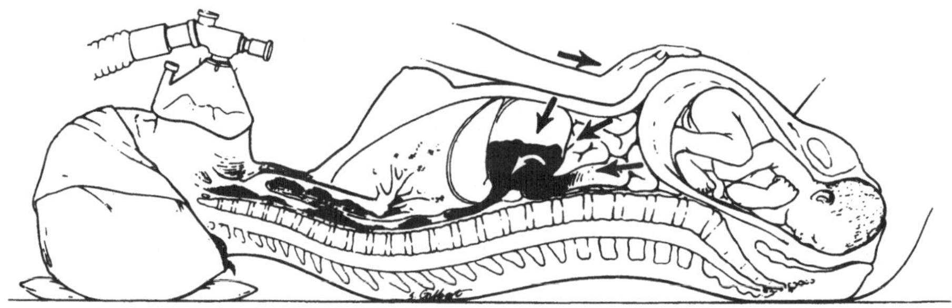

Abb. 80. Regurgitation von Mageninhalt und Aspiration infolge intraabdominaler Drucksteigerung, die von außen verstärkt wird (*Herden*). Cave Inhalationsnarkose!

Nach Überwindung der Hypoventilationsphase kann der arterielle Sauerstoffdruck wie auch das Atemzugvolumen noch über Tage erniedrigt sein [10–12, 15], während infolge der gesteigerten Atemfrequenz das Atemminutenvolumen solange erhöht bleibt, wie die Kompensationsmöglichkeiten der Atemmechanik gestört sind [15].

Der postoperative Abfall des arteriellen Sauerstoffdruckes entsteht durch die Ausbildung von Mikroatelektasen auch ohne das Vorliegen einer bronchialen Obstruktion [2–4, 8, 9, 16]. Bei gestörter Atemmechanik unterbleibt die Wiederbelüftung immer größerer Areale physiologisch kollabierter Alveolen, die normalerweise durch den nächsten Tiefatemreflex wieder eröffnet würden.

Fehlt dieser Tiefatemreflex jedoch oder ist er pharmakologisch blockiert, so unterbleibt die Belüftung der kollabierten Alveolen auf Dauer [16]. Der Phospholipidfilm, Antiatelektasefaktor, der die Wiederbelüftung der Alveole sichern soll, verschwindet nach wenigen Stunden, wenn die Belüftung ausbleibt [1].

Wenngleich dieser Mechanismus noch nicht bis in alle Einzelheiten bekannt ist, braucht man sich postoperativ nicht mehr allein auf die Sauerstoffinhalation oder -insufflation zur Korrektur des arteriellen Sauerstoffdruckes zu verlassen. Intermittierendes Blähen der Lungen und Beatmungsinhalation bewirken die Wiedereröffnung der Mikroatelektasen, sie sind Prophylaxe und Therapie der $pO_{2\,art.}$-Senkung zugleich.

Darüber hinaus muß das gesamte Instrumentarium der Physiotherapie herangezogen werden und zusätzlich eine Totraumventilation möglich sein [5, 6]. Die Beatmungsinhalation gestattet darüber hinaus die lokale Applikation von Sekretolytika, Broncholytika und gegebenenfalls Antibiotika und Mykostatika.

Die Verhütung von Mikroatelektasen wird erleichtert, wenn Lungenkompressionen durch Flüssigkeit oder Luft im Pleuraraum vermieden werden und ein Zwerchfellhochstand durch Überblähung des Magen-Darm-Traktes verhindert wird.

Zur Prophylaxe des Infusionshydrothorax ist die röntgenologische Kontrolle des Kontrastmittelabflusses aus den zentralvenösen Kathetern geeignet.

Zur Therapie der postoperativen Störungen der Lungenfunktion

Atelektasen mit bronchialer Obstruktion versucht man durch gezielte Absauge- und Spülbehandlung (0,9 %iges NaCl) über Metraskatheter oder durch das Bronchoskop zu beseitigen. Gelegentlich gelingt eine isolierte Aufblähung des Atelektasebezirkes. In Abhängigkeit vom Allgemeinzustand kann man eine Beatmungsinhalation vorangehen lassen. Rezidiviert die Atelektase, so kann der Behandlungserfolg durch eine ein- bis zweitägige Beatmung mit positiv endexspiratorischen Drucken (PEEP) dadurch verbessert werden, daß man den endexspiratorischen Druck für etwa 1 sec aufrechterhält (Abb. 81). Dazu sind alle bei der Prophylaxe genannten Maßnahmen fortzusetzen.

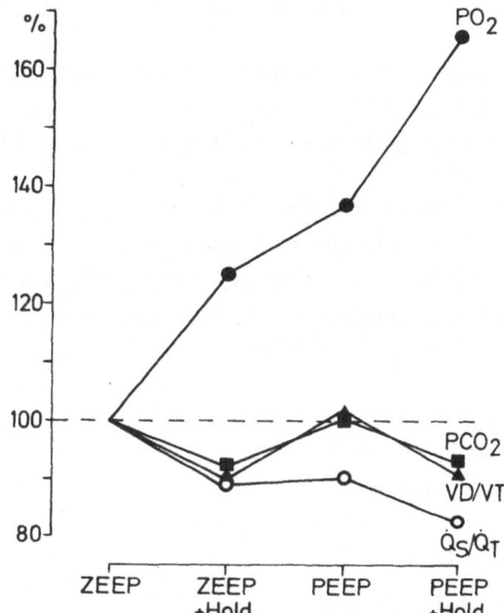

Abb. 81. Verbesserung des $pO_{2\,art.}$ bei Patienten mit schwerer respiratorischer Insuffizienz unter einfacher Überdruckbeatmung (ZEEP) und Beatmung mit endexspiratorischem Überdruck (PEEP), mit und ohne verlängertes Endexspirium (*Wolff*)

Eine komplizierende Flüssigkeitseinlagerung in die Lunge wird mit Flüssigkeitsrestriktion einzuschränken versucht. Bleibt der Erfolg aus, müssen Diuretika eingesetzt werden. Ein besonderes Problem entsteht durch die möglichen hohen Kaliumverluste, die mit normalen Serumkaliumwerten einhergehen können. Die Flüssigkeitseinlagerung unter Hypalbuminämie kann durch Infusion von Dextran 60 (Macrodex 6%) vorübergehend verringert werden.

Wenn ein *Lungenödem* kardialer Genese mit niedrigem Systemdruck einhergeht, kann durch die Kombination eines Aderlasses mit der Infusion von Dextran 60 eine schnelle Besserung des Druckes erreicht werden.

Die Behandlung des *infusionsbedingten Hydrothorax* sollte neben der Drainage eine mehrtägige Beatmung umfassen.

Auf die notwendige Maximaltherapie des *Spannungspneumothorax* durch das Einlegen einer dicken Bülau-Drainage wurde oben schon hingewiesen.

Die geringsten Aussichten auf eine erfolgreiche Behandlung bietet die massive *Aspiration*. Die sofortige Spülbehandlung mit physiologischer Kochsalzlösung oder, wenn Magensaft aspiriert wurde, auch mit 1,8%iger Bicarbonatlösung, muß mehrfach wiederholt werden. Die Anwendung von Antibiotika, auch durch die Beatmungsinhalation, ist obligat. Die Anwendung von Hydrocortison und Trasylol wird unterschiedlich beurteilt. Die Beatmung mit PEEP ist unerläßlich; ebenso die unablässige Anwendung der physiotherapeutischen Maßnahmen.

Die Anwendung von Antibiotika zur Therapie der *bakteriellen Bronchopneumonie* muß hoch dosiert das Spektrum möglicher Erreger abdecken und gegebenenfalls nach dem Vorliegen eines Antibiogramms korrigiert werden. Da die lokale Anwendung der Antibiotika häufig zur Kandidasuperinfektion führt, ist die Anwendung von Mykostatika ratsam.

Kann durch Sekretolytika der zähe Schleim nicht verflüssigt werden, müssen Spülungen mit Kochsalzlösung eingesetzt werden. Das Auslösen von Hustenstößen durch das Absaugen ist als willkommene Intensivierung der Bronchialtoilette zu betrachten.

Alle Maßnahmen, die zur Prophylaxe postoperativer Störungen der Lungenfunktion helfen, werden in der Therapie weiter genutzt. Für die Beatmung wende man möglichst geringe Drucke an, stelle die geringstmögliche Sauerstoffkonzentration im Inspirationsgemisch ein, beatme mit PEEP, auch wenn durch die Erhöhung des Sauerstoffangebotes der arterielle Sauerstoffdruck noch aufrechterhalten werden kann [2–4].

Spezielle Probleme können sich in der Thoraxchirurgie sowie in der Intensivpflege ergeben; sie werden hier nicht dargestellt, ebenso wie die Verhältnisse der Schocklunge (siehe Beitrag *Buchardi*).

Literaturverzeichnis

1. Benzer, H.: Respiratorbeatmung und Oberflächenspannung der Lunge. Anaesthesiol. u. Wiederbeleb. 38, 36 (1969).
2. Falke, K.: Wirkungsweise und klinische Anwendung der Beatmung mit positivem endexspiratorischem Druck. Z. prakt. Anästh. 6, 286 (1971).
3. Falke, K.: Beatmung mit positiv-endexspiratorischem Druck bei akuter arterieller Hypoxie. Z. prakt. Anästh. 8, 2 (1973).
4. Falke, K., Pontoppidan, M., Kumar, A., Leith, D.E., Griffin, B., Laver, M.B.: Ventilation with end-exspiratory pressure in acute lung disease. J. clin. Invest. 51, 2315 (1972).
5. Giebel, O.: Der Einfluß künstlicher Totraumvergrößerer auf Ventilation und Blutgase. Langenbecks Arch. klin. Chir. 301, 543 (1962).
6. Giebel, O.: In: Prophylaxe und Therapie respiratorischer Störungen (Hrsg. P. Lawin). München: Urban & Schwarzenberg 1969.

7. Herden, H.-N., Lawin, P.: Anaesthesie-Fibel. Stuttgart: Thieme 1973.
8. Laver, M.B.: In: Lungenveränderungen bei Langzeitbeatmung (Hrsg. K. Wiemers, K.L. Scholler). Stuttgart: Thieme 1973.
9. Pontoppoidan, H.: In: Lungenveränderungen bei Langzeitbeatmung (Hrsg. K. Wiemers, K.L. Scholler). Stuttgart: Thieme 1973.
10. Rodewald, G.: Vergleichende Untersuchungen über Ventilation und Gasaustausch nach Operationen. Langenbecks Arch. klin. Chir. 301, 532 (1962).
11. Rodewald, G., Harms, H.: Postoperative respiratorische Insuffizienz. Thoraxchirurgie 14, 355 (1966).
12. Rodewald, G., Harms, H.: Bedeutung und Behandlung postoperativer respiratorischer Insuffizienz. Langenbecks Arch. klin. Chir. 319, 1008 (1967).
13. Sellick, B.A.: Cricoid pressure to control regurgitation of stomach contents during induction of anaesthesia. Lancet 1961 II, 404.
14. Stöcker, L.: Narkose, 3. Aufl. Stuttgart: Thieme 1975.
15. Thimme, W.: In: Der postoperative Verlauf (Hrsg. E.S. Bücherl). Stuttgart: Thieme 1969.
16. Wolff, G.: Die künstliche Beatmung auf Intensivstationen. Berlin–Heidelberg–New York: Springer 1975.

Postoperative Lungenkomplikationen nach Eingriffen am Ösophagus

H. STELLPFLUG, B. LINGEMANN und M. CLEMENS

Der Ösophagus ist durch eine dünne Adventitia, die nur in seinem mittleren Anteil eine serosaähnliche Verstärkung durch die Pleura mediastinalis erfahren kann, gekennzeichnet. In dieser Adventitia verlaufen geflechtartig die intrathorakalen Anteile des N. vagus, aus denen sich erst epidiaphragmal der vordere und hintere Vagusast zur Versorgung des Abdomens herausbildet. Aus diesem Vagusgeflecht entspringen die entsprechenden Äste als Rr. cardiaci und Rr. tracheobronchiales. Wie aus dieser Darstellung ersichtlich, verlaufen diese Fasern nicht nur in Höhe der Bifurkation, sondern es gelangen auch Vagusanteile von tieferen Ösophagusabschnitten sozusagen rückläufig zur Lunge.

Hieraus ergibt sich, daß Resektionen des Ösophagus immer eine vollständige Durchtrennung beider Vagusäste zur Folge haben. Durch diesen Funktionsausfall kommt es zur abnormen Vertiefung und meist auch Verlangsamung der Atmung. Das histopathologische Substrat dieser Vagusdurchtrennung besteht – wie auch experimentelle Untersuchungen gezeigt haben [10, 11] – in einem zum Teil hämorrhagischen Ödem mit frühzeitiger zellulärer Diapedese.

Diesen Befund unterstreicht auch Abb. 82.

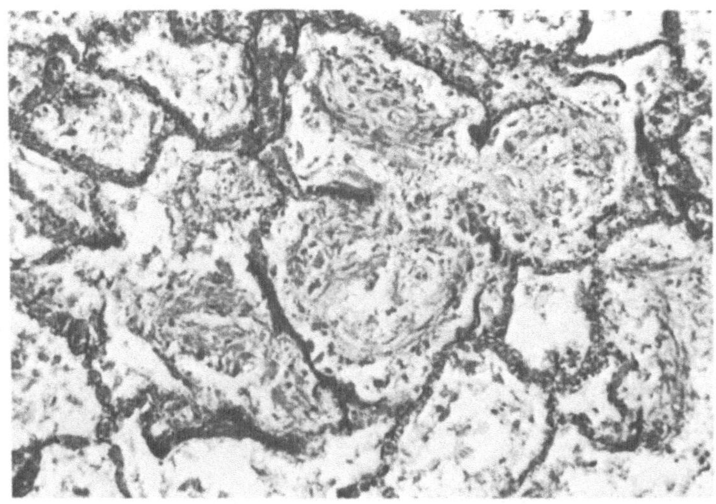

Abb. 82. Verdickte Alveolarsepten mit zum Teil in Organisation befindlichem Exsudat (Präparat: Pathologisches Institut der Univ. Münster, Dir.: Prof. Dr. *E. Grundmann*)

Bei an Lungenkomplikationen Verstorbenen können hyaline Membranen im Bereich der Alveolarsepten, entzündliche Veränderungen des Interstitiums und verdickte Alveolarsepten mit zum Teil in Organisation befindlichem Exsudat gefunden werden.

Operationsverfahren

Wegen der longitudinalen Lymphgefäßausbreitung kann der daraus resultierende notwendige Sicherheitsabstand bei Ösophaguskarzinomen im oberen Drittel nicht eingehalten werden. Das mikroskopische Wachstum überragt den makroskopischen Befall nahezu um die ganze Länge des Tumors nach oben und unten. Wir haben daraus die Konsequenz gezogen, diese Patienten mit überwiegend strahlensensiblen Plattenepithelkarzinomen der Bestrahlung zuzuführen.

Bei Tumoren des mittleren Drittels wird eine komplette Exstirpation vorgenommen. Als Ösophagusersatz verwenden wir den antethorakal verlagerten Magen, der im Halsbereich mit dem Speiseröhrenstumpf anastomosiert wird; gleichzeitig wird eine Pyloroplastik vorgenommen.

Tumoren des unteren Drittels sowie der Kardia werden von thorakal bzw. thorakoabdominal angegangen. Nach Resektion erfolgt eine Anastomosierung mit dem Magenrest bzw. einer hochgezogenen Dünndarmschlinge.

Ergebnisse und Verlauf

Die Ergebnisse der eigenen Untersuchungen beziehen sich auf 4 totale Ösophagusresektionen und 15 Ösophagusteilresektionen, die im letzten Jahr an unserer Klinik operiert wurden. 4 Patienten sind in der direkten postoperativen Zeit verstorben. Alle Patienten, bei denen ein Drittel des Ösophagus und mehr reseziert wurde, wurden zunächst 48 Stunden (bei stärkerer Sedierung und gegebenenfalls Relaxierung) kontrolliert beatmet. Danach wurden die Patienten abtrainiert und bei ausreichender Spontanatmung extubiert. Wiederholte blutgasanalytische Untersuchungen zeigen die Qualität der Beatmung und Spontanatmung an.

Während der ersten 3 bis 4 Tage entleeren sich aus den intraoperativ gelegten Thoraxdrains etwa 1000 ml Exsudat. Sowohl die Gesamtmenge als auch die Tagesmengen sind vergleichbar mit Exsudatmengen nach anderen thoraxchirurgischen Eingriffen. Normalerweise kann das Thoraxdrain am 3. oder 4. Tag entfernt werden, man muß sich jedoch durch tägliche Röntgenaufnahmen von der Effektivität des Drains überzeugen. Nach eigenen Erfahrungen können sich zu diesem Zeitpunkt Pleuraergüsse abkapseln und erhebliche Ausmaße erreichen. Jede zusätzliche Komplikation sollte frühzeitig erkannt und behandelt werden, da sie die Vagusschäden bedrohlich steigern. Die mehr oder weniger starke Kompression der Lunge führt – in Abhängigkeit von präoperativ schon vorhandenen Lungenfunktionsstörungen – zur Abnahme der Blähungsfähigkeit und Ventilation auf der betroffenen Seite. Bei größeren Ausmaßen resultiert aus der Störung des Ventilations-Perfusions-Verhältnisses eine vermehrte venöse Zumischung.

Wird die Ursache nicht ausreichend beseitigt, beeinträchtigen in der Folgezeit Verschwartungen der kostalen und diaphragmalen Pleura die Ventilation und O_2-Aufnahme. Eine Fibrose der Pleura breitet sich nicht selten in das Lungenparenchym aus und führt zu einer Verödung der Kapillaren. Die röntgenologisch nachgewiesene Ausdehnung eines Ergusses oder einer Verschwartung korreliert nicht immer mit der funktionellen Einschränkung.

Lungenkomplikationen

Vom 3. bis 4. Tag an wird *röntgenologisch* eine zunehmende Verdichtung und homogene Eintrübung der basalen Lungenanteile und des Mittelfeldes links, seltener auch rechts, bei Ösophagusteilresektionen bzw. beiderseits bei Totalexstirpationen sichtbar (Abb. 83).

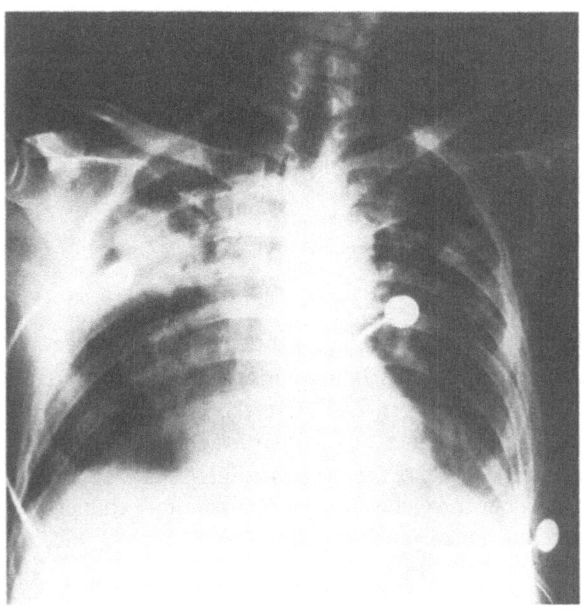

Abb. 83. Homogene Eintrübungen beider Lungen nach Ösophagustotalentfernung

Parallel mit dieser Entwicklung geht klinisch eine zunehmende endotracheale und bronchiale *Sekretabsonderung* einher. Ist der Patient noch intubiert, so lassen sich unter sterilen Kautelen endotracheal und endobronchial die enormen Sekretmengen relativ leicht absaugen. Ist der Patient extubiert, hat aber nicht ausreichend Kraft zum Abhusten, so muß endotracheales Absaugen mit einem nasal oder oral eingeführten Katheter, eventuell unter Einstellung des Larynx mit dem Laryngoskop, erfolgen. Die Möglichkeit der Verschleppung pathogener Keime ist hierbei sehr groß.

Blutgasanalytische Untersuchungen zeigen parallel mit den bisher erwähnten Komplikationen deutliche Veränderungen in Richtung einer respiratorischen Insuffizienz durch

Diffusionsstörung. In Abb. 84 sieht man als Beispiel die stete Abnahme des pO_2 bis auf durchschnittlich 50 mmHg und den Anstieg des pCO_2 auf ebenfalls 50 mmHg. Das Verhalten von pO_2 und pCO_2 bei einem einzelnen Komplikationsverlauf ist in Abb. 85 dargestellt: Nach 2 Tagen der Beatmung mit anschließender Extubation werden pO_2 und

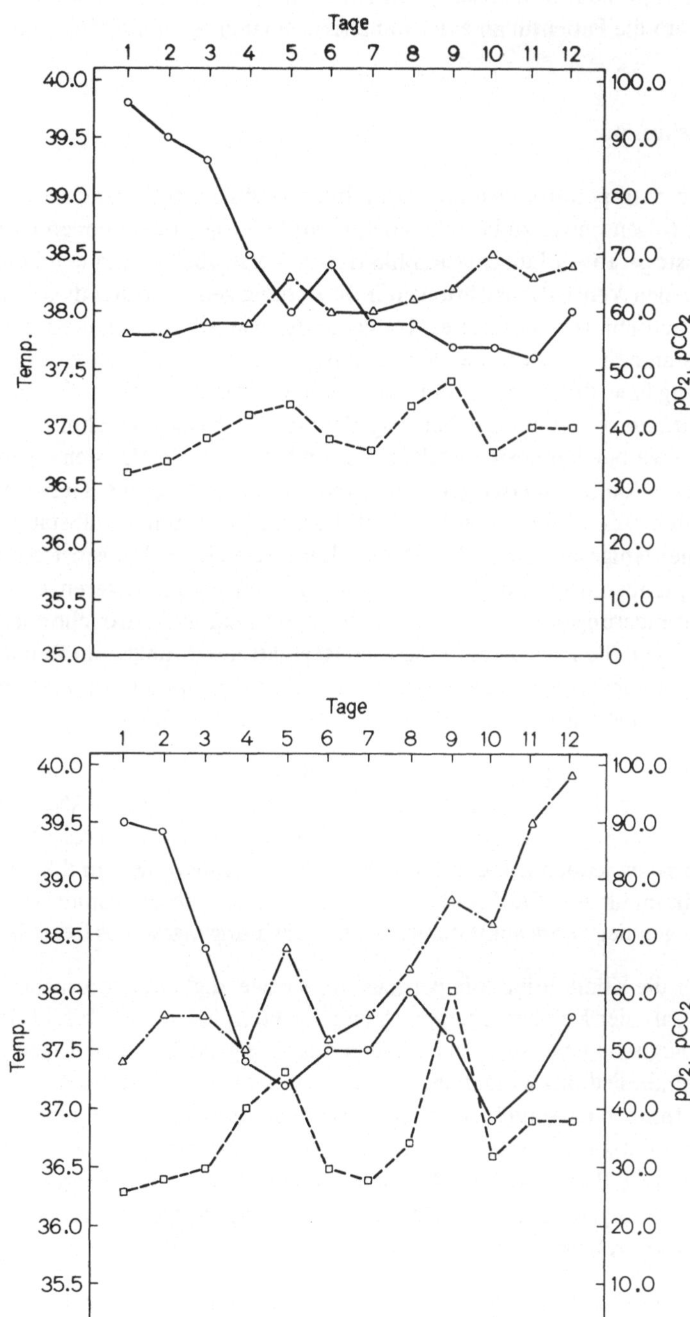

Abb. 84. Temperatur (△), Sauerstoffpartialdruck (○) und Kohlendioxydpartialdruck (□) bei Lungenkomplikationen

Abb. 85. Temperatur (△), Sauerstoffpartialdruck (○) und Kohlendioxydpartialdruck (□) bei Lungenkomplikation. Klinischer Verlauf siehe Text

pCO_2 ständig schlechter, so daß am 5. Tag die Intubation unumgänglich war. Nach weiteren 2 Tagen hatten sich die Blutgasanalyse und der Allgemeinzustand so weit gebessert, daß die Extubation erfolgte, um anderen Gefahren der Beatmung unter der notwendigen stärkeren Sedierung oder Relaxierung vorzubeugen. Bereits am folgenden Tag war die Atmung erneut insuffizient, Intubation und Beatmung waren indiziert. 4 Tage später verstarb die Patientin an einer unbeherrschbaren Ateminsuffizienz.

Diskussion

Die postoperative respiratorische Insuffizienz nach thoraxchirurgischen Eingriffen ist stets als folgenschwer zu betrachten und wird häufig zu dem hohen Durchschnittsalter der an postoperativen Lungenkomplikationen Verstorbenen und den bereits präoperativ vorgelegenen Ventilationsstörungen in Beziehung gebracht. Bei diesen Überlegungen – das Durchschnittsalter unseres Krankengutes war 58,5 Jahre, die Lungenfunktionsprüfungen waren noch im Normbereich – muß jedoch die Problematik der totalen Vagusdurchtrennung bzw. die Ausschaltung vereinzelter Afferenzen und Efferenzen einbezogen werden. *Rügheimer* [10] konnte bei ausgedehnten Tierversuchen ähnliche Symptome beobachten wie wir bei den postoperativen Komplikationen. Bei der sich ergebenden nervalen Fehlregulation mit überwiegendem Sympathikotonus war der Tierversuch gekennzeichnet durch pulmonale interstitielle Infiltration, Ödem und Gefäßstauung als sicheres Zeichen einer fehlgesteuerten Hämodynamik im Bereich der Lungenstrombahn. *Kasza* u. *Jobst* [4] fanden nach Störungen der Vagusafferenzen und -efferenzen ebenfalls pulmonale Veränderungen wie Ödem, Bronchitis, Bronchiolitis, Bronchopneumonie und blutreiche Lungen. Sie machen dafür neurale Regulationsstörungen im Bereich der Lungenkapillaren sowie verminderte bzw. fehlende Aktivität der pulmonalen und bronchialen Muskulatur durch überwiegenden Sympathikotonus verantwortlich.

Tigyi u. *Lissác* [11] kommen bei ihren tierexperimentellen Untersuchungen auch zu dem Ergebnis, daß die charakteristische Lungeninfiltration, die Vaguspneumonie, nach dem Ausfall der parasympathischen Innervation über sympathische Efferenzen zustande kommt; sie sahen jedoch keine pulmonalen Druckveränderungen und keine veränderte Hämodynamik im kleinen Blutkreislauf, sondern erklären die Lungeninfiltrationen durch Veränderungen der Permeabilitätsverhältnisse des Lungengewebes bzw. der Gefäße.

Für die Klinik bringt die permanente Notwendigkeit, endotracheal abzusaugen, die große Gefahr der Keimverschleppung und der komplizierenden Infektion der Atemwege. Bakteriologische Untersuchungen haben uns gezeigt, daß nach 4 Tagen mit einer pathogenen Keimbesiedlung zu rechnen ist. An Keimen wurden hauptsächlich nachgewiesen: E. coli, Enterobacter, vergrünende Streptokokken und Bacterium pyocyaneum. Trotz gezielter Antibiotikagabe unter Berücksichtigung der Antibiogramme verschlechtert sich dann das klinische Bild; etwa vom 4. Tag an beobachten wir die pneumonische Symptomatik, wie Kurzatmigkeit und verstärkte Atemarbeit, bei stärkeren Graden der alveolären Hypoventilation Akrozyanose.

Der Körpertemperaturverlauf zeigt im Komplikationsfall vom 6. Tage an einen kontinuierlichen Anstieg; bei komplikationslosem Verlauf normalisiert sich die Temperatur vom 5. Tage an.

Bei diesen schwerwiegenden Komplikationen ergibt sich zwangsläufig die Frage nach therapeutischen Konsequenzen. Wenn wir die Patienten bisher post operationem 48 Stunden beatmeten, so müssen wir uns nach diesen Untersuchungen doch fragen, ob es nicht sinnvoll ist, die Beatmungsdauer zu verlängern. Hierdurch werden entweder die pulmonalen Komplikationen verhindert oder aber sie treten zu einem späteren Zeitpunkt auf. Mit zunehmendem Alter und zunehmenden präoperativen pulmonalen Veränderungen wie Verlust an elastischen Fasern, Erweiterung des Bronchialsystems, Emphysem und erschwerter Atemarbeit sollte jedoch die postoperative Beatmung kürzer werden, weil diese Patienten sehr schwer zu einer eigenen suffizienten Atmung zurückfinden. Erfahrungen über eine medikamentöse Beeinflussung der pulmonalen Permeabilitätssteigerung mit permeabilitätshemmenden Steroiden (besonders des Progesterons), wie sie *Tigyi* u. *Lissák* [11] angeben, liegen uns nicht vor.

Bei weniger dramatisch verlaufenden Komplikationen empfiehlt sich postoperativ mehrmals täglich Atemgymnastik, Atmung mit dem Giebel-Rohr, sowie intermittierend positive Beatmung über eine Maske mit dem Ruben-Beutel oder mit einem Beatmungsgerät. Inhalationen mit Sekretolytika erleichtern das Abhusten des endotrachealen und bronchialen Sekrets.

Literaturverzeichnis

1. Bötticher, R.: Komplikationen nach thoraxchirurgischen Eingriffen. Diss. Erlangen 1966.
2. Bünte, H.: Thoraxchirurgische Eingriffe bei alten Menschen. Dtsch. Ärztebl. 70, 3185 (1973).
3. Bünte, H.: Moderne Therapie beim Karzinom des Ösophagus, Magens und Duodenums. Therapiewoche 24, 1902 (1974).
4. Kasza, J., Jobst, K.: Die Vaguspneumonie als postoperative Komplikation. Zbl. Chir. 33, 1837 (1961).
5. Knehans, T.W.: Die postoperative respiratorische Insuffizienz nach thoraxchirurgischen Eingriffen. Diss. Erlangen 1972.
6. Niedorf, H.R., Blümcke, S., Bücherl, E.S., Nasseri, M., Eisele, R.: Fine structural alterations of a canine lung 10 1/2 year after transplantation. In: Morphology in Lung Transplantation, p. 205. Basel–New York: Karger 1973.
7. Pichlmaier, H.: Derzeitiger Stand der chirurgischen Behandlung des Oesophaguscarcinoms. Chirurg 43, 497 (1972).
8. Rech, R.H., Borison, H.L.: Vagotomy-induced pulmonary edema in the guinea pig. Amer. J. Physiol. 202, 492 (1962).
9. Rossetti, M.: Erfahrungen bei der chirurgischen Behandlung des Oesophaguscarcinoms. Chirurg 43, 489 (1972).
10. Rügheimer, E.: Folge der hohen Vagusdurchtrennung. Langenbecks Arch. klin. Chir. 308, 881 (1964).
11. Tigyi, A., Lissák, K.: Mechanismus der Vaguspneumonie. Acta neuroveg. (Wien) 22, 107 (1962).

B. Kardiovaskuläres System

Präoperative Störungen der Herzfunktion: Erkennung, Bedeutung und Behandlung im Hinblick auf allgemein-chirurgische Eingriffe

K. GAHL und P. LICHTLEN

Der folgende Beitrag befaßt sich mit präoperativen Störungen der Herzfunktion unter dem Aspekt der möglichen Determination des intra- und postoperativen Verlaufes.

Die Tabelle 82 faßt die wichtigen kardialen Determinanten zusammen, die Anlaß zu einem gestörten postoperativen Verlauf geben können: Eine eingeschränkte autoregulative Anpassung der Koronarperfusion an den myokardialen Sauerstoffbedarf, eine myokardiale Insuffizienz, Störungen der kardialen Elektrophysiologie von Reizbildung und Erregungsleitung und schließlich die Abhängigkeit oder der Einfluß (direkt oder indirekt) kardial wirksamer Medikamente.

Tabelle 82. Kardiovaskuläre Determinanten für den gestörten intra-/postoperativen Verlauf

1. Eingeschränkte Koronarreserve mit Angina pectoris und/oder (Status nach) Herzinfarkt
2. Myokardiale Insuffizienz infolge
   a) chronischer Druck-/Volumenbelastung durch angeborene oder erworbene Vitien, System- oder pulmonale Hypertonie
   b) primärer Myokarderkrankung (Myokarditis, Kardiomyopathie usw.)
3. Reizbildungs- und/oder Erregungsleitungsstörungen
4. Direkt oder indirekt kardial wirksame Therapie

Erkennung

Im Hinblick auf diese vier Faktorengruppen basiert die Erkennung präoperativer Störungen der Herzfunktion (Tabelle 83) auf

a) anamnestischen Hinweisen auf (Risikofaktoren für) eine Koronarerkrankung (mit Angina pectoris, Herzinfarkt, myokardfibrotisch bedingter Herzinsuffizienz oder Arrhythmien); auf Angaben über angeborene oder erworbene Herzfehler oder Hypertonie, Symptome der Herz-/Koronarinsuffizienz und schließlich Angaben über Medikamenteneinnahme;

b) der klinischen Untersuchung: Alter, Allgemeinzustand, relatives Körpergewicht, Hinweise auf Gefäßerkrankungen, Blutdruck und der eigentliche kardiale Befund inklusive Insuffizienzzeichen sind zu berücksichtigen;

c) auf den Laborbefunden: röntgenologische Zeichen angeborener oder erworbener Herzfehler ohne oder mit Insuffizienzkriterien (eventuell unter Belastung registrierte) EKG-

Bilder ischämischer Repolarisationsstörungen, von Infarkten oder Hypertrophie und Arrhythmien, ein erhöhter zentraler Venendruck, eine eingeschränkte Kreatininclearance oder Elektrolytstörungen sind als Determinanten für intra- und postoperativ mehr oder weniger zu erwartende Komplikationen anzusehen.

Tabelle 83. Erkennung der präoperativ gestörten Herzfunktion

Krankengeschichte:

Angeborene/erworbene Herzerkrankungen?

Risikofaktoren für Herz-/Koronarerkrankungen?

Symptome der Herzinsuffizienz

Symptome der Koronarerkrankung

Klinische Befunde:

Allgemeinzustand (Alter, Leistungsfähigkeit, Blutdruck usw.)

Zeichen von Herz-/Gefäßerkrankungen

Laborbefunde:

Röntgen-Thorax, EKG (eventuell unter Belastung)

PWC, Venendruck, Blutvolumen

Kreatininclearance, K^+/Na^+ im Blut und Urin

(gegebenenfalls Herzkatheterbefund)

Bedeutung

Die Bedeutung der in der Tabelle 83 aufgeführten Faktoren liegt darin, daß sie zu einer erhöhten Empfindlichkeit gegen die Narkose- und Operationsbedingungen (Depression der Kontraktionskraft, Abnahme der Koronarperfusion, Volumen- und Elektrolytverschiebungen u.a.) und eventuell zu einer Abhängigkeit von kardial wirksamen Pharmaka führen können.

1. *Eingeschränkte Koronarreserve.* So unterschiedlich die umfangreichen tierexperimentellen Befunde über die Einflüsse verschiedener Narkotika im weiteren Sinne und Muskelrelaxantien auf den myokardialen Sauerstoffbedarf und die Koronardurchblutung auch sein mögen [12, 19, 20, 22, 25, 26], so ergeben sich aus ihnen doch für die Klinik wichtige Schlußfolgerungen [3]: Während bei Patienten mit einem autoregulativ anpassungsfähigen Koronarsystem die Steigerung des O_2-Bedarfs (z.B. extrem unter Ketamin) durch die Steigerung des Koronarflusses gedeckt werden kann, können Patienten mit einer kritisch stenosierenden Koronarsklerose durch erhöhten O_2-Bedarf oder eine (kardiodepressiv bedingte) Abnahme des Koronarperfusionsdruckes während der Narkose bzw. Operation leicht in eine myokardiale Hypoxie geraten. So erklärt sich die erhöhte Herz-(Re-) Infarktinzidenz unter dieser Situation bei Patienten mit einer progredienten Angina pectoris bzw. nach einem Infarkt [7, 9, 15, 28, 29]. Patienten aller Altersklassen mit anamnestisch oder symptomatologisch sich manifestierender koronarer Herzerkrankung haben

im Vergleich mit Kontrollgruppen eine etwa dreifach höhere Operationsletalität [8, 9]. Besonders erhöht ist das Operationsrisiko bei Patienten mit einer progredienten Angina pectoris [8, 32], während bei einer über Monate oder Jahre hin unveränderten Angina pectoris und einer voll kompensierten Herzfunktion die Operationsletalität nicht erheblich höher liegt als bei koronargesunden Patienten [7].

Mit zunehmendem Intervall nach einem vorausgegangenen Infarkt nimmt die Infarktrezidivrate ab (Tabelle 84) [29, 32]. Verglichen mit einer Mortalität durch einen postoperativen Erstinfarkt führt ein Reinfarkt während oder nach einer Narkose oder im postoperativen Verlauf sehr viel häufiger zum Tode [15, 28].

Tabelle 84. Postoperative Infarktgefährdung (Männer, 50 Jahre und älter) [29]

A. Ohne vorherigen Infarkt	0,95 %
B. Mit vorherigem Infarkt	
vor weniger als 6 Monaten	54,5 %
vor 6 bis 12 Monaten	25,0 %
vor 1 bis 2 Jahren	22,4 %
vor 2 bis 3 Jahren	5,9 %
vor mehr als 3 Jahren	1,0 %
Mortalität des postoperativen Infarktes	
A. Ohne vorherigen Infarkt	26,5 %
B. Mit vorherigem Infarkt	70,0 % (!)

2. *Myokardiale Insuffizienz.* Zahlreiche Untersuchungen am isolierten Papillarmuskel [2, 27], am Ganztier [5, 12, 17, 24–26] wie auch schließlich Untersuchungen am Menschen [23, 30] belegen die mehr oder weniger stark ausgeprägte negativ inotrope Wirkung (Abnahme der Kontraktionskraft) praktisch aller Narkotika, sofern sie in anästhetisch wirksamer Dosis appliziert werden (für eine detaillierte Information sei auf die angeführte Literatur verwiesen). Gleichsinnig wie Anästhetika wirken auch prä- oder intraoperativ verabreichte Antiarrhythmika wie auch eine unter Umständen indirekt über die Narkose ausgelöste respiratorische oder metabolische Azidose negativ inotrop [9]. Negative Inotropie mit Senkung des systolischen und Steigerung des enddiastolischen Druckes im linken Ventrikel birgt bei kardial vorgeschädigten Patienten die Gefahr abnehmender Koronarperfusion und der klinischen Manifestation einer Linksherzinsuffizienz mit pulmonaler Stauung (backward failure) und Abnahme des Herzzeitvolumens (foreward failure), unter Umständen bis zum Vollbild eines kardiogenen Schocks. Dementsprechend haben Patienten mit einer präoperativ latenten oder gar manifesten Herzinsuffizienz – gleich welcher Genese – eine erhöhte Operationsmorbidität und -letalität [6, 8, 9]. Patienten mit Aortenklappenvitien sind stärker gefährdet als Patienten mit Mitralklappenleiden. Bei erworbenen wie bei angeborenen Herzfehlern korreliert die Häufigkeit postoperativer Komplikationen deutlich mit dem präoperativen Insuffizienzgrad [1]. Über das Operationsrisiko bei arterieller Hypertonie gehen die Angaben in der Literatur auseinander [6]. Ohne begleitende Gefäß-

inklusive Koronarerkrankung und ohne Linksherzhypertrophie ist die Komplikationsrate nicht höher als bei Normotonikern [9], jedoch steigt sie mit begleitenden vaskulären, vor allem mit koronariellen Veränderungen und mit zunehmender Linksherzhypertrophie [6]. Gefährdet scheinen vor allem Patienten unter einer antihypertensiven Therapie mit Reserpin, das die den Blutdruck stabilisierende Wirkung endogener Catecholamine während der Narkose verhindert [9].

Ein erhöhtes Operationsrisiko haben auch Patienten mit einer primären oder sekundären pulmonalen Hypertonie [6, 8] wegen der geringeren pulmonal-vaskulären Adaptationsbreite, der rechtskardialen Belastung und der reduzierten Lungencompliance.

3. *Störungen der Elektrophysiologie.* Präoperative Störungen der Elektrophysiologie der Herzfunktion können sich als Reizbildungs-, Erregungsleitungs- und als ventrikuläre Repolarisationsstörungen manifestieren.

a) *Prä- wie auch intraoperative Reizbildungsstörungen per se* haben keinen Einfluß auf die postoperative Morbidität und Letalität, solange sie nicht die Pumpfunktion des Herzens wesentlich beeinträchtigen (bei Tachykardien jeder Form mit Frequenzen über 140/min) und der myokardiale Sauerstoffbedarf gedeckt werden kann. Nicht selten verschwinden präoperative Extrasystolen mit der Narkoseeinleitung. Sind die Arrhythmien jedoch Ausdruck einer akut oder chronisch gestörten Elektrophysiologie infolge Hypoxie, Azidose, Elektrolytstörungen, Medikamenteneinfluß, Hypertrophie, Koronarerkrankung usw., so sollten sie als warnende Indizien für zu erwartende Störungen im intra- und postoperativen Verlauf angesehen werden. Vorhofflimmern und -flattern, gehäufte oder gar in Salven oder Episoden von ventrikulärer Tachykardie auftretende ventrikuläre Extrasystolen sind als prognostisch besonders ungünstig anzusehen. Zu beachten ist, daß Vorhofflimmern besonders häufig bei älteren Patienten und bei Patienten mit Herzklappenfehlern auftritt.

Kuner u. Mitarb. [13] fanden keine Unterschiede in der Häufigkeit von intraoperativen Arrhythmien bei Herzgesunden und -kranken (insgesamt 61,7%). Die von diesen Autoren am häufigsten gefundenen Arrhythmien (wandernder Schrittmacher, AV-Dissoziation und AV-Rhythmus) traten vor allem während der Anästhesieeinleitung mit Intubation und bei Hyperventilation auf und waren im weiteren Verlauf deutlich abhängig von der Dauer der Operation und der Art des Anästhetikums; die Häufigkeit intraoperativer Rhythmusstörungen war unabhängig davon, ob oder ob nicht präoperative Arrhythmien registriert worden waren.

Die Beobachtungen von *Kuner* u. Mitarb. [13] bezüglich der Arrhythmieinzidenz bei Herzgesunden und -kranken stehen im Widerspruch zu denen von *Dodd* u. Mitarb. [10], *Deutsch* u. *Dalen* [4] und *Angelini* u. Mitarb. [1]. *Angelini* u. Mitarb. [1] fanden mit steigendem klinischem Schweregrad (NYHA-Klassifizierung) bei angeborenen und erworbenen Herzfehlern und bei Koronarpatienten eine zunehmende Häufigkeit von Rhythmusstörungen (Tabelle 85). Die Häufigkeit intraoperativer kardialer Arrhythmien erklärt sich zum Teil durch die direkten und indirekten (d.h. durch Catecholaminsensibilisierung bedingten) Effekte praktisch aller Anästhetika [1, 11, 18]. Zu beachten ist jedoch, daß sie durch die Narkoseeinleitung, durch Intubation, hypoxische oder hyperventilierende Beatmung unter der Narkose, durch operative Manipulationen (besonders im Thorax- und Oberbauchbereich) oder durch intravasalen Volumenmangel ausgelöst werden können [1].

Tabelle 85. Funktioneller Schweregrad operativer Herzerkrankungen und postoperative Arrhythmie [1]

Schweregrad	Angeborene Herzfehler (n = 50)	Valvuläre Erkrankungen (n = 50)	Koronare Erkrankungen (n = 78)	Gesamt (n = 178)
I	22 %	–	–	22 %
II	–	20 %	18 %	16 %
III	48 %	66 %	43 %	52 %
IV	71 %	73 %	65 %	68 %
Gesamt	45 %	58 %	45 %	48 %

Bei länger anhaltender Hypoxie droht die Gefahr des hypoxischen Herzstillstandes (Häufigkeit nach *McClure* zwischen 1/536 und 1/21 000 Narkosen). Eine medikamentöse antiarrhythmische Therapie sollte intraoperativ erst dann eingesetzt werden, wenn trotz Beseitigung erkennbarer auslösender oder unterhaltender Mechanismen die Rhythmusstörungen persistieren und wenn sie hämodynamisch nachteilig sind (z.B. Tachykardien jeder Art mit Frequenzen über 140/min, Bradykardien unter 60/min, früh einfallende Bigeminus-Extrasystolen).

b) *Präoperative sinuatriale und atrioventrikuläre Leitungsstörungen* erhöhen das Narkoserisiko, da Anästhetika häufig weiter leitungsverzögernd wirken. Dagegen bedeuten Rechts- und Linksschenkelblöcke *per se* kein gesteigertes Risiko; erst die in einem Linksschenkelblock häufiger als einem Rechtsschenkelblock zugrundeliegende Schädigung im Sinne einer uni- oder bilateralen Fibrose des distalen His-Bündels und seiner Verzweigungen hat prognostische Signifikanz. Kann doch unter dem Einfluß einer leitungshemmenden Substanz (Anästhetika, β-Blocker) eine totale AV-Blockierung auftreten. Zu berücksichtigen ist ferner, daß wiederholte Gaben von Succinylcholin wie auch Barbiturate zu einer Bradykardie bis zur Asystolie führen können.

c) *Störungen der Repolarisation,* verbunden mit Veränderungen des ST-T-Abschnittes im EKG können auf eine Myokardhypoxie bei Koronarerkrankung oder bei Hypertrophie und damit auf ein erhöhtes Operationsrisiko hinweisen.

4. *Präoperative* (direkt oder indirekt) *kardial wirksame Therapie:* Schließlich kann auch die präoperative Therapie zu Störungen im intra- und postoperativen Verlauf führen. So können z.B. die Catecholamindepletion unter Reserpin einen Blutdruckabfall bis zum Vollbild des peripheren Kreislaufschocks oder eine forcierte Diurese und Elektrolytstörungen infolge Saluretikatherapie Arrhythmien bzw. eine Hypovolämie begünstigen [9].

Behandlung

Allgemeine Prinzipien der Behandlung präoperativer Störungen der Herzfunktion sind in der Tabelle 86 zusammengefaßt.

Tabelle 86. Prinzipien der präoperativen kardialen Therapie

1. *Digitalis:*	Indikationen, Dosis, „Empfindlichkeit" (Alter, Hypoxie, reduzierte Clearance, Hypokaliämie usw.), Kontroversen!
2. *Diuretika:*	Cave Elektrolyt-Volumen-Dysbalance!
3. *Antiarrhythmika:*	Cave β-Blockade (Interferenz mit Anästhetika!), negative Inotropie (Addition mit Anästhetika!), Xylocain, Digoxin, normoxische und normotone Anästhesie!
4. *Schrittmacher:*	Temporär oder permanent bei extremer Bradykardie, hochgradiger bis totaler AV-Block und (bi-)faszikulärer Block, anamnestisch Adams-Stokes-Anfälle

1. Die Diskussion über eine grundsätzliche präoperative *Digitalisierung* aller chirurgischen Patienten hat noch keine allgemeinverbindliche Antwort erbracht. Obwohl ein positiv inotroper Effekt von Digitalis auch am gesunden, nicht insuffizienten Herzen unwiderlegbar nachgewiesen wurde (jedoch ohne Steigerung des Herzzeitvolumens), und die prophylaktische Gabe die negativ inotrope Wirkung von Anästhetika abschwächt, so spricht das Risiko digitalisinduzierter Arrhythmien, die durch unvorhersehbare intra- und postoperative Elektrolytstörungen und pH-Veränderungen begünstigt werden können, gegen eine Routinedigitalisierung. Wir sehen deswegen heute – übereinstimmend mit *Likoff* [14], *Deutsch* u. *Dalen* [4], *Walpurger* [31] – eine strenge Indikation für die präoperative Digitalisierung in einer latenten oder manifesten Herzinsuffizienz und bei (vor allem tachykardem) Vorhofflimmern und -flattern. Patienten mit zurückliegenden Dekompensationszuständen bei anhaltender kardialer Belastung (durch Vitien oder Hypertonie), mit einer Herzdilatation, nachweisbarer Rechts- oder Linkshypertrophie oder einer koronaren Herzerkrankung sollten prophylaktisch digitalisiert werden im Hinblick auf die Kardiodepression durch Anästhetika. Bei Herzklappenpatienten mit zu erwartenden tachykarden atrialen Rhythmusstörungen (besonders gefährdet scheinen Patienten mit Mitralklappenleiden) halten wir die präoperative Digitalisierung zur antiarrhythmischen Prophylaxe für indiziert.

Bezüglich der Dosis ist eine „subnormale" Erhaltungsdosis zu empfehlen (das heißt etwa 3/4 des Vollwirkspiegels durch orale oder – falls rascher erforderlich – i.v. Gabe), die die individuelle Empfindlichkeit im höheren Alter, bei hypoxischen Zuständen oder reduzierter Kreatininclearance berücksichtigt.

2. Eine durch Diuretika unterstützte kardial rekompensierende oder *antihypertensive Therapie* sollte möglichst eine Woche präoperativ abgesetzt werden wegen der Gefahr intrazellulärer Elektrolytverschiebungen und Volumenmangelsituationen.

3. Als *Arrhythmieprophylaxe* ist die oben genannte Digitalisgabe bei zu erwartenden atrialen Arrhythmien und beim Vorhofflimmern anzusehen. *Wynands* u. Mitarb. [32] empfehlen in diesen Fällen eine präoperative Einleitung einer Chinidintherapie. Jedoch ist bei allen Antiarrhythmika der sich mit der kardiodepressiven Wirkung der Anästhetika addierende negativ inotrope Effekt zu berücksichtigen. β-Rezeptorenblocker interferieren darüberhinaus mit endogenen und exogenen Catecholaminen. Die wichtigste Therapie intra- und postoperativer Arrhythmien ist sicherlich eine normoxische und normotone Anästhesie.

4. Die prophylaktische Insertion eines temporären oder permanenten *Schrittmachers* halten wir nur bei extremer Bradykardie, bei hochgradiger oder totaler AV-Blockierung und bei einem bifaszikulären Block und grundsätzlich bei allen Patienten mit anamnestisch gesicherten Adams-Stokes-Anfällen für indiziert. Durch die Möglichkeit der Schrittmacherstimulation ist eine präoperative Therapie mit Atropin im Falle atrioventrikulärer Blockierungen nicht mehr obligat.

5. Die Wichtigkeit präoperativer *Bilanzierungen* im Wasser-, Elektrolyt- und Säure-Basen-Haushalt wie der Blutgaswerte wurde im Hinblick auf die Auslösung von Rhythmusstörungen oder die kardiodepressive Wirkung betont.

Zusammenfassend läßt sich sagen, daß präoperative Störungen der Herzfunktion zwar relativ leicht erkannt werden können. Ihre Bedeutung für den intra- und postoperativen Verlauf wird aber nur auf der Basis eines pathophysiologischen Verständnisses der präoperativen Situation und des Einflusses der Narkose- und Operationsbedingungen einsichtig. Eine exakte Einschätzung des individuell durch erkennbare Determinanten bestimmten Risikos und ein exaktes Abwägen von Für und Wider kardial wirksamer Medikamente und schließlich eine gut geführte Anästhesie sind die Richtlinien für eine optimale Behandlung.

Literaturverzeichnis

1. Angelini, P., Feldman, M.I., Lufschanowski, R., Leachman, R.D.: Cardiac arrhythmias during and after heart surgery: diagnosis and management. Progr. cardiovasc. Dis. 16, 469–495 (1974).
2. Brown, B.R., Crout, J.R.: A comparative study of the effects of five general anesthetics on myocardial contractility: I. Isometric conditions. Anesthesiology 34, 237–245 (1971).
3. Catenacci, A.J., Aghai, R.: Choice of anesthesia for the cardiopulmonary patient. In: Pre- and postoperative management of the cardiopulmonary patient (Eds. W.W. Oaks, J.H. Moyer). New York: Grune & Stratton 1970.
4. Deutsch, S., Dalen, J.E.: Indications for prophylactic digitalization. Anesthesiology 30, 648–656 (1969).
5. Drost, R., Pichlmayr, I., Soga, D., Manz, R., Beer, R.: Vergleichende Untersuchungen über die Wirkung der Kurznarkotica Propranidid und Methohexital-Na$^+$ auf das mittels Radiokardiographie gemessene Herzminutenvolumen. Anästhesist 19, 383 (1970).
6. Goldstein, A., Keats, A.S.: The risk of anesthesia. Anesthesiology 33, 130–143 (1970).
7. Griffith, G.C.: Surgical risk in atherosclerosis. In: Pre- and Postoperative Management of the Cardiopulmonary Patient (Eds. W.W. Oaks, J.H. Moyer), pp. 288–292. New York: Grune & Stratton 1970.
8. Howat, D.D.C.: Cardiac disease, anaesthesia and operation for non-cardiac conditions. Brit. J. Anaesth. 43, 288–298 (1971).
9. Hurst, J.W., Logue, R.B., Schlant, R.C., Wenger, N.K.: The Heart, 3rd ed. New York: McGraw-Hill 1974.
10. Katz, R.L., Bigger, J.T.: Cardiac arrhythmias during anesthesia and operation. Anesthesiology 33, 193–213 (1970).

11. Katz, R.L., Epstein, R.A.: The interaction of anesthetic agents and adrenergic drugs to produce cardiac arrhythmias. Anesthesiology 29, 763–784 (1968).
12. Kettler, D.: Sauerstoffbedarf und Sauerstoffversorgung des Herzens in Narkose. Berlin–Heidelberg–New York: Springer 1973.
13. Kuner, J., Enescu, V., Utsu, F., Boszormenyi, E., Bernstein, H., Corday, E.: Cardiac arrhythmias during anesthesia. Dis. Chest 52, 580–587 (1967).
14. Likoff, W.: Indications for preoperative digitalization. In: Pre- and postoperative management of the cardiopulmonary patient (Eds. W.W. Oaks, J.H. Moyer). New York: Grune & Stratton 1970.
15. Mauney, F.M., Ebert, P.A., Sabiston, D.C.: Postoperative myocardial infarction: a study of predisposing factors, diagnosis and mortality in a high risk group of surgical patients. Ann. Surg. 172, 497 (1970).
16. Oaks, W.W., Moyer, J.H.: Pre- and postoperative management of the cardiopulmonary patient. New York: Grune & Stratton 1970.
17. Prys-Roberts, C.: Myocardial function and anesthesia. Int. Anesth. Clin. 10, 11–25 (1972).
18. Reinikainen, M., Pöntinen, P.: On cardiac arrhythmias during anaesthesia and surgery. Acta med. scand., Suppl. 457 (1966).
19. Rowe, G.G.: Responses of the coronary circulation to physiologic changes and pharmacologic agents. Anesthesiology 41, 182–196 (1974).
20. Schaer, H.: Kreislaufwirkungen von nicht depolarisierenden Muskelrelaxantien. Berlin–Heidelberg–New York: Springer 1972.
21. Selzer, A., Cohn, K.E.: Some thoughts concerning the prophylactic use of digitalis. Amer. J. Cardiol. 26, 214 (1970).
22. Shimosato, S., Shanks, C., Etsten, B.E.: The inotropic effect of cyclopropane anesthesia upon the intact dog heart. Anesthesiology 33, 497 (1970).
23. Soga, D.: Die Beeinflussung der Myokardkontraktilität durch Propranidid, Methohexital und Halothane: Vergleichende Untersuchungen am isolierten Papillarmuskel, Ganztier und Mensch. Habil. München 1970.
24. Soga, D., Beer, R.: Myokardkontraktilität und Narkose. Anästhesist 21, 165–171 (1972).
25. Sonntag, H.: Coronardurchblutung und Energieumsatz des menschlichen Herzens unter verschiedenen Anaesthetica. Berlin–Heidelberg–New York: Springer 1973.
26. Sonntag, H., Heiss, H.W., Knoll, D., Regensburger, D., Schenk, H.-D., Bretschneider, H.J.: Über die Myokarddurchblutung und den myokardialen Sauerstoffverbrauch bei Patienten während Narkoseeinleitung mit Dehydrobenzperidol/Fentanyl oder Ketamine. Z. Kreisl.-Forsch. 61, 1092–1105 (1972).
27. Strauer, B.E.: Contractile responses to morphine, piritramide, meperidine, and fentanyl: a comparative study of effects on the isolated ventricular myocardium. Anesthesiology 37, 304–310 (1972).
28. Tarhan, S., Moffitt, E.A., Taylor, W.F., Giuliani, E.R.: Myocardial infarction after general anesthesia. J. Amer. med. Ass. 220, 1451–1454 (1972).
29. Topkins, M.J., Artusio, J.F.: Myocardial infarction and surgery. Anesth. Analg. 43, 716 (1964).
30. Tweed, W.A., Mymin, D.: Myocardial force-velocity relations during ketamine anesthesia at constant heart rate. Anesthesiology 41, 49 (1974).

31. Walpurger, G.: Die präoperative Digitalistherapie. Niedersächs. Ärztebl. 23, 767 (1971).
32. Wynands, J.E., Sheridan, C.A., Batra, M.S., Palmer, W.H., Shanks, J.: Coronary artery disease. Anesthesiology 33, 260–281 (1970).

Präoperative Störungen der Kreislauffunktion

P.G. KIRCHHOFF, C. BAUMGARTEN, D. COROVIC, H. KÖSTERING und L. ORELLANO

Wenn als klassische Aufgabe des Kreislaufs die Durchblutung aller Körpergewebe des Organismus beschrieben wird, so sind die Perfusion und der Bluttransport abhängig von einem ausreichenden Herzzeitvolumen sowie einem intakten Kreislaufsystem. Lokale Strömungshindernisse im arteriellen und im venösen Gefäßsystem sowie rheologische Veränderungen des Blutes selbst führen zu Störungen der Kreislauffunktion mit Unterperfusion der Organe und Versorgungsgebiete.

Im Hinblick auf die Mortalität eines chirurgischen Eingriffes und möglicher postoperativer Komplikationen kommt der Erkennung vorbestehender vaskulärer Störungen ein gewichtiger Stellenwert zu. Die Ausweitung der Operationsindikation, die Belastung durch größere und schwererwiegende Eingriffe verlangen auch angesichts höherer Altersgruppen des Patientengutes im Einzelfall eine gezielte Vorbehandlung (Abb. 86).

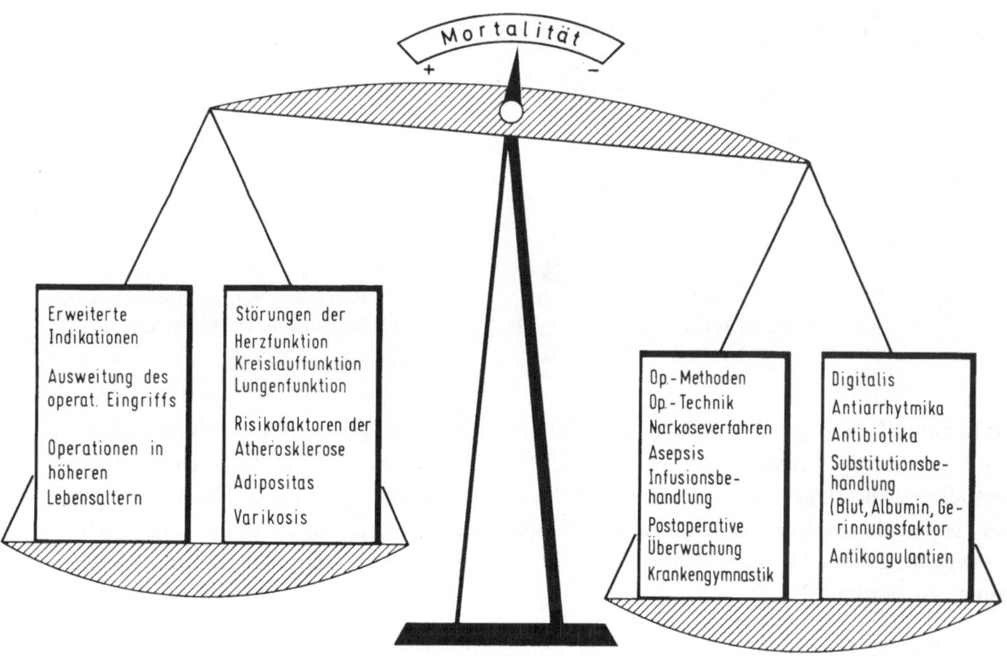

Abb. 86. Verschiedene Einflüsse auf die Operationsmortalität

Betrachtet man mit *Ratschow* [6] „das Altern als ätiologischen Faktor der arteriellen Verschlußkrankheit", so nimmt man notwendigerweise mit zunehmendem Alter eine nicht zu unterschätzende Hypothek für den chirurgischen Eingriff in Kauf.

Gleichwohl ist auch in jüngeren Altersstufen nach der Basler Studie von *Widmer* [7] bei 4% der 45–64jährigen Berufstätigen mit nachweisbaren peripheren Verschlußmanifestationen zu rechnen.

Studien zur pathologischen *Hämodynamik von Arterienstenosen* zeigen nach Modellversuchen, daß nach der Lumendurchflußmessung bei Reduktion des Gefäßdurchmessers auf 20–30% (Abb. 87) eine kritische Durchflußrate erreicht wird, die einer Mangelperfusion gleichkommt [3]. Eine latente Minderdurchblutung kann unter hypodynamer Kreislaufsituation manifest werden. Eine natürliche Kompensation des Gefäßverschlusses – hier versagt zum Glück der Vergleich mit Modellversuchen – bewirken präformierte Kollateralgefäße, die mit zunehmender Ausbildung eine progressive Abnahme des Druckgradienten über die Stenose hinweg gewährleisten.

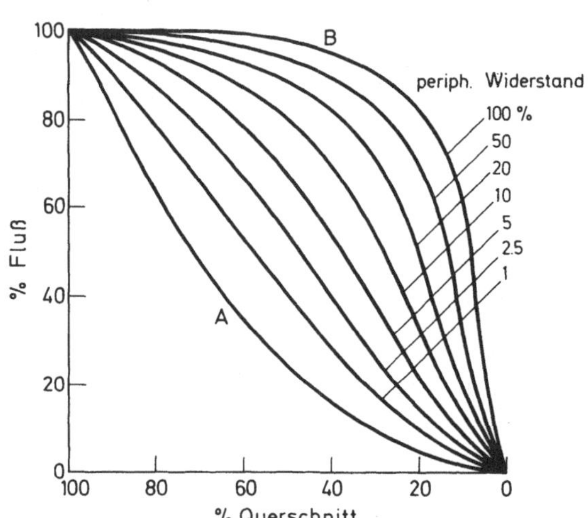

Abb. 87. Durchfluß-Lumen-Beziehung mit Kennzeichnung des peripheren Widerstandes [3]

Während auf die Organdurchblutung routinemäßig im allgemeinen nur durch indirekte Funktionstests geschlossen werden kann, sind die peripheren Gefäße einfacher einer Untersuchung zugänglich. So kann man mit Hilfe eines handlichen Doppler-Ultraschall-Gerätes die peripheren Arterien abtasten und Flußgeräusche wahrnehmen. Bei gleichzeitiger Verwendung einer Blutdruckmanschette können die peripheren Druckverhältnisse sogar gemessen werden [2].

Die Größe der Durchblutungsreserve distal einer Okklusion, die durch den Widerstand des Kollateralkreislaufes bestimmt wird, kann durch Messung der reaktiven Hyperämie nach der von *Lassen* u. Mitarb. [5] angegebenen ^{133} Xe-Clearance-Methode zum Beispiel in der Unterschenkelmuskulatur erfaßt werden.

Bei unseren Untersuchungen an älteren Kontrollpersonen wurde hier ein Durchschnittswert von 57 ml/100 g/min (± 7,8) ermittelt.

Als Beispiel einer solchen präoperativen Kreislaufstörung soll der Verschluß der A. poplitea bei einem 56jährigen Patienten (Abb. 88 und 89) dienen, bei dem zunächst die Gefäß-

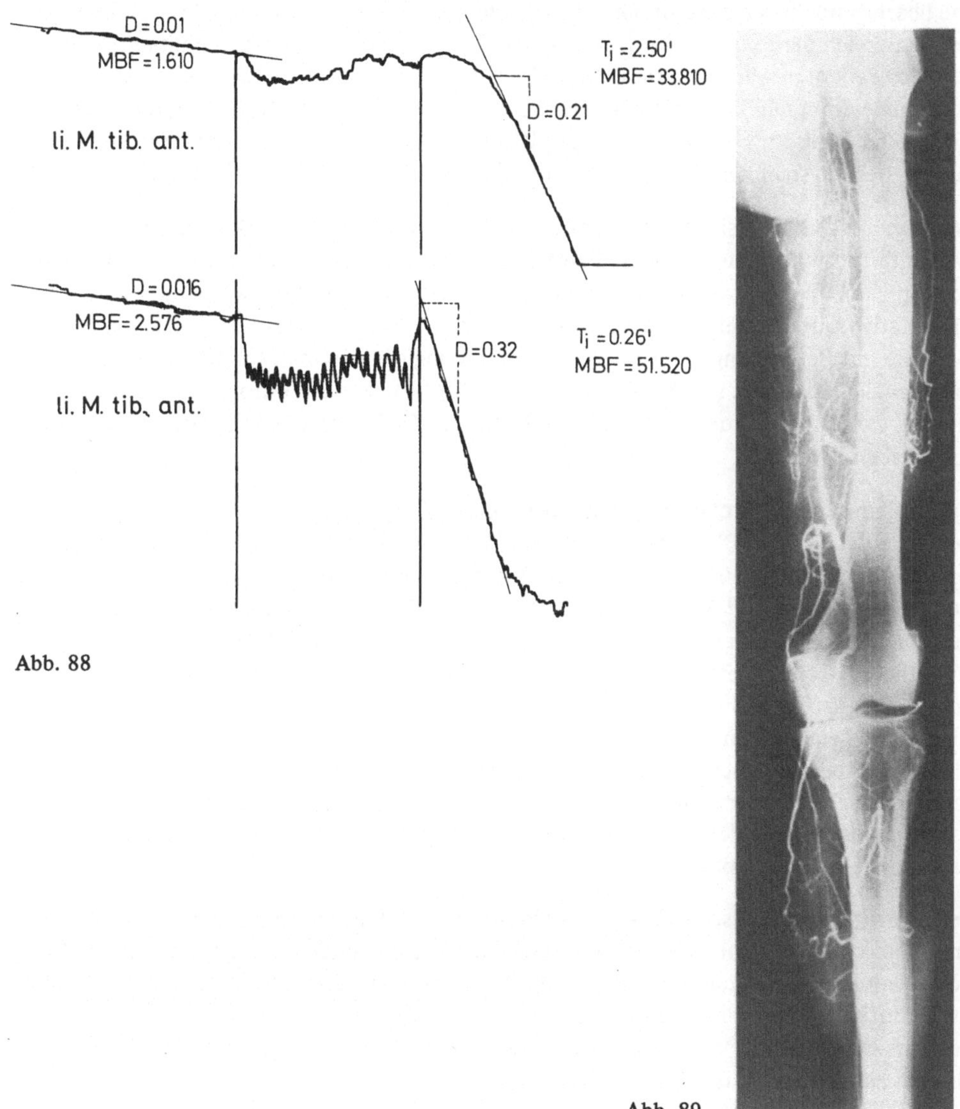

Abb. 88. ^{133}Xe-Clearancekurven, registriert vom M. tibialis anterior bei einem 56jährigen Patienten mit Verschluß der A. poplitea links. Obere Kurve (präoperativ registriert): Die maximale Muskeldurchblutung lag mit 33,8 ml/100 g/min wesentlich unter der Normgrenze. Der Blutdruck der A. tibialis posterior, gemessen mit dem Doppler-Ultraschall-Gerät, war auf 78 mm Hg herabgesetzt. Untere Kurve (registriert zwei Wochen nach gefäßplastischem Eingriff) zeigt eine maximale Muskeldurchblutung von 51,5 ml/100 g/min, die noch im Normbereich liegt. Der Blutdruck der A. tibialis posterior war mit 150 mm Hg ebenso normalisiert

Abb. 89. Verschluß der A. poplitea links bei einem 56jährigen Patienten

rekonstruktion indiziert war, damit die Wundheilung einer geplanten orthopädischen Operation des gleichen Beines eine gute Chance haben konnte. Pathologische Werte lagen im Bereich von 7–42 ml/100 g/min, je nach Ausdehnung des Verschlusses von mindestens 60% des Lumens.

Es besteht kein Zweifel, daß im Rahmen der arteriellen Angiopathie dem *Hirnkreislauf* eine überragende Rolle zusteht. Gerade Verschlußmanifestationen oder stenotische Läsionen im Bereich der extra- und intrakraniellen Zirkulation bedingen eine eminente Gefährdung des Patienten während eines chirurgischen Eingriffes. Anästhesiologische Untersuchungen belegen, daß bei Patienten über 50 Jahren mit zerebrovaskulärer Symptomatik in 1,5% der Fälle ein postoperativer apoplektischer Insult auftrat, während im Krankengut mit „leerer Anamnese" bei 0,37% Komplikationen beobachtet wurden [4].

Extrazerebrale Gefäßläsionen sind heute mit einem vertretbaren Risiko einer rekonstruktiven Intervention zugänglich. Paradigmatisch mag jener Patient mit einem renovaskulären Hochdruck bei nachgewiesener Nierenarterienstenose herangezogen werden, bei dem die präoperative Untersuchung eine Karotisinsuffizienz aufdeckte. Vor der Revaskularisierung der Niere mit Beseitigung der Stenose ist hier der angioplastische Eingriff an der Karotis unumgänglich, da sonst mit Normalisierung des Blutdruckes die Karotisstenose hämodynamisch wirksamer werden muß und eine kritische Minderung der Hirndurchblutung zur Folge haben kann.

Für bestimmte Gefäßprovinzen des Körpers sind *Anzapfeffekte* beschrieben worden, hierbei handelt es sich um Blutentzugserscheinungen zugunsten poststenotischer Gefäßregionen wie beim Subclavian steal-Syndrom. Eine Art Stealeffekt im umgekehrten Sinne kann durch eine Therapie mit Vasodilatatoren für jene Gefäßprovinzen ausgelöst werden, denen insbesondere die Gefäßerweiterung zugutekommen sollte. Dies von *De Bakey* u. Mitarb. [1] als borrow lending effect beschriebene Prinzip der Hämometakinesie macht vollends klar, daß für kritische Stenosen mit Mangeldurchblutung der kurzzeitige präoperative Einsatz von gefäßaktiven Mitteln oder die prophylaktische präoperative Gabe von Vasodilatatoren kaum eine schützende oder durchblutungsfördernde Wirkung haben kann. Dagegen hat die gefäßerweiternde Therapie für die Mikroangiopathien, die ein gesondertes diagnostisches Problem darstellen, als auf den Einzelfall abgestimmte symptomatische Maßnahme ihren Platz behauptet.

Welche *Folgerungen* lassen sich an dieser Stelle ziehen: Für den vaskulären Risikopatienten gilt als oberstes Gebot die Stabilisierung eines ausreichenden Blutdruckes und Aufrechterhaltung einer genügenden Perfusion. Versorgungsgebiete der Extremitäten, durch poststenotische Mangeldurchblutung gefährdet, bedürfen einer sorgsamen Lagerung, um mögliche Drucknekrosen zu vermeiden. Daß Wärmeaufwendung aufgrund fehlender Regulation zu meiden ist, ist hinlänglich bekannt.

Bei Patienten, bei denen elektiv ein größerer chirurgischer Eingriff ansteht, wird man die Frage einer primären Gefäßoperation diskutieren müssen, dies gilt vor allem für Läsionen der extrakraniellen Zirkulation im Bereich der supraaortalen Äste.

Im *venösen Schenkel* des Gefäßsystems kann die Erkennung einer nichtverschließenden Thrombose der großen Venen, besonders im Becken- und Oberschenkelbereich, erschwert werden. Pathologen demonstrieren, daß nur 10% dieser Fälle klinisch erfaßt wurden. Da sie nicht selten als Ursprungsort für rezidivierende Lungenembolien in Frage kommen, kann das Anlegen eines Kavaclips oder Einsetzen eines Kavaschirmes zur Prophylaxe erwogen werden.

Oftmals sind Thrombosierungen Folge einer gesteigerten Thrombozytenfunktion oder einer beschleunigten Thrombinbildung im Blutgerinnungssystem. Darüberhinaus können auch bei pathologisch veränderten rheologischen Verhältnissen des Blutes thromboembolische Komplikationen gegeben sein, wie wir es häufig bei einer ausgeprägten Polyglobulie finden. Hier empfiehlt sich nach unseren Erfahrungen die künstliche Senkung des Hämatokrits.

Dem Blutgerinnungsystem sollte vielmehr als bisher üblich und möglich Beachtung zukommen, da eine vermehrte Gerinnungsneigung bei beschleunigtem Umsatz von Gerinnungsfaktoren, der sogenannten Hyperkoagulabilität, durch den frühestmöglichen Einsatz von Antithrombinen beseitigt werden kann, um den verheerenden Folgen der Thromboembolie und Verbrauchskoagulopathie rechtzeitig zu begegnen. Inzwischen liegen klinische Erfahrungen vor, phlebographische Befunde und Isotopenuntersuchungen mit ^{131}J, die beweisen, daß erste Fibrinablagerungen beim bettlägerigen Patienten, insbesondere bei Patienten auf dem Operationstisch unter den Bedingungen der Lagerung, zu finden sind.

Allein die Erschlaffung der Venen und Muskulatur führt zu Stauungen in den Gefäßen, unter Umständen mit irreparablen thromboembolischen Komplikationen. Deshalb sollte, möglichst schon vor Operationsbeginn, eine Antikoagulantientherapie durchgeführt werden, sei es als generelle oder als gezielte Prophylaxe. Wir bevorzugen bei solchen Patienten die Heparintherapie, mit der am besten in Form einer Dauertropfinfusion begonnen werden sollte, ohne daß die Thrombinzeit wesentlich verlängert wird.

Auch die subkutane Injektion von Heparin ist möglich und besonders dann indiziert, wenn eine sonstige intravenöse Infusionsbehandlung abgesetzt werden kann. Bis zur vollständigen Mobilisierung der Patienten sollte diese Antikoagulation beibehalten oder aber durch Antikoagulantien vom Cumarintyp fortgeführt werden.

Die präoperative Gabe von Aggregationshemmern, wie Salicylaten (ASS), halten wir nicht für indiziert, zumal durch Blutkonserven die Wirkung aufgehoben wird.

Bei einer wirksamen Dosis von Dipyridamol muß man den blutdrucksenkenden Effekt beachten.

Eine Therapie mit Dextranen in diesem Zusammenhang kommt präoperativ unseres Erachtens nicht in Betracht, da auch hier kein sicherer Effekt und kein absolut verläßlicher Schutz vor Thromboembolien gegeben ist. Außerdem ist die täglich applizierbare Menge von Dextran begrenzt, so daß diese Infusionen als Plasmaexpander der Operation selbst vorbehalten werden sollten.

Alle präoperativen Störungen der Kreislauffunktion, die hier – ohne Anspruch auf Vollständigkeit – als Überblick dargestellt wurden, sind stets nur im engsten Zusammenhang mit den Störungen der Herzfunktion zu sehen und zu werten (siehe Beitrag *Gahl* und *Lichtlen*).

Literaturverzeichnis

1. De Bakey, M.E., Burch, G.E., Ray, T., Ochsner, A.: The "borrow-lending" haemodynamic principle (haemometakinesia) and its application in peripheral vascular disturbances. Ann. Surg. 126, 850 (1947).
2. Corovic, D., Kirchhoff, P.G., Baumgarten, C., Manouguian, S.: Frühdiagnose arterieller Verschlüsse nach Gefäßeingriffen mit dem Doppler-Ultraschallgerät. Thoraxchirurgie 23, 330 (1975).
3. Heberer, G., Rau, G., Löhr, H.H.: Pathophysiologie des Kreislaufs und der großen Gefäße. In: Aorta und große Arterien (Hrsg. G. Heberer, G. Rau, H.H. Löhr). Berlin-Heidelberg–New York: Springer 1966.
4. Knapp, R.B., Topkins, M.J., Artusio, J.F.: The cerebrovascular accident and coronary occlusion in anesthesia. J. Amer. med. Ass. 182, 106 (1962).
5. Lassen, N.A., Lindbjerg, I., Munck, O.: Measurement of blood-flow through skeletal muscle by intramuscular injection of ^{133}Xenon. Lancet 1964 I, 686.
6. Ratschow, M.: Das Altern als ätiologischer Faktor arterieller Verschlußkrankheiten. Med. Welt 1963, 717.
7. Widmer, L.K.: Morbidität an Gliedmaßenarterienverschluß bei 6400 Berufstätigen – Basler Studie. In: Morbidität an koronaren, peripheren und cerebralen Arterienverschlüssen (Hrsg. L.K. Widmer, J.L. Schelling). Basel–New York: Karger 1963.

Pathophysiologie und Klinik des Kreislaufs in der unmittelbar postoperativen Phase

H.G. BORST und A. HANNEKUM

Jede langdauernde, mit erheblicher Gewebstraumatisierung verbundene Operation stellt eine mehr oder weniger beachtliche Störung der Integrität des Organismus dar, die ganz bestimmte Antworten desselben, summarisch als Stressreaktion bezeichnet, hervorruft. Die mit dieser Reaktion verbundenen endokrinen, metabolischen und zirkulatorischen Veränderungen sind in den letzten Jahren eingehend erforscht worden [5]. Über das Verhalten von Herz und peripherem Kreislauf nach der Operation und ihre Beeinflußbarkeit unterrichten vor allem neuere Beiträge aus der Herzchirurgie und Anästhesiologie [2–4, 6–8].

Postoperative Störungen des Kreislaufes haben ein weites Spektrum von Arrhythmien bis hin zu Veränderungen der Mikrozirkulation. Im Rahmen dieser Ausführungen sollen speziell die zu erwartenden Reaktionsweisen des Herz-Kreislauf-Systems in der unmittelbaren postoperativen Phase beschrieben werden. Dabei wird auf bestimmte Möglichkeiten ihrer physiologisch oder pharmakologisch sinnvollen Steuerung eingegangen.

Aufgrund zahlreicher am postoperativen Patienten erhobenen Befunde können wir davon ausgehen, daß der Kranke in den späteren Phasen eines langdauernden Eingriffs und im unmittelbaren postoperativen Verlauf unter dem Einfluß erhöhter Aktivität des sympathischen Nervensystems steht (Abb. 90): Als Ausdruck peripherer, arteriolärer und venöser Vasokonstriktion ist er kühl und blaß bis hin zur Marmorierung der Haut. Der Blutdruck

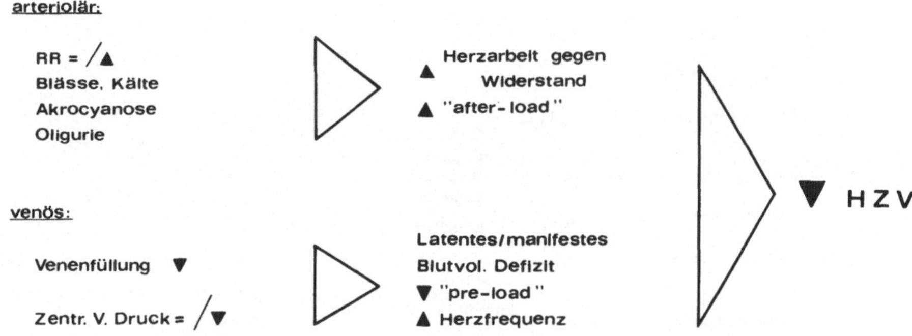

Abb. 90. Folgen intra- und postoperativer Vasokonstriktion

ist normal oder überhöht, die Herzfrequenz beschleunigt und der zentrale Venendruck bei entsprechendem Ersatz intraoperativer Blutverluste noch im Bereich der Norm. Ferner besteht eine Tendenz zur Oligurie. Der für die Gewebsperfusion entscheidende Parameter, das Herzzeitvolumen, sinkt in den ersten 3–6 postoperativen Stunden auf untere Grenzwerte ab, um sich im folgenden, unterschiedlich langen Intervall wieder zu erholen [2, 4, 6–8]. Energetisch gesehen, arbeitet das Herz in der unmittelbar postoperativen Phase unter kostpieligen und funktionell eingeengten Bedingungen. Die Hauptdeterminanten des myokardialen Energieverbrauchs: Herzfrequenz, Druckanstiegsgeschwindigkeit (als Folge der peripheren Widerstandserhöhung) und Wandspannung sind erhöht. Die Einengung des venösen Schenkels der Strombahn limitiert die Herzfüllung. Als Folge ist das Herzzeitvolumen marginal und anfällig für aus der Narkose nachhängende oder später gesetzte negativ inotrope Effekte, aber auch für nicht kompensierte Blutvolumenreduktion. Im Regelfall klingt die unmittelbare Kreislaufgefährdung des Kranken in den späten Abend- und Nachtstunden des Operationstages, die wir alle aus komplizierten Verläufen gut kennen, ab.

Die Auslösemechanismen dieser Reaktion können hier nicht im einzelnen erörtert werden. In Frage kommen die Narkoseführung als solche, Unterkühlung, Hypoxie und Störungen des Säure-Basen-Haushaltes, vor allem aber Blutvolumen, Wasser- und Salzdefizite nach außen und ins Gewebe hinein, wie sie ja für jede Traumatisation charakteristisch sind. Wichtig für unsere Betrachtungen ist die Tatsache, daß ein kompletter oder besser gesagt vermeintlich vollständiger Ausgleich aller der erwähnten Aberrationen während der Operation das skizzierte Verhalten von Herz und Kreislauf modifizieren, jedoch nicht voll beseitigen kann.

Nun besitzen wir eine Reihe von Möglichkeiten, ein postoperativ gestörtes Kreislaufverhalten zu steuern. Dies geschieht durch Maßnahmen, die alle darauf abzielen, die Gewebsperfusion zu verbessern und dabei – je nach vorhandener Ausgangslage – die Herzleistung zu verringern, zu erhalten oder zu steigern (Abb. 91). Im Prinzip kommen vier verschiedene Einwirkungsweisen in Betracht:

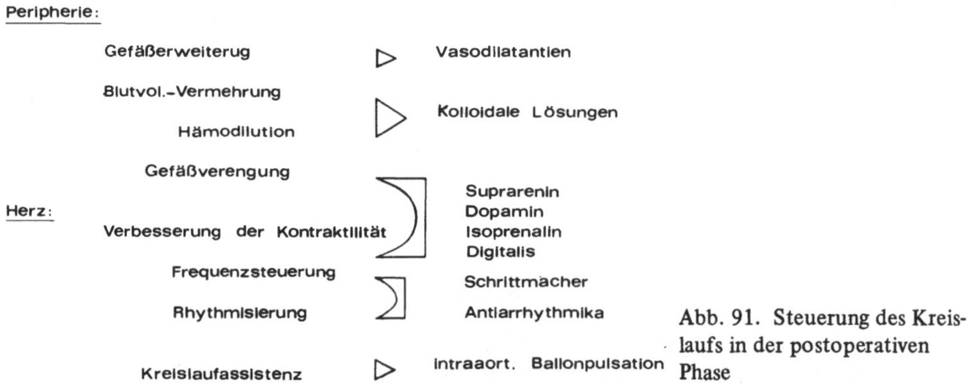

Abb. 91. Steuerung des Kreislaufs in der postoperativen Phase

1. Die pharmakologisch induzierte Vasodilatation, die stets mit einer Aufstockung des Blutvolumens gekoppelt sein muß.
2. Die Verabreichung von Sympathikomimetika mit im Einzelfalle zu wählender, vorwiegend kontraktilitätsfördernder oder gefäßverengender Komponente.

3. Die Steuerung der Herzfrequenz oder die Rhythmisierung des Herzschlages.
4. Die mechanische Kreislaufassistenz.

Die in der Intensivpflegepraxis häufigsten und wichtigste Maßnahme ist die Durchbrechung eines postoperativ gesteigerten Gefäßtonus der peripheren Zirkulation durch Verabreichung von Vasodilatatoren bei forcierter Vermehrung des Blutvolumens. Durch die Senkung des arteriolären Widerstandes wird die Druckkomponente der Herzarbeit reduziert, die Volumenförderung des Herzens dagegen begünstigt. Die gleichzeitige Weitung des venösen Schenkels der Zirkulation demaskiert ein latentes, mehr oder weniger schweres Blutvolumendefizit. Sie führt zu einer an sich unerwünschten Senkung der Herzfülldrucke, schafft aber die Voraussetzung für die Zufuhr eines ausreichenden Volumenpolsters. Induzierte Vasodilatation und Volumenzufuhr müssen daher in der Regel zusammen erfolgen. Sofern der Kranke Blut- und zentrale Venendrucke im unteren Normbereich aufweist, hat die Volumenzufuhr Vorrang.

Für die Senkung des peripheren Gefäßtonus steht eine Reihe von Medikamenten, von der traditionellen Kombination Megaphen–Chlorpromazin [6], das Nitroglycerin, Nitroprussid oder Dehydrobenzperidol [3] zur Verfügung. Wir benutzen die letztere Substanz wegen ihrer guten Steuerbarkeit. Abb. 92 zeigt ihre Wirkung bei einem postoperativen Herzpatienten: Der arterielle Druck sinkt ab, die Senkung des zentralen Venendruckes wird durch gleichzeitige Volumenzufuhr aufgefangen. Das erwünschte Ergebnis ist eine verbesserte Perfusion mit Aufwärmung des Patienten bis in die Akren, die sich auf diese Weise in der Regel innerhalb der ersten postoperativen Stunden und nicht erst in den späten Abend- und Nachtstunden erreichen läßt.

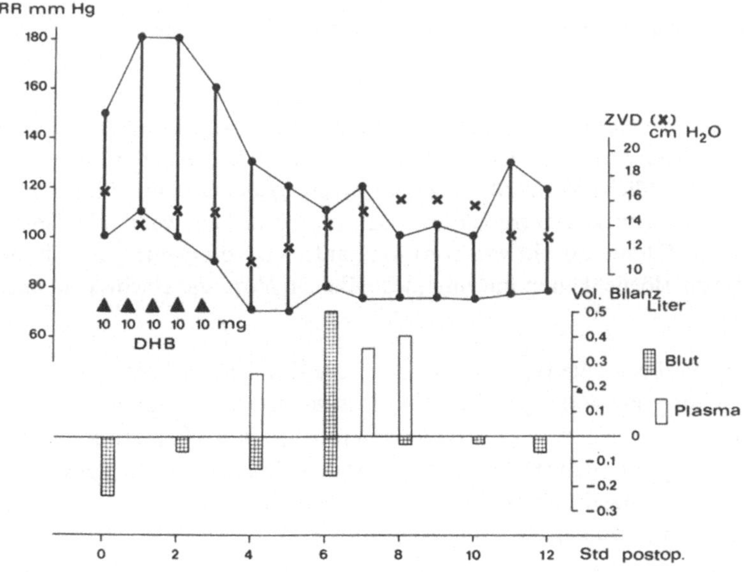

Abb. 92. Induzierte Vasodilatation und Volumengabe im postoperativen Verlauf (*S.G.* 55 J.)

Die Abb. 93 vermittelt einen Eindruck vom Volumenbedarf nach schweren und langdauernden operativen Eingriffen. Bei am Herzen operierten Patienten tritt ein massives Blutvolumendefizit am ersten postoperativen Tag in Erscheinung. Bei Kranken nach abdominothorakaler Speiseröhrenresektion und -rekonstruktion ist dieses Defizit zwar am ersten Tag geringer, jedoch anhaltender.

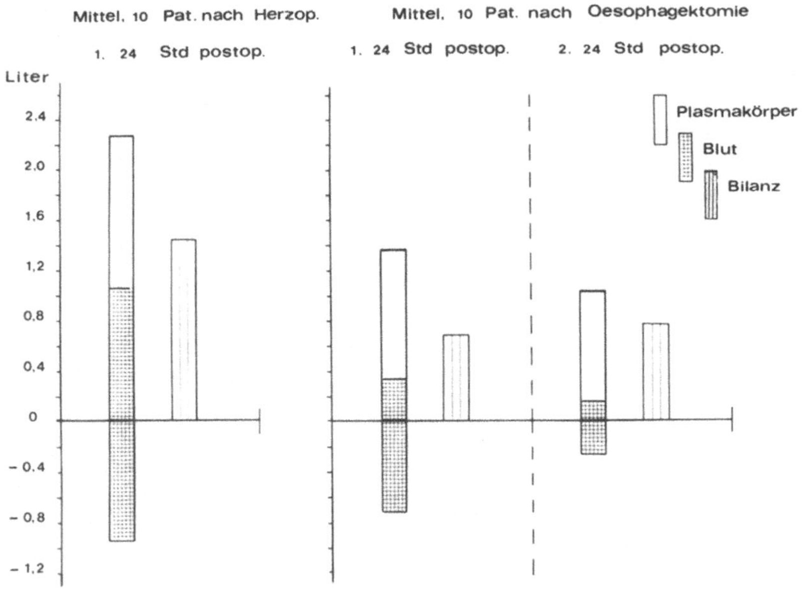

Abb. 93. Volumenbilanz im unmittelbaren postoperativen Verlauf

Welche Form der Blutvolumenaufstockung man wählt, ist unter anderem eine Frage des Hämatokrits. Aufgrund neuerer Überlegungen hinsichtlich der Mikrozirkulation [1] ist eine beträchtliche Verminderung der Erythrozytenmasse nicht nur unschädlich, sondern wünschenswert, so daß wir Blut nur dann verabreichen, wenn der Hämatokrit 25% unterschreitet. Für die Zufuhr von erythrozytenfreien Volumenträgern gibt es ein weites Spektrum von Möglichkeiten mit unterschiedlichen Vor- und Nachteilen, auch kostenmäßiger Natur.

Haben wir bisher die typische Reaktion des Kranken nach ausgedehnter operativer Traumatisierung und deren gezielte Beeinflussung betrachtet, soll im Folgenden von Zustandsbildern gesprochen werden, die ein andersartiges Vorgehen erfordern. In der einen, selteneren Gruppe finden sich Kranke, die nach adäquater Stützung des Blutvolumens und bei normalem Venendruck zwar aufwärmen, jedoch einen Blutdruck unterhalten, der für eine ausreichende Urinausscheidung zu gering ist. Bei der zweiten, später zu besprechenden Gruppe gelingt es nicht, die periphere Vasokonstriktion zu durchbrechen. Die Herzfülldrucke sind beträchtlich erhöht, so daß eine mangelhafte Herzleistung angenommen werden muß.

„Warme Hypotension", um es simplifizierend so zu nennen, ist unseres Ermessens eine klare Indikation für die Verabreichung von Symphatikomimetika. In der Regel führt das sonst von uns reichlich angewandte Isoprenalin (Alupent) wegen seiner mangelnden gefäßtonisierenden Wirkung nicht zum Ziele, wogegen die sowohl α- wie β-adrenergen Substanzen Suprarenin und Dopamin den Blutdruck und parallel dazu die Urinausscheidung anheben können. Beide Substanzen werden mittels Perfusor appliziert und so lange gegeben, bis sich Blutdruck und Urinausscheidung spontan stabilisieren. Abb. 94 zeigt einen solchen Verlauf, in dem der Kranke für 60 Stunden dopaminabhängig war. Die Zufuhr von Sympathikomimetika mit vasokonstriktorischer Komponente – für manchen eine strenge Kontraindikation beim postoperativen Patienten – ist also nach unserer Erfahrung eine sinnvolle Maßnahme, solange es ausschließlich darum geht, einem an sich gut perfundierten Patienten zu einem für die Urinproduktion adäquaten Blutdruck zu verhelfen. Sie ist offensichtlich unerwünscht und schädlich bei anhaltend vasokonstringierten Patienten.

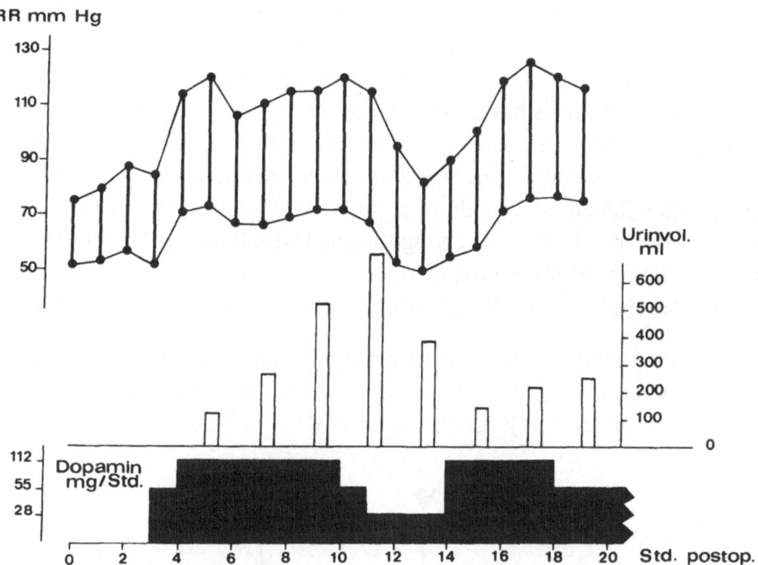

Abb. 94. Wirkung von Dopamin auf arteriellen Blutdruck und Urinausscheidung in der postoperativen Phase (*S.H.* 48 J.)

Gelingt es trotz der oben skizzierten therapeutischen Maßnahmen nicht, eine periphere Mangelperfusion zu durchbrechen, so muß in der Regel inadäquate Herzleistung angenommen werden. Diese kann auf mangelnder Kontraktilität des Herzens und/oder Rhythmusstörungen beruhen. Letztere sind unschwer erkennbar und in vielen Fällen durch postoperative Zufuhr von positiv inotrop wirksamen Substanzen, Kalium oder Antiarrhythmika bzw. durch Schrittmachertherapie beeinflußbar. Besonders hervorgehoben sei die direkte Beeinflussung der Herzkraft in der postoperativen Phase. Hier muß man sich darüber im klaren sein, ob eine Herzinsuffizienz vorliegt oder nicht. Die Messung des zentralen Venendrucks kann dabei wenig aufschlußreich sein. In seiner Leistung beeinträchtigt ist in der

Regel der linke Ventrikel, für dessen Funktion sein eigener Fülldruck, in Annäherung der pulmonare Kapillardruck, und nicht der zentrale Venendruck maßgeblich ist. Dieser Druck läßt sich heute mit der Swan-Ganz-Technik leicht ermitteln. Unter laufender Kontrolle dieses Parameters wird bei linksinsuffizienten Patienten das Volumenangebot erhöht, bis der Fülldruck der linken Kammer etwa 20 mm Hg erreicht. In der akuten Situation wird zur Steigerung der Herzkraft Isoprenalin (Alupent) in einer Dosierung infundiert, die die Herzfrequenz nicht über 100/min steigen läßt und eine etwa vorhandene arrhythmische Tendenz nicht verstärkt.

Im Zusammenhang mit positiv inotroper Therapie sind hier einige Bemerkungen zur Digitalisierung am Platze. Eine routinemäßige präoperative Digitaliszufuhr beim Herzgesunden ist unzweckmäßig: Das nichtinsuffiziente Herz reagiert auf Digitalis mit einer Erhöhung des Energiebedarfs und wird anfälliger für arrhythmisierende Milieustörungen, unter welchen die häufig unmittelbar postoperativ vorhandene Hypokaliämie herausragt. Beim Herzinsuffizienten besitzt Digitalis dagegen zwei wünschenswerte Wirkungen, die beide eine Verminderung des Energiebedarfs des Myokards bezwecken: Es senkt die Frequenz und vermindert die myokardiale Wandspannung durch Reduktion eines vergrößerten Ventrikelradius. Digitalis ist daher bei präoperativ nachgewiesener Myokardinsuffizienz eindeutig induziert. Es hat sich allerdings in der hierfür relevanten herzchirurgischen Erfahrung als zweckmäßig erwiesen, die Digitaliszufuhr am Tage vor der Operation auszusetzen und am Operationstag selbst erst nach Normalisierung des unmittelbar postoperativ häufig abgefallenen Serumkaliumwertes wieder aufzunehmen. Kommt es erst postoperativ zu einer Herzinsuffizienz, so erfolgt rasche Digitalisierung bis zur Sättigungsdosis. Im Hinblick auf die unmittelbar postoperativ häufig schwankenden Elektrolytspiegel bevorzugen wir in jedem Fall Glycoside mit mittelfristiger Wirkung vom Typ des Digoxin.

Als überaus wirkungsvolle, aber keineswegs letzte Maßnahme zur Bekämpfung eines postoperativ akut auftretenden Linksherzversagens zeichnet sich der Einsatz der intraaortalen Ballonpulsation ab. Ein Beispiel zeigt die Abb. 95. Hier war ein Kranker aufgrund intra-

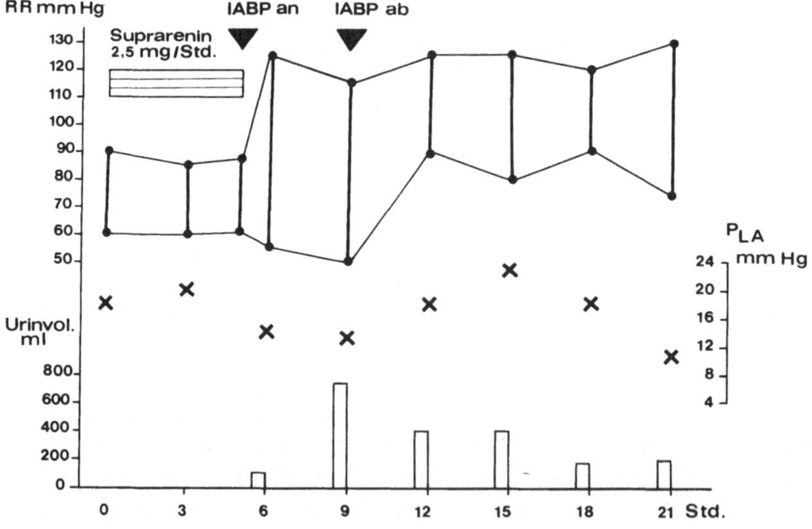

Abb. 95. Wirkung der intraaortalen Ballonpulsation bei postoperativem Herzversagen (*G.H.* 46 J.)

operativer Myokardschädigung im Zusammenhang mit einem aortokoronaren Doppelbypass postoperativ hypoton und oligurisch geworden. Suprareninzufuhr in hohen Dosen hatte keinen Einfluß auf das klinische Bild. Die Ballonpulsation führte zu einem sofortigen Anstieg des Blutdrucks mit rasch in Gang kommender Urinausscheidung, so daß bereits nach 4 Stunden Kreislaufassistenz ein befriedigender Spontankreislauf nach Maßgabe der arteriellen Drucke, der Herzfülldrucke und der Urinausscheidung vorhanden war und der Patient überlebte.

Der Herz- und Gefäßchirurg bezieht seine Erfahrungen aus dem dauernden Umgang mit kardiovaskulären Komplikationen. Einige der von uns häufig beobachteten Verhaltensweisen des Kreislaufs und ihre Beeinflußbarkeit sollten hier skizziert werden. Es sei darauf hingewiesen, daß diese Störungen keineswegs nur für die Eingriffe der Herz-, Thorax-, Gefäßchirurgie gültig sind, sondern sich entsprechend auf alle größeren Operationen, auch des Gastrointestinaltraktes und der Unfallchirurgie, übertragen lassen.

Literaturverzeichnis

1. Ahnefeld, F.W., Burri, C., Dick, W., Hal-Mágyi, M.: Mikrozirkulation. In: Klinische Anästhesiologie und Intensivtherapie. Berlin–Heidelberg–New York: Springer 1974.
2. Borst, H.-G.: Heart failure in surgical patients. 25. Congr. Soc. Int. Chir., p. 87. Brüssel: Soc. Int. Chir. 1975.
3. Hempelmann, G., Helms, U., Ziai, M., Piepenbrock, S.: Untersuchungen über die Beeinflussung von Herz-Kreislaufparametern durch Droperidol (Dehydrobenzperidol) bei Patienten mit vorgeschädigtem Myokard. Z. prakt. Aästh. 9, 232 (1974).
4. Kirklin, J.W., Rastelli, G.C.: Low cardiac output after open intracardiac operation. Progr. cardiovasc. Dis. 10, 117 (1967).
5. Moore, F.D.: Homeostasis: Bodily changes in trauma and surgery. Philadelphia–London–Toronto: Saunders 1972.
6. Nyström, S.-O.: Circulatory adaptation after aortic valve replacement, a clinical study in the early postoperative period with special reference to treatment with chlorpromazine. Scand. J. thorac. cardiovasc. Surg., Suppl. 11 (1973).
7. Piepenbrock, S., Hempelmann, G., Dragojevic, D.: Intensivmedizinische Überwachung von Patienten nach Herzoperationen unter besonderer Berücksichtigung des Herzzeitvolumens. Z. prakt. Anästh. 4, 211 (1974).
8. Rothlin, M.: Das Herzminutenvolumen nach Operation am Herzen. Bern–Stuttgart–Wien: Huber 1971.

Die Akut-Therapie lebensbedrohlicher Tachykardien in der postoperativen Phase

H. MARQUORT und K.-J. FISCHER

Die frühpostoperative Komplikationsrate wird unter anderem durch akut auftretende, tachykarde Herzrhythmusstörungen bestimmt. Diese können sowohl supraventrikulären als auch ventrikulären Ursprungs sein, wobei prinzipiell zwischen rhythmischen und nichtrhythmischen Formen unterschieden werden muß [10] (Abb. 96). Bei vorbestehenden Myokarderkrankungen mit eingeschränkter kardialer Leistungsbreite kann eine zusätzliche pathologische Herzfrequenzbeschleunigung, besonders vom irregulären Typ, zu einer erheblichen Beeinträchtigung der kardiohämodynamischen Funktion führen. Hieraus leitet sich das Ziel der Akut-Therapie ab, nämlich über die Senkung der Herzfrequenz und die Beseitigung ektopischer Schläge die kardiozirkulatorische Gesamtsituation zu verbessern [2, 10]. Voraussetzung für eine erfolgversprechende Therapie ist zunächst die exakte elektrokardiographische Diagnostik der jeweils vorliegenden Dysrhythmie [2].

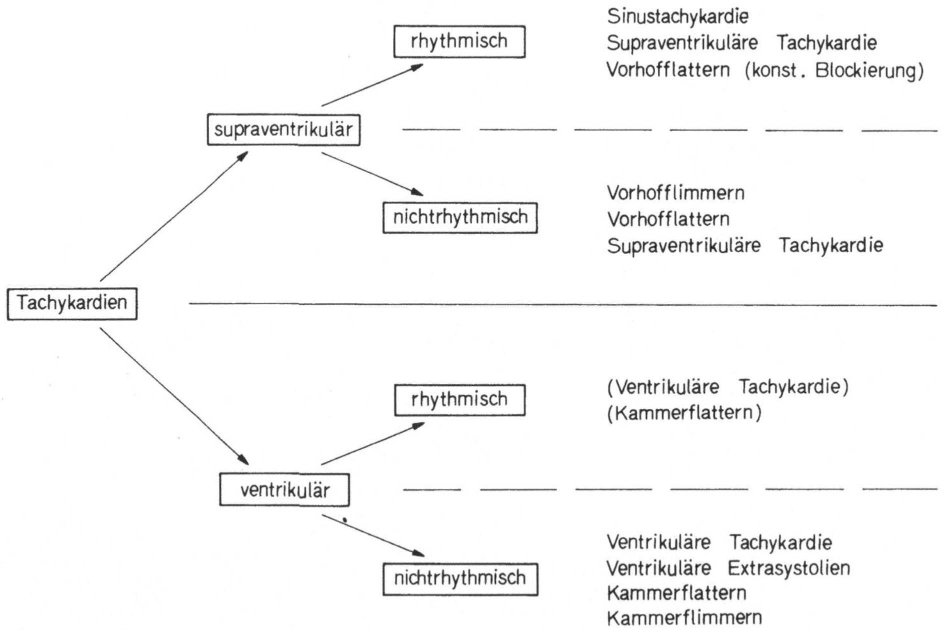

Abb. 96. Differenzierung tachykarder Herzrhythmusstörungen

Häufigkeit und Bedeutung

Häufigkeit und Bedeutung bedrohlicher Herzrhythmusstörungen richten sich nach der Zusammensetzung des Patientengutes sowie nach der Art und Konsequenz der Rhythmusdokumentation. Die Inzidenz postoperativer tachykarder Herzrhythmusstörungen läßt sich quantitativ sowie qualitativ nicht exakt bestimmen. So wird denn auch die Häufigkeit postoperativer Herzrhythmusstörungen in der Literatur sehr unterschiedlich angegeben [3, 9, 11, 17]. In einer größeren Übersicht von *Gøtzsche* [3] wurde postoperativ der Herzrhythmus bei 1227 Patienten analysiert. Im allgemeinchirurgischen Patientengut fanden sich bei 82 Patienten (6,7%) Rhythmusstörungen. Eine Häufung wurde bei thoraxchirurgischen Operationen mit 20% und bei Eingriffen am Herzen mit 30 bis 40% beobachtet. Diese Zahlen erklären sich aus der generellen Erweiterung der Operationsindikation und dem daraus resultierenden steigenden Prozentsatz von Risikopatienten im operativen Krankengut [2, 10].

Hämodynamik und Prognose

Die im postoperativen Verlauf auftretenden tachykarden Herzrhythmusstörungen haben unterschiedliche klinische, *hämodynamische und prognostische Bedeutung* [4]. Fraglos sind viele kardiale Dysregulationen belanglos und ohne therapeutische Konsequenz. Dagegen sind jene Herzrhythmusstörungen als kritisch zu erachten, die zu einer Beeinträchtigung der zirkulatorischen Situation führen oder die aufgrund ihrer Charakteristik darüber hinaus zu einer bedrohlichen Änderung des myokardialen Erregungs- und Kontraktionsablaufes führen können [2, 10]. Eine auffallende Häufung bedrohlicher postoperativer Tachykardien findet sich innerhalb der ersten 24 Stunden, wobei die Dysrhythmierate bei geriatrischen Patienten, bei Hypertonikern und bei Patienten mit kardialer Vorschädigung deutlich höher liegt.

Akut auftretende kritische tachykarde Dysrhythmien stellen eine Notfallsituation dar, die eine rasche Entscheidung der Frage nach Art und Ursache der Rhythmusstörung erfordert. Nur so wird es möglich sein, die infolge der unter Umständen erheblichen Minderung des Herzzeitvolumens drohende Mangeldurchblutung zentraler Kreislaufgebiete, wie Gehirn und Koronararterien, rechtzeitig verhindern oder beseitigen zu können. Entsprechend der Ätiologie der tachykarden Herzrhythmusstörungen (Tabelle 87) ist stets eine sofortige kausal orientierte Therapie anzustreben [2, 10], zum Beispiel durch Korrektur des Blut- und Flüssigkeitsvolumens, O_2-Zufuhr bzw. Beatmung, Senkung der Körpertemperatur, Gabe von Analgetika bzw. Sedativa, sowie Korrektur von Elektrolyt- und metabolischen Störungen. Im Einzelfall kann darüber hinaus eine spezifisch-medikamentöse Therapie erforderlich sein. Sie bedarf jedoch einer strengen Indikationsstellung, da alle sogenannten Antiarrhythmika unerwünschte Nebenwirkungen, in erster Linie negativ inotrope Effekte besitzen und zudem ihre therapeutische Breite gering ist. Um unkritisch hohe Dosierungen zu vermeiden, müssen alle diese Substanzen fraktioniert, das heißt nach Wirkung und unter EKG-Kontrolle appliziert werden [2, 10].

Die häufigste Form im postoperativen Verlauf ist die *Sinustachykardie*, vor allem als Folge des postoperativ erhöhten Sympathikotonus [5, 6]. Sie bedarf selten einer spezifisch medi-

Tabelle 87. Ätiologie postoperativer Herzrhythmusstörungen

Erhöhter Sympathikotonus (Operationsstress, Angst, Schmerzen)
Volumen- bzw. Flüssigkeitsdefizit
Akute bzw. prolongierte Hypoxie
Respiratorische bzw. metabolische Azidose
Myokardinsuffizienz, Vitien
Störungen des Elektrolythaushaltes (Hypokaliämie)
Fieber, Sepsis
Toxisch bzw. medikamentös ausgelöst (Digitalis, Diuretika, Sympathomimetika)
Besondere Krankheitsbilder (Hyperthyreose, Phäochromozytom)

kamentösen Behandlung. Eine kausal orientierte Therapie in Verbindung mit der Gabe von Glykosiden, Sedativa bzw. Analgetika führt in der Regel bereits zum Erfolg. Nur im Einzelfall können länger persistierende Frequenzen von > 160/min zu einer hämodynamischen Beeinträchtigung führen, insbesondere im Zusammenhang mit einer vorbestehenden Myokardinsuffizienz. Kritische Frequenzanstiege können ebenso im Zusammenhang mit einer Katecholaminüberdosierung auftreten (Abb. 97). Führt diese Tachykardie zu einer akuten Verschlechterung der hämodynamischen Situation, so ist die Indikation zu einer sofortigen medikamentösen Therapie gegeben. Analog zum kompetitiven Wirkprinzip sollten β-Blocker verabreicht werden. Uns hat sich bei Patienten mit kritisch eingeschränkter kardialer Leistungsbreite nach wie vor das Practolol bewährt [15], da es relativ kardioselektiv wirkt und der negativ inotrope Effekt vergleichsweise gering ist. Die nach der oralen Langzeittherapie aufgetretenen extrakardialen Nebenwirkungen von Practolol [13, 14] sind für die kurzfristige intravenöse Akut-Therapie bislang nicht beschrieben.

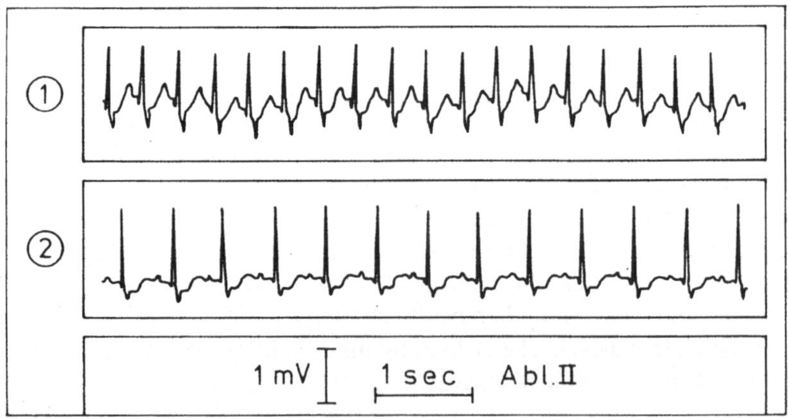

Abb. 97. *H.H.*, 16 J., weibl. (C 1302/74), Polytrauma. Frequenzreduktion von 170/min auf 115/min durch 5 mg Dalzic intravenös

Die Abb. 97 dokumentiert eine pathologische Frequenzerhöhung als Folge einer hochdosierten Alupent-Infusion. Die dadurch bedingte akute Verschlechterung der hämodynamischen Situation zwang zu einer sofortigen medikamentösen Therapie. Die Frequenzreduktion gelang durch die fraktionierte Applikation von 5 mg Dalzic. Generell sollte bei der Therapie tachykarder Dysrhythmien zunächst nur eine Senkung der Frequenzspitzen angestrebt werden, um die den antidysrhythmischen Substanzen eigenen negativen kardiohämodynamischen Nebenwirkungen möglichst gering zu halten [2, 10]. Nach den Untersuchungen von *Lunkenheimer* u. Mitarb. [9] sowie *Nasseri* [11] stellt im frühpostoperativen Verlauf das *tachykarde Vorhofflimmern* die häufigste der bedeutungsvollen Rhythmusstörungen dar. Aufgrund der drohenden hämodynamischen Insuffizienz infolge extremer zentraler Frequenzen muß zunächst eine Senkung der Kammerfrequenz angestrebt werden. Läßt sich diese Rhythmusstörung trotz kausaler Therapie sowie gleichzeitiger Digitalisierung, Sedierung und Analgesie nicht beeinflussen, so ist eine medikamentöse Therapie mit β-Blockern oder Verapamil gerechtfertigt (Abb. 98). Zu den postoperativ

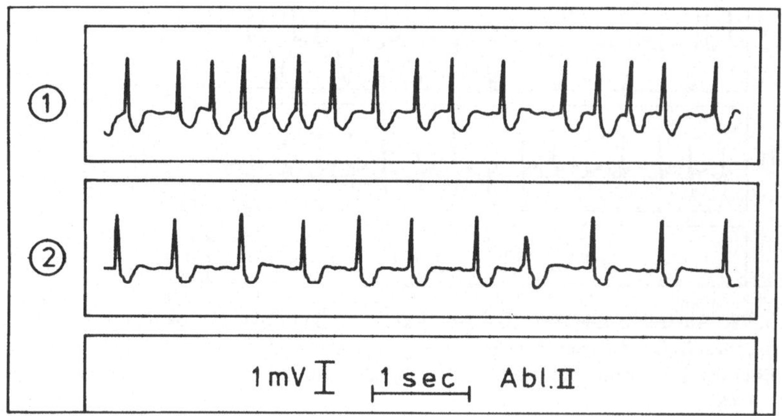

Abb. 98. *K.G.*, 70 J., weibl. (C 3884/73), Zustand nach Y-Prothese. Tachyarrhythmie bei Vorhofflimmern (Herzfrequenz etwa 158/min). Senkung der Kammerfrequenz durch 5 mg Isoptin auf etwa 97/min

häufig auftretenden Herzrhythmusstörungen zählen die *ventrikulären Extrasystolen* [2, 9, 11]. Sie sind als harmlos anzusehen, sofern sie nur vereinzelt und ohne erkennbaren Zusammenhang mit einer kardialen Grunderkrankung auftreten. Ihre klinische Bedeutung liegt einmal in der unmittelbaren hämodynamischen Auswirkung, zum anderen in der Gefahr der Auslösung tachykarder Rhythmusstörungen. Ventrikuläre Extrasystolien sind insbesondere dann als potentielle Vorboten von ventrikulären Tachykardien bzw. von Kammerflattern sowie -flimmern zu betrachten, sofern sie gehäuft, in Form eines Bigeminus, in Salven oder in ihrer polytopen und polymorphen oder gar bidirektionalen Form auftreten [1, 2, 7, 12, 16]. Bei den ventrikulären Dysrhythmien kann sich die medikamentöse Differentialtherapie schwierig gestalten, da formal ähnliche pathologische Erregungsabläufe ätiologisch durchaus unterschiedlich ausgelöst sein können. Dies verdeutlicht die Abb. 99:

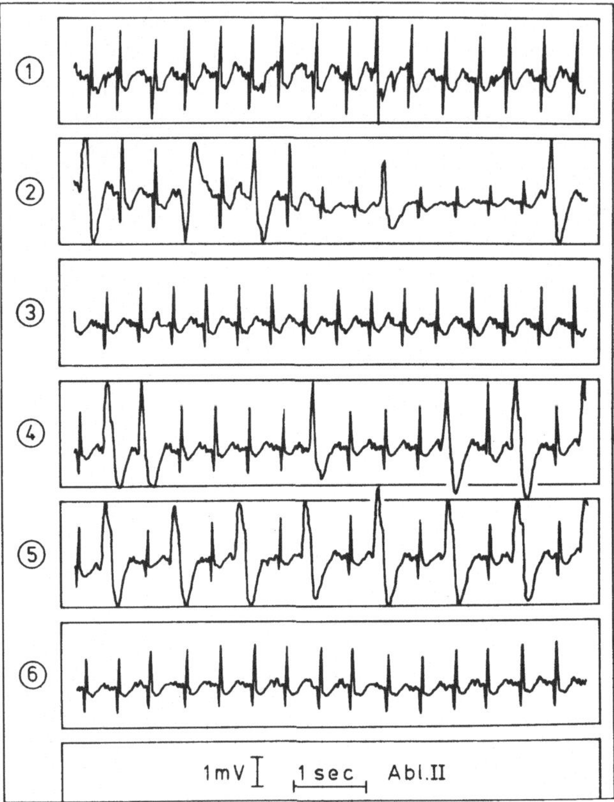

Abb. 99. Auftreten einer ventrikulären Extrasystolie infolge Hypokaliämie (1) → (2), die sich durch Zufuhr von KCl beseitigen ließ (3). Neuerliches Auftreten einer ventrikulären Extrasystolie trotz Normalisierung des Serumkaliumwertes (4). Therapie durch fraktionierte Applikation von 90 mg Xylocain (5) → (6)

Bei einem 72jährigen Patienten trat postoperativ eine hypokaliämiebedingte polytope ventrikuläre Extrasystolie auf, die sich durch die Zufuhr von KCl beseitigen ließ. Trotz Normalisierung des Serumkaliumspiegels kam es neuerlich zu einer ähnlichen ventrikulären Rhythmusstörung. Nach der intravenösen Applikation von 50 mg Xylocain entwickelte sich zunächst ein Bigeminus, der sich durch weitere 40 mg Xylocain beseitigen ließ.

Kann eine Hypokaliämie ausgeschlossen bzw. korrigiert werden und liegt keine Glykosidintoxikation vor, so empfehlen wir zur Therapie kritischer ventrikulärer Extrasystolien zunächst das Lidocain, da es gegenüber anderen alternativen Substanzen einen vergleichsweise geringen negativ inotropen Effekt besitzt [4, 8].

Glykosidintoxikationen bieten ein vielfältiges Spektrum kardialer Reizbildungs- und Reizleitungsstörungen. Kritische tachykarde Dysrhythmien vorwiegend ventrikulärer Natur treten insbesondere im Zusammenhang mit einer akuten Schnelldigitalisierung bei Risikopatienten auf, zumal bei unbekannter kardialer Ausgangssituation.

Die Abb. 100 dokumentiert den Rhythmusstreifen einer 86jährigen Patientin mit polytopen und in Salven einfallenden ventrikulären Extraschlägen. Diese ließen sich durch die fraktionierte intravenöse Applikation von 50 mg Phenhydan beseitigen.

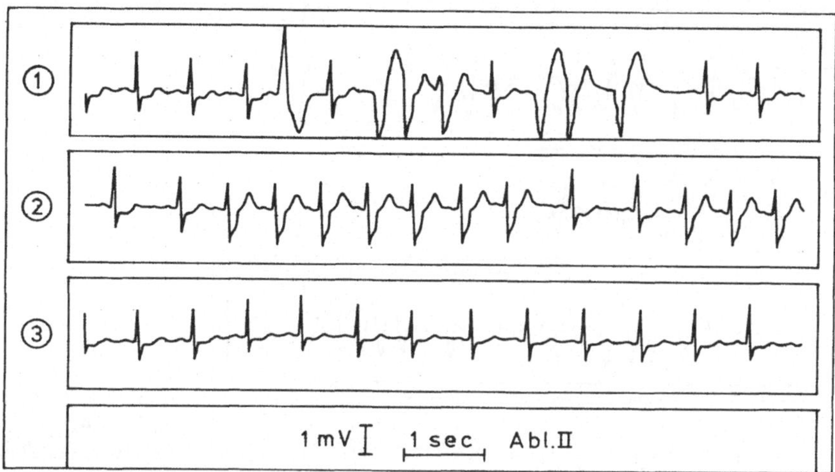

Abb. 100. *U.B.*, 86 J., weibl. (C 561/74), Zustand nach Billroth II-Resektion. Ventrikuläre Dysrhythmie bei Glycosidintoxikation (1). Wirkung einer intravenösen Applikation von 5o mg Phenhydan nach 2 bzw. 5 min

Die neben dem Kammerflimmern folgenschwerste ventrikuläre Herzrhythmusstörung ist die *Kammertachykardie.* Sie führt zu einer kritischen Verschlechterung der hämodynamischen Situation. Obendrein droht stets der Übergang in Kammerflattern bzw. -flimmern [7].

Die Abb. 101 zeigt den Übergang einer ventrikulären Tachykardie in eine Asystolie. Zugrunde lag eine prolongierte Hypoxie infolge Okklusion des Endotrachealtubus. Im Anschluß an die kardiopulmonale Reanimation traten salvenartige kammertachykarde Phasen sowie -flatterwellen auf. Die Therapie erfolgte durch die fraktionierte Applikation von 70 + 20 mg Xylocain.

Bei kritischen Tachykardien in der postoperativen Phase kann sich – neben der sofortigen kausal orientierten Behandlung – im Einzelfall die Indikation zu einer spezifisch-antidysrhythmischen Akut-Therapie stellen. Voraussetzung ist allerdings die exakte elektrokardiographische Rhythmusanalyse, eine strenge Indikationseinengung sowie die vorsichtige fraktionierte Verabfolgung der Antidysrhythmika.

Bei der Vielzahl der zur Verfügung stehenden Pharmaka sollte man sich jedoch auf einige wenige Substanzen beschränken (Tabelle 88). Natürlich lassen sich nicht für jeden individuellen Fall allgemeingültige Richtlinien vorbestimmen. Bei der Therapie tachykarder Dysrhythmien in der postoperativen Phase besteht einerseits die Gefahr bedenkenloser und überstürzter medikamentöser Therapie, andererseits aber auch das Risiko folgenschweren Zögerns. Das therapeutische Ziel sollte stets der Verbesserung der kardiozirkulatorischen Funktion dienen, und zwar mit Pharmaka und in Dosierungen, die ihrerseits keine zusätzlichen gravierenden negativen hämodynamischen Eigen- oder Nebenwirkungen besitzen [2]. Unter Berücksichtigung dieser Leitsätze ist die pharmakologische Akut-Therapie tachykarder Dysrhythmien in der postoperativen Phase erfolgversprechend.

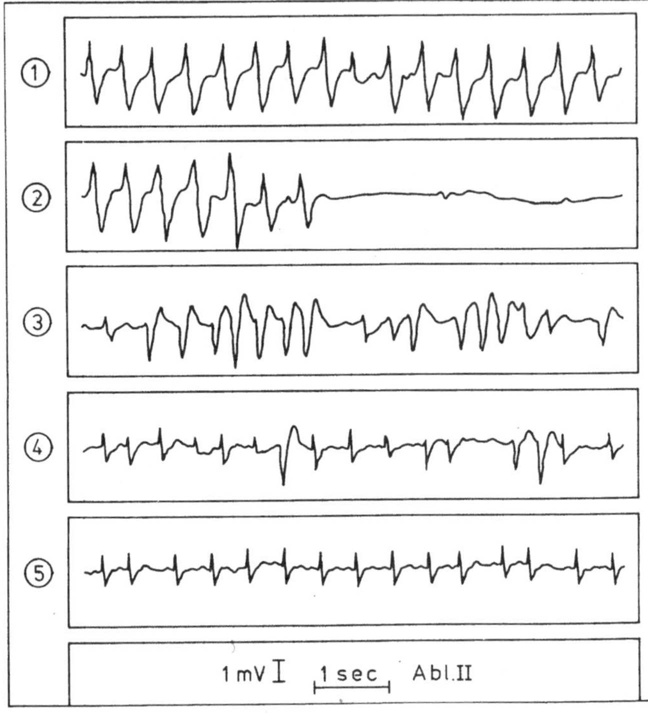

Abb. 101. *G.R.*, 77 J., männl. (C 377/74), Zustand nach Laparotomie. Übergang einer hypoxämisch ausgelösten ventrikulären Tachykardie (1) in eine Asystolie (2). Auftreten einer ventrikulären tachykarden Dysrhythmie nach kardiopulmonaler Reanimation (3). Wirkung von 70 (4) bzw. weiteren 20 mg Xylocain intravenös (5)

Tabelle 88. Medikamentöse Differentialtherapie tachykarder Herzrhythmusstörungen in der postoperativen Phase

Dysrhythmie	Antiarrhythmische Therapie	
	Mittel der Wahl	Alternative
Sinustachykardie	Sedierung, Analgesie Digitalis β-Sympatholytika	Vagusstimulation
Supraventrikuläre Tachykardie	Sedierung, Analgesie Digitalisierung β-Sympatholytika Verapamil	Vagusstimulation
Vorhofflimmern Vorhofflattern	Digitalis β-Sympatholytika Verapamil	Sedierung, Analgesie Vagusstimulation
Ventrikuläre Extrasystolen	Lidocain β-Sympatholytika	Kalium Diphenylhydantoin
Glykosidintoxikation	Diphenylhydantoin Kalium	Lidocain β-Sympatholytika
Hypokaliämie	Kalium	
Katecholamin-Überdosierung	β-Sympatholytika	Verapamil

Literaturverzeichnis

1. Buschmann, H.J.: Bedrohliche Herzrhythmusstörungen. In: Die interne Wachstation, S. 174–196. München–Berlin–Wien: Urban & Schwarzenberg 1969.
2. Fischer, K.-J.: Die Differentialtherapie tachykarder Rhythmusstörungen in der Narkose. Z. prakt. Anästh. 7, 411–425 (1974).
3. Gøtzsche, H.: Postoperative kardiale Komplikationen und ihre Behandlung. Anaesthesiol. Wiederbeleb. 77, 45–53 (1973).
4. Haan, D.: Diagnose und Therapie von Herzrhythmusstörungen. Berlin. Ärztekammer 7, 166–175 (1970).
5. Hardy, J.D., Carter, T., Turner, D.: Catecholamine metabolism. Ann. Surg. 150, 666–683 (1959).
6. Haugen, H.N., Brinck-Johnsen, T.: The adrenal response to surgical trauma. Acta chir. scand. Suppl. 357, 100–103 (1966).
7. Heimburg, P.: Vital bedrohliche Rhythmusstörungen. In: Klinik und Therapie des Schocks (Hrsg. D. Mohring), S.57–67. Farbwerke Hoechst AG 1972.
8. Howitt, G.: The pharmacology of the normal and diseased heart in relation to cardiac surgery. Brit. J. Anaesth. 43, 261–267 (1971).
9. Lunkenheimer, P.P., Dissmann, W., Thimme, W., Eisele, R., Schrader, K.H., Weisser, A., Dennert, J.: Postoperative Rhythmusstörungen und ihre Behandlung. In: Herzrhythmusstörungen. Neue experimentelle, klinische und therapeutische Gesichtspunkte (Hrsg. M. Holzmann), S. 225–233. Stuttgart–New York: Schattauer 1968.
10. Marquort, H., Fischer, K.-J.: Der Einsatz von Practolol im Rahmen der operativen Intensivmedizin. Anästh. Inform. 16, 313–322 (1975).
11. Nasseri, M.: Komplikationen im postoperativen Verlauf – Hämodynamik. In: Der postoperative Verlauf (Hrsg. E.S. Bücherl), S. 29–44. Stuttgart: Thieme 1969.
12. Nusser, E., Donath, H.: Herzrhythmusstörungen. Stuttgart–New York: Schattauer 1972.
13. Rafteri, E.B., Denman, A.M.: Systemic lupus erythematosus syndrome induced by practolol. Brit. med. J. 1973 II, 452–455.
14. Rowland, M.G.M., Stevenson, C.J.: Exfoliative dermatitis and practolol. Lancet 1972 I, 1130.
15. Schröder, R., Biamino, G.: Akuter Myokardinfarkt des Menschen. Diskussionsbemerkung: Klinische Veranstaltung der Medizinischen Hochschule Lübeck, 23.4.75.
16. Seipel, L., Breithardt, G., Gleichmann, U.: Diagnostische, prognostische und therapeutische Probleme der Extrasystolie. In: Herzrhythmusstörungen. Neue Ergebnisse und klinisch-therapeutische Gesichtspunkte (Hrsg. H. Antoni, S. Effert), S. 230–245. Stuttgart–New York: Schattauer 1974.
17. Trudnowski, R.J., Lam, F.T., Aungst, W.C.: The electrocardiogram in older patients following prolonged surgery. Anesth. Analg. Curr. Res. 48, 297–303 (1969).

Herz-Kreislauf-Komplikationen im weiteren postoperativen Verlauf

K.H. LEITZ

Nach *Moore* [7] wird die postoperative Zeit im wesentlichen in drei Abschnitte eingeteilt, in die *Phase der Verletzung, die Phase der Besserung* und die *Phase der anabolen Reaktion.* Im ersten entscheidenden Abschnitt kommt es zu mannigfachen metabolischen und endokrinen Reaktionen des gesamten Organismus, die hier im einzelnen nicht behandelt werden sollen. Für das kardiovaskuläre System ist die erhöhte adrenerge Aktivität der entscheidende Reiz mit konsekutiver Erhöhung des Herzzeitvolumens (HZV). Herzen, die aufgrund einer eingeschränkten Koronarreserve das HZV nicht mehr beliebig steigern können, verschlechtern damit ihre Sauerstoffbilanz. Einerseits ist der Sauerstoffbedarf durch die hyperadrenerge Reaktion erhöht, andererseits ist bei koronarer Vorschädigung die Myokardperfusion schon marginal und läßt sich nicht mehr steigern. Hypovolämische Zustände intra- oder direkt postoperativ tragen zur weiteren Verschlechterung der Situation bei. Nach *Moore* [7] reicht die erste oben genannte Phase vom 2.–5. postoperativen Tag. Daß in dieser Zeit die wichtigsten postoperativen Komplikationen, wie Herzinfarkt, Herzinsuffizienz und Herzrhythmusstörungen auftreten, dürfte aufgrund des Dargelegten verständlich sein. So sahen *Vormittag* u. Mitarb. [17] bei 334 Operationen 25 gesicherte Infarkte. Zwei entstanden intraoperativ, 18 in den ersten fünf postoperativen Tagen und die restlichen fünf ereigneten sich in der späteren postoperativen Zeit. *Wheat* u. *Burgford* [18] geben ähnliche Ergebnisse an: 2/3 der postoperativen kardialen Komplikationen sollen innerhalb der ersten postoperativen Tage auftreten.

Für alle nachgeordneten Gefäßgebiete trifft folgender Mechanismus zu: Eine Gefäßstenose kann wegen kompensatorischer Widerstandsabnahme distal präoperativ unbemerkt bleiben. Kommt es aber aufgrund von Volumenmangel intraoperativ zu einem Blutdruckabfall oder läßt sich das HZV aufgrund von kardialen Vorschädigungen nicht mehr steigern, tritt distal einer Stenose eine Minderdurchblutung ein. So sind Schlaganfälle unmittelbar postoperativ, vielleicht auch postoperativ Verwirrtheitszustände bei alten Leuten zu erklären, speziell wenn man bedenkt, daß mit 50 Jahren die Hälfte aller Menschen arteriosklerotische Gefäßveränderungen hat und daß bei 65jährigen nur noch 20% der Hirnarterien ohne Arteriosklerose sind [11]. Aus diesen Vorstellungen heraus ist auch die Empfehlung von *Thompson* u. Mitarb. [15] und *Wylie* u. *Ehrenfeld* [19] zu verstehen, prophylaktisch vor großen Eingriffen, bei denen eine Phase der Hypotension zu erwarten ist, die extrakranielle Gefäßbahn wiederherzustellen, wenn bei diesen Patienten Gefäßgeräusche zu auskultieren sind.

Nach dem 5. postoperativen Tag ist die Gefahr von Komplikationen von Seiten des Herz-Kreislauf-Systems weitgehend gebannt, da beim normalen postoperativen Verlauf dann die metabolischen und endokrinen Reaktionen auf das Operationstrauma abgeklungen sind. Wenn es aber in der ersten Phase zu einem persistierenden Schockzustand mit Schädigung des Gesamtorganismus oder eines Organsystems gekommen ist, oder wenn an einem bestimmten Organsystem neue zusätzliche Komplikationen aufgetreten sind, treten Störungen im weiteren postoperativen Verlauf auf. Meist, wenn auch in recht unterschiedlicher Form, wird das kardiovaskuläre System sekundär durch diese Komplikationen beeinträchtigt. Im Extremfall können diese Schädigungen aber auch entscheidend werden. Besonders zwei Komplexe sind hier von Bedeutung: *Der septische Schock und periphere thromboembolische Ereignisse.*

Septischer Schock

Die Auslösung des septischen Schockzustandes soll durch Einschwemmung von Bakterientoxinen ins Blut erfolgen, hauptsächlich von Endotoxinen, die als Phospholipid-Polysaccharid-Peptid-Komplex Bestandteil der Zellmembran von vielen Bakterien sind. Die Hämodynamik beim septischen Schock weist alle Übergänge von einer hypodynamen bis zu einer hyperdynamen Kreislaufreaktion auf. Bei hypodynamen Verlauf ist das HZV erniedrigt, der periphere Widerstand erhöht und die zentralvenöse arteriovenöse Sauerstoffdifferenz vergrößert, während beim hyperdynamen Verlauf ein genau entgegengesetztes Verhalten vorliegt [3, 4]. *Siegel* u. Mitarb. [13] und *Hermreck* u. *Thal* [1] geben an, daß es bei der hyperdynamen Form des septischen Schocks zu einer vermehrten Durchblutung von arteriovenösen Kurzschlüssen bei gleichzeitiger Drosselung der für den Stoffwechsel erforderlichen Kapillardurchblutung kommt. Nach *MacLean* [3] soll bei der hypodynamen Form des septischen Schocks ein "third space"-Problem vorliegen, das heißt, es muß zur Sequestrierung von Volumen gekommen sein. Der Laktatgehalt im Blut als Ausdruck einer Mangelperfusion ist bei beiden Formen hoch. Bei beiden Verläufen soll eine verminderte Sauerstoffaufnahme auf Gewebsebene bestehen. Da Endotoxine auch eine intravasale Gerinnung mit Verbrauch von Thrombozyten und Gerrinnungsfaktoren initiieren können, sind alle Formen der Gerinnungsstörung bis hin zur massiven Blutung beim septischen Schock verständlich. In typischen Fällen entwickelt sich eine Hypokoagulabilität, die besonders durch den Verlust von Thrombozyten, Fibrinogen und den Aktivitätsverlust der Faktoren II, V, VIII und X gekennzeichnet ist [9].

Frühsymptome des septischen Schocks sind oft Hyperventilation in Kombination mit Alkalose. Leukozytose und schneller Anstieg der Körpertemperatur mit Schüttelfrost können bestehen. Die Verminderung der Organdurchblutung zeigt sich am deutlichsten an der An- bzw. Oligurie. Die therapeutischen Überlegungen sind in Tabelle 89 zusammengefaßt. Hervorzuheben wäre, daß die intensivmedizinischen und chirurgischen Behandlungsmöglichkeiten gut aufeinander abgestimmt werden sollten. Bevor der Patient in den Operationssaal zur Relaparotomie kommt, sollte die Azidose beseitigt sein, Antibiotika, Digitalis, Diuretika und Volumen im ausreichenden Maße appliziert sein. Im Schrifttum besteht zwar noch keine Einigung über die prophylaktische Digitalisierung [5, 6, 12], alle sind sich aber einig, daß Patienten im septischen Schock digitalisiert werden müssen [3, 5, 6, 8, 12]. Ob Cortison in pharmakologisch wirksamen Dosen (etwa in Form von 40 mg Dexamethason als Initialdosis, danach 6stündlich 20 mg intravenös während 1 bis 2 Tagen) eingesetzt werden soll, ist nach wie vor umstritten [8, 10, 14]. Der Verbrauchskoagulopathie ist therapeutisch und prophylaktisch durch eine Heparinmedikation Rechnung zu tragen.

Tabelle 89. Behandlungsschema beim septischen Schock

1. Antibiotika, Drainage des Eiterherdes
2. Frühzeitige Beatmung mit positivem endexspiratorischem Druck
3. Digitalisierung
4. Volumensubstitution
5. Bei Oligurie: Furosemid
6. Bei Gerinnungsstörungen: Heparin
7. Eventuell Glucocorticosteroide

Typische Komplikationen des späteren postoperativen Verlaufes sind Embolie nach Fremdkörperimplantation in das Herz oder in die großen Gefäße. Abb. 102 zeigt einen Embolus mit Verschluß der linken A. carotis interna vier Tage nach einem Aortenklappenersatz. Der Embolus wurde durch sofortige Embolektomie entfernt. Derartige arterielle Embolien sind zum Glück nicht häufig. Bei unseren Patienten sahen wir während des Krankenhausaufenthaltes in etwa 1% der Fälle nach Herzklappenersatz arterielle Embolien.

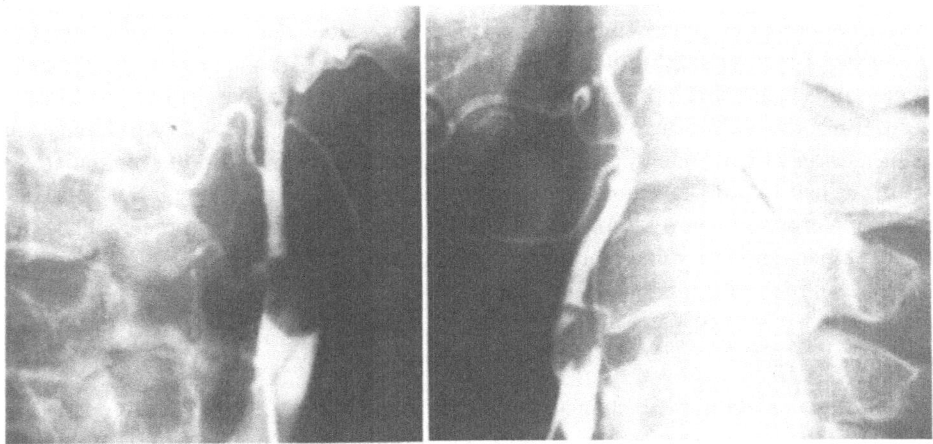

Abb. 102. Embolie in der linken A. carotis 4 Tage nach Aortenklappenersatz (links a.p., rechts seitliche Aufnahme)

Thromboembolien

Von seiten des venösen Systemes sind im weiteren postoperativen Verlauf die *Thrombosen* als Komplikation zu erwähnen. Speziell durch neuere Untersuchungsmethoden mit markiertem Fibrinogen ist heute ein besserer Einblick in die Thromboseentstehung und Rückbildung gegeben. Nach *Kakkar* [2] beginnen 50% der Thrombosen schon während der Operation, bei 50% kommt es klinisch zu Zeichen, 20% schreiten fort und bedürfen einer Behandlung, während der Rest sich spontan zurückbildet. 90% sollen im Unterschenkel, 10% im Bereich des Knies und im distalen Oberschenkel lokalisiert sein, 34% treten bilateral und 66% unilateral auf.

Mit *Thulesius* [16] sind wir der Meinung, daß die Phlebographie die sicherste Methode zum Nachweis einer tiefen Beinvenenthrombose darstellt. Weniger aufwendig ist der $_{131}$J-Fibrinogentest. Die Plethymographie, die Impedancemessung sowie die Ultraschalldiagnostik haben eine geringere Treffsicherheit und sind vornehmlich als Screeningtests zu gebrauchen.

Normalerweise besteht die Therapie der venösen Thrombosen in konservativen Maßnahmen. Das Bein sollte hochgelagert werden. Außerdem sollten den Patienten Antikoagulantien gegeben werden. Eine absolute chirurgische Indikation besteht immer bei der Phlegmasia coerulea dolens, eine relative Indikation bei den frischen Beckenvenenthrombosen. Auf die Problematik der chirurgischen Therapie der Lungenembolie soll im nächsten Kapitel eingegangen werden.

Literaturverzeichnis

1. Hermreck, A.S., Thal, A.P.: Mechanisms for the high circulatory requirements in sepsis and septic shock. Ann. Surg. 170, 677 (1969).
2. Kakkar, V.V.: Isotopic detection of deep venous thrombosis. Edinburgh–London: Churchill & Livingstone 1972.
3. MacLean, L.D.: Shock: causes and management of circulatory collapse. Philadelphia–London–Toronto: Saunders 1972.
4. MacLean, L.D., Mulligan, W.G., MacLean, A.P.H., Duff, H.H.: Patterns of septic shock in man – a detailed study of 56 patients. Ann. Surg. 166, 543 (1967).
5. Meyer, J.: Zur Frage der Digitalisanwendung vor, während und nach Operationen. Anaesthesist 19, 365 (1970).
6. Meyer, J.: Zur Frage der Digitalisanwendung, vor, während und nach Operationen. Anaesthesist 20, 200 (1971).
7. Moore, F.D.: Homeostasis: Bodily changes in trauma and surgery. Philadelphia–London–Toronto: Saunders 1972.
8. Motsay, G.J., Alho, A., Jaeger, Th., Dietzman, R.H., Lillehei, R.C.: Effects of corticosteroids on the circulation in shock: experimental and clinical results. Fed. Proc. 29, 1861 (1970).
9. Neuhof, H., Lasch, H.G.: Schock infolge bakterieller Infektion. Chirurg 45, 97 (1974).
10. Rosenbaum, R.W., Hayes, M.F., Matsumoto, T.: Efficacy of steroids in the treatment of septic and cardiogenic shock. Surg. Gynec. Obstet. 136, 914 (1973).
11. Resch, J.A., Baker, A.B.: Etiologic mechanisms in cerebral atherosclerosis. Arch. Neurol. 10, 617 (1964).
12. Schulte-Steinberg, V.: Komplikationen während und nach der Anaesthesie bei präoperativer Digitalisierung (Zur Problematik der Digitalismedikation). In: Anaesthesiologie u. Wiederbelebung, Bd. 77 (Hrsg. H. Nolte, J. Wurster), S. 10–16. Berlin–Heidelberg–New York: Springer 1973.
13. Siegel, J.H., Greenspan, M., Del Guerico, L.R.M.: Abnormal vascular tone, defective oxygen transport and myocardial failure in human septic shock. Ann. Surg. 165, 504 (1967).

14. Spath, J.A., Gorczynski, R.J., Lefer, A.M.: Possible mechanisms of the beneficial action of glucocorticoids in circulatory shock. Surg. Gynec. Obstet. 137, 597 (1973).
15. Thompson, J.E., Austin, D.J., Patman, R.D.: Carotid endarterectomy for cerebrovascular insufficiency: longterm results in 592 patients followed up to thirteen years. Ann. Surg. 172, 663 (1970).
16. Thulesius, O.: Die Leistungsfähigkeit diagnostischer Tests bei TTP unter besonderer Berücksichtigung der Plethysmographie. Vasa 4, 296 (1975).
17. Vormittag, E., Kohn, P., Zekert, F., Grabner, H.: Risikofaktoren des postoperativen Myocardinfarktes. Dtsch. med. Wschr, 100, 1365 (1975).
18. Wheat jr., M.W., Burgford, T.H.: Digitalis in surgery: extension of classical indications. J. thorac. cardiovasc. Surg. 41, 162 (1961).
19. Wylie, E.J., Ehrenfeld, W.K.: Extracranial occlusive cerebrovascular disease: Diagnosis and management. Philadelphia–London–Toronto: Saunders 1970.

Die Lungenembolie als Komplikation im weiteren postoperativen Verlauf

K.H. LEITZ

Anhand von 9 Patienten, die wegen Lungenembolie behandelt wurden, seien die Hämodynamik, Diagnostik, Therapie und Prophylaxe dieser ernsten Komplikation, die typisch für die spätere postoperative Phase ist, aufgezeigt.

Krankengut

In den letzten beiden Jahren sahen wir 8 postoperative Lungenembolien (Tabelle 90). Bei einer Patientin kam es 6 Tage nach einem Abort zu einem Lungeninfarkt, weshalb die Patientin zu uns verlegt wurde. Die Embolien traten zwischen dem 2. und 30. postoperativen Tag, im Mittel am 10. postoperativen Tag auf. Bei den Operationen, die den Lungenembolien vorausgegangen waren, handelt es sich 4mal um relativ leichte Eingriffe, einmal wurde eine Y-Prothese implantiert, einmal ein Bandscheibenvorfall operiert und 2mal Malignome reseziert. 6 Patienten waren unter 50 Jahre.

Tabelle 90. Zusammenstellung des Krankengutes

Nr.	Name	Geb.-Datum	Vorausgegangene Operation	Auftreten der Lungenembolie postoperativ
1	*Sch. H.*	1.1.10	Sigmaresektion	30. Tag
2	*Sch. H.*	13.3.23	Unterlappenresektion rechts	2. Tag
3	*H. P.*	30.4.06	Implantation einer Y-Prothese	7. Tag
4	*E. E.*	25.9.25	Unterschenkelamputation links	20. Tag
5	*R. W.*	20.10.39	Bandscheiben-Operation	4. Tag
6	*E. K.*	24.7.40	Hallux valgus-Operation	6. Tag
7	*P. A.*	22.12.22	Appendektomie	10. Tag
8	*L. Ch.*	13.4.46	Abort	6. Tag
9	*M. D.*	7.2.52	Appendektomie	5. Tag
			Mittelwert:	10. Tag

Symptome und Diagnostik

Subjektiv gaben alle Patienten Dyspnoe und Thoraxschmerzen an. Hämoptoen war nur bei 2 Patienten zu beobachten. Drei Patienten hatten eine einseitige tiefe Beckenvenenthrombose, die bei 2 Patienten klinisch deutlich im Vordergrund stand. Beide Patienten zeigten keinerlei hämodynamische Veränderungen (Tabelle 91). Die Routinethoraxaufnahmen ließen aber Lungeninfarkte erkennen. Bei Patient 4 handelt es sich um eine fulminante Lungenembolie. Der Patient war morgens aufgestanden, umgefallen und hatte einen Herzstillstand. Die restlichen 6 Patienten zeigten hämodynamische Veränderungen, die in Abb. 103 zusammengestellt sind.

Tabelle 91. Klinische Angaben zum Krankengut

Nr.	Name	Typ. hämodyn. Veränderung	Herzstillstand	Lungen-szintigramm	Pulmonalis-angiogramm	Druck A. pulmonalis
1	*Sch. H.*	+	./.	+	+	+
2	*Sch. H.*	+	nach 2 Std	–	–	–
3	*H. P.*	+	./.	+	–	+
4	*E. E.*	–	sofort	–	+	–
5	*R. W.*	+	nach 2 Std	–	+	–
6	*E. K.*	+	./.	+	+	+
7	*P. A.*	+	./.	+	–	–
8	*L. Ch.*	–	./.	–	–	–
9	*M. D.*	–	./.	–	–	–

Bei allen Patienten kam es zu einem Frequenzanstieg, der im Mittel bei 137/min lag. Der Systemdruck fiel von Normalwerten auf im Mittel 85/60 mm Hg, der zentrale Venendruck war mit 16 cm erhöht, während der arterielle Sauestoffpartialdruck von Normalwerten auf im Mittel 68 mm Hg absank. Gleichzeitig hatten alle Patienten Stundenurinvolumina von weniger als 20 ml. 66% der Patienten zeigten EKG-Veränderungen, zum Teil mit P-mitrale oder $S_I Q_{III} T_{III}$-Veränderungen (Abb. 104). Bei 4 Patienten (Tabelle 91) entschlossen wir uns zur Lungenszintigraphie. Dabei konnten Aussparungen verschiedener Größe beobachtet werden. Bei Patient 6 fehlte die Perfusion der gesamten rechten Lunge (Abb. 105). 3 Patienten legten wir einen Pulmonalarterienkatheter (Tabelle 91), der bei 2 Patienten an einem Anstieg des Pulmonalarteriendruckes die deutliche Progredienz der Obstruktion der pulmonalen Gefäßbahn signalisierte. 4 Patienten (Tabelle 91) angiographierten wir präoperativ (Abb. 106), zwei mit Unterstützung eines partiellen peripheren Bypasses, da es vor der Angiographie zu einem konservativ nicht zu beherrschenden Kreislaufstillstand gekommen war (Tabelle 91).

Therapeutisches Vorgehen

Alle Patienten erhielten bei dem ersten klinischen Verdacht 10 000 I.E. Heparin intravenös, gefolgt von einer Dauertropfinfusion von 50 000 I.E. pro Tag. Diese Therapie wurde eingeleitet, bevor die Patienten auf die Intensivstation verlegt wurden. Bei beiden

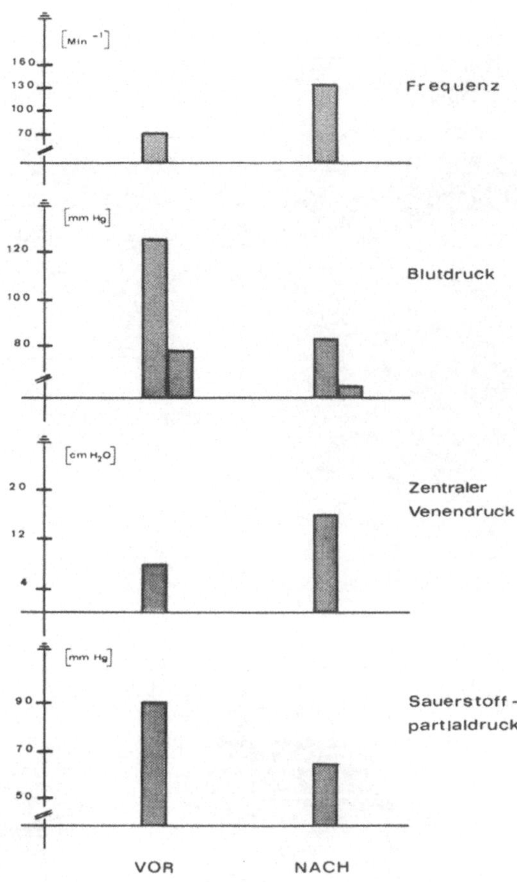

Abb. 103. Hämodynamische Veränderungen bei Patienten mit Lungenembolie

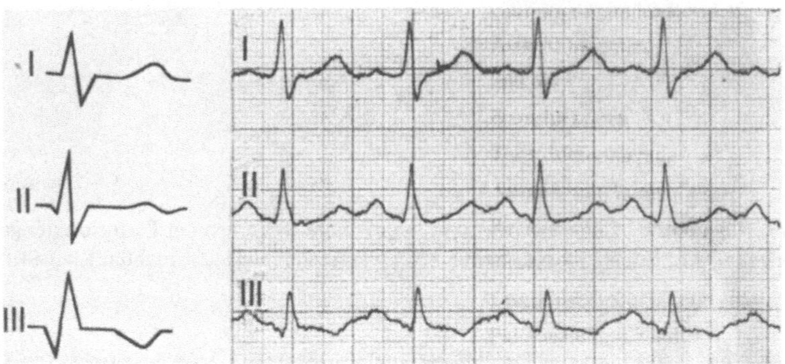

Abb. 104. EKG-Veränderungen bei akuter Lungenembolie, McGinn-White-Syndrom, in Abl. I deutliches S, in Abl. III tiefes Q, negatives symmetrisches T in Abl. III

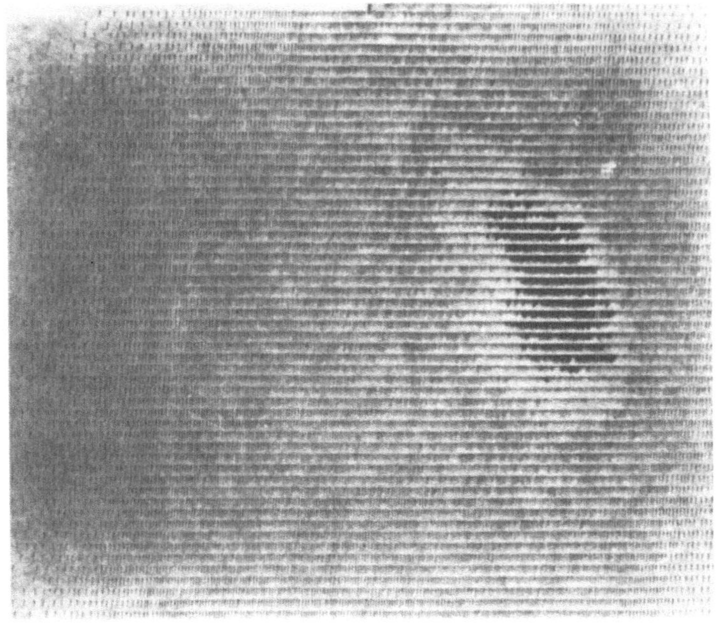

a

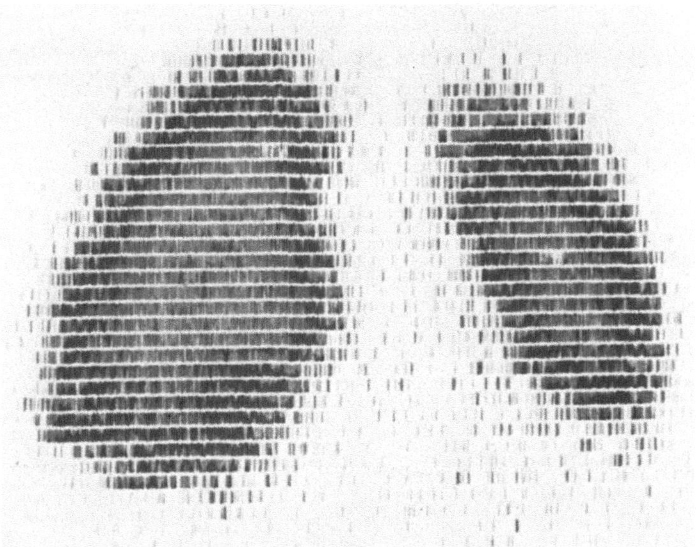

b

Abb. 105 a und b. Lungenszintigramm von Patient 6, Fehlen der Perfusion der gesamten rechten Lunge (a), Kontrolle 15 Tage danach zeigt wieder Perfusion der rechten Lunge (b)

Patienten, bei denen die Beckenvenenthrombose im Vordergrund stand, entschlossen wir uns zur venösen Thrombektomie (Tabelle 92). Da die Thrombose intraoperativ nicht vollständig auszuräumen war, implantierten wir zur Prophylaxe einen Mobin-Uddin-Filter. Bei Patient 7 war es trotz adäquater Heparintherapie zu rezidivierenden Schüben von

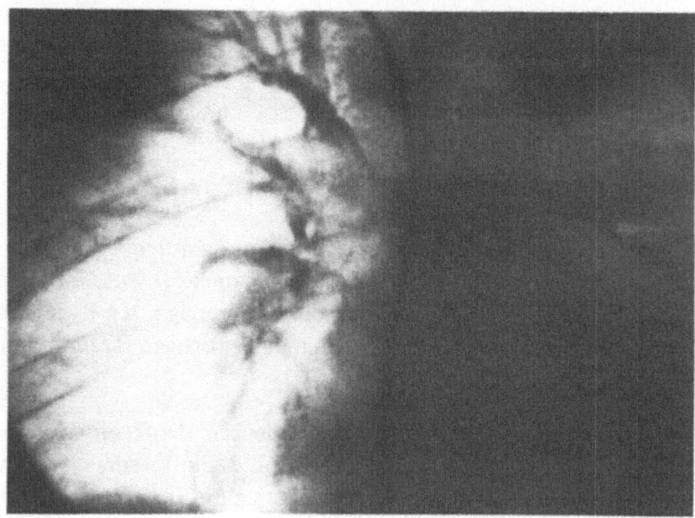

Abb. 106. Selektives Pulmonalisangiogramm von Patient 6, Abbruch der Kontrastmittelsäule in der rechten A. pulmonalis, Bestätigung des szintigraphischen Befundes

Tabelle 92. Therapie bei 9 Patienten mit Lungenembolie. HLM = Herz-Lungen-Maschine

Nr.	Name	Partieller Bypass	Therapie			
			Pulmon. Embolektomie mit HLM	Mobin-Uddin-Filter	Beckenvenenthrombektomie	konservativ
1	*Sch. H.*		+			
2	*Sch. H.*	+	+			
3	*H. P.*					+
4	*E. E.*	+	+	+		
5	*R. W.*	+	+			
6	*E. K.*			+		
7	*P. A.*			+		
8	*L. Ch.*			+	+	
9	*M. D.*			+	+	

Hämoptoen gekommen, so daß wir auch hier die Indikation zu einer Hohlvenenunterbrechung sahen. Der Patient 6 zeigte angiographisch wie szintigraphisch die totale Obstruktion der rechten Lunge. Aus Furcht vor einem Rezidiv setzten wir auch hier einen Filter ein.

3 Patienten mußten notfallmäßig an einen partiellen Bypass angeschlossen werden. Dazu wurde die Leiste in Lokalanästhesie freigelegt. Intraoperativ wurde der partielle Bypass in einen totalen umgewandelt.

Ergebnisse

Von den 8 Patienten, die chirurgisch versorgt wurden, überlebten 5, wobei von den 4 Patienten, die mit der Herz-Lungen-Maschine operiert wurden, nur einer den schweren Eingriff überstand. Es handelt sich um den oben erwähnten Patienten, der die foudroyante Lungenembolie hatte. Bei ihm führten die sofortigen Reanimationsmaßnahmen erfreulicherweise zum Erfolg.

Bei Nachphlebographien zeigten alle Patienten, denen ein Mobin-Uddin-Filter implantiert wurde, einen vollständigen Verschluß der infrarenalen V. cava mit Ausbildung eines Kollateralkreislaufes. Die Patienten tragen zum Teil Gummistrümpfe; 2–22 Monate nach der Operation ist es bei keinem Patienten zur Ausbildung eines postthrombotischen Syndromes mit Ulcus cruris gekommen.

Diskussion

Die Häufigkeit von postoperativen Lungenembolien wird aufgrund großer Sammelstatistiken auf 1 %, die Letalität dabei auf 50 % geschätzt [19]. Die Emboliehäufigkeit hängt sehr davon ab, ob nur allgemeinchirurgische Eingriffe oder auch urologische und unfallchirurgische Operationen durchgeführt werden. So liegen die Angaben im Schrifttum über die Häufigkeit von tödlichen Lungenembolien in der Unfallchirurgie wesentlich höher als in der Allgemeinchirurgie und reichen nach Eingriffen am Hüftgelenk sogar auf 10 % [19].

Subjektiv geben die Patienten am häufigsten Dyspnoe, Husten, Pleuraschmerzen und Hämoptoen an [15]. Für die Lungenembolie spezifische Laborergebnisse gibt es nicht. Die als charakteristisch beschriebene Trias erhöhte LDH, erhöhtes Serumbilirubin, normales SGOT läßt sich nur bei etwa 1/5 der Patienten finden [15]. Das EKG ist ein unspezifisches Hilfsmittel mit Ausnahme der Fälle mit massiver Embolisierung, das heißt plötzlich auftretendem McGinn-White-Syndrom. Bei allen Patienten sollte heute ein Pulmonalarterienkatheter in Form des Swan-Ganz-Katheters geschoben werden, um den Grad der rechtsventrikulären Belastung erfassen zu können.

Die nützlichste, speziell auch für Verlaufskontrollen wichtigste Methode ist die Lungenszintigraphie. Am sichersten läßt sich eine Lungenembolie mit der selektiven Pulmonalangiographie diagnostizieren. Die Lokalisation und Ausdehnung des Verschlusses wird dabei am genauesten festgestellt. Mit *Sautter* u. Mitarb. [17] sind wir der Meinung, daß vor jeder pulmonalen Embolektomie eine Angiographie ausgeführt werden muß. Bei zu schlechter Kreislaufsituation sollte die Angiographie unter Kreislaufunterstützung mit der peripher angeschlossenen Herz-Lungen-Maschine erfolgen [3, 16].

Da die Lungenembolie ganz akut verlaufen kann, ist es für den organisatorischen Ablauf in der Klinik günstig, drei Verlaufsformen zu unterscheiden (Abb. 107).

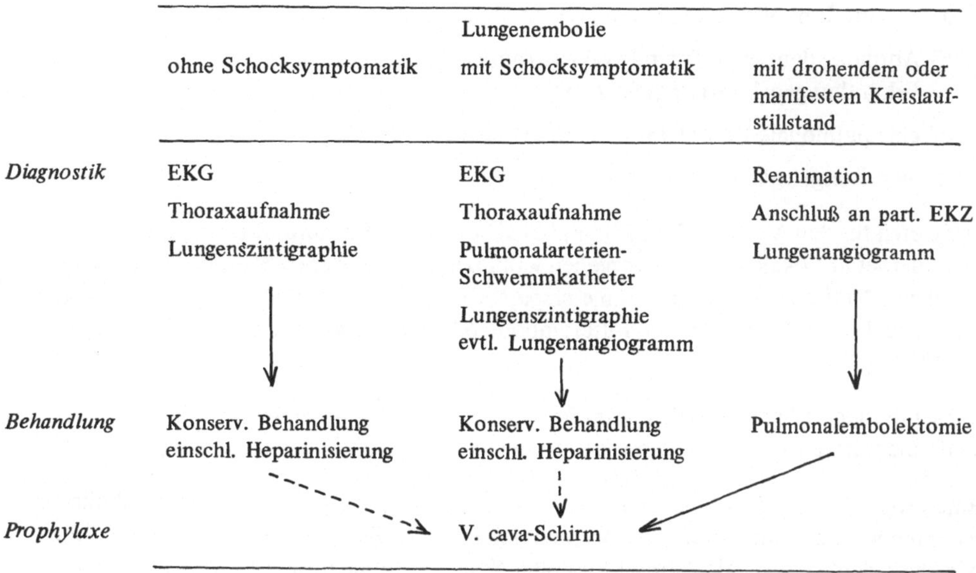

Abb. 107. Verlaufsformen der Lungenembolie nach praktisch klinischen Gesichtspunkten

1. Lungenembolie ohne Schocksymptomatik
2. Lungenembolie mit Schocksymptomatik
3. Lungenembolie mit drohendem oder manifestem Kreislaufstillstand.

Bei der ersten Form wird man die wenig aufwendigen diagnostischen Hilfsmittel wie EKG, Röntgen, Blutgasanalyse und Lungenszintigraphie einsetzen. Bei mittelschwerem Verlauf wird man einen Pulmonaliskatheter legen und angiographieren, während bei der Lungenembolie mit Kreislaufstillstand möglichst schnell Reanimationsmaßnahmen unter Einbeziehung der Herz-Lungen-Maschine durchgeführt werden sollten.

Lungenembolien lassen sich heute konservativ mit Heparin und Streptokinase/Urokinase [7] oder operativ behandeln. Die operativen Möglichkeiten reichen von der venösen Thrombektomie über die Hohlvenenunterbrechung bis hin zur pulmonalen Embolektomie. Diese kann in "inflow occlusion" oder mit der Herz-Lungen-Maschine ausgeführt werden [4].

Indikation einzelner Therapieverfahren

Die Indikation zu den einzelnen Therapieverfahren seien folgendermaßen zusammengefaßt:

1. Bei jeder Form der Lungenembolie sollte Heparin in der oben genannten Dosierung gegeben werden.

2. Eine Beckenvenenthrombose als Ursache einer kleinen Lungenembolie sollte operativ entfernt werden.
3. Eine Hohlvenenunterbrechung ist indiziert, wenn
   a) erneute Embolien trotz adäquater Antikoagulantientherapie auftreten
   b) Antikoagulantien aufgrund von gastrointestinalen Blutungen oder neurologischen Erkrankungen kontraindiziert sind
   c) eine pulmonale Embolektomie vorausgegangen ist
   d) eine Lunge total obstruiert ist.

Wir treten für den Mobin-Uddin-Filter [12] als Form der Kavaunterbrechung ein, weil man hierbei in Lokalanästhesie vorgehen kann. Den oft schwerkranken Patienten wird mit dieser Methode eine Laparotomie erspart. Durch die Entwicklung des 28 mm breiten Filters sind Komplikationen wie Filterembolie oder Filterwandern deutlich zurückgegangen [13].

Bei septischen Lungenembolien, zum Beispiel im Anschluß an einen artifiziellen Abort, sollte die untere Hohlvene zusammen mit beiden Vv. ovaricae ligiert werden.

Eine prophylaktische Hohlvenenunterbindung ohne vorausgegangene Lungenembolie möchten wir nur dann empfehlen, wenn bei manifester Thrombose größere Operationen wie Hüftgelenksersatz, Magenresektion oder Prostatektomie durchgeführt werden müssen. Wird bei dem Eingriff das Peritoneum eröffnet, wären wir eher geneigt, den von *Adams* u. *De Weese* [1] entwickelten Kavaclip zu implantieren (Abb. 108). Die V. cava transperitoneal freizupräparieren, erhöht das Risiko des Eingriffes kaum. Vorteilhaft erweist sich bei dieser Form der Hohlvenenunterbrechung die hohe Durchgängigkeitsrate von 71% postoperativ [18].

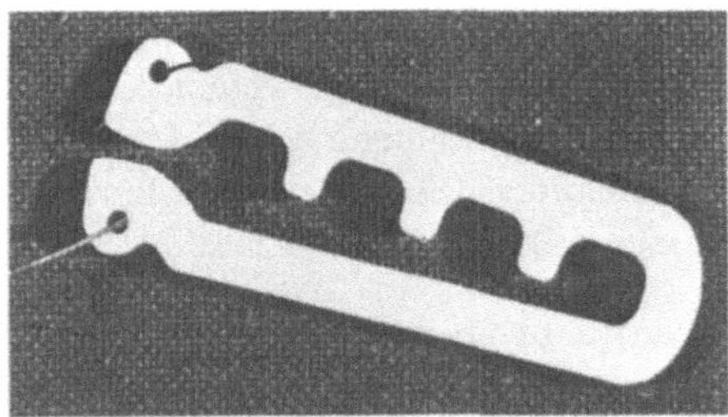

Abb. 108. Adams-De Weese-Clip zur partiellen Hohlvenenunterbrechung

4. In enger Zusammenarbeit von Internist und Chirurg auf der Intensivstation sollten persistierende Schockzustände nicht länger als 1 Stunde konservativ behandelt werden. Wenn Blutdruckwerte kleiner als 90 mm Hg, Urinvolumina von weniger als 20 ml/Std und Sauerstoffpartialdrucke von unter 60 mm Hg trotz maximaler Therapieversuche bestehen bleiben, sollte die Indikation zur pulmonalen Embolektomie mit der Herz-Lungen-Maschine gestellt werden [14]. Wir treten immer für die Installation der Herz-Lungen-Maschine ein, da man mehr Zeit zur Verfügung hat, was speziell bei doppelseitiger Pulmonalisausräumung

Tabelle 93. Ergebnisse bei pulmonalen Embolektomien mit Hilfe der Herz-Lungen-Maschine

Autor	Jahr	Zahl	mit Erfolg	gestorben	Zeitschrift
Cooley, D.A., u. Mitarb.	1961	1	1	0	J.Amer. med. Ass. 177, 283 (1961)
Sharp, E.H.	1962	1	1	0	Amer. Surg. 156, 1 (1962)
Baker, R.R.	1963	1	1	0	Surgery 54, 687 (1963)
Femma, R.J. u. Mitarb.	1964	1	1	0	Circulation 30, 234 (1964)
Sabiston, D.C., u. Mitarb.	1965	3	2	1	J. thorac. cardiovasc. Surg. 50, 333 (1965)
Baker, R.R., u. Mitarb.	1966	9	3	6	Surg. Gynec. Obstet. 122, 513 (1966)
Stansel, H.C., u. Mitarb.	1967	10	7	3	New Engl. med. J. 276, 717 (1967)
Paneth, M.	1967	12	4	8	J. thorac. cardiovasc. Surg. 53, 77 (1967)
Hood, R.M.	1967	1	1	0	Discussion to *Paneth*
Sauter, R.D.	1967	11	4	7	J. thorac. cardiovasc. Surg. 53, 268 (1967)
Cross, F.S., u. Mitarb.	1967	115	50	65	Circulation 35, Suppl. 86 (1967)*
Beall, A.C., u. Mitarb.	1968	7	4	3	Amer. J. Cardiol. 16, 898 (1968)
Williams, G.D., u. Mitarb.	1969	1	1	0	J. thorac. cardiovasc. Surg. 58, 140 (1969)
Gentsch, T.O., u. Mitarb.	1969	10	7	3	Ann. thorac. Surg. 7, 97 (1969)
Schramm, G., u. Mitarb.	1973	4	3	1	Chirurg 44, 200 (1973)
Berger, R.L.	1973	17	13	4	Ann. thorac. Surg. 16, 217 (1973)
Salzmann, G., u. Mitarb.	1974	10	6	4	Dtsch. med. Wschr. 99, 2448 (1974)
Beall, A.C., u Mitarb.	1975	17	11	6	Amer. J. Cardiol. 89, 411 (1975)
Eigenes Krankengut	1975	4	1	3	
Insgesamt		235	121	114	

* Sammelstatistik von 28 Zentren in Amerika

wichtig ist. Nach Untersuchungen von *Gorham* [8, 9] sollen in 85% beide Pulmonalarterien befallen sein. Außerdem läßt sich präoperativ dann eine Angiographie unter dem Schutz der peripher angeschlossenen Herz-Lungen-Maschine durchführen.

In der Weltstatistik sind zirka 235 Fälle von versuchter pulmonaler Embolektomie mit der Herz-Lungen-Maschine mitgeteilt worden (Tabelle 93). 120 Patienten konnten dabei gerettet werden. Mißerfolge bei der Embolektomie mit Hilfe der Herz-Lungen-Maschine beruhen nach klinischen Beobachtungen auf folgenden Ursachen:

a) Auf einer verspäteten Indikationsstellung,

b) auf Vorhandensein älterer peripherer Thromben, die durch die Operation nicht zu beseitigen sind.

In 2 unserer Fälle, die mit der Herz-Lungen-Maschine behandelt wurden, dürfte Mechanismus b) eine Rolle gespielt haben. Beide Patienten verstarben nach der Embolektomie unter den Zeichen der Rechtsherzinsuffizienz. Die Sektion deckte ältere Embolien in den peripheren Lungengefäßen auf, die durch die Embolektomie nicht zu extrahieren waren.

5. Die Lysetherapie erachten wir bei der ohne Schocksymptomatik verlaufenden Form der Lungenembolie für indiziert. Da postoperativ eine Lysetherapie aber erst ab dem 6. Tag durchgeführt werden soll, verbietet sich bei einer Vielzahl von Patienten dieses Vorgehen.

Ohne Therapie ganz auf die körpereigene Spontanlyse vertrauen zu wollen, ist gewagt. Wenn wir auch szintigraphisch bei Patient 6 nach 15 Tagen eine Perfusion der rechten Lunge nachweisen konnten (Abb. 105), dauerte die spontan verlaufende Lyse nach *Dalen* u. Mitarb. [5] mindestens 21 Tage, ist aber oft Wochen nach der Embolie noch nicht abgeschlossen.

Der alte klinische Satz, daß Prophylaxe die beste Therapie sei, gilt ganz ausgesprochen für die Lungenembolie. Zu dieser Prophylaxe gehören nicht nur physikalische Maßnahmen nach der Operation, sondern auch der richtige Einsatz von Antikoagulantien [3, 6, 11]. Neben den Antikoagulantien werden heute auch Dextran [10,11] und Thrombozytenaggregationshemmer [18] als Prophylaxe postoperativer Phlebothrombosen und Lungenembolien eingesetzt. Doch es bleibt anzuwarten, ob in Zukunft die zuletzt genannten Medikamente in gleicher Weise wie die Antikoagulantien empfohlen werden können.

Literaturverzeichnis

1. Adams, J.T., De Weese, J.A.: Partial interruption of the inferior vena cava with a new plastic clip. Surg. Gynec. Obstet. 123, 1087–1088 (1968).
2. Barritt, D.W., Jordan, S.G.: Anticoagulant drugs in treatment of pulmonary embolism. Controlled trial. Lancet 1960 I, 1309–1311.
3. Beale, A.C., Cooley, D.A.: Experience with pulmonary embolectomy using temporary cardiopulmonary bypass. J. carciovasc. Surg. 6, 201–206 (1965).
4. Borst, H.G.: Die pulmonale Embolektomie. In: Allgemeine und spezielle Operationslehre (Hrsg. N. Guleke, R. Zenker), Bd. VI/1, S. 704–713. Berlin–Heidelberg–New York: Springer 1967.

5. Dalen, J.E., Banas, J.S., Brooks, H.L., Evans, G.L., Paraskos, J.A., Dexter, L.: Resolution rate of acute pulmonary embolism in man. New Engl. J. Med. 280, 1194–1199 (1969).
6. Dick, W., Matis, P., Meyer, W.: Ergebnisse einer alterierenden Antikoagulantienprophylaxe. Chirurg 32, 443–449 (1961).
7. Genton, E., Hirsh, J.: Observations in anticoagulant and thrombolytic therapy in pulmonary embolism. Progr. cardiovasc. Dis. 17, 335–343 (1975).
8. Gorham, L.W.: A study of pulmonary embolism, Part I. Arch. intern. Med. 108, 8–22 (1961).
9. Gorham, L.W.: A study of pulmonary embolism, Part II. Arch. intern. Med. 108, 189–191 (1961).
10. Johnsson, S.R., Bygdeman, S., Elliasson, R.: Effect of dextran on postoperative thrombosis. Acta chir. scand. Suppl. 387, 80–82 (1968).
11. Lüders, K., Konold, P., Otten, G., Koslowski, L., Eichenseher, N.: Postoperative Thromboembolieprophylaxe. Chirurg 44, 563–569 (1973).
12. Mobin-Uddin, K., Trinkle, I.K., Bryant, L.R.: Present status of the inferior vena cava umbrella filter. Surgery 70, 914–919 (1971).
13. Mobin-Uddin, K., Utley, J.R., Bryant, L.R.: The inferior vena cava umbrella filter. Progr. cardiovasc. Dis. 17, 391–399 (1975).
14. Sasahara, A.A., Barsamian, E.M.: Another look at pulmonary embolectomy. Ann. thorac. Surg. 16, 317–319 (1973).
15. Sasahara, A.S.: Diagnose und Therapie der Lungenembolie. Vasa 2, 160–168 (1973).
16. Sautter, R.D., Fletcher, F.W., Emanuel, D.A.: Pulmonary arteriography in the operating room. Chest 57, 423–425 (1970).
17. Sautter, R.D., Myers, W.D., Ray, J.F., Wenzel, F.J.: Pulmonary embolectomy: Review and current status. Progr. cardiovasc. Dis. 17, 371–389 (1975).
18. De Weese, J.A.: Unterbrechung der Vena cava inferior bei Lungenembolien. In: Chirurgie der Bein- und Beckenvenen (Hrsg. R. May), S. 185–192. Stuttgart: Thieme 1974.
19. Zekert, F.: Thrombosen, Embolien und Aggregationshemmer in der Chirurgie. Stuttgart–New York: Schattauer 1975.

III. Prä- und postoperative Störungen des Stoffwechsels

Vorbemerkungen

Unter den Störungen des Stoffwechsels sind zunächst der allgemeine Katabolismus („Postaggressionssyndrom") mit all seinen Folgen sowie die damit zusammenhängenden Fragen der adäquat dosierten und zusammengesetzten postoperativen Infusionstherapie zu bedenken. Weiter begegnen dem Chirurgen offensichtlich zunehmend Stoffwechselstörungen im Sinne von Entziehungserscheinungen auf Alkohol- oder Medikamentenbasis.

Für die hier gewählten Übersichten über Störungen der Leberfunktion und des Kohlenhydratstoffwechsels erschienen folgende Gesichtspunkte wichtig: Auftreten von Ikterus postoperativ ist zwar nicht allzu häufig, stellt aber den Chirurgen stets vor schwierige differentialdiagnostische Probleme, die erhebliche therapeutische Konsequenzen haben. Dabei spielt auch die zunehmende Zahl von leberkranken Patienten im chirurgischen Material eine Rolle. Durch Wertung der in den letzten Jahren verfeinerten Enzymdiagnostik ist es heute möglich, zu einer besseren Differenzierung und zu besserem Verständnis postoperativer Leberfunktionsstörungen zu kommen.

Operationen am Patienten mit latenten oder in unterschiedlichem Schweregrad ausgeprägten manifesten Störungen des Kohlenhydratstoffwechsels sind fast tägliche Ereignisse in der chirurgischen Routine. Hierbei sind klare Richtlinien der Kohlenhydrat- bzw. Insulinzufuhr erforderlich.

Prä- und postoperative Störungen der Leberfunktion

F.W. SCHMIDT und G. KORB

Keéri-Szánto u. *Lafleur* [6] berichten, daß bei 45 000 Operationen postoperative Leberkomplikationen 500mal häufiger bei Patienten mit vorbestehenden Leberschäden auftraten als bei Kranken, die ohne Zeichen einer Lebererkrankung in die Klinik aufgenommen wurden.

Der beste Schutz vor einer Überraschung durch postoperative Leberschäden ist eine *sorgfältige präoperative Diagnostik*. Sie ist nicht nur notwendig, um eine floride Lebererkrankung, z.B. eine Virushepatitis oder eine Leberzirrhose, zu erkennen, sondern sollte auch geringere Beeinträchtigungen der Leberfunktion schon präoperativ aufzeigen. Sie sind offenbar Risikofaktoren für den postoperativen Ikterus und gerade im chirurgischen Krankengut häufiger als zumeist vermutet wird. So fand z.B. *Fleischmann* [3] bei 438 Patienten mit Gallenwegserkrankungen bei Leberpunktionen sofort nach Eröffnung des Peritoneums nur bei 11,4% seiner Patienten einen normalen histologischen Befund – und selbst dies ist kein Beweis für eine ungestörte Leberfunktion – bei 88% konnte er mehr oder minder ausgeprägte entzündliche Reaktionen oder Verfettungen nachweisen.

Etwa den gleichen Prozentsatz pathologischer Leberveränderungen fanden auch *Zittel* u. Mitarb. [15] sowie andere Autoren beim Vorliegen von Magen-Duodenal-Ulcera, davon in 27% stärker ausgeprägte, klinisch behandlungsbedürftige Leberschäden (Tabelle 94). *Korb* [7] berichtet, daß er bei jedem 2. Patienten, der wegen Magen- oder Gallenerkrankung operiert wurde, vorher unerkannte Leberschäden feststellte.

Tabelle 94. Histopathologische Leberbefunde bei Patienten mit Gastroduodenalulkus [15]

Autor	Jahr	Fallzahl	Pathologischer Leberbiopsiebefund
Björnboe	1947	51	0 %
Mateer	1948	31	93 %
Quang	1963	102	21 %
Burkhart	1964	100	85 %
Hupe	1964	150	68 %
Luchmann	1964	33	79 %
Zittel	1967	104	85 %

Wenn auch Leberschäden bei Magen- und Gallenerkrankungen besonders häufig nachgewiesen werden, so sind Mitreaktionen der Leber auch bei anderen, zumindest den ausgeprägten Erkrankungen eher die Regel als die Ausnahme.

Daß offenbar auch schon geringe Leberschäden für den postoperativen Verlauf bedeutungsvoll sein können, zeigt z.B. die Korrelation der Häufigkeit von Leberschäden, besonders bei Magenerkrankungen, zur Häufigkeit des Auftretens eines postoperativen Ikterus [14] (Tabelle 95). Ein direkter Beleg sind postoperativ stärkere Veränderungen von Leberfunktionsproben bei solchen Magenpatienten, die auch schon präoperativ Hinweise auf eine geringe Leberschädigung boten. Abb. 109 zeigt dies für die Aktivitäten der GPT im Serum [9].

Tabelle 95. Postoperativer Ikterus [14]

Grundkrankheit	Fallzahl	Ikterushäufigkeit
Erkrankungen der Gallenblase und der Gallenwege	206	1,9 %
Magen- und Ösophaguskarzinome	121	9,1 %
Magen- und Duodenalulcera	80	13,8 %
Lungen- und Bronchialkarzinome	79	1,3 %
Erkrankungen der Nieren und der Harnwege	67	1,5 %
Erkrankungen des Herzens und der großen Gefäße	42	2,4 %

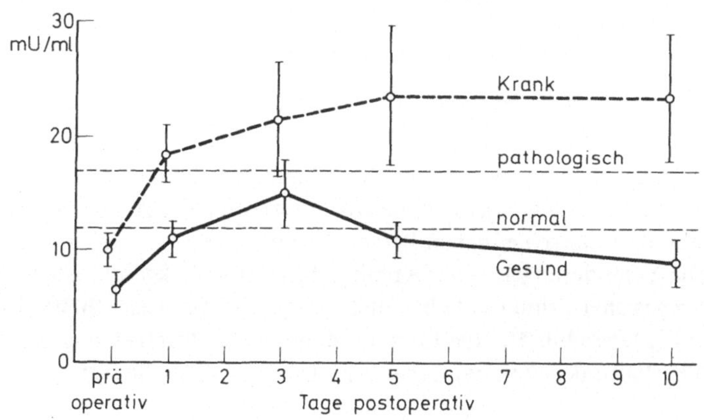

Abb. 109. Postoperative Spiegel der Aktivität von GPT im Serum bei Patienten mit oder ohne präoperative Hinweise auf eine Leberschädigung [9]

Abgesehen von der Möglichkeit der Vermeidung von Komplikationen ist eine subtile präoperative Leberdiagnostik häufig ausschlaggebend für die meist *sehr schwierige Differentialdiagnose postoperativer Leberschäden.* Je mehr Informationen über die Leberfunktion zur Verfügung stehen, um so sicherer wird die Erkennung und Differenzierung einer Leberschädigung, um so sicherer aber auch die Beurteilung der Operabiltiät. In älteren Arbeiten findet sich noch die Angabe, daß mit klinisch-chemischer Diagnostik auch von den schwereren Leberschäden 20–25% nicht erfaßt würden. Diese Berichte sind überholt.

Selbst bei den chronischen Leberentzündungen, bei denen die Enzymaktivitäten im Serum nicht selten nur geringe Anstiege zeigen, sind die Aktivitäten der beiden Transaminasen in über 90% pathologisch verändert (Tabelle 96). Werden zusätzlich die Aktivitäten der γ-Glutamyltranspeptidase (γ-GT) und die der Cholinesterase (CHE) bestimmt, ergeben sich schon allein durch diese Enzymbestimmungen Hinweise auf die Lebererkrankung bei über 99% der Patienten [13].

Tabelle 96. Sensitivität des kleinen Enzymmusters bei chronischen Lebererkrankungen: Angaben in Prozent der normalen Aktivität. CHE = Cholinesterase

Chronische Hepatitis (alle Formen) n = 154				
Normale Aktivität	GOT	GPT	γ-GT	CHE
	5 %	8 %	8 %	35 %
	2 % (GOT und GPT)			
	0,6 % (GOT, GPT, γ-GT und CHE)			
Zirrhose (alle Formen und Stadien) n = 131				
Normale Aktivität	GOT	GPT	γ-GT	CHE
	6 %	28 %	12 %	11 %
	4 % (GOT und GPT)			
	0,7 % (GOT, GPT, γ-GT und CHE)			

Es ist nicht mehr schwierig, eine Schädigung der Leber schnell und sicher zu erfassen. Schwierigkeiten kann jedoch die Differenzierung der Art der Lebererkrankung bereiten, da aus der unterschiedlichen Beeinträchtigung von Funktionen der Leber auf morphologische Veränderungen – auf Krankheitsbilder – rückgeschlossen werden muß. Ist die Diagnose gesichert, sind die Leberfunktionsproben ein wesentlicher Parameter zur Beurteilung der Operabilität, allerdings nur dann, wenn durch eine entsprechende Auswahl wichtige Partialfunktionen der Leber erfaßt werden (Tabelle 97).

Tabelle 97. Leberfunktionsproben zur Beurteilung der Operabilität

Bestimmung von:	Information über:
Transaminasen	Aktuelle Parenchymzellschädigung
Bilirubinspiegel und/oder Bromthaleinretention	Exkretionsleistung
Quickwert und/oder Gerinnungsfaktoren, Cholinesterase	Synthesefunktion

Viel zu selten wird präoperativ geprüft, ob HB_S-Antigen (Australia-Antigen) nachweisbar ist. Natürlich kann aus einem positiven Befund nicht zwangsläufig auf das Vorliegen einer akuten oder chronischen Lebererkrankung geschlossen werden. Der Patient wird jedoch als Infektionsrisiko erkannt. 1970 erkrankten in Niedersachsen mehr in der Chirurgie Tätige als Infektionsstationen [8]. Die bekannten Schwierigkeiten, postoperative Leberschäden eindeutig zu differenzieren, sind dadurch bedingt, daß hier eine Vielfalt von leberschädigenden Faktoren in Betracht gezogen werden müssen, die sich zudem auf eine schon bestehende Leberschädigung aufpfropfen können. Die Tabelle 98 zeigt ohne Anspruch auf Vollständigkeit eine Zusammenstellung möglicher *Ursachen.*

Tabelle 98. Ursachen von Leberschäden nach operativen Eingriffen

1. *Leberschäden durch Komplikationen der operativ zu behandelnden Erkrankung,* z.B. Blutungen
2. *Toxische Schäden und Unverträglichkeitsreaktionen* durch Medikamente für Prämedikation und Narkose
3. *Schäden durch die operative Therapie*
   a) indirekt: „Allgemeines Operationstrauma"
   Hypotension → Schock
   Herzinsuffizienz
   b) direkt: Blutungen
   Gefäßschäden → -Unterbindungen
   mechanische Traumatisierung der Leber
4. *Leberschäden durch postoperative Komplikationen* z.B. Nachblutungen, Pylephlebitis, Peritonitis, Papillenstenose, Pankreatitis
5. *Leberschäden durch die postoperative Therapie* z.B. Elektrolytdysbalance, Medikamente usw.

Die Basis für die Mehrzahl der postoperativen Störungen der Leberfunktion ist wahrscheinlich die Verminderung der Leberdurchblutung. Sie tritt schon durch die Narkose ein, besteht während der Operation und ist auch 24 Stunden später noch deutlich nachweisbar [2, 4, 11]. Schäden durch eine Verminderung der Durchblutung sind vor allem in den zentralen Abschnitten der Leberläppchen zu erwarten, da hier schon physiologischerweise die Sauerstoffspannung am geringsten ist. Operative Blutverluste verstärken die Minderdurchblutung und Schädigung. *Gillquist* u. Mitarb. [5] demonstrieren dies mit der Bestimmung der Ornithin-carbamyltransferase (OCT) im Serum, eines leberspezifischen mitochondrialen Enzyms unter der Operation. Sie fanden eine deutliche Korrelation zwischen dem Austritt der OCT und dem Blutvolumenverlust während der Operation sowie dem Absinken der Sauerstoffspannung im Lebervenenblut (Abb. 110).

Da angenommen werden kann, daß die Sauerstoffspannung im Lebervenenblut in etwa auch ein Maß für die O_2-Spannung in den Leberzellen ist, zeigen diese experimentellen Ergebnisse, daß entweder ein höherer Sauerstoffverbrauch der Leberzellen vorliegt oder wahrscheinlicher eine Verlangsamung der Leberdurchblutung. Eine Verlangsamung und damit Verminderung der Leberdurchblutung führt nicht nur zu hypoxischen Schäden,

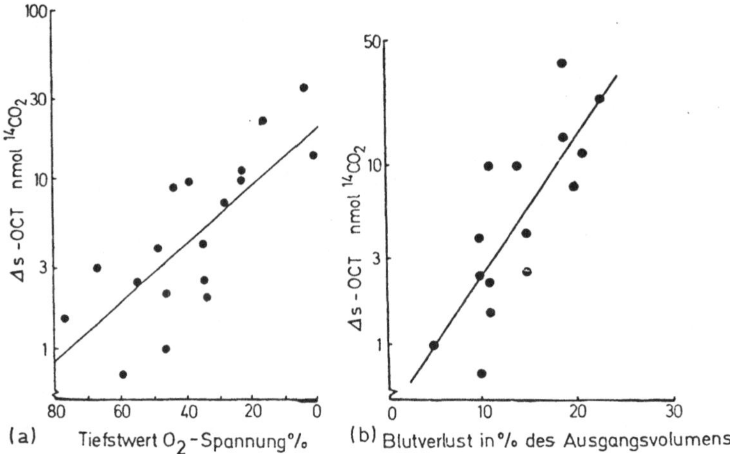

Abb. 110 a und b. Korrelation zwischen dem maximalen Anstieg der Aktivität der leberspezifischen Ornithin-carbamyl-transferase im Serum zur Sauerstoffsättigung im Lebervenenblut (a) und zur postoperativen Verminderung des Blutvolumens (b) [5]

besonders der Läppchenzentren, sondern auch zu Beeinträchtigungen des Stoffwechsels durch Substratmangel und durch die Behinderung des Abtransportes von Stoffwechselprodukten. Morphologischer Ausdruck dieser Zellschädigung sind „chirurgische" granulozytäre Einzelzellnekrosen (Abb. 111). Sie liegen betont perizentral und zeigen zum Teil intrazelluläre Granulozytenansammlungen. *Korb* [7] fand sie bei 30% von 340 abdominal operierten Patienten. Andere Patienten zeigten in umschriebenen Sinusoidalabschnitten Aggregate von Granulozyten, vergrößerte, weit in die Lichtung vorspringende Sternzellen und eiweiß- bzw. fibrinhaltige Niederschläge in den Sinusoiden.

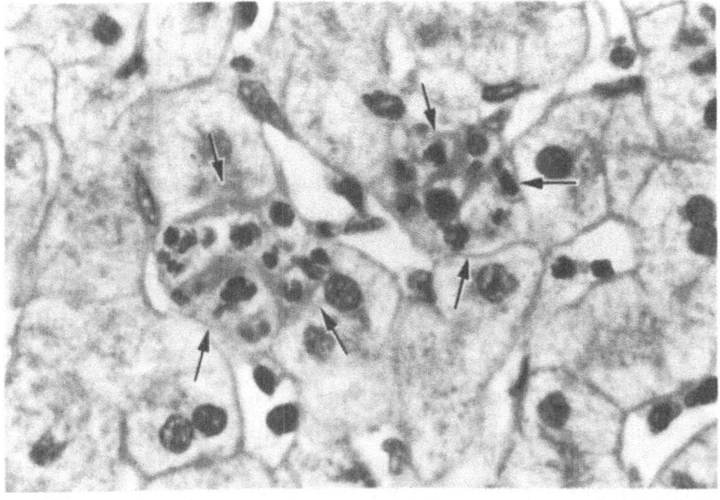

Abb. 111. Typische chirurgische granulozytäre Einzelzellnekrosen (↗). H.E.; Vergr. 875fach

Durch die Schwellung der geschädigten Zellen, die reaktiven Granulozytenanhäufungen, besonders aber durch eine frühzeitig einsetzende Wandverquellung und ein perivasales Ödem der Zentral- und sublobulären Venen kommt es zur weiteren Beeinträchtigung der Leberdurchblutung. Die Schädigung kann – offensichtlich auch ohne Vorliegen eines Schocks – über Einzelnekrosen hinaus zu Flächennekrosen voranschreiten (Abb. 112).

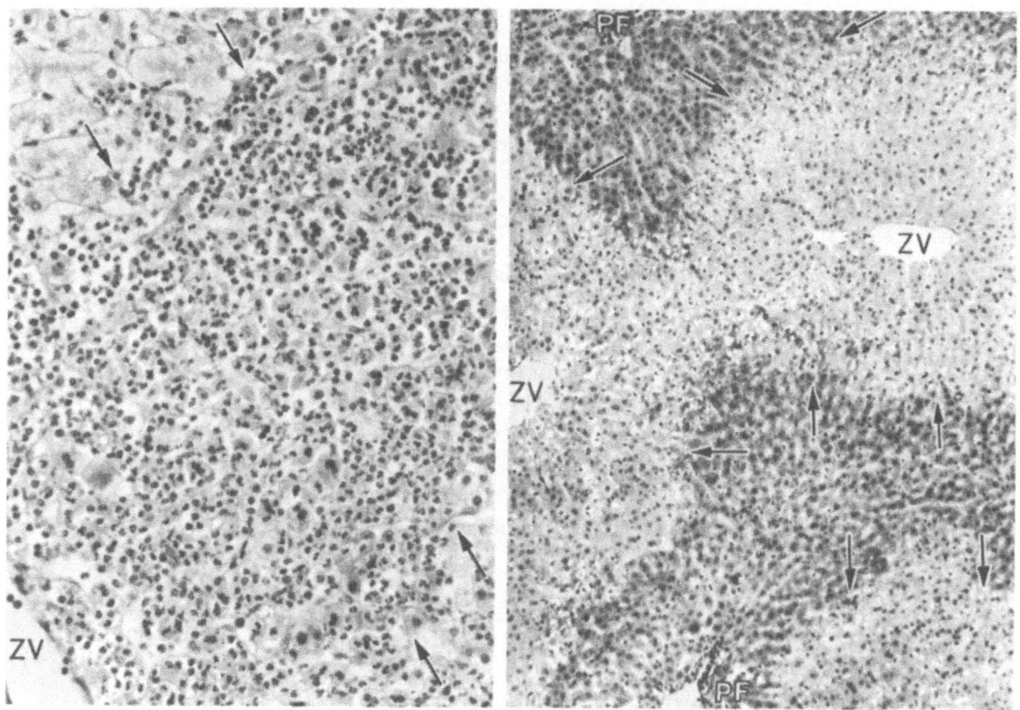

Abb. 112a. Flächenhafte chirurgische granulozytäre Nekrose (↗); ZV = Zentralvene. H.E.; Vergr. 222fach

Abb. 112b. Typische Schocknekrosen (↗) mit zentro-zentraler Brückenbildung (ZV = Zentralvene, PF = Portalfeld); H.E.; Vergr. 87fach

Kompliziert wird das Bild dadurch, daß sich auf die Schädigung durch die mehr oder minder ausgeprägte Minderdurchblutung eine Fülle weiterer Noxen aufpfropfen kann. Sie reichen von der Belastung durch die Prämedikation über eine verstärkte Anflutung von vasoaktiven Substanzen, von Substraten und Eweißabbauprodukten, bis zu individuellen Unverträglichkeitsreaktionen gegenüber bestimmten Pharmaka und verstärktem Abbau transfundierten Blutes.

Trotz dieser Komplexität der Pathogenese erfordert die Klinik eine Differentialdiagnose postoperativer Leberschäden. Wesentliche Bezugspunkte hierfür sind die präoperativen Befunde, die Kenntnis des Operationsverlaufes, des Blutverlustes und der Mengen des Blutersatzes. In einer ersten Annäherung lassen sich auf der Basis von Leberfunktionsproben *3 Hauptgruppen postoperativer Leberschädigungen* unterscheiden (Tabelle 99).

Tabelle 99. Funktionsmuster postoperativer Leberschäden

I. Nekrosetyp

Hoher Anstieg von GOT und GPT bis über 1000 U/l
(GOT/GPT > 1)

Auffallend starker Anstieg von LDH und GLDH
(GOT + GTP/GLDH um 20)

Verzögerter, meist mäßiger Anstieg von alkalischer Phosphatase, γ-GT und Bilirubin

z.B. bei Schock, sowie Verschluß der A. hepatica oder der V. portae

II. „Hepatitistyp"

Mäßiger bis starker Anstieg von GOT und GPT, meist unter 1000 U/l
(GOT/GPT < 1)

Relativ geringer Anstieg der GLDH
(GOT + GPT/GLDH > 60)

Unterschiedlicher, meist mäßiger Anstieg von alkalischer Phosphatase, γ-GT und Bilirubin

z.B. bei mäßigen intraoperativen Durchblutungsstörungen, bei Medikamentenunverträglichkeit usw.

III. Cholostasetyp

Meist geringer Anstieg von GOT und GPT unter 100 U/l
(GOT/GPT < 1)

Relativ hoher Anstieg der GLDH
(GOT + GPT/GLDH < 20)

Deutlicher bis starker Anstieg von alkalischer Phosphatase und γ-GT, in der Regel auch von Bilirubin

z.B. Choledochusverschluß, toxisch-medikamentöse Leberschäden (dabei GOT + GPT/GLDH > 20)

Beim *Nekrosetyp* führt die schwere ausgedehnte Parenchymzellschädigung zu einem Enzymaustritt aus allen Zellräumen in das Plasma. Bei akuten Schäden lassen sich so die Enzymrelationen der Leber im Serum wiederfinden. Sie werden erst im weiteren Verlauf durch die Unterschiede in der Elimination und die reparativen Prozesse im geschädigten Organ verzerrt. Klassische Nekrosemuster finden sich bei akuten und schweren Durchblutungsstörungen der Leber, so bei Schock, Rechtsherzinsuffizienz, akuten Verschlüssen der A. hepatica und der Pfortader. Typisch ist der rasche Anstieg der Werte. Langsamer entwickeln sich solche Konstellationen bei der nekrotisierenden Halothan-Schädigung, für die nach unseren Beobachtungen das Fehlen eines Anstiegs der γ-GT im Plasma charakteristisch zu sein scheint.

Der *Hepatitistyp* zeigt eine diffuse Zellschädigung an. Die Schwere des Schadens ist in der Regel an der Höhe des Anstiegs der Zellenzyme im Serum anzulesen. Er wird durch eine Vielzahl von Noxen verursacht, die von geringen hypoxischen Schäden über medikamentöse Schäden bis zur Kombination beider reichen. Gering ausgeprägte Hepatitismuster, begleitet von Fieber, sind suspekt als erste Indikatoren einer Halothansensibilität.

Beim *Cholestasetyp*, der in klassischer Form beim Verschlußikterus gefunden wird, dominiert nach einem raschen und vorübergehenden Anstieg der Transaminasen und bei auffällig hohen Werten der GLDH, der Anstieg der cholestaseanzeigenden Enzyme. In der Regel wird er von einer Bilirubinerhöhung begleitet, sie kann jedoch auch fehlen.

Als Sonderform des Cholestasetyps wird der *„benigne postoperative Ikterus"* betrachtet. Bei diesem Syndrom ist der Ikterus das Hauptsymptom. Es kommt zu keinem oder nur geringem Anstieg der Transaminasenaktivitäten im Serum, ebenso wird zumeist ein deutlicher Anstieg der cholestase-anzeigenden Enzyme vermißt [10]. Der benigne postoperative Ikterus wird als Ausdruck der Überlastung einer vorgeschädigten Leber mit Bilirubin, besonders nach mehreren Transfusionen, betrachtet. Die Pathogenese ist obskur, das Fehlen des Anstiegs cholestase-anzeigender Enzyme deutet auf eine toxische Synthesehemmung hin. Auch ist die Bezeichnung nicht sehr zutreffend, ein großer Teil der zum Beispiel von *Schmid* [12] beobachteten Patienten mit „benignem postoperativem Ikterus" starb an dem Grundleiden oder an Komplikationen.

Je klassischer diese Reaktionstypen ausgebildet sind, um so eher lassen sich über eine Gruppendiagnose Rückschlüsse auf Art und Ursache der Leberschädigung ziehen. Schwierig wird es bei Mischtypen oder bei nur sehr geringen Veränderungen zumal dann, wenn keine präoperativen Befunde zur Verfügung stehen.

Nach wie vor sind zur Genese wie zur Differentialdiagnose der postoperativen Leberfunktionsstörungen mehr Fragen zu stellen, als Antworten zu geben. Eines scheint sich jedoch deutlicher abzuzeichnen: Die wesentliche Rolle, die die Einschränkung der Leberdurchblutung sowohl für die Entstehung als auch für die Verstärkung der Auswirkungen zusätzlicher Noxen in der Pathogenese des postoperativen Ikterus spielt. Therapeutisch ergibt sich daraus die Schlußfolgerung, wenn irgend möglich schon geringe intraoperative Volumenverluste oder Senkung des Druckes auch bei „kleineren" Abdominaloperationen zu vermeiden oder möglichst sofort auszugleichen.

Literaturverzeichnis

1. Caroli, J., Paraf, A., Champeau, J., Desvigues, M.: Les ictères de la gastrectomie. Arch. mal. app. dig. 39, 1057 (1950).
2. Epstein, R.M., Deutsch, S., Coopermann, L.H., Clement, A.J., Price, H.L.: Splanchnic circulation during halothane anaesthesia and hypercapnia in normal man. Anaesthesiology 27, 654 (1966).
3. Fleischmann, M.: Die intraoperative Punktathistologie der Leber bei Erkrankungen der Gallenwege. Dtsch. Ges.-Wes. 29, 1312 (1974).
4. Galindo, A., Brindle, G., Gilbert, R.B.G.: Hepatic circulation and hepatic function during anesthesia and surgery. IV. Halothane anesthesia. Canad. Anaesth. Soc. J. 13, 328 (1966).
5. Gillquist, J., Kaijser, L., Liljedahl, S.-O.: Postoperative changes of ornithine carbamyl transferase activity in serum (s-OCT) related to oxygen saturation in hepatic vein blood during operations in man. Acta chir. scand. 136, 9 (1970).
6. Keéri-Szánto, M., Lafleur, F.: Postanaesthetic liver complications in a general hospital: A statistical study. Canad. Anaesth. Soc. J. 10, 531 (1963).

7. Korb, G., Mohren, W., Weiss, R.: Chirurgische granulozytäre Leberzellnekrosen – zugleich ein Beitrag zur Bedeutung intraoperativ entnommener Leberbiopsien. (Noch nicht publiziert).
8. Müller, A.: Die Bedeutung der berufsbedingten Virushepatitis in Niedersachsen in den Jahren 1965 bis 1970. Diss. Hannover 1973.
9. Otto, G.F., Brückner, W.L.: Leberenzym-Muster im Serum nach Magenoperationen. Med. Klin. 66, 1603 (1971).
10. Pichlmayr, I., Stich, W., Pichlmayr, R.: Die bilirubinostatische Form des postoperativen Ikterus. Med. Klin. 62, 1858 (1967).
11. Pichlmayr, I., Pabst, H.W., Klemm, J., Pichlmayr, R.: Untersuchungen über die Leberdurchblutung in Narkose. Anaesthesist 15, 148 (1966).
12. Schmid, M., Hefti, M.L.: Der benigne postoperative Ikterus, eine Form der intrahepatischen Cholostase. Z. Gastroenterol. 4, 15 (1966).
13. Schmidt, E., Schmidt, F.W.: Normwerte und Befundmuster bei Lebererkrankungen. Verh. dtsch. Ges. inn. Med. 81, 550 (1975).
14. Schriefers, K.H., Wenn, B.: Über den Ikterus nach operativen Eingriffen. Dtsch. med. Wschr. 92, 540 (1967).
15. Zittel, R.X., Weyand, H., Weyand, F.: Zur Bedeutung pathologischer Leberbefunde beim Magen-Duodenal-Ulcus und beim Ulcus pepticum jejuni. Dtsch. med. Wschr. 92, 791 (1967).

Prä- und postoperative Störungen des Kohlenhydratstoffwechsels

H.J. MITZKAT

Operation beim stoffwechselgesunden Patienten

Jeder chirurgische Eingriff führt durch das Operationstrauma, weniger durch Narkose, durch Veränderungen der Kreislaufsituation, durch Schmerz und unter Umständen durch Nahrungskarenz zu einer Umstellung im endokrinen System. Einzelne Faktoren dieser Umstellung, ihre Auswirkungen auf den Stoffwechsel und die Phänomene der Einstellung eines neuen Fließgleichgewichts postoperativ sind aus einer Vielzahl von Untersuchungen im Tierexperiment und auch am Patienten selbst bekannt.

Faßt man die Veränderungen des Endokriniums während chirurgischer Eingriffe zusammen, so ergibt sich, daß die Umstellung insgesamt eine Stimulierung der dem Insulin entgegengesetzt wirkenden Hormone bedeutet (Abb. 113). Ausgehend von Impulsen der Nervenendigungen im Operationsgebiet, über das Rückenmark, über Releasing-Faktoren und Hypophysenvorderlappenhormone steht im Vordergrund eine Überfunktion der Nebennierenrinde; die erhöhte Aldosteronsekretion ist zusätzlich noch abhängig von Catecholaminen und der Nierenfunktion. Auch Glucagon, Catecholamine und das Wachstumshormon werden vermehrt abgegeben; weiter ist direkt oder indirekt die periphere Wirkung von Schilddrüsenhormonen gesteigert. Insgesamt bedeutet also die hormonale Umstellung durch den Operationsstress eine *verstärkte insulinantagonistische Wirkung* auf den Stoffwechsel, dazu kommt nun noch eine verminderte Sekretion von Insulin selbst.

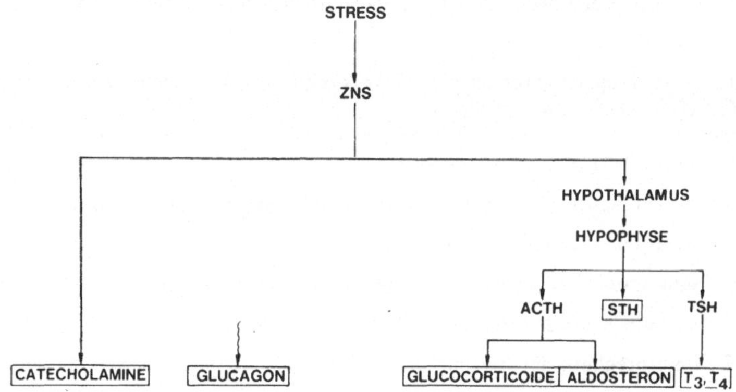

Abb. 113. Umstellung des endokrinen Systems während chirurgischer Eingriffe

Bei den Veränderungen des Stoffwechsels in der Peripherie imponiert im Extrazellulärraum die Hyperglykämie, es kommt zu einem Anstieg von freien Fettsäuren, Glycerin und von Ketonkörpern als Metaboliten der Lipolyse. Diese Stoffwechseländerungen während operativer Eingriffe sind identisch mit Befunden bei Insulinmangel.

Auf die geschilderten Umstellungen in Endokrinium und Metabolismus reagiert der stoffwechselgesunde Organismus postoperativ mit einer überschießenden Insulinsekretion. Diese reicht aber zunächst noch nicht aus, den Blutzucker zu normalisieren und die Lipolyse zu hemmen (Abb. 114). Über die Einzelheiten dieser Anpassungsreaktion ist zur Zeit nur zu spekulieren; so wird vermutet, daß eine auch durch Spironolacton nicht ausgleichbare Hypokalie der Gewebe eine Rolle spielt.

Operation beim diabetischen Patienten

Bei einem Patienten mit manifestem Diabetes mellitus trifft der Operationsstress auf ein in seiner Regulationsfähigkeit eingeschränktes Stoffwechselsystem. Dieses System ließ sich präoperativ durch eine dem Kalorienbedarf angepaßte und über den Tag verteilte Diät, durch Diät und orale Antidiabetika bzw. durch Diät und Insulin in einem gleichsam normalen steady state halten. Durch Einflüsse von außen wird dieser Gleichgewichtszustand gestört. Hier kommt es vor allem durch Hemmung der peripheren Insulinwirkung zur Potenzierung des Insulinmangels und der postoperative Hyperinsulinismus wird zumeist fehlen.

Im folgenden werden Grundsätze der Routinebehandlung von Diabetikern während chirurgischer Eingriffe besprochen; spezielle Probleme der Behandlung extremer Stoffwechseldekompensation mit Koma sowie der durch Angiopathie, Infektneigung und Leberfunktionsstörungen bedingten speziellen Gefahren beim Diabetiker sind ausgeklammert.

Das therapeutische Ziel für die Stoffwechselführung von Diabetikern während chirurgischer Eingriffe ist die Erhaltung einer stabilen Stoffwechsellage trotz intra- und postoperativer Stresswirkung mit Überwiegen insulinantagonistischer Faktoren bei sicherer Vermeidung von Hypoglykämien und extremer Hyperglykämie ohne und mit Ketose. Dieses Ziel kann auf verschiedene Arten erreicht werden (Tabelle 100).

Tabelle 100. Möglichkeiten einer Stoffwechselführung von Diabetikern während chirurgischer Eingriffe (AD = orale Antidiabetika)

1. *Insulinbedürftiger Diabetes mellitus*
   - A. Subkutane Insulingabe wie vor dem chirurgischen Eingriff und mahlzeitgerechte Glucoseinfusion
   - B. Subkutane Insulingabe und Glucoseinfusion für Sechsstundenperioden
   - C. Subkutane Insulingabe wie vor dem chirurgischen Eingriff in reduzierter Dosierung
   - D. Infusion von Alt-Insulin und Glucose während des chirurgischen Eingriffs
   - E. Unterbrechung der Insulintherapie und der Glucosezufuhr während des chirurgischen Eingriffs
2. *Reifediabetes unter oralen Antidiabetika*
   - A. Orale Gabe von oralen AD wie vor dem chirurgischen Eingriff und mahlzeitgerechte Glucoseinfusion
   - B. Infusion von oralen AD und Glucose

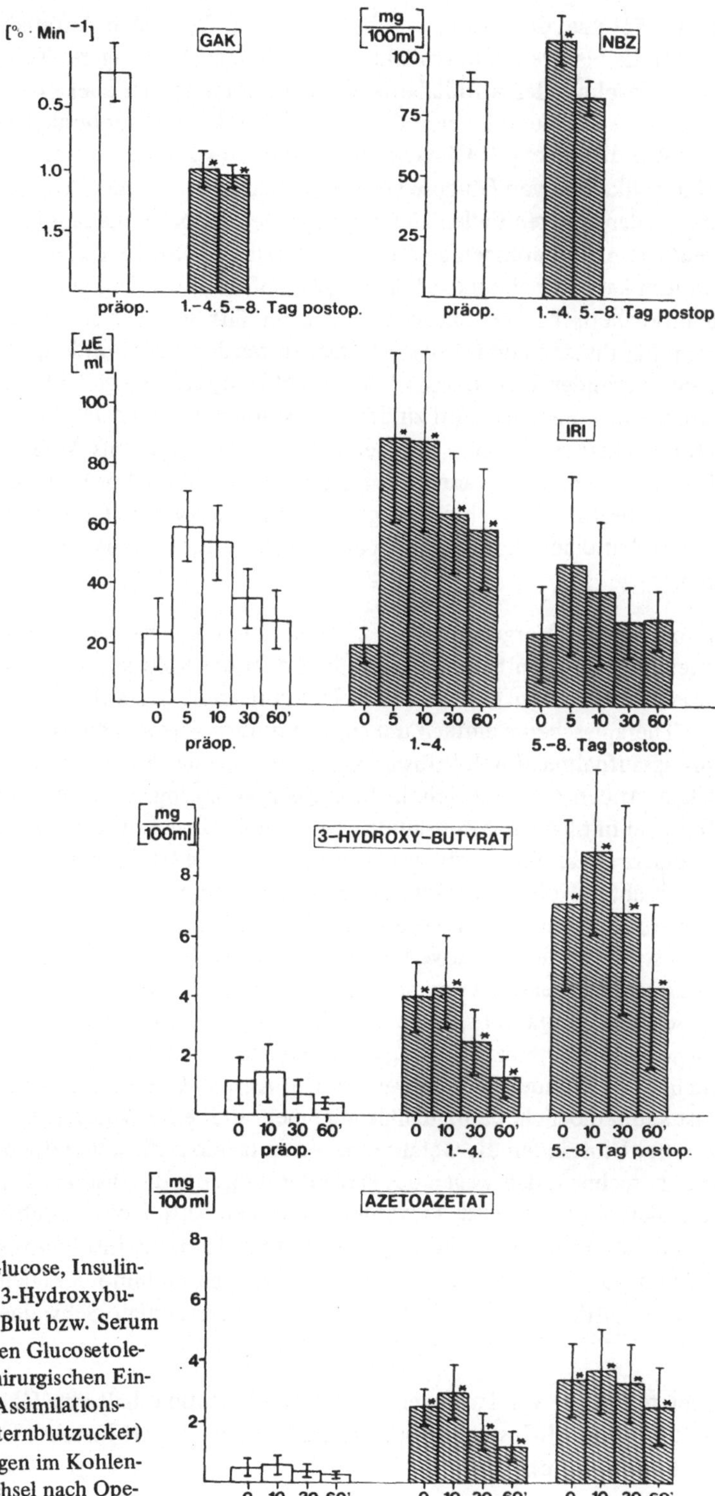

Abb. 114. Kinetik von Glucose, Insulinaktivität (IRI) sowie von 3-Hydroxybutyrat und Acetoacetat in Blut bzw. Serum während eines intravenösen Glucosetoleranztests vor und nach chirurgischen Eingriffen (*GAK* = Glucose-Assimilationskoeffizient, *NBZ* = Nüchternblutzucker) (*K. Schultis*: Veränderungen im Kohlenhydrat- und Fettstoffwechsel nach Operationen und Traumata, 1970)

Zumeist läßt man die Insulindosis bzw. die Dosis des oralen Antidiabetikums konstant und simuliert die Mahlzeiten durch Glucoseinfusionen bei geringerer Kalorienzufuhr; man kann auch die Insulin- oder Antidiabetikadosis reduzieren, oder aber man überbrückt überschaubare Stoffwechselperioden von 6 bis 8 Stunden durch parenterale Gabe von Insulin oder oralen Antidiabetika mit Glucose, es sei denn, es wird die Zufuhr von Insulin oder oraler Antidiabetika und von Glucose überhaupt ganz unterbrochen. Die geschilderten Verfahren führen in den meisten Fällen zu einer negativen Kalorienbilanz, sie stellen zudem unterschiedliche Anforderungen an die Überwachung des Stoffwechsels. Aufgrund eigener Erfahrungen kann vor allem das Schema D empfohlen werden, wobei Kohlenhydratzufuhr und antidiabetische Therapie sich an den Verhältnissen vor dem operativen Eingriff orientierten. Für dieses standardisierte Vorgehen werden Achtstundenperioden dem Therapieschema zugrundegelegt. Jeweils 1/3 der Kohlenhydratmenge und der als Alt-Insulin berechneten Insulinmenge wird zu den Achtstundenperioden verabreicht. Die Kontrolle des Blutzuckers sollte alle 4 Stunden erfolgen, womit jeweils Anfang, Mitte und Ende der Achtstundenperioden erfaßt sind. Zusätzlich wird einmal pro Tag Kalium und Natrium im Serum bestimmt. Nach den so gewonnenen Meßwerten lassen sich Insulindosis bzw. das orale Antidiabetikum noch anpassen und die Elektrolytspiegel gegebenenfalls korrigieren.

Zum praktischen Vorgehen: Es ist zunächst zu unterscheiden nach dem Umfang der geplanten chirurgischen Eingriffe, weil die Dauer der Kalorien- und Insulinkarenz wichtig ist. Bei kleinen Eingriffen mit kurzer Unterbrechung der Kalorienzufuhr wird das präoperative Therapieschema einfach um einige Stunden verschoben. Man kann die Zeit bis zur Nahrungsaufnahme durch Infusion von Fructose oder Xylit oder Elektrolytlösungen überbrücken. Anders gestaltet sich die Stoffwechselführung von Diabetikern bei größeren Eingriffen, wo mit längeren Zeiträumen parenteraler Ernährung zu rechnen ist. Der diätetisch einstellbare Diabetiker erhält am Operationstag eine Glucoseinfusion entsprechend der vorher geübten Kohlenhydratzufuhr mit Kaliumzusatz (Abb. 115a). Der mit Diät und oralen Antidiabetika behandelte Zuckerkranke kann auf dem alten Therapieregime bleiben, es sei denn, der operative Eingriff beeinflußt direkt oder indirekt die Funktion des endokrinen Pankreas. Hier werden für den Operationstag drei Glucose-Kalium-Infusionen vorgesehen. Tolbutamid wird zu 0,5 oder 1,0 g der 1. Infusion zugefügt (Abb. 115b). Glibenclamid zu 0,5 bzw. 1,0 mg entsprechend der oralen Vordosis von 2,5 und 5,0 mg kann über 24 Stunden verteilt werden. Der Anschluß an eine präoperative Biguanidtherapie ist kaum möglich, da Biguanide eine mehr indirekte Wirkung auf den Blutzucker haben und unter Umständen die Gefahr einer Lactatazidose intraoperativ bestehen könnte. Ist damit zu rechnen, daß wegen des geplanten Eingriffs die Insulinsekretion nach oralen Antidiabetika gestört wird, so werden mit oralen Antidiabetika behandelte Patienten sofort auf Glucose-Insulin-Infusion umgestellt (Abb. 115c), die Insulindosis sollte dann zwischen 3 x 8 und 3 x 12 E betragen. Wegen der möglichen immunologischen Nebenwirkungen einer intermittierenden Insulintherapie sind hochgereinigte Schweine-Insuline zu empfehlen.

Die letzte Gruppe von Patienten mit Diät und Insulin erhält eine Glucose-Kalium-Infusion mit Zusatz von Alt-Insulin entsprechend der Relation Alt-Insulin : Depot-Insulin wie 1,5 : 1 (Abb. 115c).

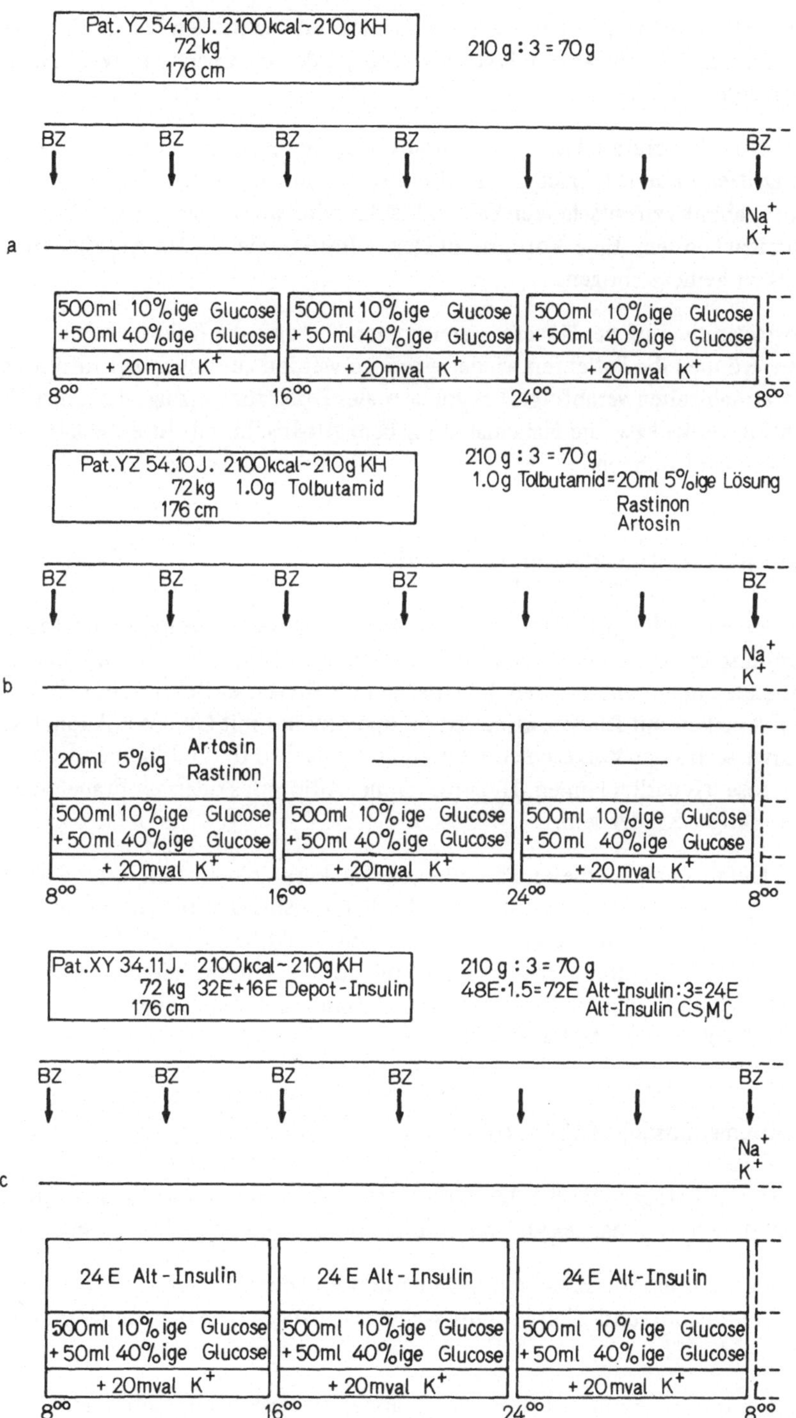

Abb. 115 a–c. (a) Infusions- und Überwachungsprogramm bei Reifediabetes I, (b) bei Reifediabetes II, (c) bei jugendlichem Diabetes bzw. bei insulinbedürftigem Reifediabetes

Der Patient sollte über frühere Unverträglichkeitsreaktionen bei Insulingaben befragt werden, um gefährliche anaphylaktische Sofortreaktionen nach intravenöser Insulingabe zu vermeiden.

Die Notfalloperation läßt sich ebenfalls nach den Prinzipien des Vorgehens bei größeren Eingriffen führen. Je nach der Kreislaufsituation wird man zwischen Insulin und oralen Antidiabetika zu entscheiden haben. Insulin wird wegen der sicheren Wirksamkeit häufig vorzuziehen sein. Eine Vordosis an Depot-Insulin oder oralen Antidiabetika ist gegebenenfalls zu berücksichtigen.

Postoperativ muß bei längerer parenteraler Therapie die Kalorienbilanz ausgeglichen werden. Können die Patienten wieder essen, so werden zusätzlich zur Infusionstherapie kleine Hafermahlzeiten verabfolgt, bei voller oraler Ernährung erfolgt die Umstellung auf orale Antidiabetika bzw. die Neueinstellung über Alt-Insulin mit Intermediär- oder protrahiert wirkenden Insulinen.

Operation bei Patienten mit Diabetesrisiko

Der operative Eingriff mit passagerem Insulinmangelsyndrom und postoperativ erhöhter Insulinsekretion kann bei genetisch mit Diabetes belasteten Patienten zu einer vorübergehenden oder permanenten diabetischen Stoffwechselsituation führen. Die Erkennung von Kranken mit Diabetesrisiko ist präoperativ nur mit Glucosetoleranztests möglich. Hinweise aus der Vorgeschichte und dem klinischen Befund können frühzeitige Arteriosklerose, Hyperlipidämien, Hyperurikämie, Adipositas oder bei Frauen die Geburt übergewichtiger Kinder sein.

Die Gefahr, daß bei diesen Patienten die Zuckerkrankheit sich unter dem operativen Eingriff aus Vorstadien zum manifesten Diabetes mellitus entwickeln kann, sollte Anlaß geben, bei älteren Patienten und Patienten mit Risikofaktoren ab dem 5. postoperativen Tag eine Nüchternblutzuckerbestimmung durchzuführen. Bei nicht eindeutigem Ergebnis sind als empfindlichere Parameter der postprandiale Blutzuckerwert, das Tagesprofil bzw. ein Glucosetoleranztest anzuschließen.

Zusammenfassung (Abb. 116)

1. Das diabetogene Risiko des chirurgischen Eingriffes wurde herausgestellt, das intraoperative Insulinmangelsyndrom mit nachfolgendem Hyperinsulinismus skizziert.

2. Die Führung von Patienten mit manifestem Diabetes mellitus kann optimal anhand eines Infusions- und Überwachungsschemas erfolgen, das sich an die präoperative Therapie anschließt.

3. Der operative Eingriff kann eine präoperativ bestehende potentiell oder subklinisch-diabetische Stoffwechsellage passager oder permanent zum manifesten Diabetes mellitus verschlechtern. Für die frühzeitige Erkennung einer solchen Entwicklung ist die Bestimmung des Nüchternblutzuckers ab dem 5. postoperativen Tag, gegebenenfalls gefolgt von empfindlicheren Untersuchungsmethoden, zu empfehlen.

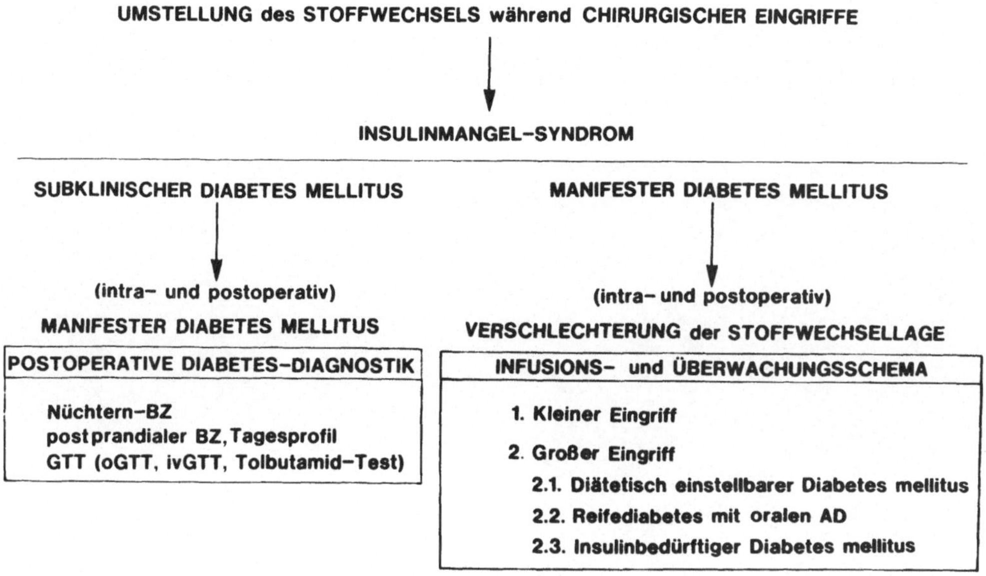

UMSTELLUNG des STOFFWECHSELS während CHIRURGISCHER EINGRIFFE

↓

INSULINMANGEL-SYNDROM

SUBKLINISCHER DIABETES MELLITUS	MANIFESTER DIABETES MELLITUS
↓	↓
(intra- und postoperativ) MANIFESTER DIABETES MELLITUS	(intra- und postoperativ) VERSCHLECHTERUNG der STOFFWECHSELLAGE
POSTOPERATIVE DIABETES-DIAGNOSTIK	**INFUSIONS- und ÜBERWACHUNGSSCHEMA**
Nüchtern-BZ postprandialer BZ, Tagesprofil GTT (oGTT, ivGTT, Tolbutamid-Test)	1. Kleiner Eingriff 2. Großer Eingriff 2.1. Diätetisch einstellbarer Diabetes mellitus 2.2. Reifediabetes mit oralen AD 2.3. Insulinbedürftiger Diabetes mellitus

Abb. 116. Beziehungen zwischen chirurgischen Eingriffen und prä- und postoperativen Störungen des Kohlenhydratstoffwechsels und die sich hieraus ergebenden diagnostischen und therapeutischen Konsequenzen (*GTT* = Glucosetoleranztest, *oGTT* = oraler GTT, *ivGTT* = intravenöser GTT)

IV. Urologische und nephrologische Komplikationen nach allgemein-chirurgischen Operationen

Vorbemerkung

Die Verhütung urologischer Komplikationen in der postoperativen Phase nach allgemein-chirurgischen Operationen ist sowohl für den unmittelbaren Heilverlauf als auch für die weitere Integrität des Urogenitalsystems entscheidend. Funktionelle postoperative Störungen der Harnblasenentleerung, iatrogene Verletzungen des Urogenitaltraktes, besonders des Ureters bei abdominellen Operationen, und ganz besonders die Handhabung der Harnblasenketheterung können den weiteren Verlauf wesentlich bestimmen. Vor allem auf diese Fragen wird im folgenden unter den urologischen Komplikationen eingegangen.

Nephrologische Störungen werden in erster Linie bei aus anderer Ursache gestörtem postoperativem Verlauf, wie Peritonitis, Sepsis oder nach Schockzuständen sowie bei Grenzsituationen der Funktion des kardiovaskulären Systems und der Nieren aufgrund von Vorschädigungen gesehen. Bei Erkennen einer postoperativen Nierenfunktionsstörung kommt es auf eine gezielte Therapie an, um nach Möglichkeit den Grad der Niereninsuffizienz, der eine Dialysebehandlung erfordert, zu vermeiden. Die Dialysebehandlung im postoperativen Verlauf wurde in den letzten Jahren zunehmend häufiger, sowohl bei polytraumatisierten Patienten wie nach kardiovaskulären und allgemein-chirurgischen Operationen und deren Komplikationen ausgeführt, so daß eine Wertung dieses Verfahrens möglich ist. Wenn, wie in den folgenden Beiträgen gezeigt, die Prognose der Patienten, die postoperativ eine Dialysebehandlung benötigen, insgesamt schlecht ist, so muß berücksichtigt werden, daß einmal die Prognose ganz entscheidend – fast ausschließlich – vom weiteren Ablauf des Grundleidens bzw. der Komplikation und nicht von der mit Dialyse behandelbaren Niereninsuffizienz abhängt und daß andererseits die Dialysebehandlung die einzige Behandlungsmethode ist, die eine Chance für die Rettung des Patienten gibt. So muß trotz der insgesamt ungünstigen Prognose der große finanzielle und personelle Aufwand dieser Behandlung wegen des in Einzelfällen erfolgreichen Verlaufes bei einer recht großen Zahl von Patienten getrieben werden. Auch hier bestehen nur bei Frühzeitigkeit des therapeutischen Einsatzes Erfolgschancen. Für den Verlauf gerade nach abdominalchirurgischen Operationen ist zu bedenken, daß Störungen der Nierenfunktion, im Extremfall die Notwendigkeit einer Dialysebehandlung bei präoperativ einigermaßen normaler Nierenfunktion weitgehend beweisend für eine schwere, meist intraabdominell lokalisierte Komplikation, vor allem eine Peritonitis oder einen länger bestehenden Ileuszustand, sind. Diese Komplikationen werden häufig wegen der zunehmenden Somnolenz der Patienten nicht erkannt und sind im Stadium der kompletten Niereninsuffizienz auch außerordentlich schwer zu erkennen bzw. zu präzisieren. Es kann deshalb die Regel aufgestellt werden, bei diesem Patientenkreis (präoperativ normale Nierenfunktion, „komplikationsfreie" Abdominaloperation ohne Schockzustand, zunehmende postoperative Niereninsuffizienz, die nach Ausschöpfung konservativer Methoden einer Dialysebehandlung bedarf) prinzipiell neben der Dialysebehandlung eine Relaparotomie, eventuell auch eine erneute Relaparotomie für indiziert zu halten und auf die Relaparotomie nur in den seltenen Fällen zu verzichten, in denen die Niereninsuffizienz sicher als extraabdominell bedingt erkannt werden kann. Zum Zeitpunkt der Indikation der Dialysebehandlung (bzw. bei Einlieferung eines auswärtigen Patienten zur Dialysebehandlung) hängt die zeitliche Reihenfolge zwischen erster Dialyse und Relaparotomie von der unmittelbaren akuten Dialysenotwendigkeit ab, wobei die Kriterien Kaliumhöhe im Serum, Überwässerung, Harnstoff-, Kreatininwerte und Somnolenz zu berücksichtigen sind (siehe Beitrag *Grotelüschen*). Da es sich bei den zugrundeliegenden abdominellen Komplikationen ohnehin um bereits länger bestehende Störungen handelt, ist meist eine erste Dialysebehandlung über einige Stunden *vor* der Relaparotomie angezeigt.

A. Urologische Komplikationen

Urologische Komplikationen nach allgemein-chirurgischen Operationen

P. KOLLE

Durch den ständigen Fortschritt der Chirurgie und ihrer Nachbardisziplinen ist es heute möglich, fast in jedem Lebensabschnitt große und langdauernde Eingriffe durchzuführen. Mit dem Anstieg der Operationsindikation und Operationsfrequenz nimmt zwangsläufig auch die Anzahl urologischer Probleme zu.

Die Komplikationen, die nach allgemein-chirurgischen Eingriffen möglich sind, lassen sich in folgende Gruppen einteilen:

1. Blasenentleerungsstörungen
2. Störungen der oberen Harnwege
3. Verletzungen der Harnwege
4. Störungen der Sexualfunktion

Blasenentleerungsstörungen

Die Blasenfunktion, die als das Sammeln und periodische Entleeren von Harn definiert werden kann, wird von einem komplexen Verbund parasympathischer, sympathischer und somatischer Innervation gesteuert. Wesentliche Erkenntnisse zur Pathophysiologie verdanken wir den Rehabilitationszentren für Querschnittsgelähmte [5, 22]. Diese Arbeitsgruppen haben darüberhinaus wegweisende Arbeiten zur Verhinderung der gefürchteten und für den Querschnittsgelähmten meist schicksalsbestimmenden katheterbedingten Harninfektion geleistet. Besonders hervorzuheben ist die von *Guttmann* u. *Frankel* [22] inaugurierte Non touch-Technik. Hierbei wird während der Phase der totalen Blasenlähmung im spinalen Schock über Wochen bis Monate unter operationssaalmäßig sterilen Kautelen 3mal täglich durch ein Expertenteam die Blase durch Katheter entleert. Etwa 70% der Patienten werden so infektfrei gehalten bis zum Einsetzen der Blasenautomatie. Diese Technik stellt beispielhaft die ideale Katheterung dar und sollte aus chirurgischer und urologischer Indikation gleichermaßen zur Anwendung gelangen, beispielsweise bei der postoperativen Harnverhaltung, wie wir sie täglich auch nach kleineren Eingriffen sehen.

Beim Harnwegsgesunden sind die Ursachen der Harnverhaltung in folgenden Gründen zu sehen:

1. Narkosenachwirkung
2. Überdehnung der Blase durch hohe Diurese
3. Störungen des vegetativen Gleichgewichtes
4. Durch Wundschmerz bedingte Unfähigkeit, den Beckenboden zu entspannen

5. Psychogene Miktionshemmung (Urinieren im Liegen)
6. Neurogene Blasenentleerungsstörung

Therapeutisch werden hier mit wechselndem Erfolg Parasympathikomimetica eingesetzt, wobei wir das Ubretid bevorzugen. Bei Versagen dieser Therapie muß die Blase durch Katheter entleert werden, bevor es zu einer Überdehnung kommt.

Nach radikalen Eingriffen im Becken resultiert in einem Prozentsatz bis zu 95% [3, 42, 47] eine neurogene Blasenentleerungsstörung, bedingt durch Verletzung der hinter der Fascia pelvis liegenden Ganglion pelvinum und des Plexus pelvinus. Im Hinblick auf den nachfolgenden Beitrag soll hierauf nicht näher eingegangen werden.

Nach einer Rektumamputation beim Manne sinkt gleichzeitig die Blase in die jetzt leere Kreuzbeinhöhle, so daß es zusätzlich zu einer mechanischen Entleerungsbehinderung kommen kann. Da weiterhin Rektumpatienten meist im prostatischen Alter sind, genügen hier bereits geringgradige adenomyomatöse Neubildungen im Bereich des Blasenhalses, um den Summationseffekt der Blasenentleerungsstörung hervorzurufen. Abgesehen von der genauen Erhebung einer urologischen und Sexualanamnese muß daher gefordert werden, daß vor jedem größeren Eingriff im Becken eine intravenöse Ausscheidungsurographie mit Blasenentleerungsaufnahme angefertigt wird, eine Forderung, die im Hinblick auf die Risiken für den Harnleiter auf jeden großen abdominellen Eingriff auszudehnen ist. Diese Untersuchung mit einem Zeitaufwand von 15 Minuten ergibt eine Synopsis der strukturellen und funktionellen Verhältnisse der Harnwege, ein Moment, das auch für die Beurteilung des Risikos eines Verweilkatheters wichtig ist. Nach einer Rektumaputation beim Manne ist anzustreben, daß unter Würdigung der möglichen Innervationsstörung und der Lageanomalie der Blase kein Widerstand im Bereich des Blasenhalses vorliegt. Bei großen Prostataadenomen und geringem Operationsrisiko sind wir neuerdings dazu übergegangen, Prostatektomie und Rektumamputation simultan durchzuführen, da der urologische Eingriff nach Wegfall des Rektums später technisch erschwert ist. Die ersten Ergebnisse sind ermutigend.

Störungen der oberen Harnwege

Hier sind zu nennen:

1. Die sekundäre Dilatation der oberen Harnwege als Symptom einer Blasenfunktionsstörung (typisches Beispiel: neurogene Blase).
2. Die direkte oder indirekte Traumatisierung des Harnleiters, die zum Thema Verletzungen gehört.

Narbige Verziehungen oder Narbenstenosen des Harnleiters sind selbst bei weitgehender Skelettierung des Ureters selten, da die von der Niere herkommende Gefäßversorgung des Ureters bei intakter Wand für eine ausreichende Durchblutung sorgt [39]. Eine nach Tumoroperationen im Becken im weiteren Verlauf plötzlich auftretende Harnstauung ist nur ausnahmsweise Narben- oder Bestrahlungsfolge, sondern fast immer Ausdruck eines lokalen Tumorrezidivs oder Lymphknotenmetastasierung.

Eine besondere Form der Passagebehinderung im Harnleiter stellt die retroperitoneale Fibrose dar, ein idiopathisches Krankenbild, das aber auch nach abdominalen Eingriffen beobachtet wird.

Verletzungen des Harnleiters und der Blase

Auf die Verletzung des Harnleiters im Rahmen der Kolonchirurgie soll nicht eingegangen werden, nachdem sich ein nachfolgender Beitrag damit beschäftigt.

Uns ist die Verletzung des pelvinen Ureters aus der Gynäkologie als typisches Operationsrisiko, das mit 3–30% [40] angegeben wird, vertraut. Da die Verletzung meist erst beim Auftreten der Ureter-Scheiden-Fistel diagnostiziert wird, oder selbst bei intraoperativ erkannter Läsion die Ureterstümpfe mehr oder weniger traumatisiert und minderdurchblutet sind, ergibt sich selten die Indikation zu einer direkten Anastomose, die nur bei subtilster Technik (Schräganastomose mit evertierenden Nähten über PVC-Schiene) Aussicht auf Heilung ohne Stenose hat. Für den Urologen ist daher im unteren Harnleiterdrittel die Neueinpflanzung des Ureters in die Blase die Methode der Wahl, wobei wegen der Höhe der Verletzung, die meist 7–12 cm oberhalb des Ostiums erfolgt, eine direkte Implantation in die Blase mit einer refluxpräventiven Implantationstechnik nur ausnahmsweise möglich ist. In der Regel muß ein größerer Defekt überbrückt werden, wobei hier die Bildung eines Blasenlappens nach *Casati-Boari* jahrzehntelang das gängige Verfahren war. Die Methode weist jedoch einige Probleme auf, so daß wir sie nur noch dann anwenden, wenn mehr als das untere Harnleiterdrittel ersetzt werden muß. Wir bevorzugen seit 5 Jahren die Hochzipfelung und Fixierung der ausgedehnt mobilisierten Blase am Psoas, ein von *Witzel* bereits 1896 angegebenes, von *Turner-Warwick* u. *Worth* (psoas bladder hitch procedure) 1969 [49] neu beschriebenes Verfahren (Abb. 117–119). Hier ist ohne Schwierigkeiten bei der Harnleiterimplantation eine submuköse Tunnelierung entsprechend der von *Politano-Leadbetter* angegebenen Methode zur sicheren Refluxverhütung ohne gleichzeitige Gefahr einer Stenosebildung möglich. Obwohl iatrogene Verletzungen des Harnleiters im oberen und unteren Drittel sehr selten sind, sind die Möglichkeiten der Wiederherstellung der Vollständigkeit halber in Tabelle 101 dargestellt.

Ist der Harnleiter primär nicht vollständig durchtrennt und steht noch wenigstens ein Drittel der Zirkumferenz, so kann man nach *Davis* den Harnleiter der Regeneration überlassen, da seine regenerative Potenz sehr groß ist.

Die Verletzung der Harnblase wird durch das sofortige Austreten von Urin fast immer erkannt und zu Unrecht mehr gefürchtet, als es der Bedeutung der Verletzung entspricht. Die Therapie besteht in der fortlaufenden oder Tabaksbeutelnaht mit Chromcatgut unter Schonung der Schleimhaut. Entscheidend ist eine gute und ausreichend lange Drainage der Blase durch suprapubische Zystostomie im Verein mit kurzfristiger transurethraler Ableitung und paravesikalem Drain.

Erheblich problematischer ist die Verletzung der prostatischen Harnröhre beim Versuch der Ablösung des in die Prostata penetrierenden Rektumtumors. Hier entwickeln sich trotz langfristiger Harnableitung oft inkurable Fisteln, so daß es in diesen Fällen, auch im Interesse radikaler Krebschirurgie besser ist, eine Prostatozystektomie auszuführen mit Urinableitung über einen *Ileum conduit.*

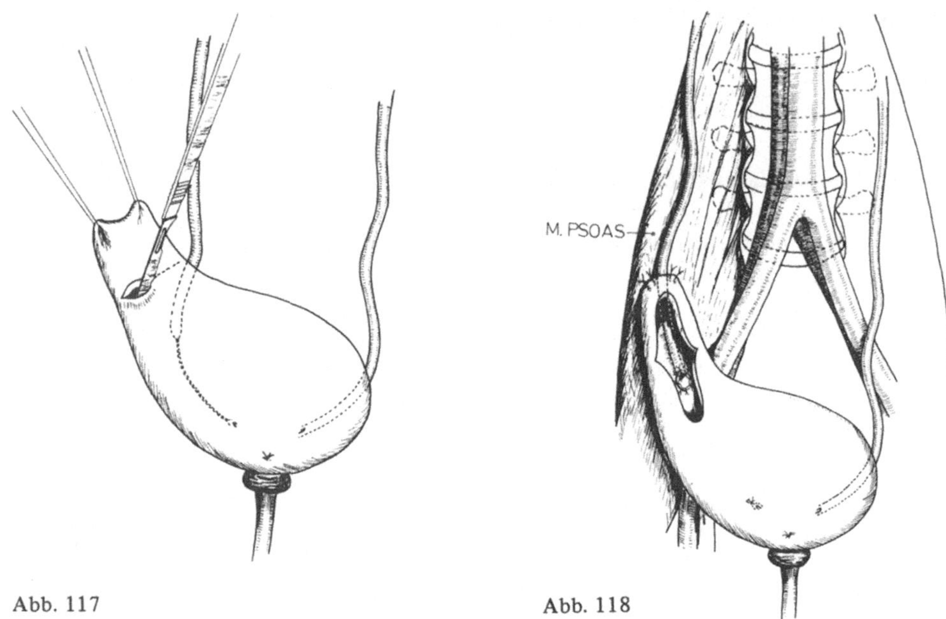

Abb. 117 Abb. 118

Abb. 117. Nach weitgehender Freipräparation einer Blasenhälfte wird diese hornartig vorgezogen und quer inzidiert

Abb. 118. Durch die quere Inzision läßt sich das Horn noch weiter ausziehen und der Harnleiter unter guter Sicht nach submuköser Tunnelierung implantieren. Die Blase ist gleichzeitig am Psoas fixiert

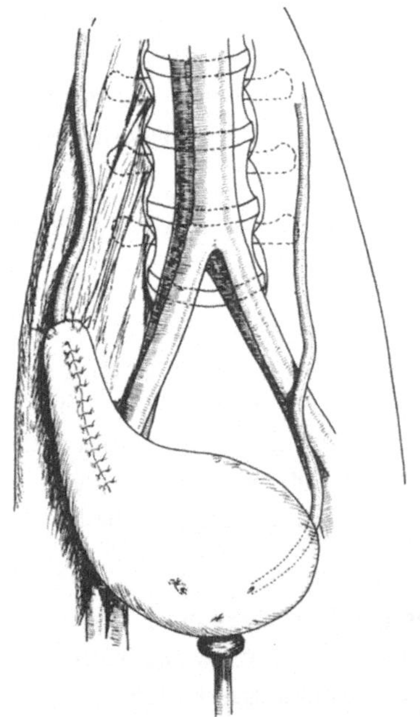

Abb. 119. Zustand nach Beendigung der Operation mit querer Vernähung der Inzision

Tabelle 101. Die Behandlung der Harnleiterverletzung

A. Vollständige Durchtrennung

I. Oberes Drittel

a) Ureteropyelostomie (*Anderson-Hynes*)

b) End-zu-End-Naht über PVC-Schiene

II. Mittleres Drittel

a) End-zu-End-Naht über PVC-Schiene

b) Dünndarmzwischenschaltung

III. Unteres Drittel

a) Ureterneueinpflanzung

1. direkt
2. mit Hilfe eines Blasenlappens (*Boari*)
3. Psoaszipfelblase

b) End-zu-End-Naht über PVC-Schiene

c) Uretero-Ureterostomie

B. Unvollständige Durchtrennung in allen Ureterabschnitten

Harnleiterregeneration über PVC-Schiene und Drainage (*Davis*)

Störungen der Sexualfunktion (Tabelle 102)

Tabelle 102. Störungen der Sexualfunktionen

---

1. Verletzung des Plexus pelvinus
(Beckeneviszeration)
↓
Erektionsverlust

2. Verletzung des N. pudendus
(perineale Operationen)
↓
Erektionsverlust

3. Verletzung des Plexus hypogastricus
(retroperitoneale Lymphadenektomie)
↓
Ejakulationsverlust

4. Verletzung des M. sphincter urethrae
(Prostata-Adenomektomie)
↓
retrograde Ejakulation

Bei Verletzungen des Plexus pelvinus bzw. der Nn. erigentes kann es zum Erektionsverlust kommen. Bei der Radikaloperation eines Rektumkarzinoms ist in 50–100% der Fälle mit einer Impotentia coeundi et generandi zu rechnen [24]. Es empfiehlt sich daher auf jeden Fall, eine Sexualanamnese aufzunehmen [42] und noch potente Kranke auf die Möglichkeit des Potenzverlustes hinzuweisen. Bei der bilateralen Lymphadenektomie der paraaortalen Lymphknoten, beim Teratom des Hodens ebenso wie bei der Radikaloperation des Nierenkarzinoms wird durch unbeabsichtigte Mitnahme des Plexus hypogastricus ein Ejakulationsverlust bei etwa 70% der Fälle beobachtet [2, 37]. In der Urologie kennt man die Erscheinung der retrograden Ejakulation, die nach prostatochirurgischen Eingriffen als Folge der Einkerbung des sog. Sphincter internus fast immer auftritt. Bei jeder perinealen Inzision besteht die Gefahr der Verletzung des somatischen N. pudendus, ein Mitgrund für die Impotenz der abdominoperineal operierten Rektumpatienten. Ein großer Teil der Kranken, die sich Harnröhrenplastiken unterzogen haben, sind ebenfalls aus diesem Grunde impotent, wobei hier die Impotenz auch Folge des der Harnröhrenverletzung zugrundeliegenden Beckenbruches sein kann.

Zum Problem des Katheters

Die Katheterung der Harnblase stellt in jedem Fall einen Eingriff in die bis dahin unversehrten Harnwege dar, der seine klar definierten Risiken enthält und daher in jedem Einzelfall einer eindeutigen Indikation bedarf. Die Gefahren des Katheters lassen sich in drei Kategorien einteilen:

1. Einbringung von Keimen in die Harnwege (0,5–95%)
2. Einbringung von Keimen in die Samenwege des Mannes (20–30%)
3. Die Verletzung der Harnröhre mit der Gefahr einer Striktur (bis 45%).

1. Einbringung von Keimen in die Harnwege: Seit langem ist bekannt, daß das Eingehen in die Harnblase mit einem Katheter die Gefahr einer Keimeinschleppung in die Harnwege mit sich bringt. Wegweisende Arbeiten zu diesem Thema [4, 29–31, 45] wiesen bereits in den fünfziger Jahren nach, daß nach Legen eines Verweilkatheters binnen 4 Tagen 95% der Patienten eine Bakteriurie entwickelten. Diese Untersuchungen waren so alarmierend, daß sich seither aufgrund eines viel und häufig falsch zitierten Editorials von *Beeson* [4] eine weltweite Tendenz zur Verdammung des Katheters entwickelt hat. Die Masse der umfangreichen Literatur zu diesem Problem [10–14, 19, 25, 27, 29, 30, 34] bestätigt das mehr oder minder hohe Infektionsrisiko, wobei vielfach, gestützt durch zahlreiche tierexperimentelle Studien [8] die Infektion der Blase gleichgesetzt wird mit dem hohen Risiko einer Infektion der oberen Harnwege [19]. Grundsätzlich ist eine zurückhaltende Einstellung gegenüber allen instrumentellen Maßnahmen zu begrüßen, jedoch gibt es in der operativen Medizin eine Reihe von Indikationen (Tabelle 103), wo wir auf das vorübergehende Einlegen eines Verweilkatheters im Interesse eines guten Ergebnisses unserer Operation, die ja speziell in der Urologie oft mit dem Ziel der Erhaltung oder Besserung der Nierenfunktion durchgeführt wird, angewiesen sind [41, 46]. Es erscheint also eine Standortbestimmung notwendig.

Vorauszuschicken ist zunächst, daß ein grundsätzlicher Unterschied besteht, ob ein Katheter bei funktionell und strukturell gesunder Harnblase oder bei pathologischen Verhältnissen zur Anwendung gelangt. Hier sind besonders die Untersuchungen von *Cox* u. *Hinman jun.* [15, 16, 25] zu erwähnen, die in experimentellen und klinischen Versuchen mit

Tabelle 103. Die Indikation zum Verweilkatheter

1. Die chronische Harnverhaltung bei infravesikaler Obstruktion
2. Eingriffe an der Blase, der Harnröhre, Blasenverletzungen, Eingriffe in der Nähe der Blase

Grundsätzlich besser:

Suprapubische Drainage

3. Zur Überwachung der Nierenfunktion, falls nicht andere Kreislaufparameter ausreichen
4. Operationsdauer über 5 Stunden, besonders bei abdominellen Operationen und artefiziell hoher Diurese
5. Pflegerische Gründe

Merke:

Die Verweildauer sollte so kurz wie möglich sein

freiwilligen harnwegsgesunden Personen zeigen konnten, daß in die Blase eingebrachte Keime innerhalb von 3 Tagen wieder spontan eliminiert waren. Abgesehen von einem angenommenen und letztlich nicht bewiesenen, der unbeschädigten Harnblase eigenen Abwehrmechanismus (intrinsic defense mechanism) war die entscheidende Erkenntnis, daß die Gefahr des Angehens einer Harninfektion nicht groß ist, wenn der Harnfluß größer als die Verdoppelungszeit einer Bakterienpopulation ist (voiding defense). Dieses Prinzip läßt sich auf die gesamte Urologie übertragen und stellt die Erklärung dafür dar, daß die Anwendung eines Katheters bei strukturell und funktionell normalen Harnwegen mit weit geringerem Risiko belastet ist als bei pathologischen Harnwegen. Wir vermeiden aus diesem Grund bei nicht infiziertem Urin unbedingt die diagnostische Katheterung beim Prostatiker und bestimmen grundsätzlich den Restharn radiologisch. Weitere Mitteilungen in dieser Richtung aus gynäkologischer Sicht [50] und bei harnwegsgesunden Mehrfachverletzten [21, 51] bzw. rascher Ausheilung des Infektes nach Entfernung des Dauerkatheters [14, 18] bestätigten die Theorie von *Cox* u. *Hinman jun.* [15, 16, 25]. Dies gilt mit Einschränkung sogar bei neurogener Blase [18, 43]. Die Infektrate kann darüberhinaus durch exaktes Management bei Einlegen und Pflege des Katheters weiterhin gesenkt werden [6, 7, 12, 18, 27, 29, 33, 34, 36, 38, 45].

Bei den in einem unterschiedlich hohen Prozentsatz nicht vermeidbaren katheterbedingten Infektionen der Blase (Tabelle 104), die auch verantwortlich sind für zwei Drittel aller Hospitalinfektionen [13], ist eine direkte Keimaszension in die oberen Harnwege nur möglich, wenn ein zystoureteraler Reflux vorliegt oder iatrogen der Ventilmechanismus am Harnleiterostium durchbrochen wird. Hier kann es bei Vorliegen einer obstruktiven Uropathie, die nicht sofort operativ korrigiert wird, innerhalb von Stunden zu tödlich verlaufenden abszedierenden Pyelonephritiden kommen [1, 27]. Eine Keimaszension in normale obere Harnwege ist selbst bei lange bestehender schwerer Katheterzystitis selten. Anders liegen die Verhältnisse, wenn es sich um angeborene oder erworbene Funktionsstörungen der oberen Harnwege handelt, die durch hämatogene Infektionen infiziert werden können. Der Infektionsweg ist hier über das Einpressen von infiziertem Urin über die durch den

Katheter lädierte Harnröhre in das unmittelbar darunterliegende Corpus spongiosum zu suchen. Der Infekt der Blase erfolgt über den Spalt zwischen Katheter und Harnröhrenschleimhaut [6, 10, 31], der mit seinem fremdkörperbedingten Exsudat [44] einen idealen Nährboden für Bakterien darstellt. Es besteht somit eine offene Verbindung zwischen der Blase und der Außenwelt, zu der besonders keimträchtigen Perinealgegend. Aus diesem Grunde ist bei länger als 4 Tage notwendiger Harnableitung die suprapubische Zystostomie bezüglich des Infektrisikos dem Verweilkatheter deutlich überlegen. Die Keimaszension durch das Katheterlumen spielt demgegenüber eine weit untergeordnete Rolle, besonders seit der Einführung geschlossener Ableitungssysteme.

Tabelle 104. Infektionsrisiko durch den Katheter

A. Einmalkatheterung	
Kass, 1956	2–4 %
Wagenbichler, 1968	0,46 %
B. Verweilkatheter	
Kass, 1955	95 %
Hirsch, 1966	50 %
Guinan u. Mitarb., 1969	10 %
Hochuli, 1969	15 %
Desautels, 1969	20 %
Lindan, 1969	35 %
Castleden, 1971	54 %
Wetterwald u. Mitarb., 1971	26 %
Keresteci u. Mitarb., 1973	33 %
Castle u. Mitarb., 1974	53 %
Mittelwert	38 %

Zusammenfassend läßt sich feststellen, daß das Einbringen eines Katheters in die Blase in jedem Fall mit einem Infektionsrisiko belastet ist, dessen Ausmaß einerseits von der technisch exakten Ausführung und andererseits von der Verweildauer des Katheters abhängig ist. Die in einem mehr oder minder hohen Prozentsatz bei jedem länger als 4 Tage liegenden Verweilkatheter auftretende Harninfektion ist als benigne anzusehen und heilt bei funktionell intakter Blase selbst ohne Behandlung nach Entfernung des Katheters rasch aus [14–16]. Unter der Voraussetzung intakter oberer Harnwege ist das Infektrisiko für diese gering. Die vielfach empfohlene Antibiotikaprophylaxe [10–12, 20, 27, 33, 36] ist infolge Fortbestehens der Noxe auch nicht in der Lage, die Infektion vollständig zu verhindern, sondern begünstigt sogar die Entwicklung hochvirulenter resistenter Hospitalkeime [4, 29]. Wir sind deshalb mit guten Ergebnissen, wie andere Autoren auch [21, 23, 34, 38], dazu übergegangen, keine Prophylaxe mehr durchzuführen. Wichtige vorübergehende Maßnahme ist eine hohe Diurese und die Ansäuerung des Harnes [48], die gleichzeitig einer Phosphatinkrustation des Katheters vorbeugt. Am günstigsten hat sich hier die Verabfolgung von Acidol-Pepsin oder Ammoniumchlorid erwiesen. Wesentlich weniger wirksam, aber für den Patienten angenehmer, ist die Gabe von Ascorbinsäure. Weiterhin wichtig ist die permanente Ableitung, am besten über ein geschlossenes System [7, 36, 45], das jedoch im praktischen Betrieb umständlicher zu bedienen ist als die halbgeschlossenen Systeme, gegen deren Anwendung keine Bedenken bestehen, nachdem nachgewiesen ist, daß die Zwischenschaltung einer Tropfkammer die Infektionsrate nicht senkt [7]. Unbedingt abzulehnen ist das Abstöpseln von Kathetern, da abgesehen von dem Infektrisiko durch den Stöpsel selbst eine Stase eintritt, die rasch länger wird als die Generationsdauer einer Bakterienpopulation und somit entsprechend der *Hinman*schen Regel starke Keimzahlanstiege bedingt. Die weiteren Maßnahmen sind in Tabelle 105 aufgeführt. Bei einmaliger Katheterung empfiehlt sich eine Neomycininstillation [13], z.B. Cystomyacine, vor Entfernung des Katheters.

Tabelle 105. Prophylaxe der Harninfektion beim Verweilkatheter

1. Hohe Diurese
2. Ansäuerung des Harnes
3. Geschlossenes Harnableitungssystem
4. Kein Abstöpseln des Katheters
5. Tägliche Reinigung des Katheters und des Ostium urethrae externum mit einem Desinfiziens
6. Perineale Hygiene
7. Wöchentlicher Katheterwechsel

2. Einbringung von Keimen in die Samenwege des Mannes: Die vordere Harnröhre des Mannes ist physiologischerweise keimbesiedelt und bereits eine einmalige Katheterung kann diese Keime in Prostata und Samenwege einbringen. Besonders gilt das für den Verweilkatheter mit seiner fremdkörperbedingten Urethritis [44]. Die Häufigkeit der Epididymitis wird in der urologischen Literatur mit 20–30% angegeben [9, 23, 35, 52]. Bei Dauerkatheterträgern aus nicht-urologischer Indikation ist die Häufigkeit sicher wesentlich geringer, obwohl exakte Zahlen hierzu fehlen. Die Nebenhodenentzündung bedeutet für den älteren Patienten eine ernsthafte Komplikation, der wir wirksam durch Ligatur des Vas deferens beiderseits begegnen. Diese Maßnahme verbietet sich selbstredend beim Manne im zeugungswilligen Alter. Bei beidseitiger Epididymitis muß mit dem Verlust der Zeugungsfähigkeit gerechnet werden.

3. Die Verletzung der Harnröhre mit der Gefahr einer Striktur: Ein ernstes Problem stellt die Verletzung der Harnröhre beim Manne dar. Da selbst kleine Verletzungen ein hohes Risiko (bis 43%) [32] bezüglich der Entwicklung einer Harnröhrenstriktur haben, deren Therapie als noch immer nicht optimal gelöstes Problem in der Urologie anzusehen ist. Im Interesse einer Strikturverhütung ist bei Dauerkathetern die Kathetergröße so dünn wie möglich und so dick wie nötig, z.B. bei stark infiziertem Urin, zu wählen. Katheter mit möglichst glatter Oberfläche, zu denen PVC und silikonisierte Katheter gehören [17, 32] setzen die Gefahr von Urethritis und Striktur herab.

Der Katheter ist ein vorwiegend therapeutisches und bei richtiger Indikation für die operative Medizin segensreiches und unabdingbares Instrument. Trotzdem haften ihm nicht unerhebliche Gefahren an, die sich jedoch bei Einhaltung bestimmter Kriterien (Tabelle 106) in vertretbaren Grenzen halten lassen. Es ist deshalb anzustreben, vor jedem Gebrauch eines Katheters anamnestisch, klinisch und radiologisch eine möglichst umfassende Information über den strukturellen und funktionellen Zustand der Harnwege zu bekommen. Um die Risiken für Niere und Harnwege so gering wie möglich zu halten, muß im Umgang mit dem Katheter und besonders für die präoperative Diagnostik die gleiche Sorgfalt gefordert werden, die für andere lebenswichtige Organsysteme seit langem Selbstverständlichkeit ist.

Tabelle 106. Leitsätze zur Katheterung

Die Katheterung der Harnblase verlangt folgende Bedingungen:

1. Klare Indikation
2. Nach Möglichkeit vorherige Information über den funktionellen und strukturellen Zustand der Harnwege
3. Sachkundigkeit
4. Steriles Arbeiten
5. Instillation eines desinfizierenden und anästhesierenden Gleitmittels (z.B. Instillagel) in die Harnröhre
6. Anpassung der Kathetergröße an die Harnröhre
7. Bei Schwierigkeiten evtl. suprapubische Punktion

Merke: Einmalige unsachgemäße Katheterung kann einen Harnwegsgesunden zum urologischen Patienten machen

Zusammenfassung

Es wird ein Überblick gegeben über die typischen postoperativen urologischen Komplikationen, wie Blasenentleerungsstörungen, Störungen der oberen Harnwege, Verletzungen der Harnwege und Störungen der Sexualfunktion und deren Behandlung. Im besonderen wird auf das Problem des Katheters eingegangen mit den ihm anhaftenden Risiken (Bakteriurie mit hierdurch hervorgerufenem Hospitalismus, Samenwegsinfektion, Harnröhrenstriktur). Bei richtiger Indikation und sachkundiger Handhabung sind diese Risiken jedoch durchaus kontrollierbar, so daß der Katheter nach wie vor ein aus der operativen Medizin nicht wegzudenkendes nützliches Instrument ist.

Literaturverzeichnis

1. Aboulker, P.: Les infections par manipulation transurétrale. Cah. Anaesthesiol. 20, 589–601 (1972).

2. Albrecht, D., Nagel, R.: Verlust der Potentia generandi nach retroperitonealer Lymphadenektomie bei malignen Hodentumoren. Act. Urol. 4, 91–94 (1972).
3. Amin, M., Eickenberg, H.U.: Urologic complications following abdominoperineal resection of the rectosigmoid. J. Kentucky med. Ass. 71, 594–596 (1973).
4. Beeson, P.B.: The case against the catheter. Amer. J. Med. 24, 1–3 (1958).
5. Bors, E., Comarr, E.: Neurological Urology. Basel–New York: Karger 1971.
6. Brehmer, B., Madsen, P.O.: Route and prophylaxe of ascending bladder infection in male patients with indwelling catheters. J. Urol. 108, 719–721 (1972).
7. Bressel, M., Brühl, P.: Infektionsprophylaxe bei der Harnableitung durch Tropf-, Pump- und Saugsystem. Urologe 9, 28–31 (1970).
8. Brod, J.: The Kidney. London: Butterworth 1973.
9. Brooks, M.B., Lytton, B., Weiss, S.A.: Vasectomy in the control of epididymitis after prostectomy following urethral catheter drainage. J. Urol. 105, 694–697 (1971).
10. Bultidudi, M.J., Eykyn, S.: The relationship between the urethral flora and urinary infection in the catheterized male. Brit. J. Urol. 45, 678–683 (1973).
11. Castle, M., Osterhout, S.: Urinary tract catheterization and associated infection. Nurs. Res. 23, 170–174 (1974).
12. Castleden, W.M.: Urinary infection and catheterization: A case for a catheter team. Austral. N. Z. J. Surg. 41, 65–68 (1971).
13. Clark, L.W.: Neomycin in the prevention of postcatheterization bacteriuria. Med. J. Aust. 1, 1043–1036 (1973).
14. Clarke, B.G., Joress, S.: Quantitative bacteriuria after use of indwelling catheters. J. Amer. med. Ass. 174, 1593 (1960).
15. Cox, C.E., Hinman jun., F.: Incidence of bacteriuria with indwelling catheter in normal bladders. J. Amer. med. Ass. 178, 919–921 (1961).
16. Cox, C.E., Hinman jun., F.: Retention catheterization and the bladder defense mechanism. J. Amer. med. Ass. 191, 105–108 (1965).
17. Dathe, G.: Die Feinstruktur der Katheter- und Uretheloberflächen im Rasterelektronenmikroskop. Verh. Ber. dtsch. Ges. Urol. 24. Tg., S. 418–420. Berlin–Heidelberg–New York: Springer 1973.
18. Desautels, R.E.: The cases of catheter-induced urinary infections and their prevention. J. Urol. 101, 757–760 (1969).
19. Ditscherlein, G.: Zur iatrogenen Pyelonephritis aus morphologischer Sicht. II. Zur Gefahr der Pyelonephritis und Allgemeininfektion beim Menschen bei urologischen Eingriffen. Z. Urol. Nephrol. 65, 271–283 (1972).
20. Drach, G.W., Cox, C.E.: Studies of the bladder defense mechanism. II. Postoperative cystitis in the elderly. J. Amer. Geriat. Soc. 17, 529–540 (1969).
21. Guinan, P.D., Bayley, B.C., Metzger, W.I., Shoemaker, W.S., Bush, I.M.: The case against "the case against the catheter": initial report. J. Urol. 101, 909–913 (1969).
22. Guttmann, L., Frankel, H.: The value of intermittent catheterization in the early management of traumatic paraplegia and tetraplegia. Int. J. Paraplegia 4, 63–83 (1966).
23. Hardy, A.G.: Complications of the indwellling urethral catheter. Paraplegia 6, 5 (1968).
24. Hedlund, P.O., Lindholmer, B., Petersén, I., Stener, I.: Sexuella rubbningar efter operation för benigna kolondsjukdomar. Nord. med. 82, 1121 (1969).
25. Hinman jun., F., Cox, C.E.: The voiding vesical defense mechanism. The mathematical effect of residual urine, voiding interval and volume on bacteriuria. J. Urol. 96, 491 (1966).

26. Hirsch, H.A.: Über postoperative Harnwegsinfektionen unter besonderer Berücksichtigung der Diagnostik. Gynaecologia (Basel) 161, 327–338 (1966).
27. Hochuli, E., Huber, H.R., Blatter, R.: Zur Prophylaxe des Harnwegsinfektes bei Dauerkatheter nach vaginalen Operationen. Schweiz. med. Wschr. 99, 81–87 (1969).
28. Karcher, G., Vahlensieck, W.: Zur „iatrogenen, aszendierenden, anurischen Pyelonephritis". Urologe 3, 22 (1964).
29. Kass, E.H.: Chemotherapeutic and antibiotic drugs in the management of infections of the urinary tract. Amer. J. Med. 18, 764 (1955).
30. Kass, E.H.: Asymptomatic infection of the urinary tract. Transact. Amer. Phys. 69, 56 (1956).
31. Kass, E.H., Schneiderman, L.J.: Entry of bacteria into the urinary tracts of patients with inlying catheters. New Engl. J. Med. 256, 556–557 (1957).
32. Keitzer, W., Arbeu, A., Navarro, I., Bernreuter, E., Allen, J.S.: Urethral strictures: prevention with plastic indwelling catheters. J. Urol. 99, 187 (1968).
33. Keresteci, A.G., Leers, W.D.: Indwelling catheter infection. Canad. med. Ass. J. 109, 711–713 (1973).
34. Kolb, R., Rotter, M.: Epidemiologie der Harnwegsinfektion bei dauerkatheterisierten Patienten einer Intensivbehandlungsstation. Anaesthesist 22, 239–242 (1973).
35. Krebs, W., Matz, M.: Zum Problem der Verhütung der Dauerkatheterepididymitis. Dtsch. Gesundh.-Wes. 23, 123–124 (1968).
36. Kunin, C.M., McCormack, R.C.: Prevention of catheter induct urinary tract infection by sterile closed drainage. New. Engl. J. Med. 274, 1156 (1966).
37. Lenz, P., Medidies, R.: Fertilitätsstörungen nach retroperitonealer Lymphknotenausräumung wegen teratoider Hodentumoren. Act. Urol. 4, 87–90 (1972).
38. Lindan, R.: The prevention of ascending catheter-induced infections of the urinary tract. J. chron. Dis. 22, 321–330 (1969).
39. Lutzeyer, W.: Grundsätze der chirurgischen Behandlung des Harnleiters. Urologe 1, 139 (1962).
40. Lutzeyer, W.: Die Wiederherstellungschirurgie von Harnleiter und Blase. Langenbecks Arch. klin. Chir. 301, 581–590 (1962).
41. Mayor, G.: Indications urologiques et chirurgicales. Praxis 56, 818–820 (1967).
42. Mellick, W.F.: Complications of colonic and rectal surgery: the causes and management of postoperative urologic complications. Dis. Col. Rect. 16, 7–11 (1973).
43. Ott, R., Rossier, A.B.: Der intermittierende Blasenkatheterismus in der Behandlung der akuten Querschnittslähmung. Act. Urol. 4, 79–82 (1972).
44. Painter, M.R., Borski, A.A., Trevino, G.S., Clark jr., W.E.: Urethral reaction fo foreign objects. J. Urol. 106, 227–230 (1971).
45. Pyrah, L.N., Goldie, W., Parsons, F.M., Raper, F.P.: Control of pseudomonas pyocyanae infection in a urological ward. Lancet 1955 II, 314.
46. Reber, H.: Für und wider den Katheter: Versuch einer Zusammenfassung. Praxis 56, 851–852 (1967).
47. Roman-Lopez, J.J., Barcley, D.L.: Bladder dysfunction following schauta hysterectomy. Amer. J. Obstet. Gynec. 115, 81–90 (1973).
48. Sommerkamp, H., Weihe, L.: Untersuchungen zur medikamentösen Harnsäuerung. Urologe 10, 145–151 (1971).
49. Turner-Warwick, R., Worth, P.H.L.: The psoas bladder hitch procedure for the replacement of lower third of the ureter. Brit. J. Urol. 41, 701 (1969).

50. Wagenbichler, P., Rotter, M.: Der Katheterismus in der Schwangerschaft. Zbl. Bakt. 208, 170–176 (1968).
51. Wetterwald, F., Ion, D.: Etude sur l'infection urinaire des malades porteurs de sonde a demeure pour retention d'urine dans un service de réanimation. Ann. Urol. 5, 43–50 (1971).
52. Ziesche, H.W.: Vasoligatur oder Vasoresektion zur Prophylaxe der Epididymitis? Chirurg 38, 305–306 (1967).

Postoperative Blasenentleerungsstörungen nach allgemein-chirurgischen Operationen

H. PALMTAG

Die postoperative Blasenentleerungsstörung in Form der Harnverhaltung ist ein bekanntes Phänomen. In den meisten Fällen stellt sich nach kurzer Zeit wieder eine spontane Miktion ein, so daß außer der temporären Entlastung mittels Katheter eine aktive Intervention urologischerseits nicht erforderlich wird. Probleme treten erst auf, wenn auch nach mehreren Tagen keine Spontanmiktion einsetzt. Es stellt sich dann die Frage, wie lange eine reversible postoperative Blasenentleerungsstörung dauert oder dauern darf, ab welchem Zeitpunkt mit einer irreversiblen Schädigung zu rechnen ist und wann spätestens eine exakte urologische Diagnostik zur Abklärung der vorliegenden Störung durchgeführt werden muß.

Verschiedene Wirkmechanismen können zum Auftreten einer postoperativen Blasenentleerungsstörung führen, die sich symptomatisch als erschwerte Miktion oder als Inkontinenz äußern kann. Einmal sind es direkte operativ bedingte Einwirkungen auf den unteren Harntrakt, insbesondere bei ausgedehnten Eingriffen im kleinen Becken. Zum anderen führen viszeroviszerale Reflexe sowie die verschiedenartigsten Einflüsse (Narkotika, direkte Nervenläsionen, Embolie, Toxine) auf das für die Miktion verantwortliche zentrale oder periphere Nervensystem zur postoperativen Komplikation der Blasenentleerungsstörung. Sowohl die intraoperative Überdehnung der Blase bei fehlender Katheterentlastung als auch der zur Operation eingelegte Katheter selbst können bei entsprechender morphologischer Disposition, etwa über die durch den Katheter entstandene Entzündung mit lokaler Ödembildung und Schmerzreaktion, zur Entleerungsstörung führen.

Ergeben sich in der präoperativen Anamnese Hinweise auf eine Blasenentleerungsstörung oder stellt sich nach der postoperativen Mobilisation des Patienten, spätestens aber 2–3 Wochen danach, keine oder keine zufriedenstellende Miktion ein, so ist im einen Fall bereits präoperativ, anderenfalls postoperativ eine urologische Abklärung der Blasenentleerung erforderlich.

Diagnostik

Die Diagnostik muß klären, ob es sich um eine mechanische, neurogene oder reflektorisch bedingte Entleerungsstörung handelt. Nur die genaue Analyse von Morphologie und Funktion des unteren Harntraktes erlaubt eine Differenzierung der vorliegenden Störung. Deshalb haben zunehmend urodynamische Untersuchungen in Ergänzung zu den üblichen diagnostischen Maßnahmen, wie Erhebung der Anamnese, Restharnbestimmung, Urinkultur, Endoskopie und Röntgenuntersuchungen wie retrogrades Urethrogramm, Zystographie oder MCU, an Bedeutung gewonnen [1, 2, 4–7, 10].

Als urodynamisches Screeningverfahren reicht die Urinflußmessung mit Bestimmung des Miktionsvolumens, der maximalen Blasenkapazität und des Restharns aus [8]. Eine genaue urodynamische Analyse aber ermöglicht erst die aufwendigere Untersuchung mittels videographischer Urethrozystographie bei simultaner Druck-Fluß-Messung. Dabei werden der Urinfluß, das Miktionsvolumen, der Blasendruck, der Abdominaldruck und die Differenz zwischen beiden als Maß für die Detrusoraktivität bestimmt. Nur so können die morphologischen Veränderungen in ihrer funktionellen Wirksamkeit quantitativ erfaßt und exakte vergleichende Aussagen gemacht werden (Abb. 120).

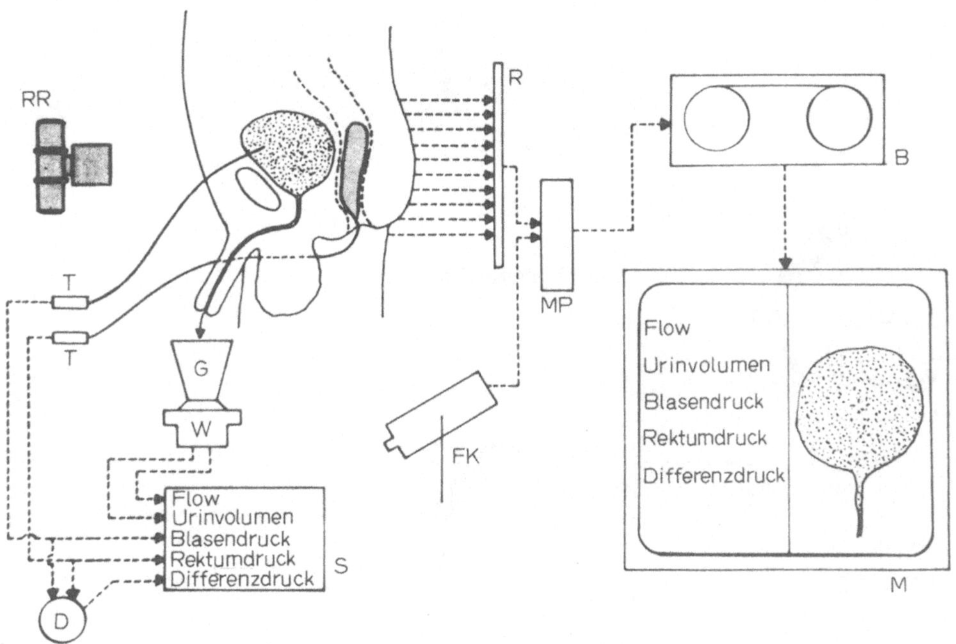

Abb. 120. Schematische Darstellung der Meßeinheit zur videographischen Zystourethrographie mit simultaner Druck-Fluß-Messung nach *Boettger* u. Mitarb. [2]. (*RR*) Röntgenanlage; (*T*) Druckwandler für Blasen- und Rektumdruckmessung; (*W*) elektronische Waage zur Fluß- und Volumenmessung; (*S*) Mehrfachschreiber zur Druck-Fluß-Registrierung; (*D*) Differenzverstärker bildet Differenzsignal aus Blasendruck und Rektumdruck; (*FK*) Fernsehkamera; (*MP*) Mischpult; (*B*) Videobandspeicher: (*M*) Monitor mit Mischbild der Druck-Fluß-Kurve und der Videographie

Urodynamische Untersuchungen bei 89 Patienten mit Rektumkarzinom, bei denen eine sakroabdominelle Rektumexstirpation geplant oder bereits durchgeführt wurde, zeigten, daß postoperativ nur selten eine neurogene Blasenentleerungsstörung nachzuweisen war (etwa 8%). 80% der Patienten zeigten jedoch eine postoperative Positionsänderung der Blase. Diese führte, wenn präoperativ bereits eine kompensierte Entleerungsstörung vorlag, postoperativ zur Dekompensation, da die Positionsänderungen als Energievernichter wirksam sind. Sie beeinflussen jedoch nicht direkt die Detrusoraktivität. Typischerweise lassen sich die Positionsänderungen in eine Retroposition und Retroflexion trennen. Beide Veränderungen können zusätzlich mit einer Kaudalverlagerung von Blase und Blasenhals kombiniert sein (Abb. 121). Außerdem kann eine operationsbedingte Fixation der Blase eine Entleerungsstörung hervorrufen (Abb. 122). Bei diesen Patienten zeigt der Urinfluß zum Zeitpunkt, zu dem die Fixation funktionell wirksam wird, einen deutlichen Abbruch. Als Kompensationsmechanismus zur vollständigen Entleerung wird die Bauchpresse eingesetzt (Abb. 123 a und b).

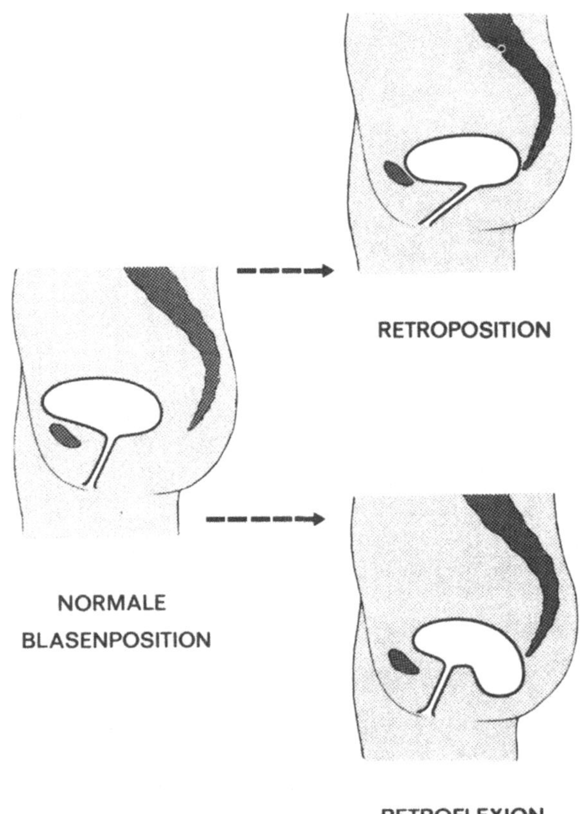

Abb. 121. Typische Blasenpositionsänderungen nach der sakroabdominellen Rektumexstirpation [9]

Die postoperativen neurogenen Blasenentleerungsstörungen zeigen bei kompletter Schädigung eine Inaktivität des Detrusors, bei inkompletter eine extreme Hypoaktivität. Harndranggefühl und Sexualfunktion können dabei erhalten sein. Zystometrisch konnte bei manchen Patienten eine Hypo-, bei anderen sogar eine Hypertonie nachgewiesen werden. Die Bezeichnung postoperative Blasenatonie sollte deshalb völlig gestrichen werden zugunsten der Aktivitätsbezeichnung. Der Blasentonus und ergänzend die röntgenologisch erfaßte Blasenkonfiguration werden nämlich nicht nur von der Art und dem Sitz der Läsion bestimmt, sondern auch von der Art der Behandlung und dem Ausmaß des Harnwegsinfektes. Deshalb bietet sich die Bezeichnung „postoperative Blaseninaktivität" unter zu-

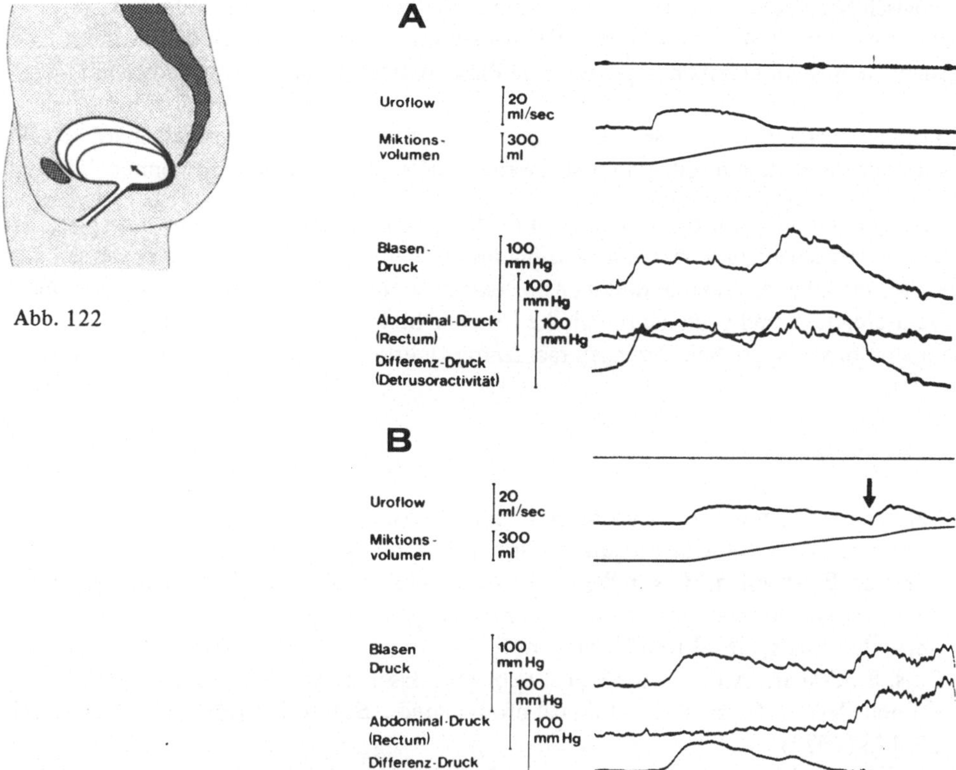

Abb. 122. Fixationsbedingte Einschränkung der Entfaltung und Aufrichtung der Blase [9]

Abb. 123 a und b. Druck-Fluß-Kurve (a) prä- und (b) postoperativ bei sakroabdomineller Rektumexstirpation. (a) präoperativ: Mechanische Blasenentleerungsstörung bedingt durch ein Prostataadenom (reduzierter Urinfluß, verlängerte Miktionsdauer, erhöhter subvesikaler Abflußwiderstand, reaktive Detrusorhyperaktivität. (b) postoperativ: Zusätzliche Fixation der Blase. Kompensatorisch wird die Bauchpresse zum Zeitpunkt der funktionellen Wirksamkeit der Blasenfixation eingesetzt

sätzlicher Beschreibung von Tonus und Reflexverhalten eher an, da der entscheidende Effekt das eingeschränkte oder fehlende Leistungsvermögen der Blasenmuskulatur ist.

Die bei den Rektumpatienten gewonnenen Ergebnisse zeigen weiter, daß bei einer länger als 3 Monate andauernden postoperativen Blaseninaktivität eine definitive neurogene Nervenschädigung angenommen werden muß.

Behandlung

Die Behandlung der postoperativen Blaseninaktivität besteht in einer Katheterentlastung, bei länger andauernden Entleerungsstörungen sollte auf die intermittierende Katheterung übergegangen werden. Parasympathomimetika können einen günstigen Einfluß auf die reversible postoperative Blaseninaktivität haben, jedoch ohne anhaltenden Heilungseffekt.

Urologische operative Eingriffe zur Verbesserung oder Wiederherstellung der Miktion sollten frühestens 3 Monate nach der allgemein-chirurgischen Operation durchgeführt werden, auch wenn bereits präoperativ eine Blasenentleerungsstörung diagnostiziert werden konnte. Nach diesem Zeitraum haben die operationsbedingten Veränderungen einen definitiven Zustand erreicht, so daß einerseits verfrühte und später eventuell überflüssige Operationen und andererseits unnötige Zweiteingriffe vermieden werden können.

Bei ausgedehnten Operationen im kleinen Becken, insbesondere wenn dabei mit einer direkten Nervenschädigung oder einer Läsion des unteren Harntraktes gerechnet werden muß, wie etwa bei der sakroabdominellen Rektumexstirpation, ist eine prä- und postoperative urologische und auch neurologische Untersuchung routinemäßig zu empfehlen, um operationsbedingte Schädigungen rechtzeitig zu erfassen und therapieren zu können.

Literaturverzeichnis

1. Bates, C.P., Corney, C.E.: Synchronous cine/pressure/flow/cystography: A method of routine urodynamic investigation. Brit. J. Radiol. 44, 44 (1971).
2. Boettger, F., Palmtag, H., von Wedel, J., Weigmann, K., Ziegler, M.: Kinematographische Cystourethrographie mit simultaner Messung von Blasendruck und Urinfluß, S. 382. Verh.-Ber. dtsch. Ges. Urol., Hannover 1972.
3. Bors, E., Comarr, A.E.: Neurological Urology. Basel–New York: Karger 1971.
4. Frimodt-Möller, C., Hald, T.: Clinical urodynamics. Scand. J. Urol. Nephrol. 6, Suppl. 15, 143 (1972).
5. von Garrelts, B.: Intravesical pressure and urinary flow during micturition in normal subjects. Acta chir. scand. 114, 49 (1957).
6. Miller, E.R.: Combined monitoring for the study of continence and voiding. In: Hydrodynamics of micturition. Springfield: Thomas 1971.
7. Palm, L.: A new uroflowmeter for combined continuous pressure-flow measurements. Dan. med. Bull. 15, 175 (1968).
8. Palmtag, H., Boettger, F., Stahl, J.: Zur Diagnostik von Blasenentleerungsstörungen, S. 177. Verh.-Ber. dtsch. Ges. Urol., Aachen 1973.
9. Palmtag, H., Schneider, J., Schneider, P., Zachoval, R., Drüner, H.U.: Urodynamische Untersuchungen vor und nach sacroabdomineller Rectumexstirpation, S. 242. Verh.-Ber. dtsch. Ges. Urol., München 1974.
10. Tanagho, E.A., Miller, E.R., Meyers, F.H., Corbett, R.K.: Observations on the dynamics of the bladder neck. Brit. J. Urol. 38, 72 (1966).

Ureterläsionen bei operativen Eingriffen am pelvinen Kolon

A. KNIPPER, R. WINKLER, S. KÜGLER und K. HEMPEL

Amputierende und resezierende Operationen am pelvinen Kolon gehören zu den Standardeingriffen einer chirurgischen Klinik. Harnleiterverletzungen als Komplikation bei allgemein-chirurgischen Eingriffen finden sich am häufigsten nach abdominoperinealer Rektumexstirpation [7].

Fünf Arbeitsakte mit großer Schädigungsgefahr sind besonders zu erwähnen [9] (Abb. 124):

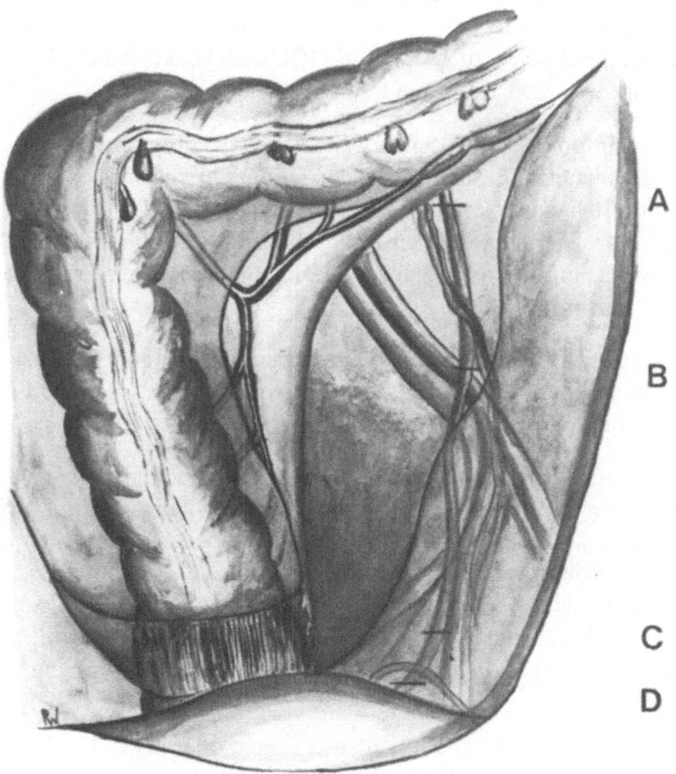

Abb. 124. Prädilektionsstellen für Ureterverletzungen. Das Peritoneum ist links breit eröffnet, das Kolon nach rechts verlagert

1. Bei der Mobilisation des sekundär angehefteten Mesosigmoids (A)
2. Bei der Präparation der Metastasenstraße zum Abgang der A. mesenterica inferior
3. Bei der Darstellung der Gefäßgabel zur Ligatur der A. iliaca interna (B)
4. Bei der Präparation und Mobilisation des Tumors in Höhe der peritonealen Umschlagfalte im Douglasschen Raum (C)
5. Bei der Naht des Beckenbodenbauchfells (D).

Die letztgenannten Gefahrenpunkte, 3, 4 und 5 schließen auch Verletzungsmöglichkeiten des rechten Harnleiters ein. Sie entfallen bei der Durchführung einer Kontinenzresektion. Zur Vermeidung dieser Komplikation wird präoperativ ein Urogramm angefertigt, vermittelt es doch eine gute Information über Verlauf und Funktion der ableitenden Harnwege.

Intraoperativ ist die genaue Darstellung der Ureteren ohne breite Freilegung anzustreben; eine ausgedehnte Skelettierung kann zu Durchblutungs- und Motilitätsstörungen führen. Das routinemäßige Legen von Uretersonden zur besseren Orientierung hat sich nicht durchgesetzt [4]. Bei der Zirkumzision des Beckenbodenbauchfells müssen die Harnleiter mit langen Spatelhaken nach vorne seitlich abgedrängt werden. Die Naht des Beckenbodenbauchfells kann entfallen, insbesondere dann, wenn die nahe den Schnitträndern gelegenen Harnleiter mitgefaßt werden können. Die befürchtete Dünndarmeinklemmung ist auch hiermit nicht sicher zu verhindern [10]. Drucknekrosen der Ureteren lassen sich bei richtiger Lage weicher Paragummidrains vermeiden.

Die Symptome der iatrogenen Harnleiterverletzung sind abhängig von Art und Ausmaß der Schädigung. Bei subtotaler oder totaler Durchtrennung sprudelt der Urin aus der Verletzungsstelle; das Gewebe besitzt eine spürbar festere Konsistenz. Besteht intraoperativ der Verdacht einer partiellen Wandschädigung, erfolgt, falls der Defekt nicht sofort sichtbar ist, die intravenöse Gabe von Methylenblau zur genauen Lokalisation. Der Defekt wird sofort versorgt [5, 7].

Bei postoperativer Anurie ist bis zum Beweis einer anderen Ursache ein beidseitiger Verschluß anzunehmen [8]. Die einseitige vollständige Unterbindung bleibt häufig unbemerkt und wird erst bei Infektionen klinisch manifest.

Ausscheidungsmenge und Hämaturie sind nur bedingt verwertbare Parameter in der postoperativen Beurteilung. Urinextravasate machen zunächst meist keine Beschwerden, oder sie haben gastrointestinalen Charakter mit Übelkeit, Erbrechen und Bauchdeckenspannung. Ein diskreter Flankenschmerz kann den ersten Hinweis geben. Der Zeitpunkt ist abhängig davon, ob eine direkte Schädigung, zum Beispiel Schnittverletzung, oder eine indirekte Schädigung, zum Beispiel ischämische Nekrose, vorliegt. Verdächtig für die offene Verletzung ist der stets tropfnasse Verband. Der typische Uringeruch fehlt in der Regel.

Schließen sich die Urinfisteln nicht spontan oder liegt eine Harnleiterdurchtrennung vor, ist ein rekonstruktiver Eingriff baldmöglichst durchzuführen [5, 7]. In unserem Krankengut betrug das Zeitintervall etwa 3 Wochen.

Zu den wesentlichen Spätschäden gehört die Ureterstenose. Insofern sind regelmäßige postoperative Urogramme ebenso notwendig wie die üblichen Kolonkontrasteinläufe und

Endoskopien. Die unilaterale Harnstauungsniere ist das zweithäufigste Symptom des Lokalrezidivs (Abb. 125).

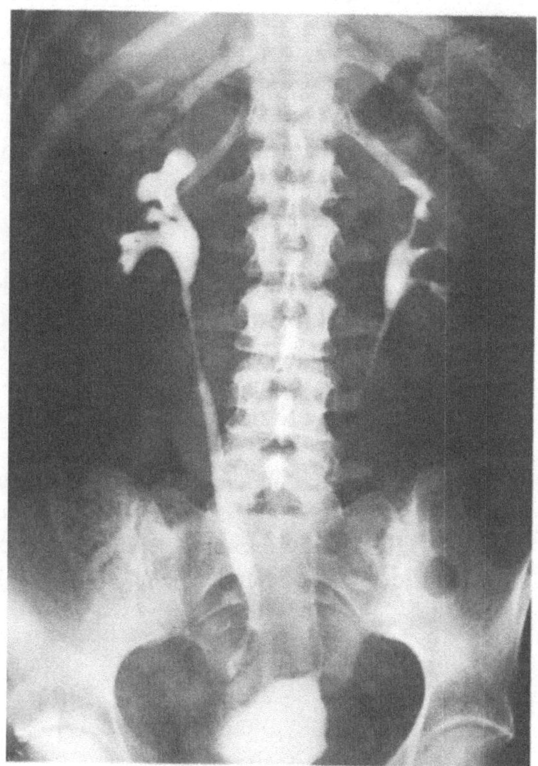

Abb. 125. Zustand nach Blasenteilresektion und Ureterimplantation links wegen Karzinoms des Rektosigmoids vor 2 Jahren. Regelrechte Funktion der ableitenden Harnwege. Rechts ist es infolge eines Lokalrezidivs zur Verlagerung und Aufstauung des Ureters gekommen. Impression auch der Blasenwand

Fehlende urographische Nachuntersuchungen erklären auch die breite Streuung der Häufigkeit in den Literaturangaben, die von 0,3%–5,7% reicht [1–3, 6] (Tabelle 107). Auch eigene gute Ergebnisse sollten nicht darüber hinwegtäuschen, daß man bei Eingriffen am pelvinen Kolon an die Gefahr der Ureterverletzung denken muß.

Tabelle 107. Ureterläsionen nach operativen Eingriffen am pelvinen Kolon

Autor/Klinik	Jahr	n	%
Baumrucker	1953	105	5,7
Graham, J.W.	1954	1605	0,93
Goligher, J.C. *Ginzburg, C.*	1966	?	0,3
Kliniken Bonn u. Aachen	1967	504	4,2
Klinik Hamburg	1970	626	0,9
AK Wandsbek	1974	112	2,7

Literaturverzeichnis

1. Baumrucker, G.O., Shaw, J.W.: Urological complications following abdomino-perineal resection of the rectum. Arch. Surg. 67, 502–513 (1953).
2. Ginzburg, C., zit. nach Lynen u. Philipp [6].
3. Graham, J.W., Goligher, J.C.: The management of accidental injuries and deliberate resections of the ureter during excision of the rectum. Brit. J. Surg. 42, 151–160 (1954).
4. Higgins, Ch.C.: Ureteral injuries. J. Amer. med. Ass. 199. 82 (1967).
5. Knipper, A., Winkler, R.: Ureterläsionen bei operativen Eingriffen am pelvinen Colon. Urologe B, 15, 138–141 (1975).
6. Lynen, F.K., Phillipp, R.: Zur Frage unabeabsichtigter Verletzungen und bewußter Resektionen von Harnleiter und Blase bei Operationen von Rektum- und Rektumsigmoidkarzinomen. Zbl. Chir. 93, 1168–1173 (1968).
7. Meridies, R., Lenz, P.: Die Ureterschädigung als Folge chirurgischer Eingriffe und ihre Behandlungsmöglichkeiten. Zbl. Chir. 96, 721–724 (1971).
8. Orkin, L.A.: Trauma to the ureter: pathogenesis and management. Oxford: Blackwell 1964.
9. Stelzner, F.: Eingriffe an Mastdarm und After. In: Intra- und postoperative Zwischenfälle. Bd. II, S. 313–342 (Hrsg. G. Brand, H. Kunz, R. Nissen). Stuttgart: Thieme 1971.
10. Stelzner, F., Kügler, S.: Nachuntersuchungen von Operierten mit einer Rektumamputation und offenem Beckenbodenbauchfell. Bruns Beitr. klin. Chir. 219, 694–702 (1972).

B. Nephrologische Komplikationen

Postoperative Störungen der Nierenfunktion: Pathophysiologie, Klinik und Therapie

F.W. EIGLER, K. LITTMANN und P. LINDNER

Die Nierenfunktion mit Ausscheidung harnpflichtiger Substanzen, Regulierung von Elektrolyt-, Wasser- und Säure-Basen-Haushalt nimmt eine zentrale Rolle in der Erhaltung des „inneren Milieus" des Organismus ein. Im Hinblick auf postoperative Funktionsstörungen scheint es wesentlich, sich an zwei *physiologische Grundtatsachen* zu erinnern:

1. Die Primärharnbildung ist ein passiver Vorgang, abhängig praktisch nur von der Kreislaufsituation bzw. dem im Glomerulus herrschenden Filtrationsdruck. Dabei dürfen für die hier zu besprechenden Gesichtspunkte internistische Krankheitsbilder mit Glomerulus-Membran-Störungen außer Betracht bleiben.

2. Die eigentliche „aktive" Nierenleistung besteht in der selektiven Rücknahme des größten filtrierten Flüssigkeitsvolumens mit dem „Ziel", vor allem harnpflichtige Substanzen im endgültigen Harn zurückzulassen und wesentliche Stoffe (z.B. Glucose, Aminosäuren, aber auch je nach Situation bestimmte Elektrolytanteile) für den Organismus zu konservieren.

Quantitativ handelt es sich um ganz erhebliche Volumenverschiebungen. So werden in einer Stunde 7 l filtriert und etwa 6,930 l, also 99%, rückresorbiert. Stellt man sich vor, daß bei isoliertem Ausfall der spezifischen Nierenfunktion und Erhaltung der passiven Filtration innerhalb von 2 Stunden praktisch das Volumen des gesamten Extrazellulärraumes als Primärharn ausgeschieden würde, so wird klar, daß rein teleologisch mit einem Regulationsprinzip zu rechnen ist, das Filtratgröße und Rückresorptionsvolumen aufeinander abstimmt. Tatsächlich scheint ein solches Regulationsprinzip in jedem individuellen Nephron durch Rückkoppelung der resorbierten Natriummenge über den juxtaglomerulären Apparat mittels Renin auf die Filtratgröße zu bestehen. Dieser Mechanismus wird sich immer dann bemerkbar machen, wenn die Schädigung primär oder sekundär den Tubulusapparat der Niere betrifft [4, 6].

Je nach Intensität und Dauer von Narkose und Operation sowie entsprechend ihrer Einwirkung auf die Kreislaufsituation wird auch die Filtratgröße in der Niere beeinflußt. Hormonelle Einflüsse machen sich im postoperativen Verlauf in Form eines sekundären Aldosteronismus und in einer Antidiuretinwirkung bemerkbar. Bei der heute standardisierten postoperativen Infusionstherapie resultieren nur selten schwerere Störungen [7].

Eine sehr ernste Komplikation stellt nach wie vor das weitgehende oder völlige *Versagen der Nierenfunktion* dar. Im weiteren Sinne müssen darunter alle Zustände verstanden werden, die eine Verminderung der Urinausscheidung unter das notwendige Minimum von etwa 30 ml pro Stunde bzw. die unzureichende Exkretion harnpflichtiger Substanzen bewirken, also auch eine beiderseitige Abflußstörung, wie sie von urologischer Seite bereits abgehandelt wurde (siehe Beitrag *Kolle*). Hier bleiben demnach nur prä- und intrarenale Ursachen zu differenzieren. Von den seltenen Ursachen einer beiderseitigen Nierenarterienthrombose bzw. -embolie oder Nierenvenenthrombose abgesehen, sind zunächst alle Kreislaufdepressionen mit vermindertem Filtrationsdruck als prärenale Ursachen anzusehen. Die Bezeichnung „Niere im Schock" scheint die Situation gut zu charakterisieren [5]. Der Begriff deutet an, daß nach Wiederherstellung normaler Kreislaufverhältnisse auch die Nierenfunktion sich völlig normalisieren kann. Zu unterscheiden ist demgegenüber die sog. Schockniere, bei der im Zusammenhang mit der Kreislaufdepression eine Tubulusschädigung eintritt, so daß mit mehr oder weniger langer Latenz trotz wiederhergestellter normaler Kreislaufverhältnisse ein Nierenversagen resultiert [4]. Über den engeren Begriff der Schockniere hinaus kann das akute Nierenversagen durch die in Tabelle 108 zusammengestellten Noxen verursacht werden.

Tabelle 108. Ursachen des postoperativen akuten Nierenversagens

Volumenmangel	absolut oder relativ	hämorrhagischer septischer	Schock
„Toxine"	Hämolyse Myoglobinämie Hyperbilirubinämie nephrotoxische Pharmaka		

Über die *Häufigkeit* des akuten Nierenversagens nach chirurgischen Eingriffen gibt es lediglich für den Bereich der Herzchirurgie größere Statistiken [17], während bei allgemeinchirurgischen Eingriffen nur Aufschlüsselungen der Patienten mit akuter Niereninsuffizienz im Hinblick auf die vorausgegangenen Eingriffe existieren. Tabelle 109 faßt das Krankengut der Chirurgischen Universitätsklinik Essen von 1967 bis 1974 zusammen [12]. Das akute Nierenversagen, bezogen auf die Eingriffsarten, findet sich aber nur selten ausgewertet. Die Zahlen für das Essener Krankengut zeigen die Tabellen 110–112. Dabei erscheint besonders beachtenswert, daß nach Eingriffen, bei denen septische eher als hämorrhagische Komplikationen zu erwarten sind, häufiger ein akutes Nierenversagen beobachtet wird [12].

Tabelle 109. Prozentuale Verteilung bei 102 Fällen von postoperativem akutem Nierenversagen (Chirurgische Universitätsklinik Essen: Januar 1967–Dezember 1974)

Art der Operation	Zahl der Operationen	Anteil in %
Eingriffe am Magen	25	23,5
Eingriffe am Gallenwegssystem	9	8,9
Eingriffe am Dickdarm	23	22,5
Appendektomien	5	4,9
Eingriffe an den Arterien	18	17,6
Verschiedene	23	22,6

Das geht insbesondere aus den Zahlen für die Appendektomien hervor (Tabelle 110). Damit wird aber zugleich deutlich, daß hier eine sehr schwer therapierbare Situation angesprochen ist. Das akute Nierenversagen kann im Sinne der *„Niere im Schock"* Symptom der in einer Sepsis erlöschenden Kreislauffunktion darstellen. So werden die angeführten Statistiken für die Erfassung einer *Schockniere* durchaus fragwürdig. Auf jeden Fall wird das Schicksal des Patienten häufig von der Frage abhängen, ob er die zum akuten Nierenversagen führende Komplikation überwindet. Zweifellos sind jedenfalls Situationen, die durch einen Volumenmangelschock entstehen und entsprechend behoben werden können, auf längere Sicht für eine Therapie sehr viel dankbarer.

Tabelle 110. Akutes Nierenversagen nach chirurgischen Eingriffen (Chirurgische Universitätsklinik Essen: Januar 1967–Dezember 1974)

Gesamtzahl der Operationen		Gesamtzahl der Operationen, in deren Bereich ein akutes Nierenversagen beobachtet wurde
20 860		5 865
	akutes Nierenversagen (Anzahl)	
(0,49 %) ←	102	→ (1,74 %)

Tabelle 111. Übersicht verschiedener Operationsarten, nach denen ein akutes Nierenversagen beobachtet wurde (Chirurgische Universitätsklinik Essen: Januar 1967–Dezember 1974) [12]

Art des Eingriffs	Zahl der Operationen	akutes Nierenversagen
Eingriffe am Magen	1 168	24 (2,1 %)
Eingriffe an den Gallenwegen	1 260	9 (0,72 %)
Eingriffe am Dickdarm	684	23 (3,36 %)
Appendektomien	1 674	5 (0,29 %)
Eingriffe an den Arterien	891	18 (2,02 %)

Tabelle 112. Akutes Nierenversagen nach Appendektomien (Chirurgische Universitätsklinik Essen: Januar 1967–Dezember 1974)

Art der Operation	Anzahl	Nierenversagen
Appendektomien	1 674	5 (0,29 %)
ohne Perforation	1 577	2*(0,12 %)
nach Perforation	97	3 (3,1 %)

* Patientenalter 71 bzw. 75 Jahre, vorgeschädigte Nieren

Da eine kausale *Therapie* einer Schockniere bzw. des akuten Nierenversagens bisher nicht möglich ist [2, 3, 9], wohl aber einer Niere im Schock mit adäquater Volumensubstitution, ist die Differenzierung beider Situationen von Wert, insbesondere wenn eine maskierte Schocksituation vorliegt.

Dabei ist die Bestimmung des spezifischen Gewichtes, auf die früher sehr viel Wert gelegt wurde, wegen der Ungenauigkeit und vor allen Dingen wegen der „Verfälschung" bei Gabe von Plasmaersatzmitteln durch Ausscheidung hochmolekularer Substanzen im Urin ungeeignet.

So kann das spezifische Gewicht auch bei der Schockniere hoch sein, obwohl nur noch bei weitgehend intaktem Tubulusepithel – wie bei der Niere im Schock – eine Konzentrierung harnpflichtiger Substanzen zu erwarten ist. Die Bestimmung des Gefrierpunktes als Maß der Osmolarität ist grundsätzlich zuverlässiger.

Bei noch nicht durch diuretische Maßnahmen beeinflußten Situationen kann die Natriumkonzentration im Urin einen Hinweis geben: Eine Konzentration unter 30 mval/l spricht für eine Niere im Schock, ein höherer Wert für die bereits eingetretene Tubulusschädigung bei der Schockniere. Eine differenziertere Methode ist die Quotientenbildung von Harnstoffkonzentrationen im Urin und Serum: ein Wert über 15 spricht für eine Niere im Schock, ein Wert unter 10 für eine Schockniere.

Da alle diese Untersuchungen eine Zeitverzögerung bedeuten, wird man in der Praxis meist aufgrund der Vorgeschichte und einer probatorischen Zugabe von Vasodilatantien (z.B. Hydergin, Dopamin) eine Verbesserung der Urinausscheidung zu erreichen versuchen und bei Mißerfolg Mannit (100–200 ml 20%iger Lösung in 20 Minuten intravenös) oder Furosemid (25–50 mg intravenös) einsetzen.

Während bei der Niere im Schock die adäquate Schocktherapie im Vordergrund steht und prophylaktisch Mannitlösung oder Furosemid zu einer guten Diurese führen können, ist nach Eintritt eines akuten Nierenversagens auch durch hohe Dosen von Furosemid (bis zu 1 g) höchstens eine Verbesserung der Flüssigkeitsbilanz zu erreichen. Allerdings kann ein frühzeitiger Einsatz von Diuretika das Leitsymptom der Oligo-Anurie bei der Schockniere maskieren. Bisher gibt es jedenfalls keine ausreichenden Belege, daß durch Anwendung von Diuretika das akute Nierenversagen, abgesehen von der Wasserausscheidung, positiv zu beeinflussen ist [10]. Vielmehr müssen dann alle Maßnahmen getroffen werden, mögliche Schäden als Folge des akuten Nierenversagens zu vermeiden, wie sie in Tabelle 113 zusammengefaßt sind. Dabei kann man zur Lockerung dieser strengen Prinzipien im Hinblick auf andere Organsysteme immer dann übergehen, wenn die Peritoneal- oder Hämodialyse ohnehin vorgesehen ist oder durchgeführt werden muß. Bei der parenteralen Ernährung kann im übrigen die Zufuhr bestimmter essentieller Aminosäuren vielleicht die Regenerationszeit des Tubulusepithels abkürzen [1].

Besonders prüfen muß man während der Zeit des akuten Nierenversagens, ob Medikamente gegeben werden, die sich mangels normaler Ausscheidung durch die Nieren im Organismus anhäufen und dann toxisch wirken. Dies Verhalten ist zum Beispiel von manchen Antibiotika (z.B. Cephalotin und Gentamycin), Sulfonamiden und Herzglycosiden bekannt [9, 12].

Tabelle 113. Synopsis von Komplikationsmöglichkeiten beim akuten Nierenversagen und ihrer Prophylaxe sowie Therapie

Drohende Veränderungen	Mögliche Komplikationen	Prophylaxe	Therapie	
Hyperkaliämie	Arrythmien Herzstillstand	keine Kaliumzufuhr	Laxantien Ionenaustauscher 20%ige Glucoselösung + Insulin 20–50 ml 10%ige $CaCl_2$-Lösung 50 ml 10%ige NaCl-Lösung i.v.	
Überwässerung	Lungen- und Hirnödem	zusätzlich zur Menge ausgeschiedener Flüssigkeiten höchstens 500 ml H_2O pro 24 Std	(Laxantien)	Peritoneal- und Hämodialyse
Azidose	Fermententgleisung Hyperventilation	Keine säuernden Lösungen (etwa zum Magensaftersatz)	4%ige Natriumbicarbonatlösung	
Urämie	Blutungsneigung Infektanfälligkeit Koma	eiweißarme, aminosäuren- und kalorienreiche Ernährung	spezifische Substitutionstherapie Gammavenin	

Mit den angegebenen Maßnahmen können die Auswirkungen des akuten Nierenversagens über wenige Tage kompensiert werden. Bei längerer Dauer wird aber die Anwendung der Peritoneal- oder Hämodialyse unausweichlich. Deshalb sollte man schon beim Verdacht auf das Vorliegen eines akuten Nierenversagens Kontakt zu einem Zentrum mit Dialyseerfahrungen aufnehmen.

Gelingt es, die Auswirkungen des Nierenversagens durch konservative Therapie und Dialyse weiter zu kompensieren und treten keine zusätzlichen Komplikationen wie Pneumonien oder Gerinnungsstörungen auf, so kann innerhalb von 8 Tagen bis 6 Wochen die Regeneration des Tubulusepithels soweit fortschreiten, daß die Nieren ihre Funktion wieder aufnehmen. Im allgemeinen kann man innerhalb eines halben Jahres mit einer Restitutio ad integrum der geschädigten Niere rechnen.

Daß trotz dieser generellen Möglichkeiten das einmal eingetretene akute Nierenversagen auch heute noch eine sehr ernste Prognose mit Letalitätsquoten zwischen 60 und 80% hat, dürfte daran liegen, daß leichtere Formen insbesondere nach hämorrhagischem Schock früher erkannt und besser beherrscht werden, andererseits größere Eingriffe auch bei älteren Patienten zu schwereren Komplikationen führen [11, 15, 16].

Literaturverzeichnis

1. Abel, R.M., Abbott, W.M., Fischer, J.E.: Intravenous essential L-amino acids hypertonic dextrose in patients with acute renal failure. Amer. J. Surg. 123, 632–638 (1972).
2. Auger, R.G., Cayton, D.A., Harrison, C.E., Tucker, R.M., Anderson, C.F.: Use of ethacrinic acid in mannitol-resistent oliguric renal failure. J. Amer. med. Ass. 206, 891–893 (1968).
3. Baek, S.M., Brown, R.S., Shoemaker, W.C.: Early prediction of acute renal failure and recovery. II. Renal function response to furosemide. Ann. Surg. 178, 605–608 (1973).
4. Bohle, A., Thurau, K.: Ein Dialog: Funktion und Morphologie der Niere im akuten Nierenversagen. Verh. dtsch. Ges. inn. Med. 80, 565–582 (1974).
5. Buchborn, E.: Akutes Nierenversagen. In: Klinische Pathophysiologie (Hrsg. W. Siegenthaler). Stuttgart: Thieme 1970.
6. Deetjen, P.: Niere und ableitende Harnwege. Physiologische Grundlagen. In: Klinische Pathophysiologie (Hrsg. W. Siegenthaler). Stuttgart: Thieme 1970.
7. Eigler, F.W.: Geläufige Behandlungsmöglichkeiten des Operationsstresses. In: Postoperative Störungen des Elektrolyt- und Wasserhaushaltes. Pathophysiologie und Therapie (Hrsg. E.S. Bücherl, F. Krück, W. Leppla, F. Scheler), S. 87–95. Stuttgart–New York: Schattauer 1968.
8. Eigler, F.W.: Postoperative Komplikationen: Niere. Langenbecks Arch. klin. Chir. 332, 287–291 (1972).
9. Eigler, J.: Klinische Probleme des akuten Nierenversagens. Verh. dtsch. Ges. inn. Med. 80, 583–594 (1974).
10. Fries, D., Pozet, N., Dubois, N., Traeger, J.: The use of large dosis of furosemide in acute renal failure. Postgrad. med. J. 47, 18, Suppl. (April 1971).
11. Kennedy, A.C., Burton, J.A., Luke, R.G., Briggs, J.D., Lindsay, R.M., Allison, M.E.M., Esward, M., Dargie, H.J.: Factors affecting the prognosis in acute renal failure. Quart. J. Med. 42, 73–86 (1973).
12. Littmann, K., Lindner, P., Eigler, F.W.: Über die Häufigkeit des akuten Nierenversagens in der Abdominal- und Gefäßchirurgie. Langenbecks Arch. klin. Chir., Kongreßband 1976.
13. Sachweh, D., Eigler, F.W.: Das postoperative akute Nierenversagen. Chirurg 42, 151–156 (1971).
14. Schröder, K., Gessler, U.: The influence of mannitol, ethacrinic acid and furosemide on glomerular filtration in experimental acute renal failure. Postgrad. med. J. 47, 11 Suppl. (April 1971).
15. Stott, R.B., Ogg, C.S., Cameron, J.S.: Why the persistently high mortality in acute renal failure? Lancet 1972 II, 75.
16. Teschan, P.E., Post, R.S., Smith, L.H.: Post traumatic renal insufficiency in military casualties. Amer. J. Med. 18, 172–186 (1955).
17. Wetzels, F.: Nierenfunktion nach Herzoperationen. Verh. dtsch. Ges. Kreisl.-Forsch. 33, 59–70 (1967).

Indikation zur Dialysebehandlung bei postoperativer und posttraumatischer Niereninsuffizienz

B. GROTELÜSCHEN, J. BAHLMANN, R. RESCHAUER, H. OELERT und K.H. HESS

Das Auftreten des akuten Nierenversagens ist trotz Beachtung der pathophysiologischen Zusammenhänge auch unter Berücksichtigung aller Erfahrung aus der Intensivmedizin nicht immer mit Sicherheit zu verhindern [4]. Im allgemeinen ist der mehr oder weniger akut einsetzende Zusammenbruch der Nierenfunktion Folge einer stattgehabten oder persistierenden schädigenden Noxe. Bedenkt man, daß die Dialyse nur den temporären Ersatz dieser verlorengegangenen Funktion darstellt, so wird man den Erfolg seiner therapeutischen Bemühungen nur dann erwarten können, wenn man gleichzeitig die Ursache des Nierenversagens beherrscht. Indikation und Zeitpunkt der Dialyse wird also bestimmt durch die Schwere der Nierenfunktionsstörung *und* durch die Prognose des Grundleidens [3, 5, 6].

Der Grad der Funktionseinschränkung läßt sich relativ einfach mit biochemischen Parametern messen (Tabelle 114). Die Bestimmung des Serumkreatinins bzw. der Kreatininclearance sind gängige Routineuntersuchungen. Die Verminderung des Glomerulusfiltrates wird durch die Zunahme des Plasmakreatininspiegels verdeutlicht, als Grenzwert wird 1000 μmol/l angegeben. Bei operierten Patienten oder bei Unfallverletzten kommt es durch die Akzelleration des Stoffwechsels zu einem verstärkten Katabolismus und damit rasch zur urämischen Intoxikation. Die Harnstoffkonzentration im Serum ist deshalb der zweite wichtige biochemische Parameter. Als Folge des erhöhten endogenen Eiweißabbaus steigt die Harnstoffkonzentration an. Diese wird bei Oligurie durch erhöhte tubuläre Rückdiffusion noch weiter erhöht. Mit dem Erreichen von Serumwerten von 50–60 mmol/l ist die Indikation zur Dialyse gegeben. Ist die Niere darüberhinaus nicht mehr in der Lage, Kalium in ausreichender Menge auszuscheiden, so ist bei Werten über 7 mval/l eine Grenze erreicht, bei der mit lebensbedrohlichen Herzrhythmusstörungen zu rechnen ist. Auch bei schwerer, nicht korrigierbarer Azidose mit pH-Werten unter 7,2 muß dialysiert werden.

Tabelle 114. Indikationen zur Dialysebehandlung

Biochemisch			Klinisch
Kreatinin	>	1000 μmol/l	Überwässerung
Harnstoff	>	50–60 mmol/l	Somnolenz
Kalium	>	7 mval/l	Nausea
pH	<	7,2	„Toxine"

Aber auch andere, chemisch nicht exakt definierbare Situationen können eine Dialyseindikation darstellen. Störungen im Wasserhaushalt zum Beispiel sind mit biochemischen Parametern nur schwer meßbar, sie äußern sich klinisch [1].

Durch hochdosierte Furosemidgaben gelingt es zwar oft bei schon eingetretener Oligurie, eine Steigerung der Diurese zu erreichen, was aber nicht unbedingt mit einer effektiveren Ausscheidung harnpflichtiger Substanzen einherzugehen braucht. Mit exakter Kontrolle von Flüssigkeitsein- und -ausfuhr unter solch induzierter Diurese läßt sich eine Wassereinlagerung oft hinausschieben, aber nicht immer vermeiden. Bei klinischen Zeichen der Überwässerung, bei nicht behebbarer Oligurie oder Anurie muß wegen der Gefahr der sogenannten Wasservergiftung dialysiert werden. Aber auch die Überschwemmung des Körpers mit Toxinen, wie sie bei septischen Komplikationen etwa im Gefolge einer Pankreatitis oder Peritonitis angenommen wird, stellt eine Indikation zur Dialyse dar. Weiter wird bei der Urämie die Anhäufung von Giftstoffen angenommen, die chemisch nicht definiert und labormäßig nicht meßbar sind. Für die Ausprägung des klinischen Bildes des Nierenversagens sind sie aber mitverantwortlich zu machen. Man weiß zwar wenig über die Art dieser Stoffe und die Weise ihrer Elimination durch die künstliche Niere; die Besserung der urämisch-toxischen Perikarditis zum Beispiel, wie sie oft nach wenigen Dialysen beobachtet werden kann, läßt ein therapeutisch wirksames Prinzip vermuten.

Schon der klinische Eindruck einer beginnenden Urämie, bevor sie sich in klaren biochemischen Werten ausdrückt, die sich klinisch nur durch Somnolenz, Nausea, Singultus oder eine Gastritis bemerkbar macht, stellt eine Indikation zur Dialyse dar. Überhaupt sollte man sich bei dem Entschluß zum Einsatz der künstlichen Niere von der Erkenntnis leiten lassen, daß die Risiken der Urämie erheblich über denen der Dialyse liegen, so daß man den Zeitpunkt für den Beginn einer solchen Therapie möglichst früh wählen sollte.

Im allgemeinen gelingt es, vor Erreichen der kritischen Grenzwerte eine Behandlung zu beginnen. In Abb. 126 ist der Verlauf von Durchschnittswerten von Kalium, Harnstoff, Kreatinin und stündlicher Urinausscheidung von 32 Patienten mit postoperativem Nierenversagen vom 3.–1. Tag vor der ersten Dialyse zusammengestellt.

Zur Technik der Dialyse ist zu sagen, daß, wenn die Möglichkeiten vorhanden sind, die Hämodialyse der Peritonealdialyse vorzuziehen ist, da die Effektivität größer, die Behandlungszeit kürzer ist.

Schwieriger als die Wahl von Zeitpunkt und Art der Dialyse ist die Auswahl der Patienten: Ein schlechter Allgemeinzustand ist keine Kontraindikation. Eine relative Gegenindikation ist eine schwere, nicht behandelbare Hypotonie. Hier wird der Einsatz der künstlichen Niere technisch schwierig, da infolge der schlechten Kreislaufverhältnisse eine ausreichende Blutzufuhr zur extrakorporalen Apparatur ohne zusätzliche Herzbelastung nur durch eine venovenöse Dialyse möglich ist. Der Einsatz von Vasokonstriktiva zur Verbesserung der Kreislaufsituation behindert außerdem den Stoffaustausch in der Peripherie und vermindert so den Effekt der Dialyse. Echte Kontraindikationen sind gegenüber früheren Einschränkungen selten geworden. Das Spektrum von Patienten, bei denen bei akutem postoperativem Nierenversagen die Dialyse indiziert ist, ist also weit. Es reicht von solchen, deren Grundleiden eine gute Prognose hat, oder bei denen die Noxe, die zum akuten Nierenversagen geführt hat, bereits vor Beginn der Dialyse ausgeschaltet ist, bis zu solchen

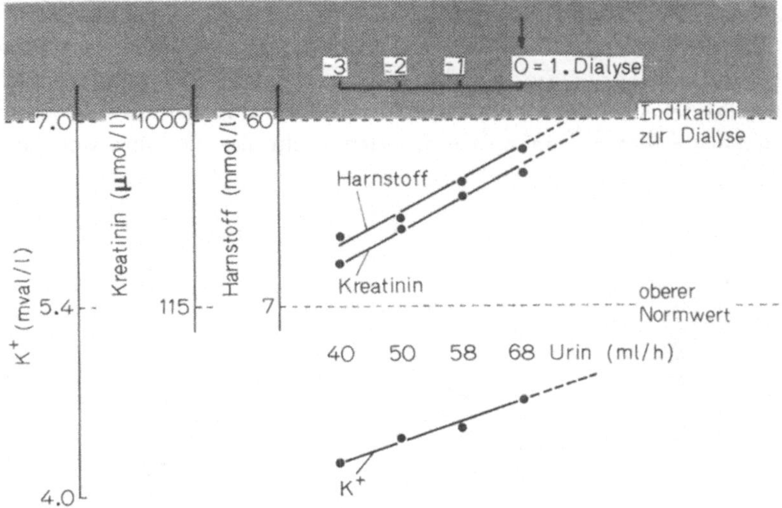

Abb. 126. Mittelwerte von stündlicher Urinausscheidung (unter Furosemid) und Serumkalium-, -kreatinin und -harnstoffspiegel bei 32 Patienten mit akutem postoperativem Nierenversagen (MHH, 1974) am 3.–1. Tag vor der 1. Dialyse. Die Dialysebehandlung konnte im allgemeinen bei guter Furosemid-induzierter Diurese vor dem Erreichen der kritischen Grenzwerte von Kalium, Harnstoff und Kreatinin begonnen werden

Patienten, bei denen – um es positiv auszudrücken – man die Hoffnung auf Beherrschung von Grundkrankheit, Operationsfolgen und Komplikationen noch nicht aufgegeben hat. 37 solcher postoperativen Fälle, die in dieses weite Spektrum fallen und im einzelnen schematisch schwer einzuordnen sind, wurden im Jahre 1974 an der Medizinischen Hochschule Hannover dialysiert. Nach Fachgebieten kann man sie in urologische, unfallchirurgische, thoraxchirurgische und abdominalchirurgische Patienten aufgliedern, aber lediglich die Gruppe der urologischen Patienten hat ein relativ eindeutiges Gruppenmerkmal: Hier liegt in der Regel präoperativ eine durch Infektion oder chronische Abflußbehinderung bedingte eingeschränkte Nierenfunktion vor. Bei den anderen Fällen vermischen sich die für das Nierenversagen verantwortlichen Ursachen, so daß sich eine andere Aufgliederung anbietet:

1. Patienten mit akutem Blutungsschock,
2. Patienten mit chronischem kardiogenem Schock,
3. Patienten mit toxischen oder septischen Komplikationen.

In der ersten Gruppe befinden sich 11 Patienten, 9 waren polytraumatisiert, einer kam mit einer schweren Magenblutung in die Klinik, ein weiterer wurde mit einer starken Blutung nach Choledochusrevision zu uns verlegt. Durch Schockbehandlung und rasche Wiederherstellung von normalen Atmungs- und Kreislaufverhältnissen konnte die Überlebenschance entscheidend verbessert werden. Bei den polytraumatisierten Patienten überlebten somit auch solche, die bei weniger aktiver Behandlung durch den eingesetzten Notarztwagen bereits am Unfallort verstorben wären. Aufgrund ihrer schweren Verletzungen waren sie jedoch besonders gefährdet bezüglich Flüssigkeits- und Elektrolytbilanz bzw. Entgleisungen des Säure-Basen-Haushaltes. Somit waren sie für ein nachfolgendes Nierenversagen besonders prädestiniert. Trotz ausreichender hochkalorischer intravenöser Zufuhr – Schädelhirntrauma und "fluid lung" setzten hier gewisse Grenzen – und hochdosierter frühzeitiger Gabe von Furosemid ließ sich das akute Nierenversagen jedoch nicht verhindern. Da sich die Urinproduktion nicht ausreichend steigern ließ, Kreatinin und Harnstoff sich den erwähnten Grenzwerten näherten, stellte sich die Indikation zur Dialyse (Abb. 127).

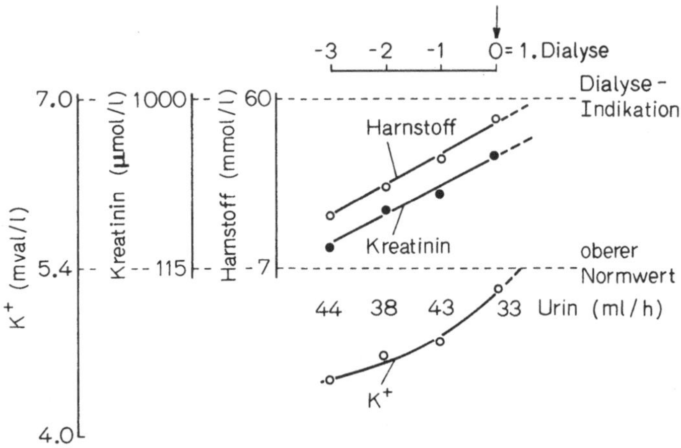

Abb. 127. Anstieg harnpflichtiger Substanzen und stündliche Urinausscheidung bei akutem Nierenversagen nach Volumenmangelschock vor der ersten Dialyse. Wegen des häufig vorliegenden Schädelhirntraumas ist in diesem Patientenkollektiv die Zufuhr von freiem Wasser begrenzt, auch unter Furosemidgabe läßt sich die stündliche Urinausscheidung nicht steigern, das Serumkalium nähert sich dem oberen Normwert

In der zweiten Gruppe befanden sich Patienten nach Operation mit extrakorporaler Zirkulation. Von 913 Kranken, die zwischen 1972 und 1974 mit der Herzlungenmaschine operiert worden waren, mußten insgesamt 10, d.h. 1,1%, wegen postoperativen Nierenversagens der Dialysebehandlung unterzogen werden. Bei den Operationen handelte es sich in allen Fällen um Eingriffe an der Aorten- oder Mitralklappe. Als Ursache für das postoperative Nierenversagen konnte bei jedem Kranken ein akutes Ereignis ermittelt werden, das durch einen Blutdruckabfall gekennzeichnet war. Es handelte sich nur einmal um einen akuten Herzstillstand, in den anderen Fällen lagen intraoperative Blutungen, Nachblutungen aus dem Operationsgebiet oder gastrointestinale Blutungen als postoperative Komplikationen vor. Zwischen dem akuten Ereignis und der sich anschließenden hypotonen Phase und der Dialysebehandlung vergingen durchschnittlich 4–6 Tage. Die Indikation zur Dialyse ergab sich in erster Linie aus dem Anstieg von Harnstoff und Kreatinin im Serum. Eine Oligurie war nicht obligatorisch, da die Kranken bei marginaler Ausscheidung an eine Lasix-Dauerinfusion angeschlossen wurden. So ließen – trotz Diuresemengen bis zu 100 ml/Std – die errechneten Werte für die Kreatininclearance erkennen, daß die glomeruläre Filtrationsrate bei allen Kranken, die dialysepflichtig wurden, 2 Tage vor der ersten Dialyse auf unter 16 abgefallen war. Die mangelnde Konzentrierungsfähigkeit der Nieren spiegelte sich darüber hinaus in hohen Urinnatriumkonzentrationen wieder, die zwischen 80 und 120 mmol/l betrugen. Ein klinischer Hinweis, der den Entschluß zur Dialysebehandlung unterstützte, waren Verwirrtheit oder Somnolenz (Abb. 128).

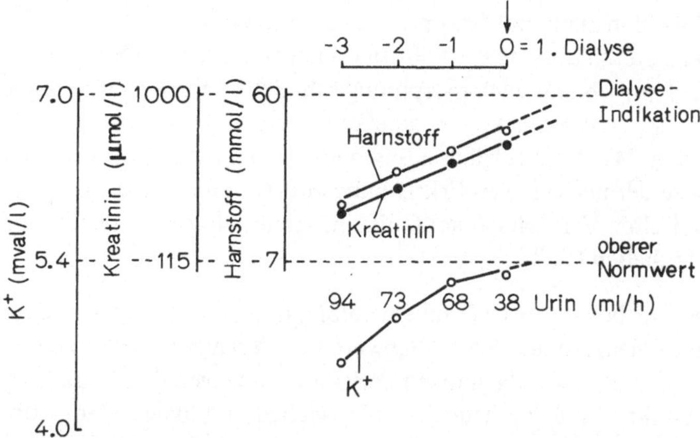

Abb. 128. Anstieg harnpflichtiger Substanzen und stündliche Urinausscheidung bei akutem Nierenversagen nach extrakorporaler Zirkulation vor der ersten Dialyse. Die induzierte Urinproduktion läßt täglich nach, das Serumkalium erreicht den oberen Normwert, Indikation zur Dialysebehandlung ist jedoch auch in dieser Gruppe der sich den kritischen Grenzwerten nähernde Kreatinin- und Harnstoffspiegel

In der 3. Gruppe befanden sich 11 Patienten mit toxischen bzw. septischen Komplikationen nach abdominellen Eingriffen (Abb. 129). Da beim Ileus, der bei allen diesen Patienten vorlag, ein Kaliumverlust über den Darm die Regel ist, hatte der Kaliumspiegel im Serum keine steigende Tendenz. Auch lag bei diesen Patienten weder eine Oligurie noch eine Anurie vor, es ließ sich im Gegenteil die Urinausscheidung durch entsprechende Maßnahmen steigern. Trotzdem aber stiegen Harnstoff- und Kreatininspiegel im Serum kontinuierlich an, so daß auch hier vor Erreichen der Grenzwerte dialysiert werden mußte.

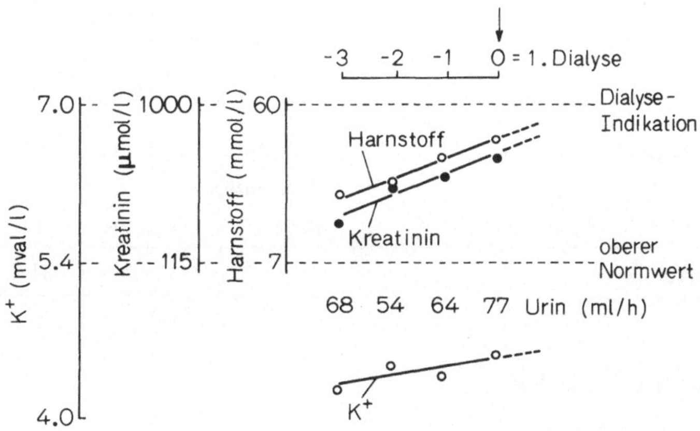

Abb. 129. Anstieg harnpflichtiger Substanzen und stündliche Urinausscheidung bei akutem Nierenversagen nach septischen Komplikationen vor der ersten Dialyse. Durch reichliches Wasserangebot läßt sich eine überschießende Diurese induzieren, so daß bei zusätzlichem Kaliumverlust in den Darm die Kaliumwerte im Normbereich bleiben. Indikation zur Dialyse ist auch in dieser Gruppe der progrediente Anstieg von Harnstoff- und Kreatininspiegel im Serum

Obwohl in allen drei Gruppen die Gründe für das akute Nierenversagen pathophysiologisch völlig verschieden sind, ergibt sich in allen Fällen das Bild der Schockniere, das sich klinisch, biochemisch und auch morphologisch nicht sehr weit differenzieren läßt. Das Ziel der Dialyse ist, diese Schockphase zu überbrücken und Zeit zur Behandlung des Grundleidens zu finden. Man wird folglich deshalb nur dort gute Ergebnisse erwarten können, wo die Prognose der ursächlichen Erkrankung gut ist, schlechte dort, wo die Dialyse den letzten verzweifelten Versuch darstellt, eine progrediente Verschlechterung im Krankheitsablauf noch aufzuhalten [2, 7].

Die Ergebnisse der Dialysebehandlung in den verschiedenen Gruppen sind in Tabelle 115 zusammengestellt. Um die Schwere der Verläufe zu dokumentieren, muß erwähnt werden, daß von den 32 aufgeführten Patienten 28 länger als 2 Tage beatmet werden mußten. Bedenkt man den erheblichen personellen und materiellen Aufwand der Hämodialyse, so sind die Ergebnisse sicherlich nicht erhebend. Von unseren Patienten überlebten nur einzelne. Sicher ist aber wohl, daß diese ohne den Einsatz der künstlichen Niere am akuten Nierenversagen gestorben wären. Trotz schlechtester Prognose, besonders in der letzten Gruppe, halten wir wegen solcher Einzelerfolge die Dialysebehandlung für angezeigt. Da es sich im allgemeinen um benigne, manchmal sogar harmlose Grundkrankheiten handelt, stellen wir die Indikation zur Dialyse weit.

Tabelle 115. Ergebnisse der Dialysebehandlung des postoperativen und posttraumatischen Nierenversagens (MHH 1974)

	Grunderkrankung		Gestorben	Letalität
Akuter Volumenmangel	Polytrauma	(9)	6	
	Magenblutung	(1)	0	55 %
	Blutung p. Op.	(1)	0	
Chronische Kreislaufinsuffizienz	Vitien (EKZ)	(10)	7	70 %
Septische Komplikation	Peritonitis	(6)	5	
	Pankreatitis	(3)	3	73 %
	Ileus	(2)	0	
Zusammen		32	21	66 %

Literaturverzeichnis

1. Blumberg, A.: Die Dialysetherapie des akuten Nierenversagens. In: Intensivtherapie bei akutem Nierenversagen (Hrsg. E. Buchborn, O. Heidenreich). Berlin–Heidelberg–New York: Springer 1970.
2. Bosteels, V., Verberckmoes, R., Vandenbroucke, J., Michielsen, P.: Prognosis of acute renal insufficiency. In: Pathogenesis and Clinical Findings with Renal Failure (Eds. U. Gessler, K. Schröder, H. Weidinger). Stuttgart: Thieme 1971.

3. Heinze, V., Junkers, K., Jontofsohn, R., Kern, R., Tourkantonis, A., Vogel, W., Vonend, E.: Extrarenale Komplikationen bei Schocknierenpatienten, Teil 1. In: Aktuelle Probleme der Dialyseverfahren und der Niereninsuffizienz, 4. Symp. Innsbruck 25.–27.2.1972 (Hrsg. V. Dittrich, F. Strohwahl). Friedberg: Bindernagel 1971.
4. Kornhall, S.: Acute renal failure in surgical disease with special regard to necklected complications. Acta chir. scand. Suppl. 419 (1971).
5. Mittermayer, Ch., Frieme, B.: Extrarenale Komplikationen bei Schocknierenpatienten, Teil 2. In: Aktuelle Probleme der Dialyseverfahren und der Niereninsuffizienz, 4. Symp., Innsbruck 25.–27.2.1972 (Hrsg. V. Dittrich, F. Strohwahl). Friedberg: Bindernagel 1971.
6. Sachweh, D., Eigler, F.W.: Das postoperative Nierenversagen. Chirurg 42, 151–156 (1971).
7. Yeboah, E.G., Petrie, A., Pead, J.L.: Acute renal failure and open heard surgery. Brit. med. J. 1972 I, 415.

Ergebnisse der Dialysebehandlung bei postoperativem und posttraumatischem Nierenversagen

H.W. SCHÜLER, R. HORSCH, W. HARDINGHAUS, H.W. ASBACH, U. IKINGER, C. MAURER, K. MÖHRING, L. RÖHL und K. WIEDEMANN

In Übereinstimmung mit den in den vorausgehenden Beiträgen zur Pathophysiologie, Klinik und Therapie des akuten Nierenversagens gemachten Ausführungen sei hier vorwiegend auf die Ergebnisse der Dialysebehandlung beim akuten postoperativen Nierenversagen eingegangen.

Obwohl eine kausale Behandlung des etablierten akuten Nierenversagens (AVN) nicht möglich ist und das therapeutische Ziel bis zum Wiedereinsetzen der Nierenfunktion lediglich in einer Überbrückung der ausgefallenen exkretorischen Nierenfunktion besteht, können auch beim chirurgischen Patienten Ausmaß und Dynamik der Azotämie durch eine adäquate konservative Behandlung günstig beeinflußt werden [9]. Wenn aber das akute Nierenversagen trotz Einsatz aller dabei angezeigten Maßnahmen persistiert, ist in einem bestimmten Stadium die Indikation zur Dialysebehandlung gegeben [21].

Krankengut

Vom 28.2.1968 bis 31.5.1975 wurden an der Abteilung für Urologie des Chirurgischen Zentrums der Universität Heidelberg konsiliarisch etwa 250 Patienten wegen eines akuten Nierenversagens unterschiedlichster Ätiologie behandelt. Bei 162 Patienten (= 43,4% aller Dialysepatienten in Abb. 130) mit einem Lebensalter von 38 Tagen bis 82 Jahren wurden 1021 Hämodialysen (= 8,3% aller an der Abteilung für Urologie vorgenommenen Hämodialysebehandlungen) und bei 4 Patienten zusätzlich einige Peritonealdialysen durchgeführt.

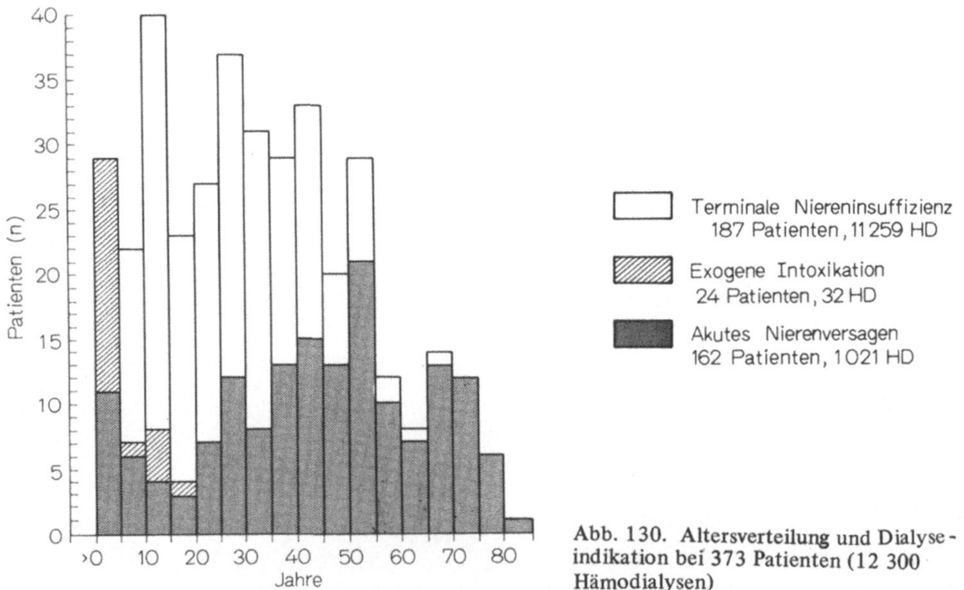

Abb. 130. Altersverteilung und Dialyseindikation bei 373 Patienten (12 300 Hämodialysen)

Tabelle 116. Indikationen zur Hämodialysebehandlung bei 162 Patienten (1969–1975). Durchschnittsalter, Mittelwerte von Serumharnstoff und -kreatinin vor 1. Hämodialysebehandlung, mittlere Dialysezahl und Letalität pro Erkrankungsgruppe. HD = Hämodialyse; ANV = akutes Nierenversagen

Gruppe	Krankengut	Pat. n	Pat. n	Alter (Jahre)	Serumharnstoff/-kreatinin vor 1. HD (mg/100 ml)		Anzahl der HD Gesamt-zahl	(Spannweite)	Pat. überlebt (n)	Letalität (%)
A_1 ANV	Allgemeinchirurgie	postop.	42	50,8 ± 17,5	278,5 ± 95,9	7,4 ± 2,5	233	1–35	5	88,1
A_2 ANV	Herzchirurgie	postop.	36	34,8 ± 16,0	234,3 ± 67,8	6,5 ± 3,0	258	1–34	2	94,4
A_3 ANV	Gefäßchirurgie	postop.	7	60,6 ± 18,1	274,7 ± 86,4	8,2 ± 3,1	23	1– 6	2	71,4
A_4 ANV	Unfallchirurgie	postop.	32	38,1 ± 18,9	256,3 ± 114,3	7,2 ± 3,2	208	1–35	6	81,3
A_5 ANV	Urologie	postop.	14	61,0 ± 14,5	236,6 ± 89,8	8,3 ± 4,4	114	1–23	7	50,0
A_6 ANV	Neurochirurgie	postop.	2	51,5 ± 12,0	217,0 ± 103,2	5,4 ± 0	3	1– 2	–	100,0
Gesamt			133	45,0 ± 19,4	256,3 ± 93,9	7,2 ± 3,1	839	1–35	22	83,5
B_1 „ANV"	Urologie	präop.	16	53,7 ± 19,2	225,0 ± 94,8	8,7 ± 5,3	97	1–17	8	50,0
B_2 „ANV"	Nephrologie		11	6,8 ± 7,1	250,8 ± 97,1	9,5 ± 5,1	81	1–24	5	54,5
B_3 „ANV"	Gefäßchirurgie	präop.	2	44,5 ± 0,7	217,3 ± 93,0	8,6 ± 5,1	4	1– 3	1	50,0
Gesamt			29	35,3 ± 27,1	230,0 ± 94,3	9,0 ± 5,0	182	1–24	14	51,7
Total			162	43,2 ± 21,3	251,5 ± 94,2	7,5 ± 3,5	1021	1–35	36	77,8

Während 101 Patienten primär an den verschiedenen Fachabteilungen des Chirurgischen Zentrums der Universität Heidelberg behandelt worden sind, waren 61 Patienten wegen postoperativer Komplikationen und/oder eines etablierten akuten Nierenversagens von 46 auswärtigen Kliniken überwiesen worden (Tabelle 116).

Bei 16 von 30 urologischen Patienten handelte es sich nicht um ein akutes Nierenversagen im klassischen Sinne [5], sondern um obstruktive Uropathien (Gruppe B_1 in Tabelle 116), die insofern eine Sonderstellung einnehmen, als sie mehrheitlich eine kausale Therapie der „Niereninsuffizienz" erlauben. Auch bei 2 Patienten mit hohem Verschluß der Aorta abdominalis und der Nierenarterien hatte sich das akute Nierenversagen bereits präoperativ manifestiert (Gruppe B_2 in Tabelle 116). Bei 11 weiteren Patienten ist das akute Nierenversagen durch ein prärenales oder renales Ereignis verursacht worden (Gruppe B_3 in Tabelle 116), ohne daß eine operative Intervention vorausgegangen war.

Im Gegensatz hierzu hatte sich bei 133 Patienten ohne präoperativ nachgewiesene Einschränkung der Nierenfunktion ein akutes Nierenversagen postoperativ oder posttraumatisch etabliert, auf dessen Ursachen hier nicht eingegangen werden kann. Dabei können entsprechend der in Tabelle 116 unter A vorgenommenen Gruppierung 6 Behandlungskollektive unterschieden werden:

1. 42 Patienten (= 31,6%) entstammten dem allgemein-chirurgischen Krankengut, von denen 17 von auswärtigen Kliniken postoperativ an das Chirurgische Zentrum überwiesen worden waren. Im Vordergrund standen septische Verläufe nach perforierenden Ereignissen im Gastrointestinalbereich (52,4%) und zum Teil ausgedehnte Palliativ- oder Radikaloperationen bei Malignomen (28,6%). Ohne hier jedoch eine detaillierte Aufschlüsselung geben zu können, sei angemerkt, daß in dieses allgemein-chirurgische Krankengut auch der auswärts erfolgte Einsatz einer Hüftgelenksendoprothese, eine Lobektomie sowie ein septischer Abort einbezogen sind.

2. 36 Patienten entfielen auf das kardiochirurgische Krankengut, von denen 34 mit Hilfe des extrakorporalen Kreislaufs operiert worden waren (11mal ein einfacher und 10mal ein doppelter Herzklappenersatz, 6mal eine Totalkorrektur von Fallotscher Tetra- oder Pentalogie, 3mal ein VSD-Verschluß, 2mal eine Protheseninterposition bei einem Aneurysma der Aorta descendens und 2mal eine Lungenarterienembolektomie).

3. Beim gefäßchirurgischen Krankengut handelte es sich 6mal um einen aortoiliakalen bzw. -femoralen Bifurkationsbypass, der in 2 Fällen wegen eines rupturierten Aortenaneurysmas erfolgt war; in einem weiteren Fall handelte es sich um eine Embolektomie im Bereich der Aortenbifurkation bei distaler Stenose.

4. Mit Ausnahme von 2 Fällen (ein Patient mit respiratorischer Insuffizienz und nephrotoxischer Nierenschädigung nach Antibiotikaüberdosierung bei Tetanusinfektion sowie ein Patient mit Schockniere nach Verkehrsunfall und Bagatelltraumen) waren die übrigen Patienten des unfallchirurgischen Krankengutes schwerstens polytraumatisiert:

Bei 29 Patienten (= 96,7%) bestand ein hämorrhagisch-traumatischer Schock, der in 6 Fällen mit einem septischen Schock kombiniert war. 24 Patienten hatten Thoraxtraumen (13mal kombiniert mit Rippenserienfrakturen und 5mal mit Frakturen des Schultergürtels) und 22 Patienten Bauchtraumen (5mal mit Verletzungen des Darmes, 4mal der Milz, je 3mal von Leber und Nieren) erlitten; 19 von 30 Patienten hatten ein Schädelhirntrauma. In 12 Fällen waren Kopf, Thorax und Abdomen, 7mal Thorax und Abdomen, 3mal Kopf und Thorax, 2mal Kopf und Abdomen sowie je 2mal ausschließlich Kopf, Thorax und Abdomen betroffen. Bei 5 Patienten lagen Frakturen (4mal) oder Luxationen (1mal) der Hals- bzw. Brustwirbelsäule vor, die stets mit hoher Querschnittslähmung verbunden waren. 6 Patienten hatten Beckenfrakturen. Von 19 Patienten mit Frakturen bzw. Zertrümmerungen großer Extremitätenknochen zeigten 10 Mehrfachfrakturen der oberen und unteren Extremitätenabschnitte mit zum Teil ausgedehnten Weichteilzerquetschungen sowie Gefäß- und Nervenverletzungen. Patienten, bei denen nach dem Unfallereignis auch kardiovaskuläre Eingriffe vorgenommen worden waren, sind im unfallchirurgischen und nicht im herzgefäßchirurgischen Krankengut aufgeführt; (unter anderen in 2 Fällen eine Protheseninterposition bei einem traumatisch-dissezierenden Aneurysma der thorakalen Aorta; in einem weiteren Fall war die operative Versorgung einer Ventrikelseptumruptur mit Ausriß des aortalen Mitralsegels und septalen Trikuspidalsegels mittels extrakorporaler Zirkulation erforderlich gewesen.)

5. Bei 14 Patienten hatte sich das akute Nierenversagen nach urologischen Operationen manifestiert; 7 von diesen waren an auswärtigen Kliniken operiert worden. Bei 8 von 14 Fällen standen iatrogene Verletzungen oder Transfusionsreaktionen im Vordergrund, gefolgt von 2 septischen Verläufen bei paranephritischem Abszeß und einem septischen Verlauf nach Polresektion, 2 Schockverläufen nach einseitigen Nephrektomien und einem akuten Nierenversagen nach Tumorentfernung aus einer Solitärniere in extrakorporal-hypothermer Perfusion.

6. Im neurochirurgischen Krankengut hatte sich das akute Nierenversagen im Gefolge einer eitrigen Meningitis nach operativer Ausräumung eines chronisch-subduralen Hämatoms und in einem 2. Fall während einer schweren Pneumonie nach Ausschaltung eines Aneurysmas der A. communicans anterior dextra etabliert.

Ohne hier eine detaillierte Aufschlüsselung geben zu wollen, mögen folgende Angaben den Zustand der Patienten bei Beginn der Dialysebehandlung charakterisieren:

Etwa 1/3 der Kranken hatte noch eine Restdiurese von mehr als 500 ml/24 Stunden. Der Serumharnstoff lag im Mittel bei 256,3 ± 93,9 mg/100 ml, das Kreatinin bei 7,2 ± 3,1 mg/100 ml. Katabole Stoffwechsellage (Fieber, Infektion, Trauma, unzureichende Kalorienzufuhr, Therapie mit Glukokortikoiden und Tetracyclinen), Beeinträchtigung der Proteinsynthese (schwere Leberinsuffizienz) und erhöhte Eiweißresorption (enterale Blutungen, paralytischer Ileus) hatten zum Hyperkatabolismus geführt. 109 Patienten (= 82,0%) wurden assistiert oder kontrolliert beatmet, wobei die respiratorische Insuffizienz in nicht wenigen Fällen zusätzlich durch ein interstitiell-urämisches Lungenödem (fluid lung) kompliziert wurde. Fast alle Patienten waren seit dem operativen oder traumatischen Ereignis parenteral ernährt worden; eine Gewichtskontrolle war nur in wenigen Fällen möglich gewesen. Etwa 25% der Patienten zeigten deutliche Zeichen der Überwässerung und etwa 10% die der Exsikkose. Bei etwa 20% der Fälle fand sich eine Hyperkaliämie von über 6 mval/l und bei etwa 5% eine Hypokaliämie unter 3 mval/l. Dyskalzämie und -phosphatämie sowie Dysproteinämie waren häufig Begleitbefunde. Bei etwa 60% der Patienten wurde eine Erhöhung des Gesamtbilirubins im Serum auf über 1,5 mg/100 ml gefunden, davon in 58% der Fälle auch eine Erhöhung der Serum-Glutamat-Pyruvat-Transaminase (GPT). In etwa 46% der Fälle fanden sich deutliche Zeichen einer Anämie (Hämatokrit $< 30\%$), bei 41% eine Thrombopenie ($< 100\,000/mm^3$) und bei 78% der Fälle eine Leukozytose ($> 20\,000/mm^3$).

Vorgehen bei der Dialysebehandlung

Über das von uns gehandhabte Vorgehen bei der konservativen Behandlung des akuten Nierenversagens haben wir an anderer Stelle berichtet [21]. Die Mehrzahl des hier zur Diskussion stehenden Krankengutes wurde von uns leider erst in einem fortgeschrittenen Stadium des etablierten akuten Nierenversagens gesehen, so daß in der Regel nur noch versucht werden konnte, den meist schlechten und nicht selten sogar desolaten klinischen Zustand durch rasche Einleitung einer effektiven Dialysebehandlung zu bessern. Bei rechtzeitiger konsiliarischer Hinzuziehung und Indikation sind wir in Übereinstimmung mit anderen Arbeitsgruppen [2, 11, 12, 25] stets nach dem Prinzip der frühzeitigen, sogenannten „prophylaktischen" Dialysebehandlung [26] verfahren. Wir haben dabei – falls medizinisch angezeigt sowie apparativ und personell realisierbar – insbesondere oligoanurische Patienten aus unterschiedlichen Gründen, wie z.B. Hyperkatabolismus bei subkalorischer Ernährung [1, 21], täglich, mitunter sogar zweimal pro Tag dialysiert. Die Dialysebehandlung wurde unabhängig von der Prognose begonnen. Methodisch wurde die Hämodialyse bevorzugt, weil eine Peritonealdialysebehandlung wegen fehlender Integrität der Bauchhöhle und/oder vorbestehender pulmonaler Komplikationen bis auf wenige Ausnahmen kontraindiziert war.

Hämodialyse: Die Hämodialysebehandlung wurde mit Einmaldialysatoren durchgeführt, wobei je nach Lebensalter, Körpergewicht und klinischem Zustand (z.B. massive Überwässerung, protrahierte Hypotension, Kardiopathie) aber auch in Abhängigkeit der Chronologie ihrer kommerziellen Verfügbarkeit und Eignung verschiedene Typen von Kapillar- (Cordis Dow, Model 2, 3, 4 und 5), Platten- (Gambro-Alwall-3-, 6- und 11-Lagen; Gambro-Lundia-Nova 17 und 13,5 μm; Gambro-Lundia-Minor) und Spulennieren (Travenol Ultra-Flo 100, 145 und 60; Extracorporeal-EX-01, EX-03 und EX-P) zum Einsatz gekommen sind. Die Dialysatzubereitung erfolgte manuell in einem Tanksystem („Travenol RSP" und „Gambro AK-2B") oder automatisch durch Proportionspumpen („Gambro AK-3A" und „Dylade NKC-II") unter Verwendung merkantil angebotener Konzentrate (Dr. E. Fresenius KG, Bad Homburg v.d. Höhe und SCHI-WA-Arzneimittelwerk GmbH, Glandorf). Die Dialysatzusammensetzung wurde in Abhängigkeit der Indikation gewählt (Na^+ 125–143 mval/l, K^+ 1,2–3,0 mval/l, Ca^{2+} 3,0–3,5 mval/l, Mg^{2+} 1,0–2,0 mval/l, Cl^- 100,5–116 mval/l, Acetat 30,0–35,0 mval, Glucose 0–4,4 g/l, 285–299 mosm/l), wobei das Dialysat-K^+ und -Ca^{2+} bei Bedarf zusätzlich erhöht wurden.

Die extrakorporale Heparinisierung erfolgte unter Orientierung an der nach *Piper* [19] bestimmten Gesamtgerinnungszeit vorwiegend intermittierend, bei entsprechender Indikation gelegentlich auch regional; zur Heparinneutralisation wurde Protaminhydrochlorid verwendet.

Als Gefäßanschluß für das extrakorporale System benutzten wir bei 113 Patienten einen Teflon-Silastic-Shunt nach *Scribner* u. Mitarb. [20] in der von *Sevitt* u. Mitarb. [22] angegebenen Modifikation, der in 101 Fällen zwischen A. radialis und V. cephalica antebrachii, in 7 Fällen zwischen A. radialis und V. cephalica brachii oder V. basilica und in 5 Fällen zwischen A. tibialis posterior und V. saphena magna inseriert worden war. In 18 weiteren Fällen erfolgte die Blutentnahme durch perkutane Punktion oder offene Katheterung (14mal A. femoralis und 4mal A. radialis) mittels Kanüle, Braunüle oder Danüle und die Blutrückgabe über eine körpernahe Vene. In einem Fall wurde venovenös über einen doppelläufigen Kavakatheter dialysiert und in einem weiteren Fall über das extrakorporale System eines Membranoxygenators bei gleichzeitiger Langzeitoxygenation wegen einer Perfusionslunge nach Aorten- und Mitralklappenersatz.

Die Hämodialysen wurden in der Regel auf der Beatmungsstation oder den Intensivstationen des Chirurgischen Zentrums unter Einsatz der dort verfügbaren Monitore durchgeführt. Die Gewichtskontrolle erfolgte während der Dialysen mit einer mobilen elektronisch gesteuerten Bettenwaage (Modell „759 Seca", Herstellerfirma: Vogel und Halke, Hamburg).

Ergebnisse

Von 133 Patienten mit einem postoperativ oder posttraumatisch etablierten akuten Nierenversagen haben 22 Patienten (= 16,5%) überlebt. Dabei findet sich in den einzelnen Erkrankungsgruppen eine unterschiedlich hohe Letalität, die – abgesehen von dem kleinen Kollektiv des neurochirurgischen Krankengutes – am höchsten in der kardiochirurgischen (= 94,9%) und am niedrigsten in der urologischen Gruppe (= 50,0%) gewesen ist (Tabelle 116).

Während bei den 22 Überlebenden (Durchschnittsalter 44,8 ± 19,5 Jahre) nach 1 bis 35 (insgesamt 214) Hämodialysen, mit Ausnahme eines Falles, wieder eine zufriedenstellende Nierenfunktion eingesetzt hat, ohne daß die Normalisierung der harnpflichtigen Substanzen im Blut durch diätetische Restriktionen erfolgte, sind 111 Patienten (Durchschnittsalter 45,1 ± 19,4 Jahre) nach 1 bis 35 (insgesamt 625) Hämodialysen verstorben.

Von den 22 Überlebenden befand sich ein Patient mit akutem Nierenversagen nach extrakorporaler Hypernephromentfernung aus einer Solitärniere zum Zeitpunkt der Berichterstattung noch in intermittierender Hämodialysebehandlung. Bei einem weiteren Patienten mit akutem Nierenversagen nach palliativer Ausräumung eines ausgedehnten retroperitonealen Retothelsarkoms mit Nephrektomie und Orchiektomie konnte das akute Nierenversagen zwar durch 15 Hämodialysen überbrückt werden, der Patient verstarb jedoch 3 Monate nach der Verlegung in eine Strahlenklinik. Der jüngste Überlebende war ein 14 Monate alter Knabe, bei dem das nach Rektosigmoidresektion (Morbus Hirschsprung) durch Hypotension und Enteritis verursachte oligoanurische akute Nierenversagen durch 7 Hämodialysen überbrückt wurde. Der älteste Überlebende war ein 69jähriger Mann, bei dem das akute Nierenversagen im Gefolge einer Peritonitis nach Prostatektomie durch 13 Hämodialysen und gleichzeitig eine ausgeprägte respiratorische Insuffizienz durch 10tägige apparative Beatmung behandelt wurden.

In 8 (= 6,0%) von 111 verstorbenen Fällen konnte das akute Nierenversagen zwar durch die Hämodialysebehandlung (n = 52 Hämodialysen) überbrückt werden, die Patienten verstarben jedoch noch während des stationären Aufenthaltes an den Folgen ihrer Grundkrankheit oder deren Begleiterkrankungen. Die übrigen 103 Patienten kamen im Stadium des akuten Nierenversagens ad exitum, wobei 12 Patienten (= 11,7%) bereits während der ersten, 19 Patienten (= 18,5%) nach der ersten Hämodialyse und 45 Patienten (= 43,7%) nach 2–5 Hämodialysen verstorben sind. Dieser Tatbestand spricht für den schlechten Allgemeinzustand dieser Patienten bei Beginn der Dialysebehandlung (Abb. 131).

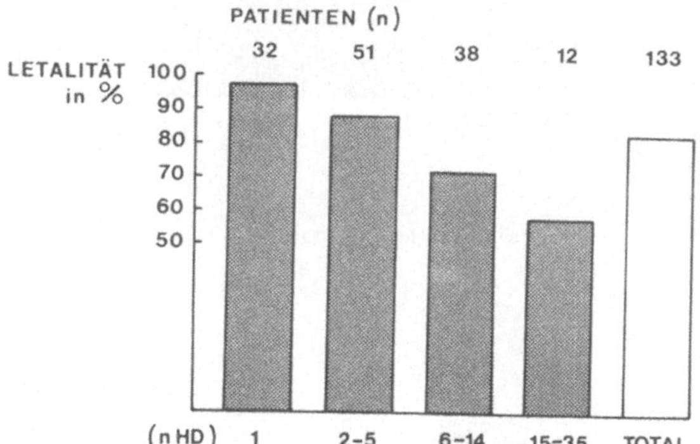

Abb. 131. Letalitätsraten (in %) in Beziehung zur Anzahl der durchgeführten Hämodialysen

In den einzelnen Altersgruppen ist die Letalität bei ungleich großen Kollektiven unterschiedlich hoch gewesen (Abb. 132), wobei sie nicht nur in den Gruppen der über 70jährigen, sondern auch in einigen jüngeren Altersgruppen 100% betrug; hierbei handelte es sich ausschließlich um im extrakorporalen System operierte Herzpatienten und schwerst Polytraumatisierte. Dabei hat die Letalität trotz aller in den letzten Jahren therapeutisch erzielten Fortschritte nicht wesentlich abgenommen (Abb. 133). Entsprechend den vorläufigen Ergebnissen einer Aufarbeitung der Obduktionsbefunde unserer Kasuistik [10] spielten urämische Komplikationen für die Letalität nur gelegentlich eine Rolle. Die hohe Letalität korrelierte vielmehr mit der Schwere der Grunderkrankung und deren Folgeerkrankungen, wie zum Beispiel Sepsis und Verbrauchskoagulopathie, sowie mit dem Ausmaß bestimmter intra- und postoperativer bzw. posttraumatischer Komplikationen, wobei insbesondere Massivtransfusionen beim herz- und unfallchirurgischen Krankengut sowie fehlerhafte Antibiotikadosierungen [15] eine nicht zu unterschätzende Bedeutung zukommt (Abb. 134).

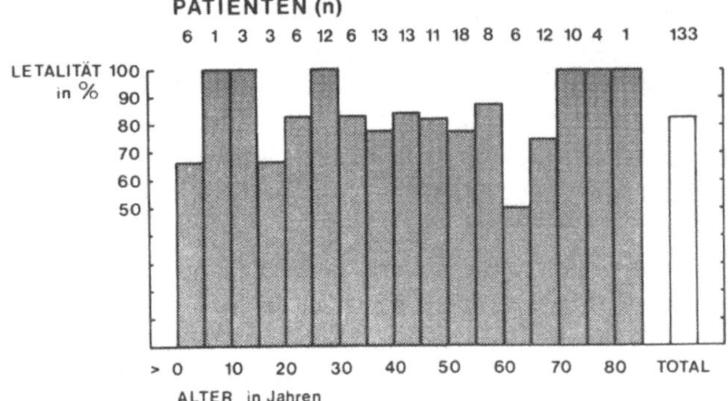

Abb. 132. Letalität bei Hämodialysepatienten in Abhängigkeit vom Lebensalter

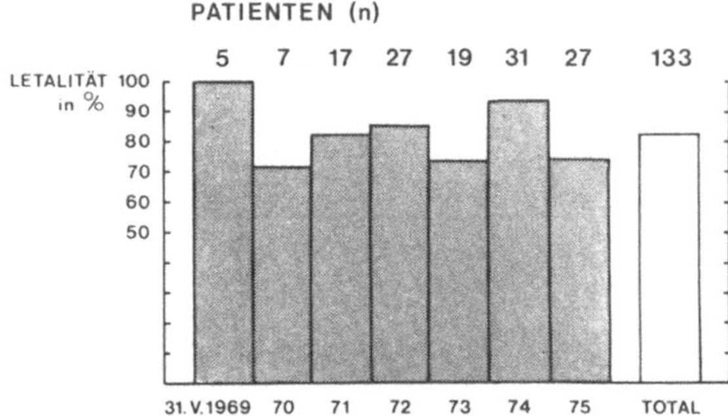

Abb. 133. Vergleich der Letalitätsraten (in %) von 1969 bis 1975

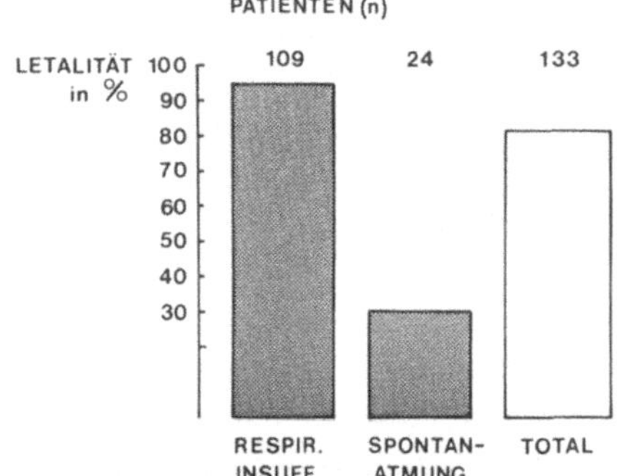

Abb. 134. Vergleich der Letalitätsraten (in %) bei Patienten mit und ohne akute respiratorische Insuffizienz

Die Prognose wird aber vor allem dann fatal, wenn zur renalen Insuffizienz noch der Ausfall anderer lebenswichtiger Organe oder Vitalfunktionen hinzukommt. Dies sei am Beispiel einer gleichzeitig auftretenden akuten respiratorischen Insuffizienz gezeigt: Während von 109 Patienten, die im Stadium der Hämodialysebehandlung gleichzeitig dauerbeatmet wurden, 95,3% verstorben sind, verstarben von 26 Patienten ohne akute respiratorische Insuffizienz nur 30,8% (Abb. 134). Von 100 gut dokumentierten Fällen mit simultan akutem Nierenversagen und akuter respiratorischer Insuffizienz haben nur 5 Fälle überlebt [29].

In Abb. 135 sind diese 100 Fälle nach 4 Gruppen geordnet: Gruppe I: unfallchirurgisches Krankengut (n = 30), Gruppe II: herzchirurgisches Krankengut (n = 37), Gruppe III: abdominalchirurgisches Krankengut (n = 26) und Gruppe IV: urologisches Krankengut (n = 7).

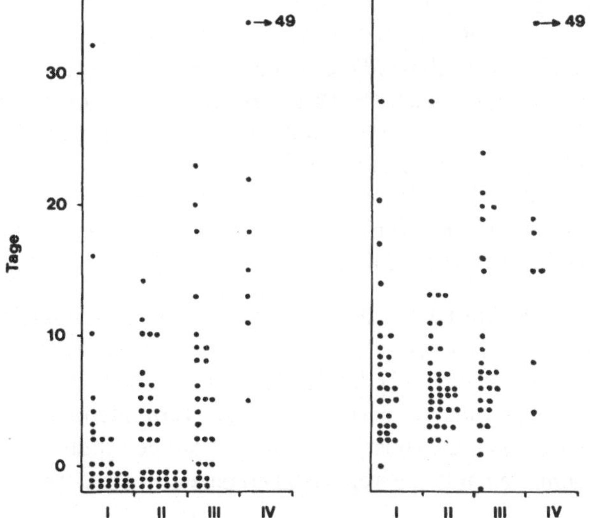

Abb. 135. Vergleich der Abstände zwischen Ereignis und Beginn der Respiratortherapie bzw. Dialysebehandlung

Demnach wurde beim herzgefäß- und unfallchirurgischen Krankengut mehrheitlich noch am Tage der Operation bzw. des Traumas mit der Respiratortherapie begonnen, während diese beim abdominalchirurgischen Krankengut durchschnittlich nach 7 und beim urologischen erst nach 20 Tagen erforderlich war. Im Gegensatz hierzu begann die Hämodialysebehandlung in allen Gruppen deutlich später.

Ähnlich dieser zwischen akutem Nierenversagen und akuter respiratorischer Insuffizienz vergleichend vorgenommenen Aufarbeitung könnte ein Zusammenhang auch für den zusätzlichen Ausfall anderer Organsysteme aufgezeigt werden. Dabei kommt neben der kardialen insbesondere der abdominalen Insuffizienz im Hinblick auf Toxämie und Hyperkatabolismus eine besondere Rolle zu.

Diskussion

So befriedigend auch in unserem Krankengut in Übereinstimmung mit anderen Arbeitsgruppen die Ergebnisse der intermittierenden Dialysebehandlung bei terminaler Niereninsuffizienz und anephrischen Patienten sind, so deprimierend sind diese beim postoperativen und posttraumatischen akuten Nierenversagen [2–4, 6, 12–14, 17, 18, 23–25, 28].

Das akute Nierenversagen stellt stets eine ernste Komplikation dar. Es ist aber alleine nur selten entscheidend für die Prognose, wenn bei dessen Behandlung gravierende Komplikationen der Azotämie und Urämie (Hyperkaliämie, Überwässerung, Azidose, Gastrointestinalblutung) vermieden werden können. Entscheidend ist vielmehr das Ausmaß der Grund- und Folgeerkrankungen, wie dies durch die relativ günstige Prognose des akuten Nierenversagens beim internistischen und geburtshilflich-gynäkologischen Krankengut belegt wird [4, 5, 17, 25, 28].

Die Dialysebehandlung kann beim postoperativen und posttraumatischen akuten Nierenversagen im Rahmen der interdisziplinären Gesamtbehandlung in manchen zunächst aussichtslosen Fällen bei rechtzeitiger Indikation und angemessener Durchführung die Prognose entscheidend verbessern [7, 8]. Durch Einsatz der Hämodialyse können aber nicht nur potentiell letale Komplikationen des akuten Nierenversagens erfolgreich behandelt werden. Die Dialyse erlaubt darüberhinaus, insbesondere beim oligoanurischen, ausschließlich parenteral ernährten Patienten eine gewisse Liberalisierung der Flüssigkeits- und Kalorienzufuhr sowie eine höhere Dosierung „dialysabler" Medikamente, vor allem dann, wenn täglich dialysiert wird. So können einem normhydrierten Patienten – stabile Kreislaufverhältnisse vorausgesetzt – während einer 4–6stündigen Hämodialyse 1500–3000 ml Plasmawasser durch Ultrafiltration entzogen und anschließend durch kalorische Lösungen ersetzt werden [1, 21].

Eigene Erfahrungen haben gezeigt, daß bei enger interdisziplinärer Zusammenarbeit manche Patienten trotz anfänglich sehr schlechter Prognose mit Hilfe der Dialysebehandlung überleben können [7]. Da das Ziel der Dialyse beim akuten Nierenversagen nicht so sehr die Behandlung, sondern vielmehr die Verhinderung der Urämie und deren potentiellen Folgeerscheinungen ist, stellt der frühzeitige Einsatz der Dialysebehandlung neben einer angemessenen konservativen Therapie einen wesentlichen Faktor dar.

Literaturverzeichnis

1. Asbach, H.W., Stoeckel, H., Schüler, H.W., Conradi, R., Wiedemann, K., Möhring, K., Röhl, L.: The treatment of hypercatabolic acute renal failure. Acta anaesth. scand. 18, 255–263 (1974).
2. Berne, T.V., Barbour, B.H.: Acute renal failure in general surgical patients. Arch. Surg. 102, 594–597 (1971).
3. Bittscheidt, H., Siedek, M.: Komplikationen und Behandlung bei posttraumatischen Nierenfunktionsstörungen. Zbl. Chir. 97, 140–146 (1972).
4. Braun, L.: Das akute Nierenversagen. Stuttgart: Enke 1968.
5. Buchborn, E., Edel, H.: Akutes Nierenversagen. In: Handbuch der Inneren Medizin, 5. Aufl. (Hrsg. H. Schwiegk), Bd.VIII/2, S. 942. Berlin–Heidelberg–New York: Springer 1968.
6. Eigler, F.W.: Postoperative Komplikationen: Niere. Langenbecks Arch. klin. Chir. 332, 787–792 (1972).
7. Feldkamp, G., Simmendinger, H.J., Schüler, H.W.: Polytrauma mit Schocklunge und Niereninsuffizienz – Erfolgreiche Behandlung mit Langzeitbehandlung und Hämodialyse (Fallvorstellung). In: Respiratorische Insuffizienz bei Mehrfachverletzten, Bd. 2 (Hrsg. H.U. Buff, W. Glinz). Erlangen: Perimed 1976.
8. Freiberg, J., Sieberth, H.G.: Pathogenese und Diagnostik des akuten Nierenversagens. Z. prakt. Anästh. 8, 337–345 (1973).
9. Heinze, V.: Zur Intensivtherapie beim akuten Nierenversagen. In: Intensivtherapie beim akuten Nierenversagen (Hrsg. E. Buchborn, O. Heidenreich). Berlin–Heidelberg–New York: Springer 1970.
10. Horsch, R., Krempien, B., Hardinghaus, W., Asbach, H.W., Schüler, H.W.: Todesursachen bei akutem postoperativem und -traumatischem Nierenversagen. (In Vorbereitung.)

11. Kleinknecht, D., Jungers, P., Chanard, J., Barbanel, C., Ganeval, D.: Uremic and non-uremic complications in acute renal failure: Evaluation of early and frequent dialysis on prognosis. Kidney Int. 1, 190–196 (1972).
12. Kornhall, S.: Acute renal failure in surgical disease with special regard to neglected complications. Acta chir. scand., Suppl. 419 (1971).
13. Krian, A., Bircks, W., Wetzels, E.: Das akute Nierenversagen nach Operationen am Herzen und an den großen thorakalen Gefäßen. Thoraxchirurgie 20, 199–217 (1972).
14. Larcan, A., Calami, M., Helmer, J., Fauchier, D., Betsch, C., Vigroux, C.: Les insuffisances rénales postopératoires. A propos de 100 observations. J. Chir. (Paris) 96, 169–188 (1968).
15. Möhring, K., Schüler, H.W., Stöhrer, M.: Die antibiotische Therapie bei Niereninsuffizienz. Z. prakt. Anästh. 9, 16–21 (1974).
16. Montgomerie, J.Z., Kalmanson, G.M., Guze, L.B.: Renal failure and infection. Medicine 47, 1–32 (1968).
17. Muehrcke, R.C.: Acute renal failure: Diagnosis and management. St. Louis: Mosby 1969.
18. Ogg, C.S., Cameron, J.S.: Cardiovascular surgery and the kidney. Guy's Hosp. Rep. 118, 85–103 (1969).
19. Piper, J.: The anticoagulant effect of heparin and synthetic polysaccharide-polysulfuric acid esters. Acta Pharmacol. 2, 138–141 (1946).
20. Quinton, W.E., Dillard, D.H., Cole, J.J., Scribner, B.H.: Eight months experience with silastic-teflon-bypass cannulas. Trans. Amer. Soc. Art. int. Org. 8, 236–245 (1962).
21. Schüler, H.W., Möhring, K., Asbach, H.W.: Prophylaxe und Therapie des akuten Nierenversagens bei chirurgischen Patienten. Prakt. Anästh. 9, 294–305 (1974).
22. Sevitt, L., Comty, H., Rottka, H., Shaldon, S.: The single break silastic teflon shunt. Proc. Europ. Dial. Transpl. Ass. 1, 271–276 (1964).
23. Shackman, R., Kulatilake, A.E.: Surgical aspects of acute renal failure. Brit. med. Bull. 27, 103–108 (1971).
24. Sørensen, F.H., Andersen, J.B., Ingemar, K., Skjoldborg, H.: Acute renal failure as a complication of surgical disease of the gastro-duodenum. Acta chir. scand. 138, 306–311 (1972).
25. Stott, R.B., Cameron, J.S., Ogg, C.S., Bewick, M.: Why the persistently high mortality in acute renal failure? Lancet 1972 II, 75–78.
26. Teschan, P.E., Baxter, C.R., O'Brien, T.F., Freyhof, J.N., Hall, W.H.: Prophylactic hemodialysis in the treatment of acute renal failure. Ann. intern. Med. 53, 992–1016 (1960).
27. Vertel, R.M., Knochel, J.P.: Nonoliguric acute renal failure. J. Amer. med. Ass. 200, 598 (1967).
28. Vogel, W., Burchardi, H., Heinze, V., Kern, R.: Intensivtherapie und Dialysebehandlung. In: Technische und klinische Aspekte der extrakorporalen Dialyse (Hrsg. H. Sarre, V. Heinze). Stuttgart: Thieme 1970.
29. Wiedemann, K., Schüler, H.W., Asbach, H.W., Ikinger, U., Simmendinger, H.J.: Zur Prognose der akuten respiratorischen Insuffizienz und des akuten Nierenversagens unter Respiratortherapie und Hämodialysebehandlung. Vortrag Q22, 14. Zentraleurop. Anaesth. Kongr. Bremen 1975.

V. Verlauf nach Polytrauma

Vorbemerkung

Die pathophysiologischen Abläufe nach Schockzuständen sind vor allem im Verlauf nach schwerem Polytrauma in den letzten Jahren ausführlich untersucht worden (s. Beitrag *Schweiberer* u. Mitarb.). Der gestörte postoperative Verlauf bei polytraumatisierten Patienten hat demnach weitgehend typischen Charakter. Vor allem sind die Organsysteme Niere und Lunge betroffen; für den Verlauf bestimmend sind meist die Lungenveränderungen. Störungen der Blutgerinnung sind für die Schäden an den erwähnten Organsystemen mitverantwortlich.

Ausprägung und Schwere der Komplikationen werden weitgehend ausschließlich durch Dauer und Grad des verletzungsbedingten hypovolämischen Schockzustandes bestimmt. Dabei ist die Definition Schock weiter zu fassen, als dies früher üblich war. Gelingt es, das Ausmaß des Schockzustandes gering zu halten oder diesen vollständig zu vermeiden, so kann auch der polytraumatisierte Patient einen ungestörten postoperativen Verlauf haben. Gerade auf diesem Gebiet der Chirurgie sind organisatorische Maßnahmen absolute Voraussetzung zur adäquaten medizinischen Versorgung, hier Schockbekämpfung und Schockvermeidung (s. Beitrag *Tscherne* u. *Muhr*). Die Probleme der Erstversorgung beziehen sich auf die Dringlichkeit einer operativen Frakturbehandlung, die keinesfalls die Schocksituation verstärken oder unterhalten darf (s. Beiträge *Schreiber* sowie *Schmit-Neuerburg* u. Mitarb.) und auf die Erkennung von Verletzungen anderer Organgebiete, vor allem des Abdominalraumes (s. Beitrag *Peiper* u. *Peitsch*). Die Bedeutung der medikamentösen Behandlung bzw. Prophylaxe von Folgen unvermeidbarer Schockzustände zu erkennen, ist Ziel einer multizentrischen Studie (s. Beitrag *Schneider*). Das Auftreten einer Magen-Streßblutung, gefürchtet bei verschiedenen postoperativen Komplikationen, ist beim polytraumatisierten Patienten ebenfalls weitgehend vom durchlaufenen Schockzustand abhängig (s. Beitrag *Eckert* u. Mitarb.).

Einführung: Organisatorische Probleme und interdisziplinäre Zusammenarbeit beim Mehrfachverletzten

H. TSCHERNE und G. MUHR

In der modernen Industriegesellschaft ist das Massenphänomen Unfall mit all seinen wirtschaftlichen und sozialen Auswirkungen für die Unfallmedizin zu einem Problem ersten Ranges geworden. Allein der Straßenverkehr forderte 1971 in Europa einen Blutzoll von 92 000 Toten und 2,16 Millionen Verletzten. Auf Europas Straßen ereignet sich alle 30 sec ein Verkehrsunfall, alle 5 Minuten wird dabei ein Mensch getötet und werden 20 weitere verletzt. Täglich erliegen in der gesamten Welt 3000 Menschen dem Straßenverkehrstod.

„Verkehrsunfälle – ein tragischer Tribut des Menschen an den Triumpf der Technik", schreibt *Bauer* [1].

19 000 Tote und über eine halbe Million Verletzte beträgt der jährliche Tribut in der Bundesrepublik. In Niedersachsen wurden bei einer Bevölkerungszahl von 7,2 Millionen in 10 Jahren (1963–1972) bei 408 823 Verkehrsunfällen mit Personenschaden 565 099 Menschen verletzt, davon 26 790 tödlich.

Nicht nur die rasante Entwicklung des Straßenverkehrs, auch die fortschreitende Technisierung auf allen Gebieten des Lebens führen dazu, daß in der Unfallsituation Bewegungsenergien freigesetzt werden, die bei weitem die Toleranzgrenzen des menschlichen Körpers überschreiten. Die Folge ist eine signifikante Zunahme von Mehrfach- und Schwerverletzten mit entsprechend hoher Lebensgefährdung.

Die Größenordnung des schweren Unfalls in der Bundesrepublik wird vollständig, wenn wir zu 150 000 Schwerverletzten im Verkehr, 80 000 durch Arbeitsunfälle und nahezu 200 000 durch häusliche und andere Unfälle addieren: Insgesamt 430 000 Schwerverletzte durch Unfälle und 50 454 Getötete durch gewaltsame Todesursachen Jahr für Jahr [2].

Medizinisch noch bedeutsamer und zu einer Anklage werden diese bedrückenden Zahlen durch die Feststellung, daß so manches Unfalltodesopfer bei adäquater Therapie reelle Überlebenschancen hätte. Denken wir nur an das „therapeutische Intervall" zwischen Unfalleintritt und Ankunft im Krankenhaus, oder an die fatalen Folgen verspäteter Schocktherapie.

Die Erstversorgung am Unfallort und während des Transportes, die erste Versorgung und Diagnostik in der Notfallaufnahme, die chirurgische Primärversorgung, die Intensivbehandlung, die Sekundärversorgung bis zur Rehabilitation bilden eine Versorgungskette, in der jedes einzelne Glied Erfolg oder Mißerfolg mitbestimmt (Abb. 136).

Es muß daher am Unfallort versucht werden, die Transportfähigkeit des Verletzten sicherzustellen und bei Gefährdung vitaler Funktionen unverzüglich die erforderlichen Maßnah-

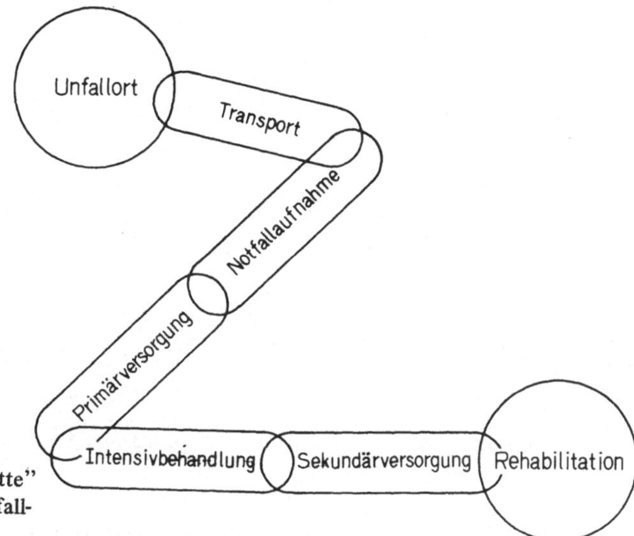

Abb. 136. „Versorgungskette" von der ersten Hilfe am Unfallort bis zur Rehabilitation

men einzuleiten. Auf das Entschiedenste muß der Meinung widersprochen werden, daß sich in der Großstadt wegen der kurzen Verkehrswege jede Art von Notfallmedizin erübrige. Nach einer im Jahre 1971 durchgeführten Untersuchung erreichten in Hannover nur 54% aller Unfallverletzten innerhalb von 20 min das nächste Krankenhaus, bei einer mittleren Entfernung von nur 5 km (Abb. 137). Die Zeitspanne zwischen Unfall und Einlieferung betrug im Durchschnitt 21,7 min. Über ein Viertel der Verletzten benötigte mehr als 30 min, um in klinische Behandlung zu kommen (Abb. 138). 17% waren eingeklemmt und mußten erst durch die Feuerwehr befreit werden. Diese Ergebnisse decken sich mit denen von *Herzog* 1964 in Hannover durchgeführten Untersuchungen [4].

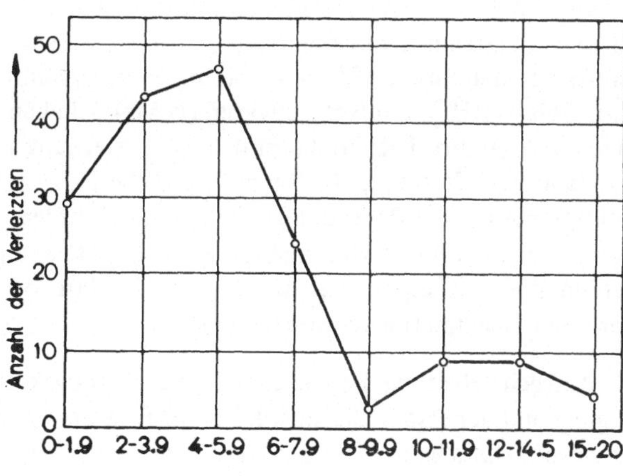

Abb. 137. Anzahl der Verletzten in Abhängigkeit der Entfernung vom Unfallort zum Krankenhaus

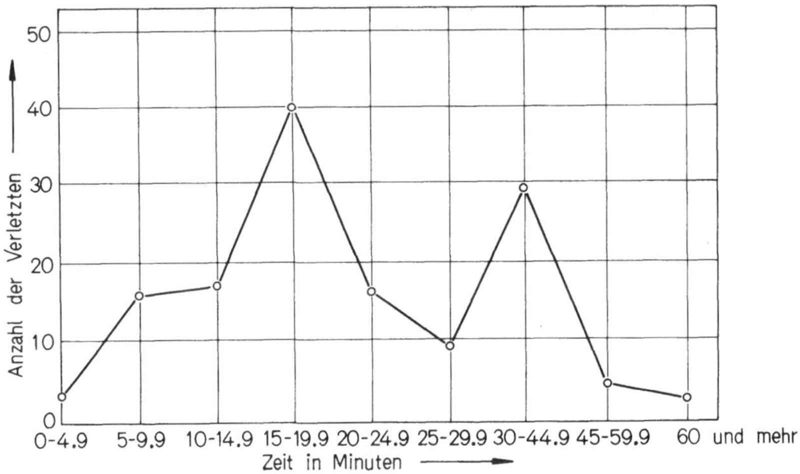

Abb. 138. Anzahl der Verletzten in Abhängigkeit des Zeitablaufs zwischen Unfall und Einlieferung ins Krankenhaus

Die Bedeutung des Zeitfaktors beweisen die Erfahrungen amerikanischer Kollegen im Vietnamkrieg ganz deutlich. *Hardaway* [3] bekam in seiner shock study unit im Third Surgical Hospital in Vietnam seine Patienten im Durchschnitt innerhalb von 40 min nach der Verwundung zur Behandlung. Entsprechende Zeiten für alle Verwundeten waren in Vietnam 1 Stunde, im Koreakrieg 4 Stunden. In der Regel wurde schon im Hubschrauber die Schocktherapie eingeleitet. Während das Verhältnis zwischen letalen und nicht tödlichen Verwundungen in Korea noch 1:3 betrug, lag es in Vietnam bei 50 000 Verwundeten nur noch bei 1:6. So kurze therapiefreie Intervalle sind im zivilen Bereich fast nirgendwo zu erreichen. An unserer Klinik wurde durch NAW-Einsatz bei 82%, bei Hubschraubereinsatz bei 92% der Verletzten innerhalb von 30 min nach dem Unfall mit der Schockbekämpfung begonnen.

Es kann wohl kein Zweifel daran bestehen, daß eine fachgerechte Erstversorgung eines Schwerverletzten nur von einem entsprechend ausgebildeten Arzt zu erwarten ist. Die von Assistenten unserer Klinik besetzten Rettungsfahrzeuge – Rettungshubschrauber Christoph 4 (RHS) und Notarztwagen (NAW) – haben seit 1972 zusammen 5822 Einsätze durchgeführt. Die durchschnittliche Entfernung zum Notfallort betrug beim NAW 8,5, beim RHS 20,6 km, die durchschnittliche Fahr- bzw. Flugzeit 8,5 min für den NAW und 8,0 min für den RHS. Bei 2143 Patienten wurden Verbände angelegt und Blutungen gestillt, bei 2117 Verletzten mußten zur Schockbekämpfung Blutersatzmittel infundiert werden. 480 Notfallpatienten wurden am Unfallort oder während des Transportes intubiert, 331 Reanimationen durchgeführt.

Die Aufrechterhaltung der lückenlosen Versorgungskette während der klinischen Erstversorgung und der ersten Diagnostik bis zur Endversorgung erfordert strukturelle Voraussetzungen. Da es beim Mehrfach- und Schwerverletzten auf die zeitliche und örtliche Kooperation und Koordination der Spezialabteilungen ankommt, muß die Notfallaufnahme eines Klinikums als zentrale Einheit interdisziplinär strukturiert sein.

Die Gliederung der modernen chirurgischen Klinik in Funktionsbereiche, die unabdingbar für ihren Fortschritt in Wissenschaft und klinischer Erfahrung ist, aber die Gefahr der Einseitigkeit und Zersplitterung des Wissens und Könnens in sich trägt, macht nicht nur die stetige fachliche und kritische Kommunikation der Spezialisten und Fachärzte über die einzelnen Fachrichtungen hinaus notwendig, sondern erfordert zwangsweise eine straffe Gliederung von Krankenversorgung, Lehre und Assistentenweiterbildung.

Die zentrale Notfallaufnahme der Medizinischen Hochschule Hannover trägt diesen Überlegungen durch eine breitbasige und dennoch spezialisierte Organisationsform Rechnung (Abb. 139).

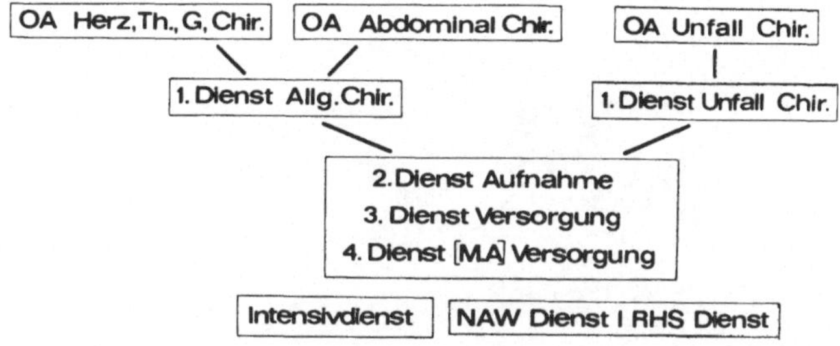

Abb. 139. Dienstmannschaften des Departments Chirurgie der Medizinischen Hochschule Hannover über 24 Stunden: Für die ersten Elementarentscheidungen ist der 2. Dienst- oder Aufnahmearzt, der die Notaufnahme nie verläßt, verantwortlich. Gemeinsam mit dem 3. und 4. Dienst obliegt ihm die Aufgabe der Aufnahme aller chirurgischen Patienten und der Erstversorgung der leichten Notfälle. Auf diese allgemeine Basis aufbauend, sind die Spezialfächer integriert, wobei größere Operationen jeweils von den Oberärzten und 1. Diensten durchgeführt werden. Die Trennung in einen allgemeinen und einen unfallchirurgischen Oberarzt- und 1. Dienst erfolgt aus organisatorischen Gründen, um die Kontinuität der Behandlung auch postoperativ in den einzelnen Abteilungen zu gewährleisten. Die Dienstmannschaften des 2. bis 4. Dienstes, zum Teil auch die des 1., setzen sich aus in der Rotationsweiterbildung befindlichen Assistenten des Departments Chirurgie zusammen

Sie bewährt sich auch beim polytraumatisierten Patienten mit seiner sämtliche chirurgischen Sparten überragenden Problematik. Für den Polytraumatisierten ist die Unfallchirurgische Klinik der Kern des Schwerpunktes, wo die Fäden der Organisation zusammenlaufen. Beim Mehrfachverletzten muß *ein* Arzt die Verantwortung tragen. Er ist die wichtigste Vertrauensperson für den Patienten. Aufgrund seiner breitgefächerten Ausbildung muß der Unfallchirurg Diagnostik, organisatorischen Ablauf und Erstversorgung aller frischen Verletzungen beherrschen. Als Koordinator wird er je nach Bedarf Spezialisten anderer Fachgebiete beiziehen, den Neuro- und Kieferchirurgen, Thorax- und Abdominalchirurgen, Anästhesisten und Urologen, um nur einige zu nennen.

Auch der Unfallchirurg operiert Organverletzungen, doch wäre es unklug, würde er die Präsenz seiner chirurgischen Kollegen bei den oft komplexen Organverletzungen ignorieren. Die Versorgung von Körperhöhlenverletzungen ist an der MHH keine Frage von Prestige und Spezialistentum, sondern ist durch harmonische und kollegiale Zusammenarbeit der Partner aus allen chirurgischen Bereichen gewährleistet.

Auch der Aufbau der zentralen Notfallaufnahme unterstreicht bei aller notwendigen Spezialisierung die Gemeinsamkeit in Versorgung und Weiterbildung (Abb. 140). Die Raumeinheiten sind nicht einzelnen Kliniken zur ausschließlichen Nutzung zugeordnet, sondern stehen jedem Fachbereich je nach Schwerpunkt und Bedarf zur Verfügung. Im unmittelbar an der Einfahrt liegenden Reanimations- und Schockraum finden sich alle instrumentellen und technischen Voraussetzungen zur Sofortintervention bei lebensbedrohlichen Zuständen. Bei der Erfordernis größerer chirurgischer Eingriffe kann der unverzügliche Transport in die benachbarte Notfall-OP-Zone erfolgen. Der andere an den Reanimationsblock grenzende Raumkomplex dient der Wundversorgung, Reposition, Gipstätigkeit. Ergänzt wird diese Gruppierung durch die Röntgendiagnostik, einen Verbandraum für Leichtverletzte und weitere Untersuchungs- und Personalaufenthaltsräume.

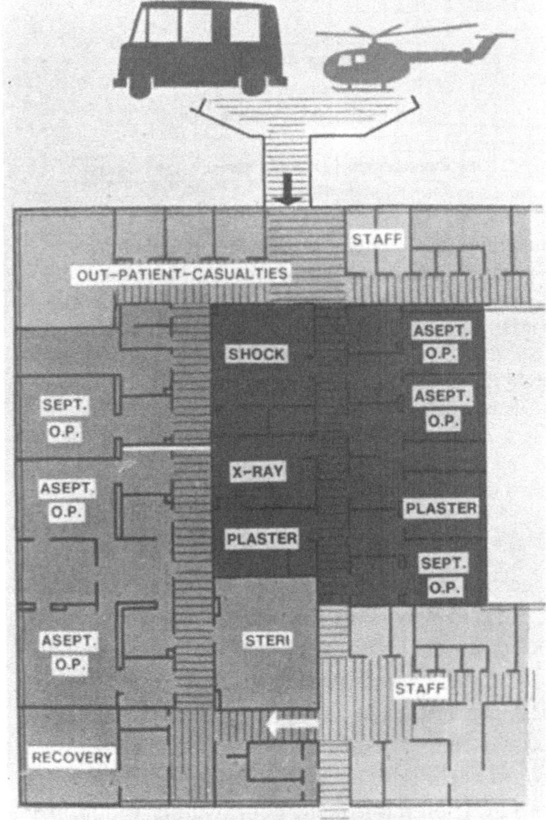

Abb. 140. Grundriß der zentralen Notfallaufnahme der Medizinischen Hochschule Hannover

Abschließend sei noch ein Überblick über das Krankengut unserer Unfall-Intensivstation gegeben. Von 581 Patienten waren 306 mehrfachverletzt. Diese 306 Polytraumatisierten hatten zusammen 1079 Einzelverletzungen (Abb. 141).

Die Behandlung eines Mehrfachverletzten erfordert vom Chirurgen Wissen und Erfahrung, Organisations- und Koordinationsgabe. Wir glauben, daß die aufgezeigte Organisationsform

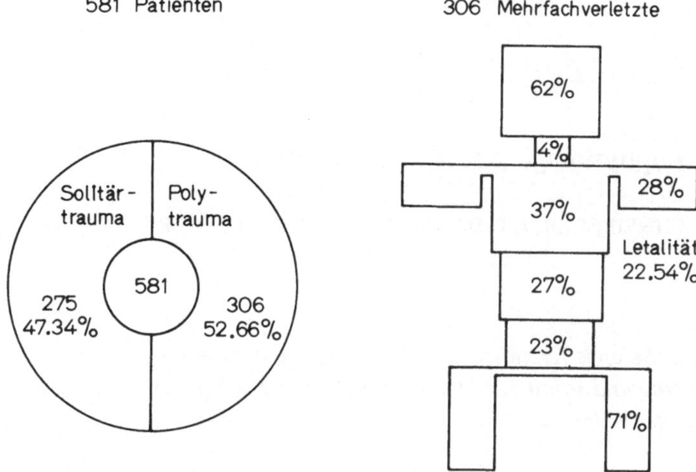

Abb. 141. Verletzungsmuster und Letalität von Mehrfachverletzten der Intensivstation der Medizinischen Hochschule Hannover (30.3.72–1.6.75)

dem Ziel unserer Behandlung, der völligen Rehabilitation, also der Vermeidung oder Bekämpfung eines gestörten postoperativen Verlaufes auch beim Schwerverletzten, Rechnung trägt.

Literaturverzeichnis

1. Bauer, K.H.: Verkehrsunfälle – ein tragischer Tribut an den Triumpf der Technik. Ciba Symposium 5, 148 (1957).
2. Gögler, E.: Der schwere Unfall in der modernen Industriegesellschaft. Langenbecks Arch. klin. Chir. 329, 922 (1971).
3. Hardaway, R.M.: Clinical Management of Shock. Springfield: Thomas 1968.
4. Herzog, Kt.: Untersuchungen über Unfallschwerpunkte in 5 Landbezirken und 5 Großstädten und über die Möglichkeit der Entschärfung durch den Einsatz von Notarztwagen. Hefte Unfallheilk. 99, 221 (1969).

Pathophysiologie der Mehrfachverletzung

L. SCHWEIBERER, L.T. DAMBE, F. KLAPP und K. SAUR

Unter Schock verstehen wir ein Syndrom, das als Folge einer akuten hämodynamischen Störung und somit verminderter Sauerstoffzufuhr eine Beeinträchtigung lebenswichtiger Gewebe bedeutet.

Hämodynamik und Mikrozirkulation stehen im Mittelpunkt aller experimentellen und klinischen Untersuchungen des traumatischen Schocks. Bei jedem schweren Trauma kommt es neben der örtlichen Gewebszerstörung in Abhängigkeit von der einwirkenden kinetischen Energie, der Lokalisation der betroffenen Gewebe zu Verlust von mehr oder weniger großen Mengen zirkulierenden Blutes und/oder Plasma. Ein Volumenverlust von 25 bis 30% verursacht immer eine Vasokonstriktion und andere Kreislaufveränderungen, die bei längerem Andauern des Zustandes ohne Substitution zu sekundären Störungen der Mikrozirkulation führen. Die früher von mehreren Autoren angegebene kritische Grenze eines Volumenverlustes von etwa 1/3 der zirkulierenden Blutmenge trifft nicht in vollem Umfange zu. Untersuchungen von *Ahnefeld* [1] beim traumatisierten Patienten haben ergeben, daß bereits bei einem Verlust um 20% der zirkulierenden Blutmenge eine Einschränkung des Herzzeitvolumens von 21 bis 44% beobachtet werden kann. Jede Verminderung zirkulierenden Blutvolumens in einer Größenordnung von 20% aufwärts stellt einen schwerwiegenden Eingriff in die Homöostase des Organismus dar, der zwar physiologische Regulationsmechanismen in Gang setzt, wie Aufrechterhaltung des Blutdrucks durch Erhöhung des peripheren Widerstandes, Mobilisation von Volumenreserven durch Erhöhung des Venentonus und damit Autotransfusion aus den Kapazitätsgefäßen, Umverteilung der Durchblutung durch eine sog. Zentralisation des Kreislaufes und schließlich Wiederauffüllung des Blutvolumens über den Einstrom eiweißfreier Flüssigkeit aus dem Extravasalraum und über den Einstrom eiweißhaltiger Flüssigkeit aus den Lymphbahnen [11]. Die physiologischen Kompensationsmechanismen verhindern vorübergehend den Zusammenbruch der Makrozirkulation, sind jedoch ohne Behandlung des pathogenetisch wirksamen Blutverlustes, das heißt ohne Ersatz der zirkulierenden Blutmenge, bald erschöpft und leiten einen Circulus vitiosus ein, der unter dem Bild der Mikrozirkulationsstörung, der Gewebshypoxie zum Tode führt. Die disproportionale Verteilung des Herzzeitvolumens zur Aufrechterhaltung der Versorgung von Herz und Gehirn – Zentralisation – führt zu einer Reduktion der nutritiven Durchblutung der übrigen Gewebe mit lokaler Hypoxie und Azidose. Umstellung des Stoffwechsels auf Anaerobie bewirkt eine frühere Abnahme des Sphinktertonus auf der arteriellen als auf der venösen Seite der kapillären Strombahn. Diese als Vasomotion bezeichnete Gefäßreaktion führt zum sog. "Pooling", zu transkapillären Plasmaverlusten, wodurch die Hypovolämie und der Abfall des Herzzeitvolumens verstärkt wird [8].

Die Mikrozirkulation kann ihre beiden Vitalfunktionen, Sauerstoff- und Substratantransport, sowie Metabolitabtransport nur bei homogener Durchströmung des Kapillargebietes erfüllen. Gerade diese homogene Kapillardurchströmung ist jedoch durch extreme Strömungsverlangsamung, Stase, Pooling, Zell- und Thrombozytenaggregation gestört, wofür eine prokoagulatorische Stimulation des Gerinnungssystems im Schock mitverantwortlich ist. Aus hydrostatischer Drucksenkung, Vasokonstriktion, Thrombozytenaggregation und Mikrothrombosen resultiert eine zunehmende Organ- und Systemmanifestation: Es entwickelt sich die Schocklunge mit intraalveolärem und interstitiellem Ödem, daraus resultieren eine Beeinträchtigung der Sauerstoffdiffusion bzw. der Transportkapazität durch Erschwerung der Diffusion von der Alveole bis zur chemischen Bindung an das Hämoglobin im Erythrozyt. Zunehmendes Mißverhältnis zwischen Ventilation und Perfusion durch Ventilationsstörungen in ausgedehnten Lungenbezirken, Eröffnung von präformierten, venös-arteriellen Shunts in der Lunge führen zu einer anoxischen Hypoxämie, die ihrerseits wiederum die Stagnationshypoxie in der Peripherie verstärkt.

Aus der Niere im Schock entwickelt sich die Schockniere, wenn bei bestehender Filtratabnahme durch Anreicherung toxischer Substanzen sowie durch Ischämie und Hypoxie ein Tubulusschaden entsteht.

Die herabgesetzte Blutperfusion des gesamten retikulo-endothelialen Systems (RES) – besonders der Leber – führt zu signifikanter Verminderung der RES-Funktion. Die Clearancekapazität des RES für aktive Endprodukte der Gerinnung, aber auch für andere Produkte wie Toxine, Hämolyseprodukte, Lipide, Immunkomplexe, kolloidale und partikuläre Substanzen, ist reduziert oder erschöpft. Hinzu gesellt sich eine fleckförmige Anoxie der Leber, in welcher bereits bei einem arteriellen Blutdruck im unteren Normbereich nach einem Trauma eine Gewebsanoxie von 25% nachgewiesen werden konnte. Die inhomogene Mikrozirkulation führt zu einer progredienten Organschädigung mit Erschöpfung der Fermentsysteme.

So leiden und erliegen verschiedene physiologische Systeme unter einer längerdauernden Hypovolämie, bis schließlich unter verschiedensten Organmanifestationen eine posttraumatische respiratorische Insuffizienz, eine Gerinnungsstörung mit Verbrauchskoagulopathie, eine verminderte RES-Funktion mit verminderter Infektionsresistenz und vermehrter Toxinempfindlichkeit, Vertiefung eines posttraumatischen Hirnschadens und Störung des Gastrointestinaltraktes mit Neigung zu Ileuszuständen resultieren [2, 10, 11].

Entscheidend für die Schädigung des Organismus erweist sich demnach die Ausdehnung des Gewebetraumas und die dadurch verursachte Größe des Volumenverlustes. Für den weiteren Verlauf erlangt die Dauer der Hypovolämie eine überragende Bedeutung. Die Toleranzgrenze für Ausmaß und Dauer der Hypovolämie ist nicht zuletzt abhängig von der Ausgangslage (Vorschädigung), den individuellen Kompensationsmöglichkeiten, der Leistungsbreite des Herzens, dem Alter und anderen Faktoren. Werden die pathophysiologischen Zusammenhänge gesehen von der *Frühphase* des Schocks mit der Engstellung der Arteriolen und der Kontraktion der präkapillären Sphinkter, mit dem Absinken des pH im Kapillargebiet, mit Verlangsamung des Blutflusses, über die *Spätphase* des Schocks mit den konstringierten Arteriolen und kontrakten präkapillären Sphinktern mit Blutblättchen und Erythrozytenthrombosen und mit offenen Shunts bei Sistieren des Stromflusses in ausgedehnten Kapillargebieten, bis hin zum *irreversiblen Schock* mit dem ausgedehnten Zelltod trotz wieder durchgängiger Kapillargebiete, so ergeben sich dringende Forderungen an den behandelnden Arzt:

1. Erkennung der Schwere der Verletzung,
2. Berücksichtigung des Zeitfaktors – Zeit zwischen Unfall und Behandlung,
3. Frage der Dringlichkeit operativer Eingriffe im Schock und unmittelbar danach.

Erkennung der Schwere der Verletzung

Wie eingangs bereits erwähnt, muß davon ausgegangen werden, daß Verluste um 20% des Sollvolumens eine Einschränkung des Herzzeitvolumens von 21 bis 44% bewirken können [1]. Es muß unsere dringende klinische Aufgabe sein, eine kritische Situation zu erkennen und zu behandeln, solange der Schock noch nicht in seinem Vollbild vorliegt. Eine kurze, aber vollständige Untersuchungs des Patienten durch Inspektion, Palpation und Auskultation sind unerläßlich, auch wenn zunächst oft vermeintlich Verletzungen von Thorax und Abdomen nicht vorliegen. Hämatothorax, Pneumothorax, ja sogar Spannungspneumothorax, paradoxe Atmung bei Instabilität des Thorax werden oft viel zu spät erkannt, da das Augenmerk auf Extremitätenverletzungen, vielleicht auf offene Frakturen gerichtet ist. Die Vertiefung des Schockes und seiner Folgen durch mechanische Störung der Ventilation ist die Folge. Die Palpation des Abdomens gehört zur unabdingbaren Forderung der Erstuntersuchung. Ist das Abdomen beim bewußtseinsgestörten Patienten nicht beurteilbar, so sollte man mit der Abdominallavage oder Laparoskopie nicht zögern.

Die Beurteilung der Reaktionslage des Patienten gehört ebenso zur Erstuntersuchung wie die Kontrolle der Änderung der Bewußtseinslage. Beispielhaft für eine schon in der Frühphase, unter Umständen innerhalb weniger Minuten erkennbare, zunehmende Verschlechterung der Reaktionslage eines nicht ansprechbaren Patienten ist nach *Kivelitz* u. Mitarb. folgender Verlauf [7]:

1. Spontane, koordinierte Motorik,
2. promptes Abwehren eines Schmerzreizes in einer Komplexbewegung (Hingreifen und Wegziehen der Hand),
3. koordinierte, gezielte Abwehr (Hingreifen),
4. verzögerte, jedoch noch gezielte Abwehr,
5. ungezieltes Anbeugen,
6. träges, ungezieltes Anbeugen,
7. teils Beugereaktion, teils Streckreaktion (Mischmuster),
8. Streckreaktion auf Schmerzreiz,
9. spontanes Strecken,
10. eine Reaktion ist selbst durch stärkste Schmerzreize nicht mehr auslösbar (gemeinsam mit beidseits lichtstarren weiten Pupillen und zentraler Atemstörung = Coma dépassé).

Diese so wichtige Abstufung der Reaktionslage wird ausführlich wiedergegeben, da die Wechselbeziehung zwischen traumatischem Blutverlust und Hirnschaden unverkennbar ist. Ein relativ geringer Verlust zirkulierender Blutmenge, zum Beispiel durch eine geschlossene Fraktur, kann einen bewußtseinsgestörten Patienten mit noch spontaner, koordinierter Motorik innerhalb kürzester Zeit zu einem Bewußtlosen mit verzögerter Abwehr – Zeichen der verschlechterten Reaktionslage – machen.

So erfordern Beurteilung von Thorax, Abdomen und Bewußtseinslage die gleichzeitige und sofortige Beurteilung der Kreislaufsituation wie

1. periphere Zirkulation (Kapillardurchblutung, Hauttemperatur, Marmorierung der Haut),
2. arterieller Blutdruck (Amplitude),
3. Herzfrequenz, Pulsqualität,
4. Schockindex $\frac{\text{P}}{\text{systol. RR}}$,
5. zentraler Venendruck,
6. Urinausscheidung,
7. einfache Labordiagnostik (Hb, Hämatokrit usw.).

Nach der orientierenden Kreislaufbeurteilung schließt sich in der Verlaufskontrolle selbstverständlich eine differenziertere Diagnostik an mit Blutgasanalyse, Bestimmung von Gerinnungsfaktoren, Bestimmung der Elektrolyte im Serum und Urin usw., doch muß dringend darauf hingewiesen werden – die vielfach negative Erfahrung zwingt dazu –, daß die oben aufgeführte einfache initiale und kontinuierliche Kreislaufbeurteilung von eminenter Wichtigkeit ist. Wir wissen aus Untersuchungen eines größeren Krankengutes durch *Burri* [3], daß Blutungen in die freie Bauchhöhle einen signifikant schwächeren Anstieg der Herzfrequenz (relative Bradykardie infolge Peritonealreiz), solche in den Thoraxraum einen signifikant stärkeren hervorrufen als Hämorrhagien bei reinen Extremitätenverletzungen. Doch werden gerade die geschlossenen Frakturen und ihr Beitrag zur Verminderung der zirkulierenden Blutmenge immer wieder unterschätzt. Leider hört man allzu oft, „dem Patienten geht es gut, der Blutdruck ist normal". Gerade ein jugendlicher, kräftiger Mensch vermag durch Erhöhung des peripheren Widerstandes – Kompensationsmechanismus – den Blutdruck auf normalen Werten zu halten, daß jedoch eine Pulsfrequenz von 120/min bei einem „normalen Blutdruck" von systolisch 120 mm Hg bereits einen Schockindex von 1, also einen Verlust zirkulierender Blutmenge von etwa 30% bedeutet, wird oft nicht realisiert. Eine unterlassene Auffüllung des Kreislaufes führt schließlich zur Schockkrankheit. So ist es nötig, die Verluste an zirkulierender Blutmenge – akutes Frakturhämatom und rasch einsetzendes posttraumatisches Ödem zusammengenommen – sich immer und immer wieder in das Gedächtnis zu rufen. Eine einfache Oberarmfraktur kann mit Verlusten zwischen 100 und 800 ml, eine Oberschenkelfraktur zwischen 300 und 2 000 ml, eine Beckenfraktur gar zwischen 500 und 5 000 ml einhergehen (Abb. 142).

Die Komplexität der Verletzung macht unter sorgfältiger Registrierung aller Verletzungen und aller Kreislaufparameter eine Einteilung in *Schweregrade* notwendig. Auch die Entscheidung für die Art des Transportes vom Unfallort – durch Krankentransportwagen, Notarztwagen, Rettungshubschrauber –, die Verteilung der Verletzten in kleine oder mittlere Krankenhäuser oder in zentrale Anstalten mit allen vorhandenen Spezialdisziplinen läßt eine entsprechende Einteilung sinnvoll erscheinen. *Gögler* [5], *Havemann* [6] und

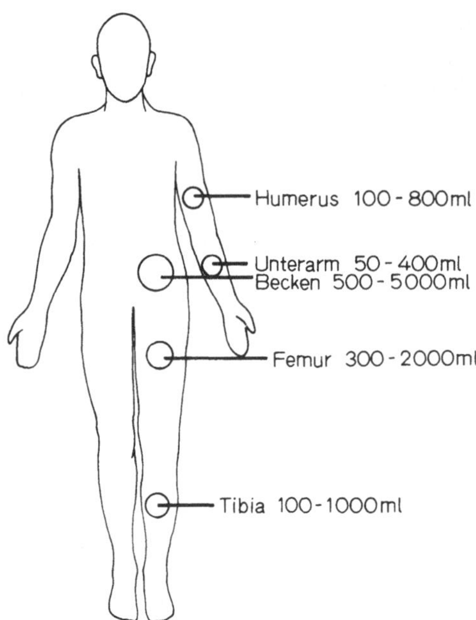

Abb. 142. Zu schätzender Volumenverlust bei geschlossenen Frakturen

unsere Gruppe [10] haben die Klassifizierung des *automotive crash injury research* modifiziert und eine Einteilung gewählt, die neben den Höhlen- und Extremitätenverletzungen den Schock und den Grad der Hirnverletzung berücksichtigt. Wir teilen ein in 3 Schweregrade:

Schweregrad I: Multiple Prellungen, Schürfungen, oberflächliche und tiefe Wunden, einfache Knochenbrüche, Gelenk- und Muskelzerrungen, leichtes gedecktes Schädelhirntrauma mit nur kurzzeitiger Bewußtseinsstörung.

Schweregrad II: Schwerverletzt, zunächst nicht lebensbedrohlich verletzt: Ausgedehnte Wunden, offene Frakturen mit Dislokation, Schädelhirntrauma mittleren Grades, Patient nicht ansprechbar, jedoch mit koordinierter, gezielter Abwehr, Zeichen des Schockes mit wenigstens einem Parameter, der auf einen klinisch signifikanten Blutvolumenverlust hinweist.

Schweregrad III: Schwerverletzt, lebensbedrohlich verletzt: Wunden mit gefährlicher Blutung, Trümmer- und Kompressionsfrakturen, gefährliche Thorax- und Bauchverletzungen, schweres Schädelhirntrauma mit bereits verzögerter Abwehr eines Schmerzreizes, schwerer Schock, wobei die Kreislaufparameter auf einen Verlust der zirkulierenden Blutmenge bis zu 50% und mehr hinweisen.

Die Schweregradeinteilung ist bei aller Komplexität der Verletzungen und deren Auswirkungen auf den Gesamtzustand des Verunglückten möglich, wenn ein sachkundiger Untersucher den Zustand selbst analysiert und umfassende klinische Angaben vorliegen.

Zeitfaktor – Zeit zwischen Unfall und Behandlung

Wie bereits besprochen, gewinnt der *Zeitfaktor, das heißt die Dauer der entstandenen Dysregulation, für den weiteren Verlauf eine überragende Bedeutung.* Die hohe Letalität der Unfallverletzten ist nicht nur eine Folge der Schwere der Verletzung, sie ist auch bedingt durch manchmal zu späte Beseitigung der durch das Trauma bedingten Dysregulation. Eine seit vielen Jahren von der Ärzteschaft geforderte lückenlose Versorgungskette – Unfallort, Transport, klinische Notfallaufnahme, Endversorgung – ist bislang nur an wenigen Orten gewährleistet, obwohl die möglichst rasche und erfolgreiche Wiederherstellung der vitalen Funktionen für das Schicksal der Verletzten ausschlaggebend ist [12]. *Der Arzt muß zunächst zum Patienten, nicht der Patient zum Arzt.* Erst wenn die durch Atmungs- und Kreislaufinsiffizienz drohende Lebensgefahr beseitigt ist, die Transportfähigkeit durch Kreislaufauffüllung und gegebenenfalls durch Intubation hergestellt ist, sind längere Transportwege möglich. Die Regel ist heute jedoch vielerorts noch die, den Verletzten ohne ausreichende Behandlung über längere Strecken und Zeitabstände zu transportieren. In dieser Zeit kann die traumatisch bedingte Kreislaufdysregulation, die Gewebshypoxie zur irreversiblen, wenn auch erst in einigen Tagen in Erscheinung tretenden *Schockkrankheit* führen.

Bei einem unausgesuchten Kollektiv von Patienten unserer unfallchirurgischen Wachstation konnten wir nachweisen, daß bereits beim Schweregrad II, ganz besonders aber beim Schweregrad III, die Todesrate wesentlich höher liegt, wenn die Patienten erst nach Stunden oder Tagen verlegt werden [4]. Der Unterschied bezüglich der Letalität zwischen den primär in unserer Unfallchirurgie aufgenommenen und später verlegten Patienten war signifikant (Tabelle 117). Während in der ersten Gruppe von Schweregrad III 25% starben,

Tabelle 117. Unterschied bezüglich der Letalität zwischen von unserer Unfallklinik primärversorgten und zu uns verlegten Patienten

	Erstbehandlungen		Verlegungen	
	Anzahl der Verletzten	davon gestorben	Anzahl der Verletzten	davon gestorben
Schweregrad I	10	1 (10,00 %)	2	0 (0,00 %)
Schweregrad II	49	4 (8,16 %)	51	7 (13,73 %)
Schweregrad III	105	26 (24,76 %)	179	62 (34,63 %)
Insgesamt	164	31 (18,90 %)	232	69 (29,74 %)

lag die Letalitätsrate in der zweiten Gruppe, den verlegten Patienten, bei nahezu 35%. Betrachtet man das Gesamtergebnis der Verletzten aller Schweregrade, so zeigt sich ebenfalls, daß von der Gruppe der später verlegten Patienten mit 29,7% die Letalität wesentlich höher lag als bei der Gruppe der am eigenen Hause Erstversorgten mit 18%. Unsere Ergebnisse verdeutlichen, daß durch langdauernden Transport, aber auch durch Unterschätzung des Volumenverlustes (Schweregrad II!), gleichbedeutend mit längerem Zeitraum zwischen Unfall und Beginn der Behandlung, die Prognose für einen Mehrfachverletzten wesentlich verschlechtert wird. Eine Verbesserung der Überlebenschance wird erreicht, wenn die Behandlung am Unfallort einsetzt, der Transport verkürzt und bereits im erstaufnehmenden Krankenhaus und während der Verlegung eine adäquate Substitutionstherapie durchgeführt wird. Daß die Kombination der Verletzungen auf die Höhe der Letalität einen nicht unerheblichen Einfluß hat, soll dabei nicht verschwiegen werden. Am gefährlichsten sind Kombinationsverletzungen des Schädels, des Thorax und der Extremitäten, allerdings nicht unabhängig vom Zeitfaktor. Zwei klinische Besipiele des Schweregrades II bzw. des Schweregrades III mögen als Ergänzung unserer klinischen Statistik die Abhängigkeit der Letalität vom Zeitfaktor unterstreichen:

1. Schweregrad II: 25jähriger, kräftiger Mann, Verkehrsunfall: Oberschenkelschaftfraktur, offene Tibiakopffraktur. Von der Unfallstelle Einlieferung in eine nahegelegenes Krankenhaus. Von dort nach Gaben von 500 ml Kochsalzlösung Verlegung in unsere Klinik. *Zeit zwischen Unfallereignis und Aufnahe in unsere Klinik 3 Std.* Zu diesem Zeitpunkt deutliche Zeichen des Schockes mit Zentralisation, Blutdruck von 95 mm Hg, Puls 120/min. Nach Gaben von 3 000 ml Blutersatzlösungen und gruppengleichen Blutes und weitgehender Normalisierung der Kreislaufwerte Versorgung der Frakturen. Am 5. postoperativen Tag Exitus an den Folgen einer Schocklunge (Abb. 143) [10].

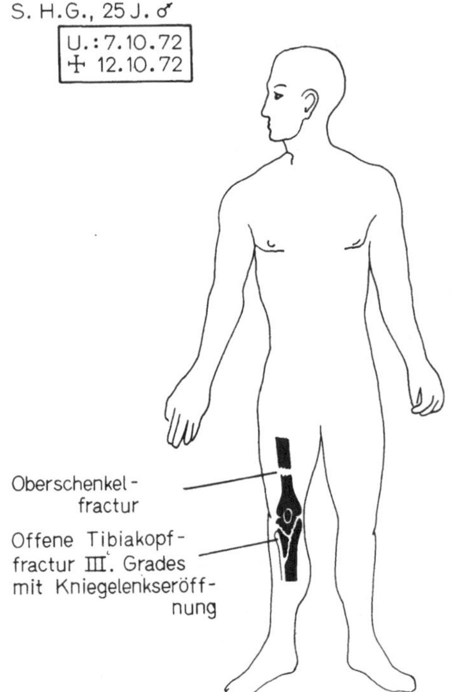

Abb. 143. Schweregrad II (s. Text!)

2. Schweregrad III: 52jähriger Mann, Betriebsunfall: *Einlieferung in die Klinik 30 min nach dem Unfallereignis* mit einem Blutdruck von 50 mm Hg, Puls von 160/min. Folgende Verletzungen lagen vor: Herzbeutelruptur, Zwerchfellruptur beidseits, Leberruptur, Ruptur des Beckenbodens mit Anorektalruptur, tiefe Weichteilwunde linke Leiste mit Teildurchtrennung des Samenstranges, Oberschenkelschaftfraktur links, suprakondyläre Oberschenkeltrümmerfraktur rechts, Unterschenkelfraktur rechts, traumatische Vorfußamputation rechts, tiefe Weichteilverletzung rechte Hand. Beginn mit der Infusionsbehandlung bei Klinikaufnahme und sofortige Blutstillung im Abdomen, Naht der Zwerchfelle, Anlagen eines Anus praeter, Extension der Frakturen. Assistierte Beatmung über 12 Tage. Am 17. Tag Osteosynthese der Frakturen. Weiterer Verlauf ungestört (Abb. 144) [10].

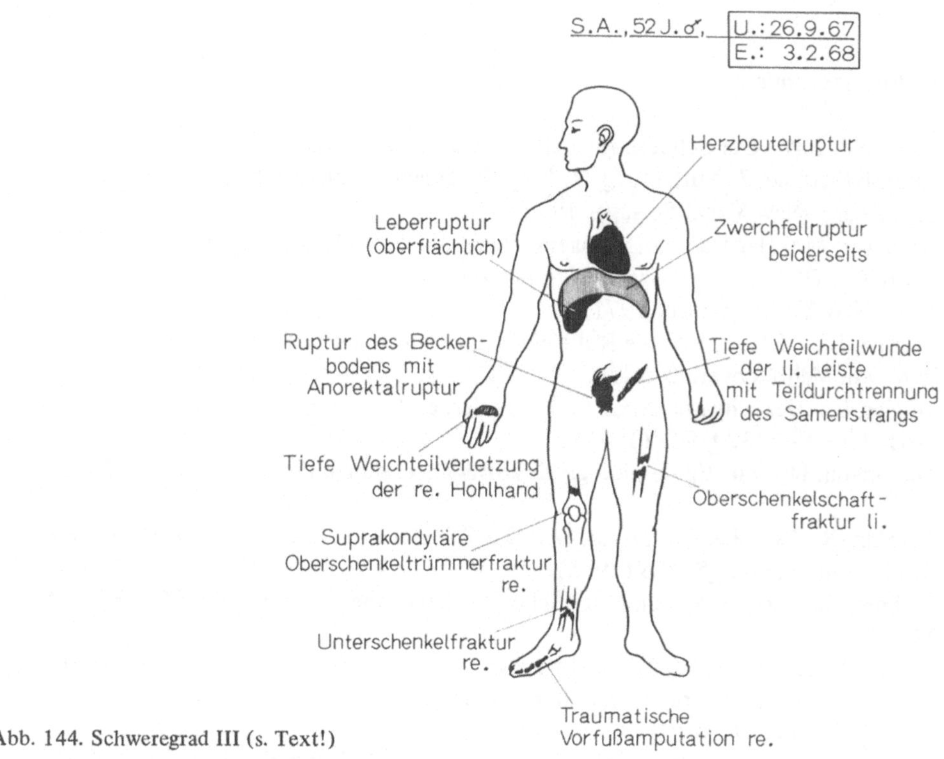

Abb. 144. Schweregrad III (s. Text!)

Frage der Dringlichkeit operativer Eingriffe im Schock und unmittelbar danach

Die Erhaltung des Lebens durch die sofortige Beseitigung eines subduralen oder epiduralen Hämatoms braucht kaum erwähnt zu werden. Eine Thoraxdrainage beim Pneumo- oder Hämatothorax ist eine dringliche Sofortmaßnahme. Daß ein hämorrhagischer Schock nicht behoben werden kann, wenn Milz- oder Leberruptur zu weiterem Blutverlust führen, ist selbstverständlich, dasselbe gilt für große blutende Wunden. Offene Frakturen 2. und 3. Grades lassen sich im Zuge der Wundversorgung durch einen in der Unfallchirurgie versierten Operateur und durch Wahl schonender Verfahren – hierzu kann in diesem Rahmen nicht näher Stellung genommen werden – ohne wesentlichen Mehraufwand an Zeit stabilisieren. *Wir glauben aber und fühlen uns durch neuerliche Veröffentlichungen* [9] *in unserer Ansicht bestätigt, daß rekonstruktive, langdauernde Eingriffe an den Extremitäten erst dann sinnvoll, ja erlaubt sind, wenn die Folgen der Hypovolämie sicher beseitigt sind.* Das Operationstrauma an den Extremitäten darf nicht unterschätzt werden: Es kann trotz

Operation in Blutsperre über zusätzliche postoperative Schwellung und über zusätzliche Störung des Gerinnungssystems die Störung der Mikrozirkulation erheblich vertiefen.

Zusammenfassend sollte noch einmal als zentrales Problem der Mehrfachverletzung die Störung der Hämodynamik betont werden, deren Folgen bis hin zum tödlichen Ausgang vom Ausmaß des Volumenverlustes und der Zeit vom Eintritt der Verletzung bis zum Beginn einer adäquaten Behandlung bestimmt wird.

Literaturverzeichnis

1. Ahnefeld, F.W.: Der Schock. In: Lehrbuch der Anaesthesiologie, Reanimation und Intensivtherapie, 3. Aufl. (Hrsg. R. Frey, W. Hügin, O. Mayrhofer), S. 503. Berlin–Heidelberg–New York: Springer 1972.
2. Allgöwer, M.: Der traumatisch-haemorrhagische Schock. Chirurg 45, 103 (1974).
3. Burri, C.: Die einfachen Kreislaufgrößen beim chirurgischen Patienten. Berlin–Heidelberg–New York: Springer 1971.
4. Dambe, L.T., Klapp, F.: Die Rolle eines unfallchirurgischen Zentrums bei der Versorgung von Mehrfachverletzungen.
5. Gögler, E.: Der schwere Unfall in der modernen Industriegesellschaft. Langenbecks Arch. klin. Chir. 329, 922 (1971).
6. Havemann, D.: Zur Epidemiologie des Straßenverkehrsunfalles. Stuttgart: Thieme 1972.
7. Kivelitz, R., Palleske, H., Caspar, W.: Das Schädel-Hirn-Trauma. Teil I: Diagnostik. Mschr. Unfallheilk. 78, 485 (1975).
8. Meßmer, K.: Haemodynamik des Schocks. Langenbecks Arch. klin. Chir. 337, 157 (1974).
9. Schmit-Neuerburg, K.P.: Die Mehrfachverletzung – Besonderheiten der Indikationsstellung zur Knochenbruchbehandlung an den Extremitäten. Langenbecks Arch. klin. Chir. 337, 435 (1974).
10. Schweiberer, L., Saur, K.: Pathophysiologie der Mehrfachverletzung. Langenbecks Arch. klin. Chir. 337, 149 (1974).
11. Schweiberer, L., Schlosser, D.: Schock. In: Notfallmedizin in Theorie und Praxis. 1. Hannoversches Unfallseminar, 3.–4.11.1973.
12. Tscherne, H.: Allgemeine Probleme der Notfallmedizin, moderne Unfallrettung. In: Notfallmedizin in Theorie und Praxis. 1. Hannoversches Unfallseminar, 3.–4.11.1973.

Respiratorische Probleme beim Polytrauma

H. BURCHARDI

Die respiratorische Insuffizienz ist eine Vitalbedrohung. Beim Polytraumatisierten entsteht sie entweder als direkte Folge des Traumas (z.B. als stumpfe Thoraxverletzung) oder als Sekundärstörung oder Komplikation, wie die Bronchopneumonie oder Schocklunge. Sie ist im Rahmen der Mehrfachverletzungen oft ausschlaggebend für die Mortalität: Bei *Kremer* u. *Sailer* [8] hatten 62% der Polytraumatisierten ein Thoraxtrauma; in dieser Gruppe war die Letalität doppelt so hoch wie bei den übrigen Kombinationstraumen. Nach *Ransdell* [13] sterben 1/4 aller Straßenverkehrsopfer durch Thoraxverletzungen. Bei unseren Patienten mit stumpfen Thoraxtraumen sind 58% aus pulmonaler Ursache gestorben.

Wo *rasches Handeln* erforderlich ist, wird *sicheres Erkennen* der Situation unerläßlich. Nach einer Analyse von *Bernhard* [2] werden Thoraxtraumen in 25% der Fälle falsch oder verzögert diagnostiziert. Die Ursachen dieser Fehleinschätzung liegen auf der Hand: Hinter äußerlich kaum sichtbaren Hinweisen können sich im Thoraxbereich schwerste Läsionen verbergen: zum Beispiel ausgedehnte Lungenkontusionen trotz nur kleiner Prellmarken, besonders am elastischen Thorax des jugendlichen Patienten. So wird die Lungenkontusion hesonders häufig verkannt (in 64% der Fälle [2]). Auch das Ausmaß der Rippenfrakturen ist anfangs schwer zu erkennen, wodurch die Situation unterschätzt wird und nötige Konsequenzen unterlassen werden [7]. Es besteht ferner die Gefahr, zunächst augenfälligere Verletzungsfolgen zu behandeln (z.B. stark blutende Weichteilwunden) und die Bedrohung der Vitalfunktion „Atmung" zu übersehen. Die Erhaltung der Vitalfunktion ist aber stets vorrangig.

Auch eventuelle Vor- oder Begleiterkrankungen müssen bei den therapeutischen Maßnahmen berücksichtigt werden; so wird bei unseren Patienten mit obstruktivem Lungenemphysem selbst bei weniger ausgedehnten Läsionen rascher mit einer Respiratorbehandlung begonnen.

Die Prognose läßt sich in der Frühphase der Behandlung nicht abschätzen, weder durch blutgasanalytische noch durch atemmechanische oder hämodynamische Parameter oder durch röntgenologische Befunde, wie Untersuchungen von *Wawersik* [18] ergeben.

Die Konsequenz daraus ist, die intensive Behandlung früh, ja wenn möglich, prophylaktisch einzusetzen: Die Entscheidung zur Respiratorbeatmung darf nicht erst bei manifester respiratorischer Insuffizienz fallen, sondern bereits bei den ersten Anzeichen einer beginnenden respiratorischen Störung.

Grundsätzliches zur Behandlung

Sekretverhaltung: Bronchialtoilette durch physikalische Maßnahmen nimmt einen entscheidenden Stellenwert in der gesamten Behandlung ein, bereits als Prophylaxe beim leicht Traumatisierten ohne respiratorische Insuffizienz, besonders aber bei allen beatmeten Patienten mit schwerer Insuffizienz. Sekretverhaltungen sind die Grundlage für Atelektasen, Gasaustauschstörungen und schließlich für Bronchopneumonien. Unseres Erachtens sind Sekretverhaltungen und mangelhafte Ventilation von Alveolarbezirken entscheidender für die Entstehung einer Bronchopneumonie als die Infektion selbst.

Welche Maßnahmen stehen zur Verfügung?

Optimale Befeuchtung der Atemluft

Regelmäßiger Lagewechsel des Patienten von einer Seitenlage zur anderen

Regelmäßiges Blähen

Krankengymnastische Übungsbehandlung (Atemübungen, Klopf- und Vibrationsmassage, Lagerungsdrainage, Abklatschungen)

Atmung mit künstlich vergrößertem Totraum

Inhalationstherapie unter intermittierender Überdruckbeatmung (z.B. mit Bird-Respirator)

Streng aseptische Absaugung des Bronchialsekrets

Gegebenenfalls endobronchiale Spülung

Die Methoden sind an sich einfach, jedoch extrem arbeits- und personalintensiv, da sie regelmäßig, viele Male täglich, durchgeführt werden müssen.

Zur Förderung des Hustenstoßes und der patienteneigenen Bronchialtoilette ist gute Analgesie wichtig, wobei die regionalen Interkostalblockaden vorteilhaft sind.

Tracheotomie oder Langzeitintubation?

Die Probleme der Tracheotomie insbesondere durch Spätschäden sind bekannt. In 23% der Fälle kommt es zu Trachealstenosen mit Lumeneinengung um mehr als die Hälfte [9]. Aus diesem Grunde führen wir seit Jahren praktisch keine Tracheotomie mehr durch. Nach unseren Erfahrungen ist die nasotracheale Langzeitintubation mit Kunststofftuben (Portex) bei sorgfältiger Pflege komplikationsärmer. Voraussetzung ist optimale Befeuchtung und Bronchialtoilette; Obstruktion des Tubus durch Sekretverkrustungen kommen dann praktisch nicht mehr vor. Der Tubus muß daher auch nicht mehr gewechselt werden, so daß zusätzliche Traumatisierungen vermieden werden.

Apparative Beatmung

Apparative Überdruckbeatmung (IPPB) ist die Methode der Wahl zur Stabilisierung der instabilen Thoraxwand [16]. Darüber hinaus gewährleistet sie eine homogenere Ventilationsverteilung. In einer gut definierten Patientengruppe mit mittelschweren Thoraxtraumen konnten *Sankaran* u. *Wilson* [15] zeigen, daß durch Beatmungsbehandlung die Mortalität (7%) wesentlich niedriger ist als unter Tracheotomie allein (67%) oder Tracheotomie und externem Zug (63%). Eine weitere Verbesserung der Ventilationsverteilung läßt sich oft durch die Erhöhung der Atemmittellage erreichen, durch den sogenannten PEEP. Hierbei wird auch während der Exspirationsphase der Beatmung ein leichter positiver Druck aufrechterhalten. Ein gut aufgefülltes Kreislaufsystem ist Voraussetzung, da sonst der venöse Rückfluß behindert wird.

Die Frage nach der *Beatmungsindikation* kann und darf nicht generell beantwortet werden. Diese Indikation sollte nicht aufgrund einzelner spezieller Parameter gestellt werden. Die gesamte klinische Situation ist entscheidend: Ausmaß des Traumas ebenso wie Anamnese und Verfassung des Patienten. Gerade wenn gefordert wird, daß frühzeitig, unter Umständen sogar prophylaktisch beatmet werden muß, dann verlieren einzelne Laborparameter (z.B. pO_2) ihre Bedeutung für diese Entscheidung.

Allerdings haben wir es in letzter Zeit mehrfach mit gutem Erfolg gewagt, selbst bei ausgedehnteren Rippenserienfrakturen ohne Beatmung auszukommen, sofern sich die Patienten gut mobilisieren ließen. Voraussetzung ist dann aber der maximale Einsatz aller physikalischen Maßnahmen – ein sehr arbeitsaufwendiges Therapieprogramm!

Flüssigkeitszufuhr

Eine optimale Volumensubstitution zur Schockbehandlung in der frühen Behandlungsphase ist selbstverständlich. Im weiteren Verlauf ist jedoch jede Flüssigkeitsüberlastung zu vermeiden: Der Gasaustausch der traumatisierten Lungen reagiert darauf sehr empfindlich; zunehmende Hypoxämie ist die Folge. Tierexperimentelle Befunde von *Trinkle* u. Mitarb. [17] sowohl mit kristalloiden Lösungen als auch mit niedermolekularem Dextran beweisen dies sehr deutlich. Die Flüssigkeitsbilanz muß daher sorgfältig überwacht und eher im leicht negativen Bereich gehalten werden. Entgegen der allgemeinen Annahme ist der zentrale Venendruck hierfür *kein* zuverlässiger Kontrollparameter, da er oft zu spät reagiert. Die Messung des A. pulmonalis-Drucks wäre aufschlußreicher.

Zwei Probleme haben für den weiteren Krankheitsverlauf eminente Bedeutung:

Die Aspiration

Die Aspiration ist eine gefürchtete Komplikation bei Polytraumatisierten; sie wird begünstigt durch Schädelhirntrauma und Bewußtlosigkeit – oft ohne äußere Zeichen als „stille Aspiration". Sie ist einer der Gründe, weswegen die Kombination Thoraxverletzung und Schädelhirntrauma mit besonders hoher Mortalität belastet ist [14]. Rasches therapeutisches Eingreifen ist entscheidend. Mehrere Maßnahmen sind erforderlich [5]:

Intubation, O_2 und gegebenenfalls Beatmung.

Sofortige tracheobronchiale Spülung und Absaugung mit physiologischer Kochsalzlösung, 2,5%iger Humanalbuminlösung oder mit 2,1%iger Nateriumbicarbonatlösung [6, 10]. Ziel ist Neutralisation, Verdünnung und Absaugung des sauren Aspirationsmaterials. Wichtig sind kleine Flüssigkeitsmengen von jeweils 5 ml, größere Spülmengen führen zur weiteren Streuung des Aspirats.

Alle physikalischen Maßnahmen der Bronchialtoilette bis zur Besserung des Befundes.

Medikamentöse Therapie, sofort und zur Prophylaxe: Corticoide, Breitbandantibiotika.

Die sog. Schocklunge

Die sogenannte Schocklunge ist eine schwere respiratorische Komplikation, die sowohl postoperativ als auch posttraumatisch auftritt. Meist läßt sich in der Vorphase ein Kreislaufschock nachweisen. Der Verlauf ist akut-progressiv, therapeutisch kaum zu beeinflussen, mit hoher Letalität.

Typisch für das *klinische Bild* sind [4]:

Initialer Kreislaufschock; nach erfolgreicher Schockbehandlung meist kurzes, klinisch symptomfreies Intervall.

Dann beginnende Ateminsuffizienz: zunächst mit einer Gasaustauschstörung für Sauerstoff; danach – sehr charakteristisch – auch eine Gasaustauschstörung für Kohlensäure durch Anstieg der Totraumbelüftung. Spätestens jetzt wird die Respiratorbeatmung erforderlich, wobei das Beatmungsvolumen wegen der Totraumbelüftung fortlaufend gesteigert werden muß.

Gleichzeitig mit diesen Veränderungen läßt sich klinisch eine Verbrauchskoagulopathie nachweisen mit einem schweren Abfall der Thrombozytenzahl.

Der Zustand verschlechtert sich rasch und progressiv: Trotz Beatmung mit schließlich reinem Sauerstoff und Beatmungsvolumina über 20 l/min verstärkt sich die Hypoxämie und die Hyperkapnie. Der Tod tritt meist unter hypoxischem Herzversagen ein.

Die *Häufigkeit* ist überraschend, der tödliche Ausgang praktisch ohne Ausnahme (Tabelle 118).

Tabelle 118. Häufigkeit der posttraumatischen Schocklunge. DIC = disseminated intravascular coagulation (Verbrauchskoagulopathie). (Freiburg 1969–1971)

		Fälle	Verstorben	Autoptisch gesicherte Schocklunge mit DIC
Respiratorbeatmung	mit	194	119 (= 61%)	54 (= 45%)
	ohne	61	15 (= 25%)	1
		255	134 (= 53%)	55 (= 41%)

Die *pathologisch-anatomischen Befunde* sind sehr charakteristisch [11] (Abb. 145 und 146):

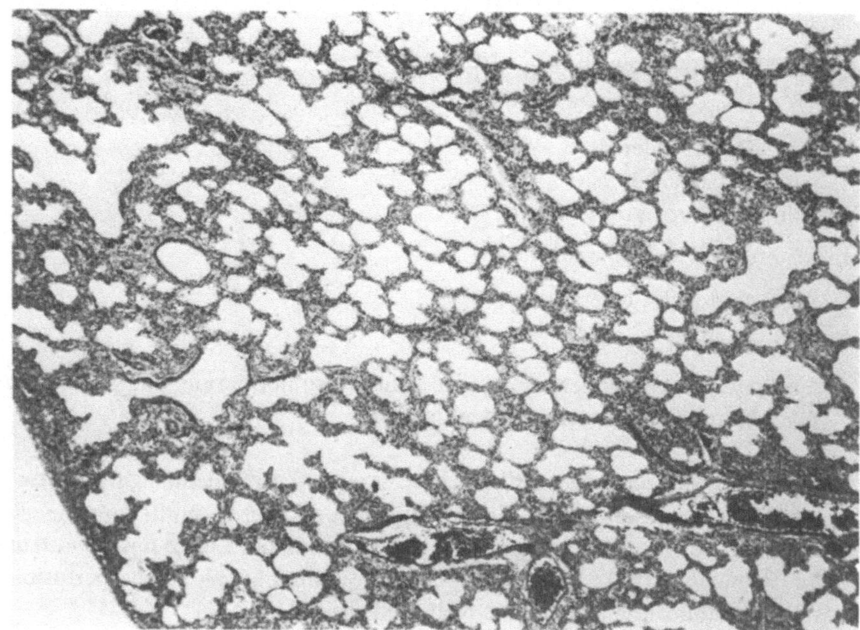

Abb. 145. Lunge bei traumatischem Schock. 32fach HE. Starke interstitielle Verbreiterung durch interstitielles Ödem, Granulozyten und gewucherte Histiozyten. Bronchien ohne pathologischen Befund

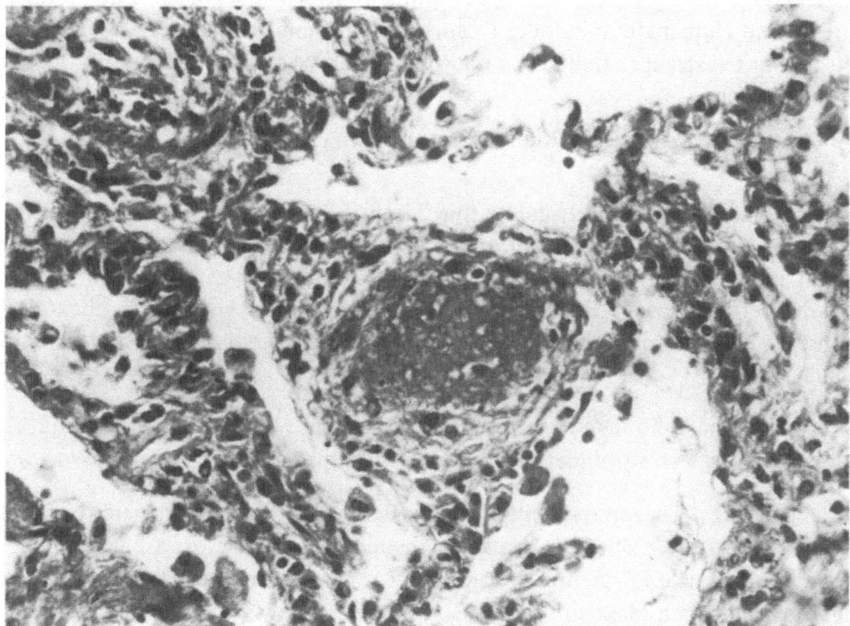

Abb. 146. HE 290fach. Obliterierender Fibrinthrombus in einem Lungengefäß. Mäßiggradige interstitielle Verbreiterung infolge Proliferation von Histiozyten, von Granulozyteninfiltration und geringem interstitiellem Lungenödem

Schwere, luftarme Lungen

Vorwiegend Veränderung des Interstitiums:

In der Anfangsphase:

interstitielles Ödem
perivaskuläres Ödem
Dilatation der Lymphbahnen

In späteren Verlaufsphasen:

Fibrosierung des Interstitiums

Typisch in allen Phasen:

ausgedehnte disseminierte pulmonale Mikrothrombosierung und hyaline Membranen als Substrat der Verbrauchskoagulopathie

Die Pathogenese ist noch ungeklärt. Auch der kausale Zusammenhang mit einem Kreislaufschock ist nicht restlos bewiesen. Trotz zahlreicher anderer Hypothesen scheinen aber selektive Anhäufungen von Thrombozytenaggregaten in der Lunge mit Freisetzung von vaso- und bronchoaktiven „Releasing-Faktoren" und pulmonale Minderperfusion in einem sehr frühen Stadium eine bedeutende Rolle zu spielen [1, 3, 12].

Die Therapie ist bislang wenig erfolgreich. Es sei nur auf 3 Punkte aufmerksam gemacht:

Am aussichtsreichsten scheint die Prophylaxe:

1. Rasche und intensive Behandlung des primären Kreislaufschocks: Zur Volumensubstitution sind Humanalbumin- oder Plasmaproteinlösungen günstiger als Plasmaexpander. Blut soll nur bei strenger Indikation und stets unter Vorschaltung von Mikroporenfiltern gegeben werden.

2. Frühzeitige und großzügige Indikation zur Beatmung der Schockpatienten ist anzustreben.

3. Therapie der Verbrauchskoagulopathie durch Heparin im Dauertropf mit niedriger Dosierung (200–300 E/kg/24 Std). Eine manifeste Verbrauchskoagulopathie kann durch Heparin allerdings nur selten rückgängig gemacht werden, es wird lediglich das Fortschreiten verhindert. So hat die Heparinbehandlung ihre wesentliche Aufgabe ebenfalls in der Prophylaxe. In dieser niedrigen Dosierung ist sie auch bei polytramatisierten Patienten möglich.

Unsere Maßnahmen können nur dann erfolgreich sein, wenn es gelingt, die Ausbildung einer Schocklunge zu verhindern – also in der Frühphase des Schocks.

Die Behandlung der respiratorischen Insuffizienz beim Polytraumatisierten erfordert intensive, ja aggressive Therapie. Intensivbehandlung dieser Art ist arbeits- und personalaufwendig. Optimale Pflege und Behandlung der beatmeten Patienten ist nur möglich, wenn die zahlreichen Maßnahmen zur Routine geworden sind. Daher sollten Langzeitbeatmungen nur dort durchgeführt werden, so sie üblich sind: auf der Intensivstation eines größeren Krankenhauses.

Wenn im kleineren Krankenhaus eine Langzeitbeatmung beim Polytraumatisierten erforderlich wird, so sollte der Verletzte daher nach optimaler Erstversorgung (gegebenenfalls Intubation und Beatmung) unter ärztlicher Begleitung frühzeitig auf die Intensivstation eines Großkrankenhauses verlegt werden.

Literaturverzeichnis

1. Bergentz, S.-E., Lewis, D., Ljungqvist, U.: Die Lunge im Schock: Thrombozytenanhäufung nach Trauma und intravasale Gerinnung. Langenbecks Arch. klin. Chir. 329, 658–664 (1971).
2. Bernhard, A.: Das stumpfe Lungentrauma. Langenbecks Arch. klin. Chir. 329, 201–208 (1971).
3. Burchardi, H.: Zur Problematik der Lunge im Schock. Med. Welt 25, 598–602 (1974).
4. Burchardi, H., Vogel, W., Mittermayer, C., Birzle, H., Wiemers, K.: Respiratorische Insuffizienz bei Polytraumatisierten durch Verbrauchskoagulopathie. Prakt. Anästh. 5, 419–427 (1970).
5. Hamelberg, W., Bosomworth, P.P.: Aspiration Pneumomitis. Springfield: Thomas 1968.
6. Harder, H.J.: Tracheo-bronchiale Lavage. Anaesthesist 21, 413–427 (1972).
7. Holczabek, W.: Todesursachen bei frischen Thoraxverletzungen. Thoraxchirurgie 12, 89–93 (1964/65).
8. Kremer, K., Sailer, M.: Dringlichkeitsfragen bei der Erstversorgung kombinierter und Mehrfachverletzungen – Thoraxverletzungen. Langenbecks Arch. klin. Chir. 329, 62–67 (1971).
9. Kucher, R., Lechner, G., Pokieser, H., Steinbereithner, K.: Spätschäden der Trachea nach Tracheotomie. Anaesthesist 16, 157–163 (1967).
10. Kucher, R., Steinbereithner, K.: Intensivstation, -pflege, -therapie. Stuttgart: Thieme 1972.
11. Mittermayer, C., Vogel, W., Burchardi, H., Birzle, H., Wiemers, K., Sandritter, W.: Pulmonale Mikrothrombosierung als Ursache der respiratorischen Insuffizienz bei Verbrauchskoagulopathie (Schocklunge). Dtsch. med. Wschr. 40, 1999–2002 (1970).
12. Olsson, P., Rådegran, K., Swedenborg, J.: The platelet release reaction as a cause for functional pulmonary changes in disseminated intravascular coagulation. In: New Aspects of Trasylol therapy, 6. The lung in shock (Eds. G.L. Haberland, D.H. Lewis), pp. 37–42. Stuttgart: Schattauer 1973.
13. Ransdell, H.T.: Treatment of flail chest injuries with a piston respirator. J. Trauma. 5, 412 (1965).
14. Relihan, M., Litwin, M.S.: Morbidity and mortality associated with flail chest injury: A review of 85 cases. J. Trauma. 13, 663–670 (1970).
15. Sankaran, S., Wilson, R.F.: Factors affecting prognosis in patients with flail chest. J. thorac. cardiovasc. Surg. 60, 402–409 (1970).
16. Scholler, K.L., Vogel, W., Wiemers, K., Burchardi, H., Groh-Bruch, J.: Langzeitbeatmung in der Behandlung von Thoraxverletzten. Med. Wschr. 93, 747–753 (1968).
17. Trinkle, K.J., Furman, R.W., Hinshaw, M.A., Bryant, L.R., Griffen, W.O.: Pulmonary contusion. Pathogenesis and effect of various resuscitative measures. Ann. thorac. Surg. 16, 568–573 (1973).
18. Wawersik, J.: Prognose, klinisches Erscheinungsbild und Therapie der Thoraxkontusion. Langenbecks Arch. klin. Chir. 329, 190–201 (1971).

Gerinnungsstörungen bei polytraumatisierten Patienten

M. BARTHELS, H.J. OESTERN, H. POLIWODA und O. TRENTZ

Störungen im Gerinnungssystem nach Polytraumatisation sind eine relativ häufige Begleitkomplikation. Die Entgleisung des Gerinnungssystems ist vornehmlich auf zwei unterschiedliche pathogenetische Mechanismen zurückzuführen:

1. Initial erfolgt häufig durch die Zertrümmerung von Gewebe ein vermehrter Einstrom thromboplastischer Substanzen in den Blutkreislauf mit nachfolgender *Hyperkoagulabilität* [20]. Diese Hyperkoagulabilität bedingt einen vermehrten Verbrauch von Thrombozyten und Gerinnungsfaktoren und führt somit zur gefürchteten *Verbrauchskoagulopathie* [12]. Weitere, eine Verbrauchskoagulopathie auslösende Ursachen sind Schockformen unterschiedlichster Genese [1, 9, 23], Azidose und Sepsis, Tumoren, Leberzirrhose und Infektionen.

Die Verbrauchskoagulopathie ist in den Labortests erkennbar an einer Verminderung der Thrombozyten sowie der Gerinnungsfaktoren II, V, VIII und des Fibrinogens. Fibrinogen kann in ausgeprägten Fällen wesentlich vermindert sein, wie in dem in Abb. 147 aufgeführten Beispiel, es kann aber auch trotz eindeutig nachweisbarer Verbrauchskoagulopathie

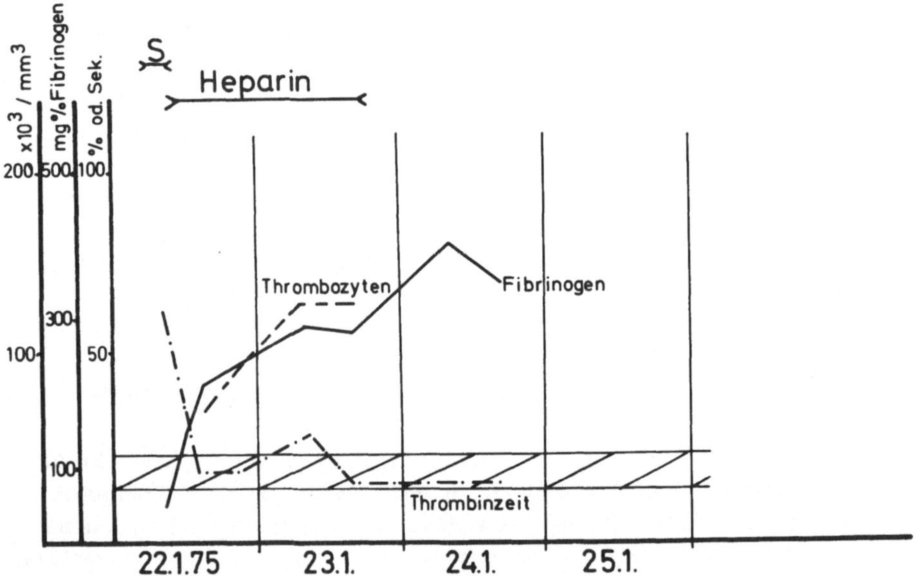

Abb. 147. Verbrauchskoagulopathie mit generalisierter Blutungsneigung bei einem 25jährigen Mann mit schwerem Schock in den ersten Stunden nach Polytraumatisation

noch in normalen Bereichen liegen (Abb. 147). Dieses erklärt sich einmal aus der hohen Syntheserate des Fibrinogens [8], die in der postoperativen Phase sowie bei entzündlichen Prozessen gesteigert ist und somit einen vermehrten Verbrauch kompensieren kann. Zum anderen können Massivtransfusionen bzw. Zufuhr von Plasmaderivaten die zu erwartende Fibrinogenverminderung der Verbrauchskoagulopathie verschleiern [20]. Auch in unserem eigenen Krankengut der unfallchirurgischen und abdominalchirurgischen Intensivstation eines Jahres lag die Fibrinogenkonzentration nur in der Hälfte aller Fälle mit Verbrauchskoagulopathie unter dem Normbereich, bei den anderen Fällen fand sich lediglich eine Verminderung der Faktoren II und V [19].

2. Ein zweiter möglicher Mechanismus zur Entgleisung des Gerinnungssystems ist die *Mehrfachtransfusion von Konservenblut* [11, 18, 24]. Konservenblut, das älter als 6 Stunden ist, enthält nur noch funktionell minderwertige Thrombozyten, die zu einer erhöhten Aggregation neigen und dadurch rascher aus dem Kreislauf eliminiert werden [13, 17, 18, 20]. *Miller* u. Mitarb. [15] sehen daher Konservenblut im Prinzip als plättchenfrei an. Nach ihnen können bereits Thrombozytenzahlen um 65 000/mm^3 zu einer Störung der Blutstillung führen. Leicht erkennbar ist die eingeschränkte Thrombozytenfunktion an der verlängerten Blutungszeit. Eine verlängerte Blutungszeit wird nach *Miller* u. Mitarb. [15] in Einzelfällen bereits nach der 5. Konserve beobachtet, ohne daß gleichzeitig eine spontane Blutungsneigung manifest zu sein braucht.

Außerdem enthält Konservenblut nur unzureichende Mengen an den Gerinnungsfaktoren V, VIII, XI und XII, wodurch das Hämostasepotential gemindert wird. Die Aktivität der einzelnen Faktoren fällt dabei aber selten auf Konzentrationen unter 20% ab. Die Blutungsneigung ist auch nicht so sehr durch den Aktivitätsverlust eines einzelnen Faktors als durch die Summe mehrerer Faktoren bedingt. *Krevans* u. *Jackson* [11] beschrieben das Auftreten von Blutungen nach etwa 10 Konserven, *Miller* u. Mitarb. [15] nach 20 und *Wilson* u. Mitarb. [24] nach 6–15 Konserven. Wir fanden bereits nach der 6. transfundierten Konserve deutliche Veränderungen im Gerinnungssystem des Empfängers [4]. Die Blutungsneigung korreliert jedoch nicht so sehr mit der Menge des transfundierten Blutes als mit der dadurch bedingten Verminderung des Gerinnungspotentials.

Auf der anderen Seite enthält das Konservenblut aktivierte Gerinnungsfaktoren [16], die bei einem zur Verbrauchskoagulopathie neigenden Patienten die Hyperkoagulabilität verstärken können [10, 15]. Diesen pathogenetischen Komplex verstärken auch Aggregate von Blutzellen, insbesondere Thrombozyten des Konservenblutes, die von der Lungenstrombahn abgefangen werden und damit die Mikrozirkulation beeinträchtigen. Unter den Bedingungen des Notfalles fehlt die Zeit, um die Qualität der einzelnen Blutkonserve vor der Transfusion zu prüfen. Sie schwankt nicht nur in Abhängigkeit von der Blutentnahmetechnik, sondern auch bei einheitlicher Technik fallen Blutkonserven unterschiedlicher Qualität an [5].

Das *klinische Bild* der geschilderten Gerinnungsstörungen wird von der Art und dem Ausmaß des jeweiligen Defektes bestimmt. In der Phase der erhöhten Gerinnung kommt es vor allem bei Patienten im Schock zu einer Thrombosierung der terminalen Strombahn, und zwar bevorzugt der Lungen – „Schocklunge" – [6, 23], der Nieren und der Leber. Aber auch die periphere Strombahn der Extremitäten kann betroffen sein. Das wichtigste

Symptom eines Verschlusses der Mikrozirkulation in der Lunge ist ein niedriger pO_2 trotz Beatmung, beim Verschluß der Endstrombahn in der Niere die Oligurie bis Anurie, und bei Thrombosierungen in der Leberzirkulation die Einschränkung der Synthese von Gerinnungsfaktoren des Prothrombinkomplexes sowie die herabgesetzte Klärfunktion für aktivierte Gerinnungsfaktoren. Bei weniger ausgeprägter Verlegung der terminalen Strombahn können auch sämtliche genannten Symptome fehlen. Das Ausmaß des Verschlusses der Mikrozirkulation in den genannten Organen bestimmt im wesentlichen über die Reversibilität oder Irreversibilität des Schocks. Daher erscheint es wichtig, die Hyperkoagulabilität des Blutes nach Möglichkeit vor dem Einsetzen des Verschlusses der Mikrozirkulation zu beseitigen.

Die sich im Verlauf der disseminierten intravaskulären Gerinnung einstellende Blutungsneigung kann in Art und Ausmaß erheblich variieren. Da es sich um einen komplexen Hämostasedefekt mit Verminderung von Thrombozyten und Gerinnungsfaktoren handelt, kann diese Blutungsneigung sich unabhängig von den Blutungen aus den verletzten Gebieten, in spontan auftretenden, petechialen und flächenhaften Hautblutungen bis zu profusen Blutungen aus praktisch allen Einstichkanälen, Inzisionsstellen sowie Blutungen aus dem Gastrointestinaltrakt und den ableitenden Harnwegen äußern. Ähnliche Blutungsformen werden aber auch nach Massivtransfusionen beobachtet [7, 13, 14, 18, 22, 25], da diese, wie bereits erwähnt, gleichfalls durch eine kombinierte thrombozytäre und plasmatische Gerinnungsstörung bedingt sind. An dieser Stelle sei nochmals darauf hingewiesen, daß bei gleichem Blutungscharakter beide Blutungsleiden sich in ihrer Pathogenese wesentlich voneinander unterscheiden: Bei der disseminierten intravasalen Gerinnung wurde das Gerinnungspotential in der terminalen Strombahn verbraucht; die Koagulopathie nach Massivtransfusion beruht hingegen auf einer verminderten Zufuhr von Thrombozyten und Gerinnungsfaktoren und damit auf einem Dilutionseffekt und zusätzlich in Einzelfällen auf einem Verbrauch von Faktoren durch die Zufuhr aktivierter Gerinnungsfaktoren [15, 20]. Beschränken sich die Blutungen nur auf das Verletzungsgebiet, so muß differentialdiagnostisch zwischen den wahrscheinlicheren chirurgischen Blutungen und der Blutung auf dem Boden einer Gerinnungsstörung unterschieden werden.

Die Wahrscheinlichkeit, daß als Ursache der abnormen Blutungsneigung eine *angeborene Gerinnungsstörung* in Form einer Hämophilie A oder B, eines v. Willebrand-Syndromes oder einer Thrombasthenie vorliegen, ist extrem gering, sollte aber nicht vergessen werden. Hinweise auf eine bis dahin nicht bekannte angeborene Koagulopathie sind die Anamnese und die Befundkombination bei der Gerinnungsanalyse. So wurden bei unseren Patienten mit einem primär normalen Gerinnungspotential auch nach Massentransfusion nie Faktor VIII-Spiegel unter 20% bzw. eine Verlängerung der partiellen Thromboplastinzeit (PTT) über 90 sec festgestellt, sofern der Quicktest über 40% war und die Thrombinzeit normal ausfiel. Eine in einem Einzelfall unverhältnismäßig stark verlängerte PTT war der erste Hinweis auf eine angeborene, bis dahin unbekannte Störung des Intrinsic-Systems der Gerinnung. Gelegentlich kann durch eine routinemäßig durchgeführte Gerinnungsanalyse der seltene, angeborene Faktor XII-Mangel festgestellt werden, bei dem jedoch keine erhöhte Blutungsneigung zu befürchten ist. Bei älteren Patienten mit einer abnormen Blutungsneigung muß an eine Verminderung des Prothrombinkomplexes infolge Cumarintherapie gedacht werden. In Einzelfällen kann ferner eine vorherige Behandlung mit Thrombozytenaggregationshemmern (Acetylsalicylsäure) zu einer Verlängerung der Blutungszeit und erhöhten Blutungsneigung führen. In der Mehrzahl der polytraumatisierten Patienten handelt es sich jedoch um jüngere, vor der Verletzung gesunde Männer mit ausgedehnten Weichteilverletzungen und zahlreichen Frakturen, insbesondere des Femurs und Beckens.

Die im Gefolge der Verbrauchskoagulopathie auftretende, *reaktive Fibrinolyse*, insbesondere in ihrer ausgeprägten Form mit Ungerinnbarkeit des Blutes, wird bei polytraumatisierten Patienten extrem selten beobachtet. Meist findet sich als Ausdruck einer leicht erhöhten fibrinolytischen Aktivität ein Anstieg der Fibrinogenspaltprodukte (FSP) auf Werte zwischen 1 und 5 mg% im Serum. Ähnliche Konzentrationen fanden wir aber auch in anderen postoperativen Kollektiven, wie zum Beispiel nach extrakorporalem Kreislauf [4] und nach Hüftendoprothesenoperationen [4]. *Smith* u. *Ts'ao* [21] gelangten zu ähnlichen Ergebnissen. Die genannten FSP-Konzentrationen bedingen noch keine Hemmung der Fibrinpolymerisation und damit Verlängerung der Gerinnungszeiten in den globalen Gerinnungstests wie Thrombinzeit, Thrombinkoagulasezeit und Reptilasezeit.

Bei der Durchsicht der eigenen Kasuistiken mit ausgeprägten Verbrauchskoagulopathien nach Polytraumatisation aus den Jahren 1972–1975 ergaben sich folgende Charakteristika:

1. Sämtliche Patienten befanden sich bei der Einlieferung im Schockzustand.
2. Die erhöhte Blutungsneigung manifestierte sich stets innerhalb der ersten 24 Stunden des Klinikaufenthaltes, häufig sogar schon in den ersten Stunden (Abb. 147).
3. Bei all diesen Patienten fand sich in den ersten 24 Stunden des Klinikaufenthaltes eine ausgeprägte Verminderung der Thrombozyten, der Gerinnungsfaktoren II und V und in der Mehrzahl der Fälle des Fibrinogens.
4. Profuse Blutungen infolge einer Verbrauchskoagulopathie zu späteren Zeitpunkten standen stets in direktem Zusammenhang mit einem auslösenden Ereignis (hämorrhagischer Schock, Sepsis infolge gramnegativer Keime usw., Abb. 148).
5. Die Blutungsneigung konnte in der Mehrzahl der Fälle innerhalb weniger Stunden beherrscht werden, und zwar sowohl durch allgemeine Maßnahmen sowie durch Gabe von Heparin. Der Rückgang der Blutungsneigung korrelierte stets mit einem Anstieg des Fibrinogens, der Gerinnungsfaktoren und der Thrombozyten.
6. Trotz Normalisierung der Gerinnungsverhältnisse verstarb die Mehrzahl der Patienten unter dem Bild der Schocklunge. In diesem Zusammenhang muß ernsthaft die Frage gestellt werden, ob bei eventuell zu rascher Normalisierung der Gerinnungsverhältnisse auch mit einer Erhöhung des Thrombosepotentials gerechnet werden muß, die der Schocklunge Vorschub leistet.

Die Frage nach der optimalen *Therapie dieser Gerinnungsstörungen* – insbesondere der Einsatz von Heparin und Proteinaseinhibitoren – ist noch nicht eindeutig zu beantworten. Zunächst läßt sich anhand der klinischen Symptomatik häufig nicht klären, welche Art von Gerinnungsstörung für die Blutungsneigung verantwortlich zu machen ist, und auch mit Hilfe der Laborparameter ist eine Trennung oft nur schwer möglich. Denn sowohl die Blutungsneigung nach Mehrfachtransfusion als auch diejenige nach abgelaufener disseminierter intravasaler Gerinnung geht mit einer Thrombozytopenie und einer Ver-

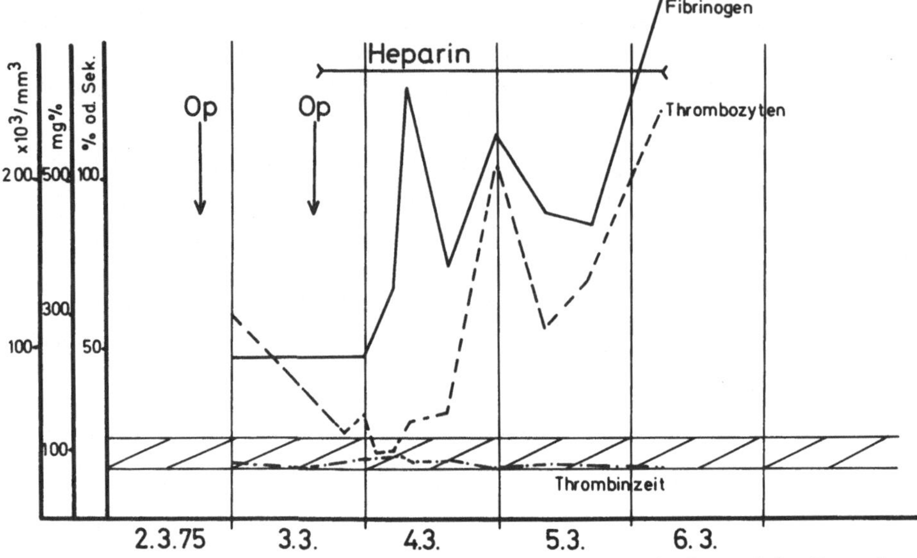

Abb. 148. 27jähriger Mann, Milzruptur, Hämatothorax, Fraktur 8.–10. Rippe links. Zustand nach Massivtransfusion bei hämorrhagischem Schock vor der 2. Operation und Verbrauchskoagulopathie bei Sepsis am 2. und 3. Tag post operationem

minderung der Faktoren V und VIII einher. Auch die Fibrinogenbestimmung läßt nach dem oben Gesagten keine eindeutige Unterscheidung zu.

Im Vordergrund der Therapie der Gerinnungsstörungen steht die frühzeitige und ausreichende Therapie der Grundleiden, insbesondere die Schockbekämpfung. So zeigten zum Beispiel *Wilson* u. Mitarb. [24], daß die Massivtransfusion *per se* nicht so risikobehaftet ist, daß die Mortalität aber steigt, falls ein zusätzlicher, die Verbrauchskoagulopathie begünstigender Faktor vorliegt. In unseren Fällen mit eindeutiger Verbrauchskoagulopathie (insgesamt nur 5% aller polytramatisierten Patienten) wurde Heparin in unterschwelliger, das heißt sich nicht in den globalen Gerinnungstest auswirkender Dosis eingesetzt, und zwar 1000 E Heparin initial und anschließend 200–300 E/kg Körpergewicht in 24 Stunden. Hierbei beobachteten wir ebenso wie *Cafferata* u. Mitarb. [7] keine erhöhte Blutungsneigung. Bei dieser Therapie ist jedoch zu beachten, daß infolge Mangels an Plättchenfaktor 4 (Antiheparinfaktor) bei Thrombozytopenien die Empfindlichkeit gegenüber Heparin um ein Vielfaches gesteigert und damit der Heparinbedarf entsprechend niedriger sein kann, und zum anderen, daß im Schock mit eingeschränkter Nieren- und Leberfunktion die Heparinelimination aus dem Kreislauf verzögert ist, so daß die Gefahr der Heparinkumulation und damit der heparinbedingten Blutung besteht.

Um die Blutungsneigung nach Massivtransfusionen einzuschränken, geben wir nach jeder 5. Konserve 1 Konserve Frischblut, das nicht älter als 6 Stunden ist [2, 15, 24]. Die Substitution von Gerinnungsfaktoren und Fibrinogen sollte gezielt erfolgen und sich nach dem jeweiligen Faktorendefizit richten. *Wilson* u. Mitarb. [24] empfehlen die Gabe von Humanfibrinogen bei Fibrinogenspiegeln unter 100 mg%. Nach unseren Erfahrungen reicht bei diffusen ausgeprägten Blutungen ein Fibrinogenspiegel unter 150 mg% bzw.

ein Hitzefibrin unter 180 mg% zur Hämostase nicht mehr aus. Die Faktoren im Plasma solten erst bei Konzentrationen unter 50% ersetzt werden. Zu beachten ist bei dieser Therapie jedoch, daß Fibrinogen- und Gerinnungsfaktorenkonzentrate mit einem erhöhten Hepatitisrisiko verbunden sind und daß ihre Zufuhr bei akuter Verbrauchskoagulopathie ohne gleichzeitige Heparintherapie den erhöhten Umsatz zusätzlich beschleunigen kann.

Literaturverzeichnis

1. Attar, S., Hanashiro, P., Mansberger, A., Mclaughlin, J., Firminger, H., Cowley, R.A.: Intravascular coagulation – reality or myth? Surgery 68, 27 (1970).
2. Barthels, M.: Gerinnungsprobleme bei Massivtransfusionen – Einsatz von Plasmapräparaten in der Therapie. Krankenhausarzt 43, 437 (1974).
3. Barthels, M., Behrens, S., Bockslaff, H., Dowidat, H.J., Poliwoda, H., Trentz, O., Wuppermann, Th., Zech, G.: Comparison between various methods for assaying fibrinogen degradation products and fibrinogen monitoring. IVth Congr. Int. Soc. Thrombos. Haemostas., Wien 1973.
4. Barthels, M., Hempelmann, G.: unveröffentlicht.
5. Barthels, M., Stangel, W., Poliwoda, H., Trobisch, H.: Untersuchungen zur Frage der Aktivierung des Gerinnungssystems in Blutkonserven. Blut 29, 289 (1974).
6. Buchardi, H.: Zur Problematik der Lunge im Schock. Med. Welt 25, 598 (1974).
7. Cafferata, H.T., Aggeler, P.M., Robinson, A.J., Blaisdell, F.W.: Intravascular coagulation in the surgical patient. Amer. J Surg. 118, 281 (1969).
8. Hardaway, R.M.: Syndromes of disseminated intravascular coagulation with special reference to shock and hemorrhage. Springfield: Thomas 1966.
9. Hardaway, R.M., Johnson, D.G., Houchin, D.N., Jenkins, E.B., Burns, J.W., Jackson, D.R.: Studies on the fibrinogen replacement rate in dogs. Ann. Surg. 160, 835 (1964).
10. Heene, D.L., Lasch, H.G.: Folgen der Massivtransfusion auf das Gerinnungssystem. Thoraxchirurgie 21, 344 (1973).
11. Krevans, J.R., Jackson, D.P.: Hemorrhagic disorder following whole blood transfusions. J. Amer. med. Ass. 159, 171 (1955).
12. Lasch, H.G., Huth, K., Heene, D.L., Müller-Berghaus, G., Hörder, M.H., Janzarik, H., Mittermayer, C., Sandritter, W.: Die Klinik der Verbrauchskoagulopathie. Dtsch. med. Wschr. 96, 715 (1971).
13. Lim, R.C., Olcott, C., Robinson, A.J., Blaisdell, F.W.: Platelet response and coagulation changes following massive blood replacement. J. Traumatol. 13, 577 (1973).
14. McNamarra, J.J., Burrau, E.L., Stremple, J.F., Molot, M.D.: Coagulopathy after major combat injury. Ann. Surg. 176, 243 (1972).
15. Miller, R.D., Robbins, T.O., Tong, M.J., Barton, S.L.: Coagulation defects associated with massive blood transfusions. Ann. Surg. 174, 794 (1971).
16. Poliwoda, H., Arnold, H.: Über die Aktivierung von Gerinnungsfaktoren in Blutkonserven. Ber. 9. Tagg. dtsch. Ges. Bluttransf. Braunschweig 1960. Bibl. Haemat. 12, 338 (1961).
17. Salzmann, E.W.: Does intravascular coagulation occur in hemorrhagic shock in man? J. Traumatol. 8, 867 (1968).

18. Scott, R., Crosby, W.H.: Changes in the coagulation mechanism following wounding and resuccitation with stored blood. A study of battle casualties in Korea. Blood 9, 609 (1955).
19. Senske, D., Barthels, M.: unveröffentlicht.
20. Simmons, R.L., Collins, J.A., Heisterkamp, C.A., Mills, D.E., Andren, R., Phillips, L.L.: Coagulation disorders in combat casualties. Ann. Surg. 169, 455 (1969).
21. Smith, R.T., Chung-Hsin Ts'ao: Fibrin degradation products in the postoperative period. Amer. J. clin. Path. 60, 644 (1973).
22. Stefanini, M., Mednikoff, J.B., Salomon, L.: Thrombocytopenia of replacement transfusion: a cause of surgical bleeding. Clin. Res. Proc. 2, 61 (1954).
23. String, R., Robinson, A.J., Blaisdell, F.W.: Massive trauma. Arch. Surg. 102, 406 (1971).
24. Wilson, R.F., Mammen, E.F., Walt, A.J.: Eight years of experience with massive blood transfusion. J. Traumatol. 11, 275 (1971).
25. Zucker, M.B., Siegel, M., Cliffton, E.E.: Generalized excessive oozing in patients undergoing major surgery and receiving multiple blood transfusions. J. Lab. clin. Med. 50, 849 (1957).

Richtlinien zur Versorgung Mehrfachverletzter

K.P. SCHMIT-NEUERBURG, C.D. WILDE und H. WEISS

Die Komplexität der Mehrfachverletzung und der hohe Gefährdungsgrad polytraumatisierter Patienten stellen besondere Anforderungen an die Organisation der Unfallrettung und an die Qualität der Erst- und Weiterversorgung der Schwerverletzten. In den kritischen Stunden nach dem Unfall bemühen sich durchschnittlich 12 Fachleute und Spezialisten um das Unfallopfer, wenn man für jede Berufs- oder Personengruppe nur je einen Repräsentanten zählt. Jeder ist mit erheblicher Entscheidungsbefugnis ausgestattet oder – im ärztlichen Bereich – dem speziellen Versorgungsanspruch seiner Fachrichtung verpflichtet.

Die Vielfalt dieser Bestrebungen erfordert nicht nur ein straff gegliedertes, ständig auf Leistungsverbesserung gerichtetes Rettungssystem, sondern auch die Aufstellung und Beachtung klarer Richtlinien für die Indikation und Reihenfolge der Behandlungsmaßnahmen, die sowohl die Dringlichkeit jeder Einzelverletzung als auch den Schweregrad der Gesamtverletzung berücksichtigen. Dabei ist es zweckmäßig, zunächst 4 Hauptindikationen zu unterscheiden:

I. Die Dringlichkeit der Verletzung.

II. Die Schocksituation des Verletzten mit besonderer Berücksichtigung der Vitalgefährdung durch Schockfolgen.

III. Schweregrad der Verletzungen und Verletzungskombinationen des Schädels, Thorax, Abdomen (mit Becken und Urogenitaltrakt), insbesondere in Kombination mit Extremitätenverletzungen.

IV. Mehrfachfrakturen der Extremitäten ohne Begleitverletzungen.

Dringlichkeit der Verletzung

1. Verletzungen der ersten Dinglichkeitsstufe sind akut lebensbedrohend. Sofortmaßnahmen gelten ausschließlich der Bekämpfung vitaler Funktionsstörungen:

Unstillbare äußere und innere Blutung.
Verletzung der Luftwege, Asphyxie.
Offener Pneumothorax.
Ventilpneumothorax.
Mediastinalemphysem.
Herzbeuteltamponade.
Akuter Hirndruck.

2. Verletzungen der zweiten Dringlichkeitsstufe müssen ohne Aufschub versorgt werden, sobald die Vitalfunktionen stabilisiert und gesichert sind:

Organverletzungen des Abdomen und des Urogenitaltrakts.
Zunehmende Kompression des Rückenmarks.
Impressionsfrakturen des Schädels.
Frontobasale Frakturen.
Perforierende Augenverletzungen.
Periphere arterielle Verletzungen.
Weit offene Frakturen und Gelenkverletzungen.
(Erhaltung der Extremität).

Die Schocksituation des Verletzten

1. Im manifesten, hämorrhagischen Schock werden nur die Verletzungen der ersten Dringlichkeitsstufe aus vitaler Indikation versorgt.

2. Im kompensierten Schock: Nach Ausgleich der Hypovolämie, bei stabilen Kreislaufparametern, gesicherter Sauerstoffversorgung – gegebenenfalls durch intermittierende und assistierte Beatmung – und Beseitigung einer Anurie oder Oligurie sind auch die Verletzungen der 2. Dringlichkeitsstufe zu behandeln.

3. Vitalgefährdung durch Schockfolgen (Schocklunge, Fettembolie-Syndrom, Schockniere) besteht jedoch auch nach Wiederherstellung normaler Kreislaufparameter, wenn bei Verletzungen der Schwereskala 2 und 3 [8] unmittelbar nach dem Unfall:

a) ein therapiefreies Intervall über 30 Minuten bestanden hat,

b) der Volumenersatz bis zum Eintreffen des Verletzten im Krankenhaus weniger als 1000 ml betrug oder, gemessen am aktuellen Blutverlust, unter 50% der verlorenen Blutmenge lag,

c) ein mehrstündiger Transport mit kontinuierlichem Blutverlust ohne ausreichende Substitution erforderlich war, zum Beispiel bei geschlossenen Oberschenkelschaftfrakturen ohne ausreichende Immobilisierung des Hüftgelenkes, oder bei offenen Gesichtsschädelfrakturen, die ohne chirurgische Wundversorgung kontinuierlich weiterbluten, da Kompressionsverbände nutzlos sind.

Fall 1: 50jähriger Mann. *Zweifach-Verletzung* nach PKW-Frontalkollision: Ausgedehnte Gesichtsverletzung, offene Jochbein- und Orbitafraktur links und Schädelhirntrauma 1. Grades. Subtrochantere Femurfraktur links.

Erstversorgung: Unzureichender, nach wenigen Minuten blutdurchtränkter Kopfverband. Beinschiene, die von den Zehenspitzen bis dicht an die Frakturstelle heranreicht, aber weder die Fraktur selbst noch das Hüftgelenk immobilisiert. Volumensubstitution mit 500 ml Dextran und 500 ml Elektrolytlösung während des folgenden 4stündigen Transportes.

Befund bei Ankunft: Kompensierter Schockzustand mit extremer Zentralisation, Oligurie, Hypoxie. Anhaltende Blutung aus den Gesichtswunden. Linker Oberschenkel auf 3fachen Umfang angeschwollen mit Spannungsblasen.

Therapie: Chirurgische Blutstillung der Gesichtsverletzungen, Schienenhochlagerung linkes Bein mit Steinmann-Nagelextension, *5500 ml* Volumensubstitution und Sauerstoffzufuhr während der folgenden 10 Stunden bis zur Normalisierung der Kreislauf- und Blutgaswerte. Nach Ausschluß sekundärer Schockfolgen kann 16 Tage nach dem Unfall die Plattenosteosynthese der subtrochanteren Femurfraktur und gleichzeitig die Rekonstruktion und Stabilisierung der Gesichtsschädelfrakturen durchgeführt werden.

Glatter postoperativer Verlauf und Entlassung gehfähig mit Teilbelastung des linken Beines 30 Tage nach dem Unfall.

Trotz unzureichender Erstversorung und schwerem hämorrhagischem Schock konnte eine lebensbedrohliche Entwicklung durch konsequente Beseitigung der Hypovolämie, Hypoxie und Oligurie, ständige Intensivüberwachung und Vermeidung jeglicher operativer Maßnahmen während der kritischen 10 Tage nach dem Unfall vermieden werden.

50% der Mehrfachverletzten im Schock zeigen ohne lückenlose Überwachung und laufende Korrektur pathologischer Kreislauf-, Blutgas-, Blutgerinnungs- und Clearance-Werte eine „stumme" Hypovolämie und Hypoxämie 3–7 Tage nach dem Unfall, die bei weiterer Verschlechterung der Mikrozirkulation und Erreichung kritischer Hypoxiewerte unter 50 mm Hg einen lebensbedrohlichen Zustand herbeiführen [12].

Wichtigste Ursache ist die generelle Unterschätzung des primär-traumatischen Blutverlustes am Unfallort: Für die Mehrzahl Polytraumatisierter beträgt der mittlere posttraumatische Blutverlust 2000 ml, die ohne adäquate ärztliche Hilfe am Unfallort bis zur Versorgung im Krankenhaus nicht oder nicht ausreichend ausgeglichen werden. Katamnestische Untersuchungen bei über 200 Mehrfachverletzten der Unfallchirurgischen Klinik der Medizinischen Hochschule Hannover ergaben, daß trotz Einsatz optimaler Rettungsmittel (NAW und Rettungshubschrauber) nur 50% der Mehrfachverletzten eine ausreichende Schockbehandlung innerhalb der ersten 30 Minuten nach dem Unfall erhielten [6]. Optimale Rettungsmittel stehen jedoch nur in wenigen Großstädten und Ballungsräumen der BRD zur Verfügung: Vergleichsweise wurden in der westdeutschen Großstadt Essen mit 669 000 Einwohnern und 79 km Bundesstraßen oder Bundesautobahnen im Stadtgebiet 1972–1974 bei 9637 Unfällen mit Personenschaden, davon über 3000 Schwerverletzten, nur 95 Verkehrsopfer durch einen Notarzt an der Unfallstelle behandelt (0,97%) („Polizei und Straßenverkehr in Essen 1972–1974").

Fall 2: 19jähriger Mann, Mopedunfall im Stadtgebiet. *Dreifach-Verletzung:* Schweres Schädelhirntrauma mit epiduralem Hämatom, geschlossener Oberschenkelschaftbruch rechts, subtrochantere Fraktur links (Abb. 149).

Befund bei Ankunft, 2 Stunden nach dem Unfall: Schwerster hämorrhagischer Schock, laufende Infusion von 500 ml Elektrolytlösung, Extremitäten nicht ausreichend immobilisiert.

Therapie und Verlauf: Rasche Volumensubstitution 5000 ml, Trepanation, Extension beider Oberschenkel. 6 Tage später Tachykardie, Blutdruckabfall, respiratorische Insuffizienz, Somnolenz. Diagnose: Fettembolie-Syndrom. Durch 10tägige kontrollierte Beatmung gelingt es, die lebensbedrohliche Situation zu überwinden. Am 21. Tag stabile Osteosynthese beider Oberschenkelfrakturen durch Marknagelung bzw. Verplattung. Volle Wiederherstellung (Abb. 150 und 151).

Für Mehrfachverletzte mit kalkuliertem Blutverlust von etwa 2000 ml, die erst eine Stunde oder später nach dem Unfall ohne ausreichende Volumensubstitution mit Zeichen der Hypovolämie eintreffen, ist mit Auftreten bedrohlicher Schockfolgen innerhalb einer

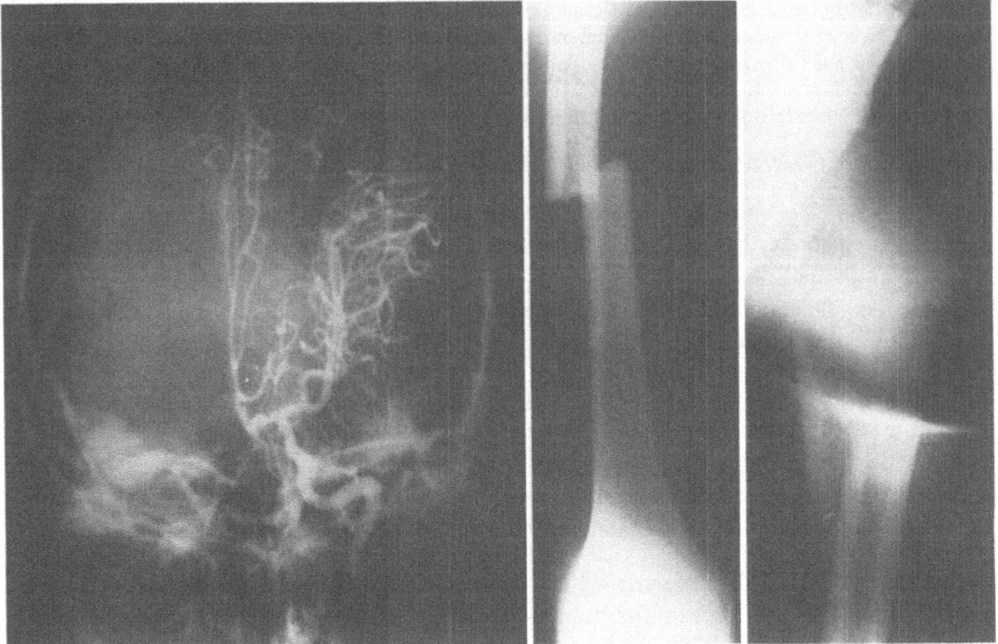

Abb. 149. 19jähriger Mann, Mopedunfall, Dreifach-Verletzung: Schweres Schädelhirntrauma, Oberschenkelschaftbruch rechts, subtrochantere Fraktur links. Schwerer hämorrhagischer Schock

Woche nach dem Unfall zu rechnen. Eine Indikation zur operativen Versorgung begleitender Extremitätenverletzungen, primär innerhalb der Acht- bis Zehnstundengrenze, besteht nur bei:

a) weit offenen Frakturen
b) irreponiblen Luxationen und offenen Gelenkverletzungen
c) peripheren Nerven- und Gefäßverletzungen
d) schweren Handverletzungen.

Bei symmetrischen Oberschenkelschaftbrüchen ist die Stabilisierung einer Extremität primär oder besser früh-sekundär nach 3–5 Tagen anzustreben, wenn dieser Eingriff schnell und ohne Blutverlust durchführbar ist. Bei der Wahl des Operationsverfahrens ist zu bedenken, daß auch bei einfachen Bruchformen der Diaphyse die von der Lokalisation her indizierte Marknagelung ein erhöhtes Risiko bedeuten kann, durch Einschwemmung von Fett, geschädigten Zellverbänden und Spaltprodukten der Gerinnung, die in der ohnehin labilen Phase der ersten 6 Stunden nach Überwindung des hämorrhagischen Schocks eine erhebliche Belastung für Blutgerinnung und Mikrozirkulation darstellen. Bei entsprechender Gefährdung ist daher trotz klarer Marknagelindikation die bei diesen Bruchformen technisch einfache und rasch durchführbare Plattenosteosynthese das schonendere Verfahren.

Frakturen des Streckapparates (Olekranon, Patella) und einfache distale Gelenkbrüche können in Blutsperre simultan mit anderen Eingriffen operativ versorgt werden, wenn sich die Operationszeit dadurch nicht verlängert.

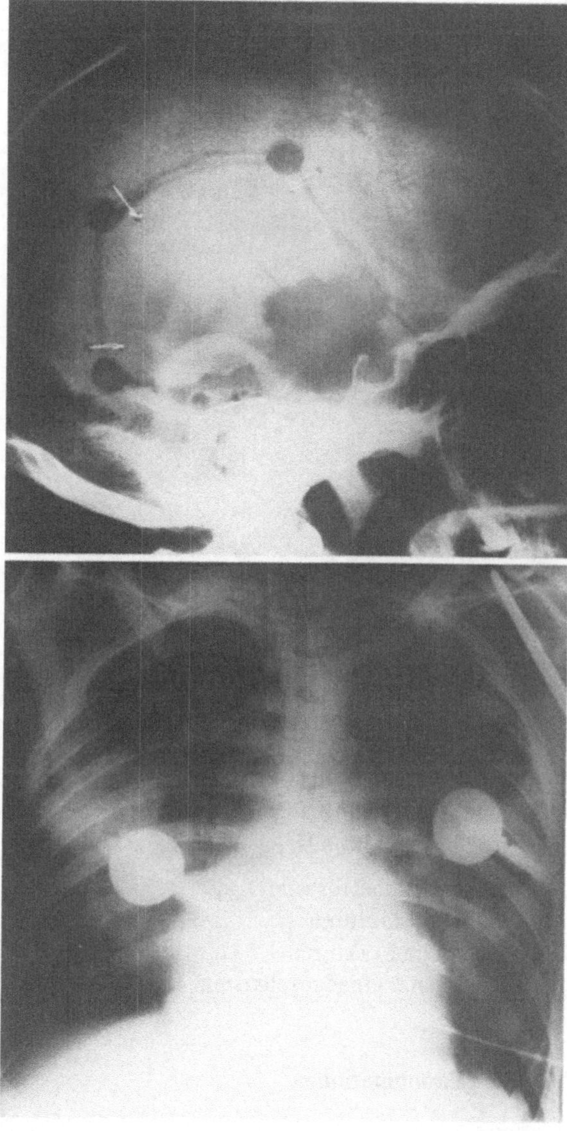

Abb. 150. Derselbe Pat. wie Abb. 149. Versorgung am Unfalltag: Trepanation, Nagelextension beider Oberschenkel. Respiratorische Insuffizienz am 6. postoperativen Tag: Diagnose Fettembolie. 10tägige kontrollierte Beatmung

Fall 3. 60jähriger Mann, als Fußgänger vom PKW angefahren. *Vierfach-Verletzung:* Schweres Schädelhirntrauma mit epiduralem Hämatom, Oberarmkopf-Verrenkungsbruch links, erstgradig offene Unterschenkelschaftbrüche beiderseits.

Erstversorgung: Ausreichende Schockbehandlung innerhalb von 20 Minuten. Kurze Transportdauer. Nach Ankunft Trepanation, Wundversorgung, Extensionsgips beider Unterschenkelfrakturen, kontrollierte Dauerbeatmung und Fortsetzung der Schocktherapie. 36 Stunden später blutige Reposition und Stabilisierung des Oberarmkopf-Verrenkungsbruches. Nach 2wöchiger Bewußtlosigkeit, Tracheotomie und Dauerbeatmung, offene Tibiamarknagelung rechts und Plattenosteosynthese links. Volle Wiederherstellung.

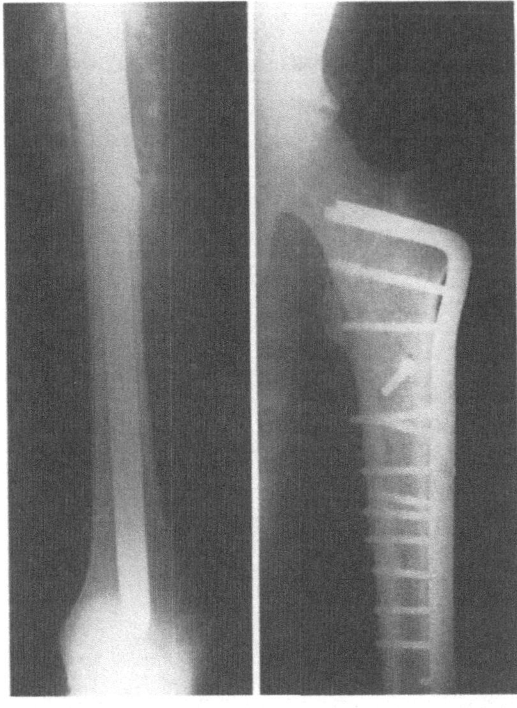

Abb. 151. Derselbe Pat. wie Abb. 149 und 150: Versorgung beider Oberschenkelfrakturen am 21. postoperativen Tag: Marknagelung rechts, Plattenosteosynthese links. Volle Wiederherstellung

Die Mehrzahl der Verletzungen des Gesichtsschädels oder der Extremitäten wird mit geringerem Risiko sekundär, 2(–3) Wochen nach dem Unfall, operiert:

a) Oberschenkelschaftbrüche
b) gelenknahe Frakturen
c) symmetrische Frakturen
d) Frakturen an 2 Gliedabschnitten.

Verletzungskombinationen

Bei Verletzungen des Schädels, des Thorax und des Abdomens ist die Indikationsstellung zur operativen Versorgung der begleitenden Extremitätenverletzungen abhängig vom Schweregrad und der Lokalisation:

1. Schädelhirntraumen stehen in der Reihenfolge der Häufigkeit an erster Stelle, vor den Verletzungen der unteren und oberen Extremität auf dem 2. und 3. Platz, und sind besonders häufig mit Extremitätenfrakturen kombiniert [1]. Mit Ausnahme schwerster Schädelhirntraumen ist die primäre oder früh-sekundäre Stabilisierung von Brüchen der unteren Extremität anzustreben, weil die motorische Unruhe der Verletzten durch Ausschaltung des Frakturschmerzes gemildert wird und die mit Komplikation belastete konservative Frakturbehandlung Bewußtloser entfällt [3, 5, 6]. Die Frühosteosynthese – primär oder früh-sekundär – ist vor allem anzustreben bei:

a) Oberschenkelschaftbrüchen
b) symmetrischen Schaftfrakturen der oberen und unteren Extremität
c) Schaftfrakturen an 2 Gliedabschnitten einer Extremität.

Fall 4: 18jähriger Mann. Sturz aus dem 5. Stock. *Zweifach-Verletzung:* Schweres Schädelhirntrauma mit subduralem Hämatom, subtrochanterer Mehrfragmentbruch links.

Erstversorgung: Schockbehandlung im auswärtigen Krankenhaus, anschließend Verlegung mit stabilem Kreislauf zur neurochirurgischen Versorgung.

Therapie: Trepanation am Unfalltag, Nagelextension linkes Bein. Postoperativ Durchgangssyndrom mit schwerer motorischer Unruhe. 2 Tage später Versorgung der Oberschenkelfraktur durch Kondylenplatte. Postoperativ rasches Abklingen der motorischen Unruhe und Aufhellung des Bewußtseins. Am 4. postoperativen Tag erneute Eintrübung und Ausbildung einer eitrigen posttraumatischen Meningitis. Unter gezielter antibiotischer Therapie und nach 3wöchiger Dauerbeatmung Abklingen der Meningitis, Wiedererlangung des Bewußtseins und komplette Rehabilitation.

2. Thoraxverletzungen: Schwere Thoraxverletzungen sind mit einer hohen Letalität belastet, insbesondere wenn sie mit Schädel-, Abdominalverletzungen oder Beckenfrakturen kombiniert auftreten [2, 4]. Die Lebensbedrohung durch traumatischen Hämatothorax ist am größten innerhalb der ersten 6 Stunden nach dem Unfall [9]. Primärosteosynthesen an den Extremitäten sind daher insbesondere bei Rippenserienfrakturen mit Instabilität, Pneumothorax, Hämatothorax, aber auch bei schwerer Lungen- oder Herzkontusion kontraindiziert. Bis zur Wiederherstellung normaler Ventilations- und Diffusionsverhältnisse sind operative Eingriffe auf Verletzungen der ersten und zweiten Dringlichkeitsstufe zu beschränken. Um so wichtiger ist in diesen Fällen die Einleitung einer exakten konservativen Behandlung der Extremitätenbrüche, die unter Intensivbedingungen, bei Langzeitbeatmung und bei Bewußtlosen zuverlässig kontrolliert werden muß, um optimale Frakturheilung in achsengerechter Stellung zu gewährleisten und Sekundärkomplikationen wie Drucklähmungen, Weichteilschäden und Kontrakturen zu vermeiden. Bei schweren Thoraxverletzungen kann sich die Wiederherstellung der Operabilität erheblich verzögern, so daß der späteste Zeitpunkt für eine primär geplante Osteosynthese überschritten wird.

Nach initialem hämorrhagischem Schock und mehrstündiger Primärosteosynthese bei gleichzeitiger Thoraxverletzung ist postoperativ die mehrtägige Beatmung eine wirksame vorbeugende Maßnahme zur Sicherstellung einer optimalen Sauerstoffversorgung und Vermeidung einer schleichend fortschreitenden Hypoxie infolge einer Diffusionsstörung, die auch bei stumpfen Thoraxverletzungen mit primär nicht erkennbarer Lungenkontusion auftritt und die Entwicklung sekundärer Schockfolgen zumindest begünstigt [10].

3. Abdominalverletzungen: Mit Ausnahme bedrohlicher Blutungen durch Milz- oder Leberruptur ist in zahlreichen Fällen mit weniger dringlicher Indikation zur Laparotomie die simultane Primärversorgung von Extremitätenverletzungen ohne erhöhtes Risiko möglich, vor allem an der unteren Extremität: Patellafrakturen, instabile Unterschenkelfrakturen im körperfernen Drittel, Frakturen des distalen Tibiaplateaus können in Blutsperre operativ versorgt werden, wenn durch diesen zusätzlichen Eingriff die Operationszeit nicht verlängert wird.

Mehrfachfrakturen der Extremitäten ohne Begleitverletzungen

Bei Mehrfachfrakturen der Extremitäten ohne Begleitverletzungen des Schädels, Thorax oder Abdomens besteht generell eine erweiterte Indikation zur Osteosynthese. Die Gefährdung durch hämorrhagischen Schock und Schockfolgen ist jedoch unterschiedlich zu beurteilen, abhängig von Art und Ursache des Unfallereignisses. Traumatisierung und Blutverlust sind geringer bei Sportverletzungen und häuslichem Unfall, so daß die Primärosteosynthese, auch simultan an 2 Extremitäten, ohne erhöhtes Risiko oft möglich ist. Die Gewalteinwirkung durch Verkehrsunfall ist dagegen erheblich größer. Nach Beseitigung des manifesten oder kompensierten hämorrhagischen Schocks müssen während der folgenden 3–4 Stunden ohne weitere Volumensubstitution stabile Kreislaufparameter, ausreichende Nierenfunktion, Normalwerte für Blutgase und Blutgerinnung nachgewiesen sein, um die Primärosteosynthese geschlossener Frakturen an einer Extremität oder simultan an 2 Extremitäten abzusichern. Weichteilzustand, Frakturlokalisation und Frakturart bestimmen außerdem die Reihenfolge der Osteosynthesen:

1. *Offene Frakturen 2. und 3. Grades* sind Verletzungen der 2. Dringlichkeitsstufe und daher primär zu versorgen.

2. Eine absolute Indikation zur Primärversorgung besteht außerdem bei *irreponiblen Luxationen und Verrenkungsbrüchen,* deren unblutige Einrichtung nicht gelingt.

3. Bei *Oberschenkelschaftbrüchen* ist die primäre oder frühsekundäre Stabilisierung empfehlenswert.

4. *Schwierige Gelenkbrüche,* insbesondere Hüftpfannenfrakturen und Mehrfragmentbrüche am distalen Femurende mit Gelenkbeteiligung, oder Tibiakopf- und Pilonfrakturen werden am besten in der zweiten Woche nach dem Unfall operiert.

Nach diesem Zeitpunkt ist die Rekonstruktion der Gelenkflächen erschwert. Dasselbe gilt für gelenknahe Frakturen, mit Ausnahme der Trümmerbrüche. Diese sollten nicht primär, sondern erst nach 2–3 Wochen stabilisiert werden, wenn durch Hyperämie und Kapillarproliferation eine bessere Blutversorgung der Trümmerzone herbeigeführt ist.

5. *Bei symmetrischen Frakturen,* Frakturen an 2 Gliedabschnitten und Serienfrakturen ist die primäre oder frühsekundäre Osteosynthese *einer* Extremität anzustreben, deren Frakturform und -lokalisation durch Stabilisierung gipsfrei und möglichst belastbar wird. Bei Schaftbrüchen aller 4 Extremitäten ist die Osteosynthese jeweils einer oberen und unteren Extremität an 2 Operationsterminen empfehlenswert.

Die Behandlung Mehrfachverletzter endet jedoch nicht mit Abschluß der Krankenhausbehandlung. Aufgabe des Unfallchirurgen ist es, auch die *weitere Rehabilitation rechtzeitig zu planen:* Anfertigung und Beschaffung orthopädischer Hilfsmittel, Einleitung einer gezielten Physiotherapie und Krankengymnastik in geeigneten Rehabilitationszentren, Fach- oder Kurkliniken, Inanspruchnahme staatlicher und konfessioneller Sozialdienste als Unterstützung für eine störungsfreie Rückkehr in Familie und Privatleben und die rechtzeitige Einschaltung von Berufshelfern und Arbeitsämtern sind erforderlich, um die Wiedereingliederung in den Arbeitsprozeß durch Rückkehr an den alten Arbeitsplatz, Arbeitsplatzwechsel oder Umschulung langfristig vorzubereiten.

Literaturverzeichnis

1. Havemann, D.: Zur Epidemiologie des Straßenverkehrsunfalls. Stuttgart: Thieme 1972.
2. Heberer, G.: Beurteilung und Behandlung von Verletzungen des Brustkorbs und der Brustorgane im Rahmen der Mehrfachverletzungen. Langenbecks Arch. klin. Chir. 322, 268–284 (1968).
3. Koslowski, L.: Behandlungsprobleme bei der Kombination von Schädelhirntraumen mit Mehrfachfrakturen an den Gliedmaßen. Langenbecks Arch. klin. Chir. 322, 1085–1089 (1968).
4. Kremer, K., Sailer, M.: Dringlichkeitsfragen bei der Erstversorgung kombinierter und Mehrfachverletzungen – Thoraxverletzungen. Langenbecks Arch. klin. Chir. 329, 62–67 (1971).
5. Reulen, H.J.: Überwachung und Behandlung des Schwer-Schädel-Hirnverletzten im Allgemeinen Krankenhaus. Langenbecks Arch. klin. Chir. 334, 385–396 (1973).
6. Schmit-Neuerburg, K.P.: Die Mehrfachverletzung – Besonderheiten der Indikationsstellung zur Knochenbruchbehandlung an den Extremitäten. Langenbecks Arch. klin. Chir. 337, 435–442 (1974).
7. Schürmann, K.: Unabweisbare neurochirurgische Akutsituationen im Allgemeinen Krankenhaus. Langenbecks Arch. klin. Chir. 334, 363–364 (1973).
8. Schweiberer, L., Saur, K.: Pathophysiologie der Mehrfachverletzungen. Langenbecks Arch. klin. Chir. 337, 149–156 (1974).
9. Viereck, H.J.: Traumatischer Hämatothorax. Langenbecks Arch. klin. Chir. 337, 371–374 (1974).
10. Wiemers, K.: Schocklunge – Beatmungslunge – Transfusionslunge. Langenbecks Arch. klin. Chir. 337, 275–280 (1974).
11. Zimmermann, W.E., Walter, F., Vogel, W., Mittermayer, Ch.: Funktionelle klinische Untersuchungen der Lunge im Schock. Langenbecks Arch. klin. Chir. 329, 671–682 (1971).
12. Zimmermann, W.E., Vogel, W., Mittermayer, Ch., Walter, F., Kuner, E., Schäfer, H., Birzle, H., Netenjacob, J., Hirschauer, M., Böttcher, D.: Gasaustausch- und metabolische Störungen beim traumatisch-hämorrhagischen und septischen Schock und ihre therapeutische Beeinflussung. In: Neue Aspekte der Trasylol-Therapie (Hrsg. W. Brendel, G.L. Haberland), S. 145–171. Stuttgart: Schattauer 1972.

Indikatorische Probleme bei Thoraxverletzung und Polytrauma

G. FRIEHS, G. ZALAUDEK und G. KLEPP

Definition

Als stumpfes schweres Thoraxtrauma bezeichnet man Serienrippen- oder Serienrippenstückbrüche mit instabiler Thoraxwand, das Vorliegen eines Pneumothorax oder Hämatothorax, das Bestehen eines Mediastinalemphysems – seltener eines Hautemphysems – und schließlich die Verschlechterung eines an sich geringgradigen Thoraxtraumas mit Fraktur von 1–3 Rippen, aber dem gleichzeitigen Vorhandensein von internen Lungenerkrankungen, namentlich bei alten Menschen.

Statistik

Im Jahre 1974 wurden 369 thoraxchirurgische Eingriffe an Lunge, Speiseröhre, Thoraxwand, Mediastinum und Zwerchfell – aber ohne Herzchirurgie – durchgeführt. 95 dieser Patienten hatten ein Thoraxtrauma erlitten.

In einer Dreijahresstatistik von 1972 bis 1974 fanden sich 287 schwere stumpfe Thoraxtraumen mit einer Gesamtmortalität von 14,7%. 185 thoraxchirurgische Eingriffe waren wegen eines stumpfen schweren Thoraxtraumas bei Polytrauma durchgeführt worden. Hier beträgt die Letalität 23%. Bei 165 Patienten bestand die Operation in der Anlage von Drainagen mit einer Letalität von 20%. 20 Patienten wurden einer Thorakotomie unterzogen mit der beim Polytraumatisierten erwartungsgemäß hohen Letalität von 50%. In dieser Gruppe erfolgte bei 15 Patienten die primäre Thorakotomie; es verstarben 10 Patienten. 5mal war die Sekundärthorakotomie indiziert; hier verstarb kein Patient.

Kurzuntersuchung

Von großer Hilfe ist zumindest das ungefähre Wissen über den Unfallhergang, die Unfallmechanik und den Unfallzeitpunkt. Die Inspektion ergibt bereits Aufschluß über Zyanose, Schwitzen, den Atemtyp und die Atemarbeit, was namentlich bei der instabilen Thoraxwand, verbunden mit einer Palpation, bereits eine gute Diagnose gibt. Als Minimalforderung ist ein hartes und weiches a.p. und seitliches Thoraxröntgen zu fordern.

Bei Vorliegen eines verbreiterten Mediastinalschattens muß sofort die Notfallsaortographie mit venöser Phase angeschlossen werden. Ein etwa gleichzeitig bestehender Hämatothorax der linken Seite wird weder probepunktiert noch drainiert, solange nicht das Angiographieergebnis vorliegt.

Indikationen zur primären Thorakotomie vor Anlage einer Drainage

Herzverletzungen im Sinne der Contusio cordis mit Hämatoperikard werden nach Entlastungspunktion – bei rapider Verschlechterung auch ohne diese – freigelegt. Gleiches gilt für den Abriß der Aorta mit der Notwendigkeit zur Rekonstruktion am extrakorporalen Kreislauf. Zwerchfell- und Bronchusrupturen müssen vor allem wegen der Notwendigkeit zur Respiratorbehandlung ebenfalls sofort versorgt werden. Allerdings gibt es hier hin und wieder diagnostische Schwierigkeiten.

Indikation zur Thoraxsaugdrainage

Wie die Zahlen zeigen, kamen wir bei der überwiegenden Mehrzahl unserer Patienten mit der Anlage einer Thoraxsaugdrainage – meist kranial und kaudal zur Entleerung von Pneumo- und Hämatothorax – aus. Wiederholte Punktionen lehnen wir ab. Bei diesem Vorgehen ist der Zeitgewinn nicht zu unterschätzen, denn es besteht namentlich nach dieser Erstversorgung die Möglichkeit zur künstlichen Beatmung und eventuell auch des Transportes in das übergeordnete Zentrum. Es muß dringend vor der Intubation und Überdruckbeatmung beim Polytrauma gewarnt werden, wenn auch nur der kleinste Verdacht auf das Vorliegen einer Lungenfistel besteht und man nicht für die rechtzeitige Anlage einer Saugdrainage Sorge getragen hat.

Indikation zur Sekundärthorakotomie

Findet sich in der Zeiteinheit eine Zunahme des Luftaustrittes, was zum Fortbestehen des Pneumothorax führt, oder des Blutverlustes durch die Drainagen, was auf größere Gefäßverletzungen an Thoraxwand oder Lunge hinweist, dann ist abhängig vom Kontrollröntgen und der Endoskopie die Thorakotomie angezeigt. Andere Parameter sind noch die Gasanalyse, die Zunahme eines Mediastinal-, seltener eines Hautemphysems, ein Angiographiebefund und als fragliche Indikation die chirurgische Stabilisierung der Thoraxwand bei der Unmöglichkeit zur Dauerbeatmung. Manchmal ergibt sich die Notwendigkeit, Koagula auszuräumen, weil zu dünne Drainagen angelegt und die Schläuche verstopft waren.

Diskussion der Ergebnisse

Todesfälle ereigneten sich bei der überwiegenden Mehrzahl der referierten Patienten aus anderen Ursachen als denen eines fehlindizierten Vorgehens beim begleitenden schweren, stumpfen Thoraxtrauma. Dennoch seien einige Versäumnisse zur primären oder zumindest sekundären Thorakotomie als Einzeldiagnosen angeführt: Kontralateraler Hämatopneu; Spätergüß; begleitender Hämaskos, der das Zwerchfell nach oben drängt und den Hämatothorax links maskierte; Anspießung der linken Herzkammer durch ein Rippenfragment; Anspießung der Lunge; Zuwarten, da „ohnehin der Respirator arbeitet und die Blutgasanalysen normal sind"; Blutung aus der A. mammaria interna.

Die verkannte Bauchverletzung beim Polytrauma

H.-J. PEIPER und W. PEITSCH

Verletzungen der Bauchorgane durch stumpfe Gewalteinwirkung sind relativ selten, nach großen Statistiken beträgt ihr Anteil 2–4% an allen stationär behandelten Unfallverletzten [3, 9–12]. Dies mindert nicht ihre große klinische Bedeutung, da uns die stumpfe Bauchverletzung vor schwierige indikatorische Probleme stellt und die Schwere des Traumas in hohen Letalitätszahlen von rund 25% zum Ausdruck kommt [5, 8, 11, 16].

Die Beurteilung der abdominalen Organverletzungen wird gerade dadurch erschwert, daß sie häufig im Rahmen einer Kombinationsverletzung auftreten (Abb. 152). Die dabei vorhandene Überlagerung von Symptomen führt leicht zu einer Fehldeutung und damit zur Verkennung der Bauchverletzung (Abb. 153).

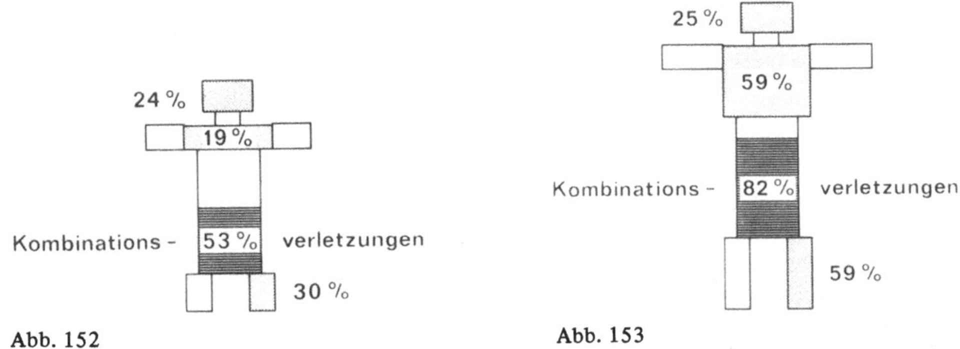

Abb. 152 Abb. 153

Abb. 152. Häufigkeit von Kombinationsverletzungen beim stumpfen Bauchtrauma (217 Patienten, Letalität = 14,9%, Chirurgische Univ.-Klinik Göttingen 1954–1974)

Abb. 153. Häufigkeit von Kombinationsverletzungen beim verkannten Bauchtrauma (40 Patienten, Letalität = 25,8%, Chirurgische Univ.-Klinik Göttingen 1954–1974)

In der Chirurgischen Universitätsklinik Göttingen wurden in den vergangenen 20 Jahren 217 Patienten mit 296 Organverletzungen nach einem stumpfen Bauchtrauma operiert. 53% traten im Rahmen von *Kombinationsverletzungen* auf; hiervon wiesen 30% gleichzeitig Extremitätenverletzungen oder Beckenfrakturen, 24% Schädelverletzungen und 19% Thoraxverletzungen auf. Der Vergleich mit der Häufigkeit von Kombinationsverletzungen beim verkannten Bauchtrauma zeigt, daß diese in 82% vorlagen und hier mehr als doppelt so häufig Extremitäten- oder Thoraxverletzungen bestanden, die zu einer Diagnoseverkennung und damit zu einer über 12 Stunden verzögerten Laparotomie beigetragen haben. Die Auswirkungen dieser verzögerten Entscheidung zur Laparotomie spiegeln sich in den Letalitätszahlen wider: Bei rechtzeitiger Intervention nach stumpfer Bauchverletzung verstarben 14,9% der Patienten, bei verzögertem Eingriff 25,8%. Diese hohe Sterblichkeit war sowohl durch die Schwere der thorakoabdominellen und kranioabdominellen Verletzungen als auch durch die sich mit dem Zeitverlust verschlechternde Prognose der Bauchorganverletzung verursacht.

Im Rahmen eines Polytraumas sind hinsichtlich einer möglichen Bauchverletzung folgende Gesichtspunkte zu bedenken:

Eine Kreislaufdepression beim *thorakoabdominellen* Trauma muß auf eine intraperitoneale Blutung zurückgeführt werden, wenn ein Hämatothorax fehlt, doch schließt eine Rippenfraktur mit Hämatothorax eine gleichzeitig vorhandene Milzruptur nicht aus. Hier ist die Beurteilung des Bauchbefundes besonders verantwortungsvoll. Häufig läßt auch die Rekonstruktion des Unfallmechanismus Rückschlüsse auf die Art der intraabdominellen Verletzung zu.

Beim *kranioabdominellen* Trauma können zerebral bedingte Bewußtlosigkeit, Brechreiz sowie Veränderungen des Pulses die Beurteilung des Bauchbefundes außerordentlich erschweren. Der ausgeprägte Schock sollte immer an die Möglichkeit einer intraabdominellen Blutung denken lassen, da er beim Schädelhirntrauma häufig erst im Finalstadium anzutreffen ist.

So wurde in unserer Klinik bei 1/5 aller Patienten nach stumpfem Bauchtrauma die Laparotomie erst mehr als 12 Stunden nach dem Unfallereignis durchgeführt (Tabelle 119). Die Zeitspanne zwischen Auftreten der Verletzung und Operation betrug in 67,5% der Fälle weniger als 6 Stunden, in 13% bis 12 Stunden. 10% der Verletzten wurden erst nach 2–5 Tagen und 5% sogar nach einem noch längeren Intervall operiert.

Tabelle 119. Zeitspanne zwischen Auftreten der Verletzung und Operation beim stumpfen Bauchtrauma (n = 217 Patienten)

Intervall in Stunden	Prozent
– 6	67,5
7 – 12	13
13 – 24	4,5
2 – 5 Tage	10
länger als 6 Tage	5

Als *Ursache der Verzögerung* ermittelten wir in 20% Bewußtlosigkeit bzw. künstliche Beatmung (Tabelle 120), ein Großteil der Verletzten war alkoholisiert und verneinte bzw. bagatellisierte abdominelle Schmerzen, weitere 15% der Verletzten kamen erst 12 Stunden nach dem Unfall zur stationären Aufnahme. – Für den Einzelfall wird man immer wieder einmal die verhängnisvolle Verabfolgung von Alkaloiden anschuldigen müssen.

Tabelle 120. Ursachen der verzögerten Diagnosestellung beim verkannten Bauchtrauma

Ursachen	Prozent
Bewußtlosigkeit / Beatmung	20
Alkoholrausch	15
Negative Peritonealpunktion / -lavage	5
Klinikseinweisung nach 12 Stunden	15
Unklare abdominelle Symptomatik	45

Der *Entschluß zur Laparotomie* wurde in unserem Krankengut in der überwiegenden Mehrzahl der Fälle durch die klinischen Symptome eines therapieresistenten Schockgeschehens oder eines akuten Abdomens gestellt (Tabelle 121). Bei anfänglich larviertem Verlauf ist die Diagnose meist durch Beachtung folgender Bedingungen möglich:

1. Überwachung unter Wachstationsbedingungen
2. Wiederholte Beobachtung und Untersuchung durch denselben Arzt
3. Fortlaufende Puls- und Blutdruckkontrolle
4. Kontrolle von Abwehrspannung, Bauchumfang und Peristaltik alle 15–30 Minuten
5. Wiederholte Leukozyten- und Hb-Kontrollen.

Tabelle 121. Entschluß zur Laparotomie bei verkanntem Bauchtrauma (n = 40 Patienten)

Diagnose	Prozent
Klinisch (Schock, akutes Abdomen)	42,5
Röntgenologisch	17,5
Peritoneallavage	20
Punktion des Abdomens	10
Amylaseanstieg	5
Tastbarer Tumor	2,5
Dialyse wegen Anurie	2,5

Einer ansteigenden Leukozytose kommt bei Milz- und Leberrupturen eine besondere Bedeutung zu, da Veränderungen des roten Blutbildes und auch der physikalischen Befunde in der Frühphase häufig vermißt werden. Bei Leberrupturen kann es sogar zu einer kompensatorischen Blutdruckerhöhung [8] oder auch zu einer schmerzbedingten posttraumatischen Hypertonie [2] kommen, die zu Fehlschlüssen verleiten.

Röntgenologisch weist eine Luftsichel unter dem Zwerchfell auf eine Darmperforation hin, doch schließt der negative Befund eine Perforation keineswegs aus. Dünndarmrupturen werden wegen des Fehlens von austretendem Darmgas häufig in der Abdomenübersichtsaufnahme nicht erfaßt [18]. Häufig wird nach Zeichen einer Luftsichel oder eines

Ileus gesucht, ein intraperitoneales Hämatom als Folge einer Organruptur jedoch nicht beachtet.

Uhlich u. *Leyda* [18] empfehlen daher bei bewußtlosen Patienten als Routineröntgenprogramm eine Abdomenübersichtsaufnahme in Rückenlage bei vertikalem und horizontalem Strahlengang sowie eine a.p. Thoraxaufnahme im Liegen. Findet sich ein nicht abgrenzbarer Nierenschatten oder ein verwaschener Psoasrand, deutet dies auf größere Blut- oder Urinextravasate hin.

Die *diagnostische Peritonealpunktion* hat uns gelegentlich weitergeführt, doch erscheint sie dem Einlegen eines Katheters mit *Peritoneallavage* unterlegen zu sein, da die Blutverteilung in der Bauchhöhle oft inkonstant ist. Wir haben die Punktion deshalb verlassen. Bei der Lavage gelingt es häufig, durch konstante Spülung über Stunden insbesondere zweizeitige Organrupturen zu erfassen. Die Peritoneallavage erlaubt in 80–90% der Fälle eine exakte Aussage über das Vorliegen einer intraperitonealen Blutung. Wir sind allerdings mit *Baltensweiler* [1] der Ansicht, daß bei negativem Befund eine Blutung nicht ausgeschlossen werden kann und der weitere Verlauf streng zu überwachen ist. Bei Adhäsionen versagt die Peritoneallavage, weshalb man bei Vorhandensein von multiplen Laparotomienarben der Probelaparotomie den Vorzug geben sollte [15].

Einer Empfehlung *Rosettis* [13] folgend, ziehen wir neuerdings die *Laparoskopie* zur Klärung zweifelhafter Befunde heran. Sie dürfte vor allem bei den Kranken angezeigt sein, deren Ausgangslage eher gegen als für eine Laparotomie spricht.

Das klinische Bild einer Bauchverletzung und deren rechtzeitige Diagnose steht in Beziehung zu den verletzten Organen, zur Stärke der Blutung und Menge des in die Bauchhöhle ausgetretenen Inhalts von Hohlorganen.

Die Abb. 154 und 155 zeigen die *prozentuale Verteilung der verletzten Organe* beim stumpfen Bauchtrauma und bei der verkannten Bauchverletzung. Diese Aufschlüsselung gestattet folgende Schlüsse:

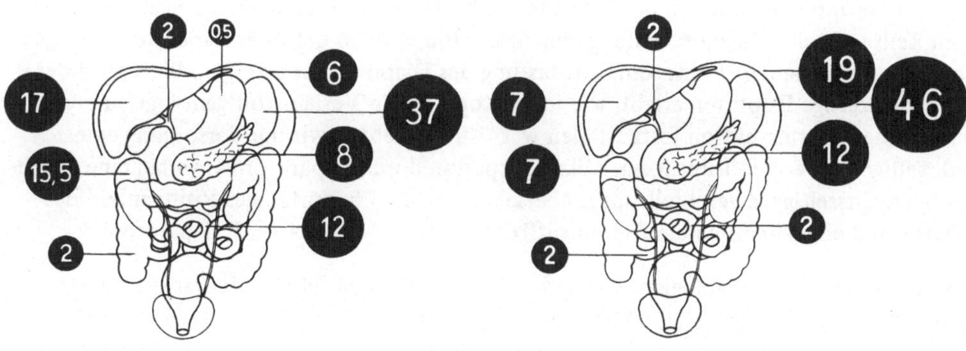

Abb. 154 Abb. 155

Abb. 154. Prozentuale Verteilung der verletzten Organe beim stumpfen Bauchtrauma (217 operierte Kranke, 297 verletzte Organe, Chirurgische Univ.-Klinik Göttingen 1954–1974)

Abb. 155. Prozentuale Verteilung der verletzten Organe bei verkanntem Bauchtrauma (40 Patienten, 59 verletzte Organe, Chirurgische Univ.-Klinik Göttingen 1954–1974)

Am häufigsten kommt es bei der stumpfen Bauchverletzung zum Milzeinriß. Diese Verletzung ist auch in der Gruppe mit verzögerter Indikationsstellung häufig vertreten, da die Schmerzen im linken Oberbauch leicht auf Rippenfrakturen und die Kreislaufdepression auf einen Hämatothorax bezogen werden. Außerdem läuft das Geschehen nicht selten als zweizeitige Ruptur ab; so kamen mehrere Patienten erst nach einem mehrstündigen symptomarmen Intervall zur Aufnahme. Bei Vorliegen einer isolierten stumpfen Bauchverletzung weisen die lokale linksseitige Oberbauchspannung und Druckschmerzhaftigkeit auch ohne Hb-Abfall und Zunahme des Bauchumfanges auf eine Milzruptur hin.

Verletzungen von Hohlorganen werden selten übersehen, da sich meist rasch eine Perforationssymptomatik entwickelt, wenn es auch hier gelegentlich ein beschwerdefreies Intervall gibt. Auch bei Versagen der Röntgenaufnahme der Abdomenübersicht zwingen die klinischen Zeichen des akuten Abdomens zur Laparotomie. Wurde wegen differentialdiagnostischer Schwierigkeiten ein Peritonealkatheter eingelegt, so fördert dieser bei Vorliegen einer Darmruptur nicht selten Gas und zwingt zur Laparotomie. Besonders zu fahnden ist immer wieder nach der retroperitonealen Duodenalruptur, die eine zunächst verschleierte Symptomatik bieten kann.

Perforationen des Magen-Darm-Traktes können gelegentlich einmal larviert verlaufen. So wurde ein 32jähriger Patient, bei dem eine komplette Zerreißung der linken Kolonflexur auswärts 7 Tage und in unserer Klinik weitere 2 Tage lang konservativ behandelt wurde, erst nach insgesamt 9 Tagen unter den Zeichen einer lokalen Peritonitis operiert, was dann zur Diagnosestellung führte. Durch Resektion des zerfetzten Darmabschnittes und Anlegen eines endständigen Anus praeter transversalis konnte der Kranke nach einem sehr schweren Verlauf gerettet werden.

Zwerchfellrupturen werden immer wieder verkannt, selbst wenn laparotomiert wurde. Der Nachweis einer Zwerchfellruptur ist bei den oft bewußtlosen Patienten durch den traumatischen Schock und die Mitbeteiligung anderer Organe häufig nicht leicht. Deshalb sollte bei jedem Thoraxtrauma, besonders mit Vorliegen von Rippenserienfrakturen sowie beim kombinierten abdominothorakalen Trauma, an das Vorliegen einer Zwerchfellruptur gedacht werden, wenn der Schock nicht anders erklärt werden kann. Häufig bringen Thorax- und Abdomenübersichtsaufnahmen in zwei Ebenen die Klärung. Da die Prognose der Zwerchfellruptur sowohl von der Schwere der begleitenden Organverletzungen als auch vom Zeitpunkt der Diagnosestellung abhängt, sollte deshalb bei jeder Laparotomie wegen eines stumpfen Bauchtraumas eine Austastung des Diaphragmas erfolgen. Wir haben dennoch zweizeitige Rupturen erlebt, wie im postoperativen Verlauf röntgenologisch und durch erneute Intervention festzustellen war. Auch erlebten wir die Versorgung einer linksseitigen Zwerchfellruptur mit Milzexstirpation durch Laparotomie, wobei eine gleichzeitige rechtsseitige Zwerchfellruptur übersehen wurde. Ein auffälliges Röntgenbild des Thorax und eine zunehmende Ateminsuffizienz veranlaßten uns zur Relaparotomie.

Pankreasverletzungen nach einer stumpfen Bauchverletzung führen oft erst verzögert zur Laparotomie. Es fehlen sichere Allgemeinsymptome, wie die von *Holle* [6] beschriebene Rechtssymptomatologie bei der Leberruptur. Die Abwehrspannung des Oberbauches kann in ein wochenlanges symptomarmes Intervall untergehen [4]. Die Diastaseerhöhung hinkt der Verletzung ebenfalls häufig um viele Stunden nach. Sicherheit bringt nur die Probelaparotomie. Nach *Stones* u. Mitarb. [17] beträgt die Mortalität nach isolierter Pankreasverletzung 20%, bei Kombinationstraumen sogar 35%. Daher sollte nach stumpfem Bauchtrauma bei einer operativen Intervention stets die Bursa omentalis eröffnet und das Pankreas revidiert werden.

Sohwierig ist es, das Ausmaß der Leberrupturen abzuschätzen. Abwehrspannung, rechtsseitiger Zwerchfellhochstand und Schulterschmerz zwingen zur Laparotomie.

Bei einem 9jährigen Jungen war auswärts ein ausgedehnter Leberriß nach stumpfem Bauchtrauma übernäht worden. Schwere Gastrointestinalblutungen ließen den Verdacht auf posttraumatische Hämobilie entstehen. Diese Diagnose wurde durch aortographische Darstellung eines Aneurysmas spurium in der Tiefe des rechten Leberlappens bestätigt. Als Noteingriff konnte die Blutungsquelle durch rechtsseitige Hepatektomie beseitigt werden.

Gerade bei gleichzeitig vorhandenen Extremitätenverletzungen oder einem Thoraxtrauma fällt die Probelaparotomie nicht leicht. Dennoch sollte jede Möglichkeit ergriffen werden, eine fatale Verzögerung der Indikationsstellung zu vermeiden. Vielleicht gelingt es mit Hilfe der Laparoskopie in Zweifelsfällen, das verhängnisvolle freie Intervall zu überbrücken. Das eigentliche Problem der stumpfen Bauchverletzung liegt in der präoperativen Diagnose. Die Schwere und Häufigkeit postoperativer Komplikationen sowie das Schicksal des weiteren Verlaufes hängt entscheidend von dem Zeitintervall zwischen Unfall und Operation ab. So läßt sich die ungünstige Prognose der Bauchverletzung nicht durch die operative Technik, sondern durch rasche und sorgfältige präoperative Diagnostik verbessern.

Literaturverzeichnis

1. Baltensweiler, J.: Diagnostik intraabdominaler Blutungen bei Bewußtlosen. Chir. Prax. 17, 429–432 (1973).
2. Gersmeyer, E.F., Yasagil, E.C.: Schock- und Kollapsfibel. Stuttgart: Thieme 1970.
3. Gögler, E.: Zur Erstversorgung beim multiplen Bauchtrauma. Hefte Unfallheilk. 107, 88–90 (1971).
4. Guleke, N.: Die neueren Ergebnisse in der Lehre der akuten und chronischen Erkrankungen des Pankreas mit besonderer Berücksichtigung der entzündlichen Veränderungen. Ergebn. Chir. Orthop. 4, 408–507 (1912).
5. Hamman, J., Spohn, K.: Peritonitis nach stumpfen Verletzungen des Bauches. Chirurg 42, 437–444 (1971).
6. Holle, F.: Stumpfe Bauchverletzungen. Med. Klin. 58, 293–304, 309–312 (1963).
7. Just, O.H.: Leberfunktion und operativer Eingriff. Stuttgart: Thieme 1964.
8. Just, O.H., Lutz, H.: Erkennung und Behandlung postoperativer Ventilationsstörungen. Chirurg 36, 128–132 (1965).
9. Kremer, K., Böhme, H.: Beurteilung und Behandlung von Verletzungen der Bauchorgane. Langenbecks Arch. klin. Chir. 322, 285–299 (1968).
10. Kümmerle, F.: Die stumpfe Bauchverletzung. Stuttgart: Enke 1959.
11. Petersen, H.: Stumpfe Verletzungen des Magen-Darm-Traktes. Bruns' Beitr. klin. Chir. 221, 110–119 (1974).
12. Poigenfürst, J., Schön-Bauer, R.: Operierte geschlossene intraperitoneale Organverletzungen. Behandlungsergebnisse aus dem Arbeitsunfallkrankenhaus Wien XX. Hefte Unfallheilk. 65, 6–18 (1961).

13. Rosetti, M.: Diskussionsbemerkung zu: H. Stirnemann, Erfahrungen mit der diagnostischen Peritoneallavage. Helv. chir. Acta 38, 290 (1971).
14. Schmiedt, E.: Verletzungen der Harnwege nach stumpfem Bauchtrauma. Chirurg 42, 452–457 (1971).
15. Stirnemann, H.: Erfahrungen mit der diagnostischen Peritoneallavage. Helv. chir. Acta 38, 287–290 (1971).
16. Stojanov, A., Zlatarski, G., Mitov, A., Konstantinov, B., Kamenov, G.: Schwere abdominale Mehrfachverletzungen. Zbl. Chir. 100, 152–158 (1975).
17. Stone, H.H., Stowers, K.B., Shippy, S.H.: Injuries to the pancreas. Arch. Surg. 85, 525–530 (1962).
18. Uhlich, F., Leyda, H.: Konventionelle Röntgendiagnostik beim stumpfen Bauchtrauma. Zbl. Chir. 100, 359–368 (1975).

Mehrfachverletzte mit ausgedehnten Skelett- und Weichteilschäden

K.H. JUNGBLUTH

Nach ausgedehnten Skelettverletzungen und schweren Weichteilschäden wird der Verlauf maßgeblich bestimmt durch die Manifestation und die Folgezustände des traumatischen Schockgeschehens.

Als Initialerscheinung steht der *Volumenverlust* durch Blut- oder Flüssigkeitsaustritt im Vordergrund. Entscheidend hierfür ist das Ausmaß des Gewebetraumas, das heißt die Lokalisation und Summe der Skelettverletzungen bzw. Schwere und Ausdehnung der Weichteilschäden.

Lassen sich die Volumenverluste bei Frakturen aufgrund der Klinik und der Röntgenbefunde noch hinlänglich abschätzen, ist deren Beurteilung bei ausgedehnten Muskel- und Gewebszerstörungen kaum möglich. In der Regel werden die Verluste weit unterschätzt. Bereits bei einfachen Frakturen erreicht der sekundäre Flüssigkeitsverlust innerhalb der ersten 3 Tage nicht selten noch einmal die Höhe des initialen.

Volumendefizite, die über 20 bis 30% hinausgehen, verursachen stets Vasokonstriktion und Kreislaufzentralisation. Unbehandelt oder bei unzulänglicher therapeutischer Beeinflußbarkeit gehen sie – abhängig von der Zeitdauer des Zustandes – in einen manifesten Schock und eine Schockkrankheit über.

Zur Durchblutungsminderung des Gesamtorganismus treten im Schock Störungen der Mikrozirkulation mit disseminierter lokaler Gewebshypoxie und unterschiedlicher Manifestation an den Funktions- und Organsystemen. Es sind dies vor allem Blutgerinnungssystem, Lunge, Znetralnervensystem und Nieren.

Am *Blutgerinnungssystem* wird das Gleichgewicht der gerinnungsfördernden und der gerinnungshemmenden Faktoren im hypovolämischen Schock in zweierlei Weise gestört: Entweder es kommt unter Thromboplastinbildung aus dem direkt geschädigten Gewebe zur Hyperkoagulabilität mit disseminierter Gerinnung und Bildung von Mikrothromben oder der Verbrauch an Gerinnungsfaktoren übersteigt hierbei deren Neubildung, und es entwickelt sich in zweiter Phase eine Verbrauchskoagulopathie.

Im Zentrum der Entwicklung der *Schocklunge* steht die Kapillarwandschädigung, die direkt durch Hypoxie, Catecholamine und Kinine, indirekt über prä- und postkapilläre Vasokonstriktion und Thrombozytenaggregation hervorgerufen wird. Transsudatbildung und Schädigung des Alveolarepithels vermindern den Surfactan-Gehalt. Die daraus hervorgehende disseminierte Atelektasenbildung mit funktionellem Shunt setzt über die konsekutive Hypoxie einen Circulus vitiosus in Gang.

Ähnliche Veränderungen spielen sich an den *Nieren* ab. Liegt der Perfusionsdruck unter 80 mm Hg, kommt es zur Funktionsstörung, Abnahme des Glomerulusfiltrates, Oligurie und Anurie, später zu disseminierten hypoxischen Gewebeschäden.

In engem Kausalzusammenhang muß ferner die *Fettembolie* erwähnt werden. Sie bildet nach *Fuchsig* mit dem hypovolämischen Schock eine pathogenetische Einheit. Die Gefahr der Fettembolie steigt eindeutig mit der Zahl der Frakturen und der Schwere der Gewebeverletzungen, das heißt sie nimmt in gleichem Maße wie die Schockbereitschaft zu und kommt durch den Schock zur Manifestation.

Gegenüber den Frakturen und einfachen Weichteilwunden zeichnen sich die *schweren Muskel- und Gewebezerstörungen* im Sinne der Crush-Verletzungen durch eine Reihe schwerwiegender Besonderheiten aus. Wegen der hohen Elastizität der Haut werden oft ausgedehnte Verletzungen des übrigen Gewebes verdeckt und die ganze Schwere der Zerstörungen an Muskulatur und Subkutangewebe offenbart sich erst bei der operativen Revision. Während sich primäre Verbrennungsschäden bis zu einer gewissen Gewebetiefe ausbreiten und eine mehr oder weniger definierte Grenzflächenbildung gegenüber dem darunterliegenden gesunden Gewebe aufweisen, findet man bei der Quetschverletzung Gewebeschäden und Nekrosebildungen disseminiert in allen Schichttiefen. Der operativen Wundtoilette sind damit Grenzen gesetzt, sie kann nur unvollständig bleiben und erfordert Kompromisse. Das Volumen des geschädigten Gewebematerials verlangt eine weit stärkere Beachtung als bei Verbrennungen.

Nahe pathophysiologische Beziehungen bestehen zum Torniquet-Schock und dem Ischämieschaden der Extremitäten nach verspäteter Rekonstruktion der peripheren Strombahn bei akuten Gefäßverschlüssen.

Die lokalen Besonderheiten dieser Inschämieschäden sind Devitalisierung, exzessive Ödembildung und ausgedehnte entzündliche Indurationen, die sich therapeutisch nur mangelhaft beeinflussen lassen. Der rasch fortschreitende Gewebezerfall bereitet den Boden für lokale Infektionen und Sepsis.

Hingewiesen sei auf die *Wirkung der Eiweißmetaboliten* im Rahmen des Schockgeschehens. Die Eiweißspaltprodukte entstehen aus dem zertrümmerten Gewebe der Crush-Verletzung, den ausgedehnten Hämatombildungen und den häufig vorhandenen septischen Einschmelzungen.

Eingeleitet wird das Schockgeschehen durch die Hypovolämie, gewinnt dann allerdings aufgrund des Eiweißzerfalls, der Myolyse und Hämolyse rasch einen spezifischen Charakter, der durch das *hyperkatabole Nierenversagen* geprägt ist. Die Entstehung einer katabolen Stoffwechsellage wird häufig noch durch kalorisch unzureichende Ernährung unterstützt.

Während im hypovolämischen Schock bei Oligurie/Anurie die Serumharnstoffkonzentration täglich um etwa 50 mg% ansteigt, kann sie nach *Jutzler* im katabolen Stadium auf Werte über 150 mg% zunehmen. Im Tierexperiment zeigt sich, daß die Catecholamine die Fibrinpräzipitation in den Nieren besonders fördern. Unterschätzt wird bei diesen hyperkatabolen Zuständen häufig der erhebliche Anfall von Wasserstoffionen und Kaliumionen. Nur kurz aufeinanderfolgende Laborkontrollen sichern die rechtzeitige Erkennung und können verhindern, daß spezifische Maßnahmen wie die extrarenale Kaliumelimination oder Zufuhr von Kaliumantagonisten therapeutisch zu spät durchgeführt werden.

Als *Beispiel* eine schwere Quetschverletzung des linken Oberschenkels mit ausgedehnter Hautablederung im Bereich des Beines und des äußeren Genitale. In suizidaler Absicht hatte sich der 23jährige Patient unter einen Lastwagen geworfen, war von diesem überrollt und in den weichen Boden eingemahlen worden. Der Patient kam im schweren hämorrhagischen Schock mit arteriellen Blutdruckwerten von 80 bis 90 mm Hg zur Aufnahme. Trotz massiver Infusionen von insgesamt 11 l Flüssigkeit, darunter 8 l Blut, konnten die Druckwerte erst nach mehreren Stunden normalisiert werden.

Eine primäre Amputation bot im vorliegenden Fall wenig Aussicht, die Lebensgefährdung im Hinblick auf ein hyperkataboles Nierenversagen zu verringern. Es wurde deshalb das nekrotische Gewebe, soweit es erkennbar war, abgetragen und die abgelederte Haut im Sinne eines Spalthauttransplantates zur Deckung verwendet.

Nach einer initialen 8stündigen polyurischen Phase trat am 3. Tag nach dem Unfall binnen weniger Stunden Oligurie und Anurie auf. Die Harnstoffwerte stiegen auf 138 mg%, Kreatinin auf 3,75 mg% und Kalium auf 6 mg% an. Eine gleichzeitige Erhöhung der Blutzuckerwerte bis 288 mg% wurde als Ausdruck einer verminderten Sekretion immunreaktiven Seruminsulins gedeutet. Im akuten Kreislaufversagen kam es zum Exitus letalis, bevor noch eine Dialysebehandlung eingeleitet werden konnte.

Histologisch fanden sich: Schocklunge mit hyalinen Membranen, Kollapsnekrosen der Leber sowie vor allem eine Schockniere mit massenhaft Myoglobinzylindern als Ausdruck des massiven Muskelzerfalls.

Auch bei Beachtung einer adäquaten Schocktherapie ist bei schweren Gliedmaßenzerstörungen mit Gewebeischämie stets zu prüfen, inwieweit ein Erhaltungsversuch der betreffenden Extremität im Hinblick auf die Vitalgefährdung zu rechtfertigen ist. Weiterhin stellt bereits ein drohendes Nierenversagen eine Indikation für eine sofortige konsequente Dialysebehandlung dar, die allein die Überlebenschance verbessert.

Ergebnis der Norddeutschen Trasylol-Studie bei 5000 Unfallverletzten im Schock

B. SCHNEIDER

Untersuchungsziel, Versuchsplan und Auswertungsmethode

In mehreren tierexperimentellen und klinischen Untersuchungen [1–31] konnte ein positiver therapeutischer Effekt des Medikaments Trasylol auf bestimmte klinische Parameter des Schockzustandes nachgewiesen werden. Um eine Übersicht über den therapeutischen Wert von Trasylol bei der Schockbehandlung unter den allgemeinen und vielseitigen Bedingungen der Praxis in verschiedenen Krankenhäusern zu erhalten, wurde in den Jahren 1971–73 an 23 Krankenhäusern in Norddeutschland eine kontrollierte Studie durchgeführt, in der die zusätzliche Trasylol-Behandlung mit der rein konventionellen Schocktherapie verglichen wurde.

Die Patienten der Trasylol-Gruppe erhielten zusätzlich eine Standarddosis Trasylol von initial 500 000 KIE, anschließend alle 6 Stunden 200 000 KIE insgesamt 3 Tage lang.

Die Krankenhäuser waren bezüglich der Strukturen, der Einzugsgebiete sowie der diagnostischen und therapeutischen Möglichkeiten repräsentativ für die vielfältigen und unterschiedlichen Bedingungen der traumatischen Schockbehandlung.

Die Studie war als eine sogenannte kontrollierte „Multi-center-Studie" angelegt. Das bedeutet, daß in jedem der beteiligten Krankenhäuser die Patienten in kontrollierter Form entweder der Trasylol-Zusatzbehandlung oder der rein konventionellen Behandlung so zugeteilt wurden, daß sich die Besonderheiten des Krankenhauses und die unkontrollierbaren, individuellen Einflußfaktoren der Patienten auf die beiden Vergleichsgruppen gleichmäßig und rein zufällig verteilen. Dies sollte dadurch erreicht werden, daß in jedem Krankenhaus die Patienten mit geradem Aufnahmetag in die Trasylol-Behandlungsgruppe, die Patienten mit ungeradem Aufnahmetag in die Kontrollgruppe eingeteilt wurden.

In die Studie wurden insgesamt 4 686 Patienten einbezogen. Diese Zahl übersteigt weit die sonst bei klinischen Studien üblichen Patientenzahlen. Von den Patienten waren 23% jünger als 21 Jahre und 9% älter als 70 Jahre. Die übrigen Altersdekaden waren etwa gleichmäßig besetzt. Etwa 70% der Patienten waren Männer und 30% Frauen.

Der Zeitraum zwischen Trauma und Therapiebeginn lag bei 40% der Patienten unter 30 min und bei 43% zwischen 30 und 60 min. Nur 17% der Patienten mußten nach dem Trauma mehr als 60 min auf den Beginn der Therapie warten.

Das wichtigste und zugleich stärkste Kriterium für den Erfolg der Trasylol-Behandlung ist die Senkung der Letalität während des klinischen Aufenthaltes. Dieser klinische Aufenthalt betrug bei etwa der Hälfte der Patienten mehr als 14 Tage. Man kann daher davon ausgehen, daß zumindest in diesem Zeitraum die Letalität vollständig erfaßt wurde.

Ergebnisse

Die biometrische Auswertung der Studie zeigt bei einem Vergleich der beiden Behandlungsgruppen, daß durch die Zusatztherapie mit Trasylol auch unter den unterschiedlichen Bedingungen der allgemeinen Unfallbehandlung eine Reduktion der Letalität erzielt werden kann (Tabelle 122).

Tabelle 122. Gesamtletalität

	Vergleichsgruppe	Behandlungsgruppe
Lebend	2 355 (86,5 %)	1 736 (88,4 %)
Tot	367 (13,5 %)	228 (11,6 %)
	2 722 (58,1 %)	1 964 (41,9 %)

Eine Schichtung der Patienten nach dem Zeitraum zwischen Trauma und Therapiebeginn ergibt, daß vor allem durch den frühzeitigen Einsatz von Trasylol schon zu Beginn der Behandlung eine günstigere Ausgangslage geschaffen wird, die für die Prognostik des weiteren Krankheitsverlaufs von nachhaltiger Bedeutung ist (Tabelle 123). Bei einem Einsatz innerhalb 30 min nach dem Trauma ergab sich eine statistisch signifikante Reduktion der Letalität um 6%. Bei einem späteren Einsatz war die Reduktion nicht mehr so deutlich.

Tabelle 123. Letalität abhängig vom Zeitraum zwischen Trauma und Therapiebeginn

	Vergleichsgruppe			Behandlungsgruppe		
	Gesamt	Verstorben	%	Gesamt	Verstorben	%
< 30 min	728	120	16,5	682	72	10,6
30–60 min	1 003	141	14,1	790	109	13,8
> 60 min	483	74	15,3	334	49	14,6

Weiter zeigte die Auswertung, daß auch bei Operationen durch Trasylol die Letalität erheblich vermindert werden kann. Diese Reduktion beträgt bei den Patienten, die am Tag der Einlieferung operiert wurden, etwa 4% (von 18,7% ohne Trasylol auf 14,3% mit Trasylol) und erhöht sich bei den Patienten, die zwischen dem 7. und 14. Tag operiert wurden, auf etwa 9% (13,4% ohne Trasylol und 4,5% mit Trasylol). Schlüsselt man dieses

Ergebnis weiter nach dem Zeitpunkt des Trasylol-Einsatzes auf, so haben auch hier wieder die Patienten, die innerhalb der ersten 30 min nach dem Trauma mit Trasylol behandelt wurden, die geringste Letalität (Tabelle 124 und 125).

Tabelle 124. Letalität abhängig vom Operationszeitpunkt

	Vergleichsgruppe			Behandlungsgruppe		
	Gesamt	Verstorben	%	Gesamt	Verstorben	%
Keine Operation	1 644	183	11,1	1 008	116	11,5
Operation am 1. Tag	646	121	18,7	549	79	14,3
Operation am 2.–6. Tag	233	31	13,3	239	19	7,9
Operation am 7.–14. Tag	134	18	13,4	110	5	4,5
Operation nach 14 Tagen	60	9	15,0	54	6	11,1

Tabelle 125. Letalität abhängig von der Therapiezeit und der Operationszeit

		Vergleichsgruppe			Behandlungsgruppe		
		Gesamt	Verstorben	%	Gesamt	Verstorben	%
< 30 min	1. Tag	265	43	16,7	237	27	11,4
30–60 min	1. Tag	254	47	18,5	218	36	16,5
> 60 min	1. Tag	104	28	26,9	82	16	19,5
< 30 min	2.–6. Tag	96	15	15,6	103	7	6,8
30–60 min	2.–6. Tag	97	11	11,3	83	5	6,0
> 60 min	2.–6. Tag	36	5	13,8	49	7	14,3
< 30 min	7.–14. Tag	72	14	19,4	59	2	3,4
30–60 min	7.–14. Tag	40	1	2,5	36	2	5,6
> 60 min	7.–14. Tag	14	2	14,2	11	1	9,1
< 30 min	14 Tage	22	4	18,1	21	1	4,8
30–60 min	14 Tage	25	3	12,0	18	1	5,6
> 60 min	14 Tage	11	0	0	11	2	18,2

Die Studie hat somit eindeutig gezeigt, daß ein frühzeitiger Einsatz von Trasylol nach Verletzungen nicht nur die Gesamtprognostik günstig beeinflußt, sondern insbesondere auch für spätere Operationen eine bessere Ausgangslage schafft.

Bei einer Schichtung der Patienten nach dem Alter war bei jüngeren Patienten keine eindeutige Reduktion der Letalität durch Trasylol festzustellen, wohl aber bei Patienten über 50 Jahre. Hier konnte die Letalität insgesamt von 22,6% auf 18,9% gesenkt werden. Bei den jüngeren Patienten unter 50 Jahren betrug dagegen die Reduktion der Letalität nur etwa 1%. Dies scheint darauf hinzudeuten, daß bei jüngeren Patienten schon die Ausgangsletalität so gering ist, daß durch den Einsatz von Trasylol keine nennenswerte Verbesserung erzielt werden kann. Dagegen zeigte sich bei den Patienten über 50 Jahre mit der etwas mehr als doppelt so hohen Ausgangsletalität eine deutliche Reduktion durch Trasylol (Tabelle 126).

Tabelle 126. Letalität abhängig vom Alter

	Vergleichsgruppe			Behandlungsgruppe		
	Gesamt	Verstorben	%	Gesamt	Verstorben	%
< 50 Jahre	1 895	181	9,6	1 353	113	8,4
> 50 Jahre	819	185	22,6	608	115	18,9

Besonders interessant war eine Aufgliederung der Patienten nach der Verletzungsart und nach der Häufigkeit der Verletzungen. Auffallend war, daß bei allen Verletzungsarten mit Ausnahme von Kopfverletzungen eine zum Teil hochsignifikante Reduktion der Letalität durch die Trasylol-Behandlung erreicht werden konnte. Diese Reduktion war immer dann gegeben, wenn der Patient nicht mehr als insgesamt 3 Verletzungen aufwies. Die Letalität wurde etwa um 5% reduziert. Bei mehr als 3 Verletzungen war die Gesamtletalität so hoch, daß auch mit der Trasylol-Behandlung keine Reduktion mehr erreicht werden konnte. (Gesamtletalität für mehr als 3 Verletzungen etwa 30%.) (Tabelle 127).

Tabelle 127. Letalität abhängig von der Verletzungsart

	Vergleichsgruppe			Behandlungsgruppe		
	Gesamt	Verstorben	%	Gesamt	Verstorben	%
Kopf						
bis 2 weitere Verletzungen	729	87	12,0	522	55	10,5
mehr als 2 weitere Verletzungen	216	74	34,2	196	64	32,8
Thorax						
bis 2 weitere Verletzungen	297	35	11,8	188	17	9,0
mehr als 2 weitere Verletzungen	172	69	40,8	142	41	28,9
Wirbelsäule						
bis 2 weitere Verletzungen	297	35	11,8	245	19	7,7
mehr als 2 weitere Verletzungen	130	39	30,0	123	35	28,4
obere Extremitäten						
bis 2 weitere Verletzungen	352	28	7,9	264	8	3,0
mehr als 2 weitere Verletzungen	159	50	31,5	155	55	35,4
untere Extremitäten						
bis 2 weitere Verletzungen	726	74	10,2	530	35	6,6
mehr als 2 weitere Verletzungen	218	76	34,9	193	61	31,6
Weichteile						
bis 2 weitere Verletzungen	1 411	140	10,0	1 072	70	6,5
mehr als 2 weitere Verletzungen	315	108	34,5	256	78	30,4

Diskussion und Zusammenfassung

Zusammenfassend kann man feststellen, daß es bei dieser Studie wegen der großen Zahl von Patienten zum ersten Mal möglich war, auch bei den sehr unterschiedlichen Bedingungen der breiten Feldanwendung von Trasylol nach traumatischem Schock einen deutlichen Behandlungserfolg in Form einer Reduktion der Letalität statistisch gesichert nachzuweisen. Der besondere Wert der Studie liegt darin, daß die Faktoren, die diesen Behandlungserfolg beeinflussen, spezifiziert werden konnten. Besonders günstig wirkt sich ein frühzeitiger Einsatz des Trasylol aus. Bei einem Einsatz nach 30 min kann zwar ein Behandlungserfolg nicht ausgeschlossen werden, aber er ist nicht so deutlich wie bei einem Früheinsatz. Die Wirkung des Trasylols äußert sich klinisch dadurch, daß der weitere Krankheitsverlauf eine günstigere Prognostik erhält. Später vorzunehmende Operationen (auch noch nach 7 Tagen) verlaufen wesentlich weniger letal als ohne Trasylol-Behandlung. Bemerkenswert ist, daß die Art der Verletzung die klinische Trasylol-Wirkung beeinflußt. Während bei den meisten Verletzungsarten, insbesondere bei Verletzungen von Thorax, Weichteilen, unteren und oberen Extremitäten, Wirbelsäule und Becken die Letalität durch Trasylol deutlich verringert wurde, fehlt dieser ausgeprägte Effekt bei Kopfverletzungen. Für dieses auffallende Ergebnis bieten sich verschiedene physiologische Erklärungen an, die aber noch näher geprüft werden müssen.

Literaturverzeichnis

1. Back, N., Wilkens, H.: The effects of Trasylol on microcirculatory phenomena. In: Neue Aspekte der Trasylol-Therapie (Hrsg. G.L. Haberland, P. Matis), Bd. III, S. 61. Stuttgart–New York: Schattauer 1969.
2. Back, N., Wilkens, H., Steger, R.: Proteases and protease inhibitors in experimental shock states. Ann. N.Y. Acad. Sci. 146, 491 (1968).
3. Blümel, G.: Experimental and clinical investigations on posttraumatic events. In: New Aspects of Trasylol Therapy (Eds. W. Brendel, G.L. Haberland), vol. V, p. 91. Stuttgart–New York: Schattauer 1972.
4. Blümel, G., Huth, K., Lasch, H.G.: Zur Beeinflussung der experimentellen Fettembolie mit Trasylol. In: Neue Aspekte der Trasylol-Therapie (Hrsg. G.L. Haberland, P. Huber, P. Matis), Bd. IV, S. 91. Stuttgart–New York: Schattauer 1970.
5. Clowes jun., G.H.A., Macnicol, M., Voss, H., Altug, K., Saravis, C.: Inhibition by Trasylol of the production of plasma factors (probably peptides) which cause pneumonitis and metabolic disorders in severe sepsis. In: New Aspects of Trasylol Therapy (Eds. W. Brendel, G.L. Haberland), vol. V, p. 209. Stuttgart–New York: Schattauer 1972.
6. Farrington, G.H., Saravis, C.A., Cosette, G.R., Clowes jun., C.H.A.: Bloodborne factors in the pulmonary response to acute experimental peritonitis. Surgery 68, 136 (1970).
7. Frey, E.K., Kraut, H., Werle, E., v. Vogel, R., Zickgraf-Rüdel, G., Trautschold, I.: Das Kallikrein-Kinin-System und seine Inhibitoren. Stuttgart: Enke 1968.
8. Glenn, T.M., Lefer, A.M.: Modification of the deleterious actions of lysosomal hydrolases in circulatory chock by Trasylol. In: New Aspects of Trasylol Therapy (Eds. W. Brendel, G.L. Haberland), vol. V, p. 53. Stuttgart–New York: Schattauer 1972.

9. Gurd, A.R.: Treatment of fat embolism in experimental animals. In: Neue Aspekte der Trasylol-Therapie (Hrsg. G.L. Haberland, P. Huber, P. Matis), Bd. IV, S. 151. Stuttgart–New York: Schattauer 1970.
10. Gurd, A.R.: Treatment of the fat embolism syndrome. In: New Aspects of Trasylol Therapy (Eds. W. Brendel, G.L. Haberland), vol. V, p. 137. Stuttgart–New York: Schattauer 1972.
11. Haberland, G.L., Matis, P.: Trasylol, ein Proteinaseninhibitor bei chirurgischen und internen Indikationen. Med. Welt 18, 1367 (1967).
12. Haberland, G.L., Matis, P.: Neue Aspekte der Trasylol-Therapie, Bd. III. Stuttgart–New York: Schattauer 1969.
13. Haberland, G.L., Matis, P., Pauschinger, P., Thies, H.A., Vinazzer, H.: Zur Beeinflussung postoperativer Zirkulations- und Gerinnungsveränderungen durch den Proteinaseninhibitor Trasylol. Med. Welt 20, 1270 (1969).
14. Heidemann, M., Bergentz, S.E., Lewis, D.H., Ljungquist, U.: The effect of Trasylol on the platelet reaction after trauma. In: New Aspects of Trasylol Therapy (Eds. W. Brendel, G.L. Haberland), vol. V., p. 193. Stuttgart–New York: Schattauer 1972.
15. Horpacsy, G., Barankay, T., Nagy, S., Szabo, I., Benkö, K.: Beeinflussung des Plasmaenzymniveaus im experimentellen hämorrhagischen Schock durch Trasylol. Med. Welt 12, 459–461 (1973).
16. Lewis, D.H.: Effect of various pharmacological treatment schedules on the capillary blood flow and capillary transport function in dog skeletal muscle in surgical shock. In: New Aspects of Trasylol Therapy (Eds. W. Brendel, G.L. Haberland), vol. V, p. 183. Stuttgart–New York: Schattauer 1972.
17. Marx, R., Imdahl, H., Haberland, G.L.: Neue Aspekte der Trasylol-Therapie, Bd. II, Stuttgart–New York: Schattauer 1968.
18. Matis, P., Naegeli, Th.: Beitrag zur Frage der Wechselbeziehungen von Zirkulationsgeschwindigkeit und Gefäßwand. Bull. Soc. int. Chir. 17, 41 (1958).
19. Matis, P., Konold, P., Mayer, W., Liebaldt, G.: Vasoaktive Wirkungen der Antikoagulantien und Fibrinolytika. Thrombos. Diathes. haemorrh., Suppl. 15, 109 (1965).
20. Matis, P., Pauschinger, P.: Das Verhalten des Herzminutenvolumens unter Ruhigstellung. Seine Beeinflussung durch Trasylol. Med. Welt 22, 2051 (1971).
21. Mörl, F.K.: Die Fettembolie. In: Neue Aspekte der Trasylol-Therapie (Hrsg. R. Marx, H. Imdahl, G.L. Haberland), Bd. II, S. 155. Stuttgart–New York: Schattauer 1968.
22. Mörl, F.K.: Klinik der Proteinaseinhibitoren in der Chirurgie. Stuttgart–New York: Schattauer 1969.
23. Müller-Berghaus, G.: Gerinnungsstörungen bei der posttraumatischen Fettembolie. In: Die posttraumatische Fettembolie (Hrsg. L. Koslowski, W. Heller, J. Durst), S. 75. Stuttgart–New York: Schattauer 1971.
24. Müller-Berghaus, G., Maul, F.-D., Lasch, H.G.: Effect of the protease inhibitor Trasylol on liquoid induced consumption coagulopathy. In: New Aspects of Trasylol Therapy (Eds. W. Brendel, G.L. Haberland), vol. V, p. 223. Stuttgart–New York: Schattauer 1972.
25. Ross, A.P.: The effect of heparin in experimental fat embolism. Surgery 66, 765 (1969).
26. Sessner, H.H.: Die Bedeutung der Blutgerinnung in der Pathogenese der Fettembolie. Habil.-Schrift, Heidelberg 1962.

27. Smilja Popov-Cenic: Reaktive Fibrinolyse unter Heparinbehandlung. Med. Welt 23, 221–224 (1972).
28. Smilja Popov-Cenic, Egli, H.: Reaktive Fibrinolyse und Proteinaseinhibition. In: Neue Aspekte der Trasylol-Therapie, Bd. V, S. 173–180. Stuttgart–New York: Schattauer 1972.
29. Steichele, D.F.: Experimentelle Untersuchungen über den Einfluß des Trypsin-Kallikrein-Inhibitors Trasylol auf die Kontaktaktivierung des Blutes. In: Neue Aspekte der Trasylol-Therapie (Hrsg. R. Gross, G. Kroneberg), Bd. I, S. 71. Stuttgart–New York: Schattauer 1966
30. Steichele, D.F., Herschlein, H.J.: Die Hemmung der Hyperkoagulabilität des Blutes. Med. Welt 17, 1314 (1964).
31. Zimmermann, W.E., Vogel, W., Mittermayer, Ch., Walter, F., Kuner, E., Schäfer, H., Birzle, H.: Gas exchange and metabolic disorders in traumatic hemorrhagic shock and septic shock and their treatment. In: New Aspects of Trasylol Therapy (Eds. W. Brendel, G.L. Haberland), vol. V, p. 141. Stuttgart–New York: Schattauer 1972.

Die Bedeutung von Kreislauf-, Stoffwechsel- und respiratorischen Parametern bei der Bewertung des Polytraumas

G. ZIEROTT, U. SCHROEDER, L. SCHROEDER, R.W. SATTLER und A. SIEGFRIEDT

Der Mehrfachverletzte befindet sich unmittelbar nach dem Trauma in einer Phase der Gefährdung. Dennoch bietet er aus biologischer Sicht zu diesem Zeitpunkt die besten Voraussetzungen für eine reparative Therapie. Bei der Beurteilung der Belastbarkeit eines solchen Verletzten steht der Kliniker immer wieder vor schwierigen indikatorischen Problemen. Auf die besondere Schwierigkeit bei der Einteilung Mehrfachverletzter in Schweregrade haben *Havemann* [3] sowie *Schweiberer* u. *Saur* [5] hingewiesen. Bei seiner Entscheidung über die Art des einzuschlagenden therapeutischen Weges läßt sich der Kliniker daher überwiegend vom „Gesamteindruck" des Mehrfachverletzten leiten. Obwohl die Ergebnisse von Laboruntersuchungen, Alter, Begleiterkrankungen usw. die Entscheidung beeinflussen, sind Fehleinschätzungen der aktuellen Situation keine Seltenheit. Die Schwierigkeit besteht in der Erfassung der Toleranzbreite für Eingriffe aus nicht-vitaler Indikation. Das Bedürfnis nach möglichst objektiven Parametern, welche die Gesamtsituation charakterisieren, ist daher groß.

Im Rahmen einer retrospektiven Studie anhand von 416 Mehrfachverletzten, die in der Chirurgischen Universitätsklinik Kiel in der Zeit von 1970 bis 1974 behandelt wurden, wird die Verwertbarkeit von Parametern des Kreislaufs, der Atmung und des Stoffwechsels für die Beurteilung der Prognose und Belastbarkeit eines Mehrfachverletzten geprüft.

Material und Methodik

Nach der Erfassung allgemeiner Daten des untersuchten Krankengutes von 416 Mehrfachverletzten (Alter, Anzahl und Art der Verletzung, Letalität) wurden durchschnittliche Meßwerte des Kreislaufs, der Atmung und des Stoffwechsels aus 3 Phasen der Intensivtherapie registriert. Die einzelnen Phasen erstreckten sich über folgende Zeiträume: Phase I 0–4 Stunden, Phase II 5–24 Stunden und Phase III über 24 Stunden nach dem Trauma. Die in dieser Form gewonnenen Werte wurden nach Festlegung entsprechender Grenzwerte 2 Kategorien zugeordnet. Es wurde unterschieden zwischen kompensierten und dekompensierten Parametern.

Die Kreislaufverhältnisse wurden als dekompensiert bezeichnet, wenn bei dem Verletzten alle Zeichen des Schocks vorlagen oder die Pulswerte höher als die Werte des systolischen Drucks ausfielen. Unter Dekompensation der Atmung fielen alle Beatmungsfälle und die Patienten mit Werten unter 60% pO_2 und über 45% pCO_2. Eine dekompensierte Stoffwechsellage wurde angenommen, wenn der base excess über oder unter 5 lag, das Bilirubin über 3 mg%, Harnstoff-N über 50 mg% und das Kalium unter bzw. über 6 mval gemessen wurden. Registrierung und Auswertung erfolgten mit Hilfe eines Lochkartenschlüssels.

Ergebnisse

Der Charakterisierung des untersuchten Krankengutes dient die Abb. 156, in der die Altersverteilung bei 416 Mehrfachverletzungen und die Letalität wiedergegeben sind. Zwischen dem 10. und 40. Lebensjahr findet sich eine Häufung der Fälle. Die besondere Gefährdung des Mehrfachverletzten beginnt ab 60. Lebensjahr. Mit zunehmender Anzahl der Verletzungen steigt die Letalität an (Abb. 157). Sie beträgt bei Fünffachverletzten über 50%.

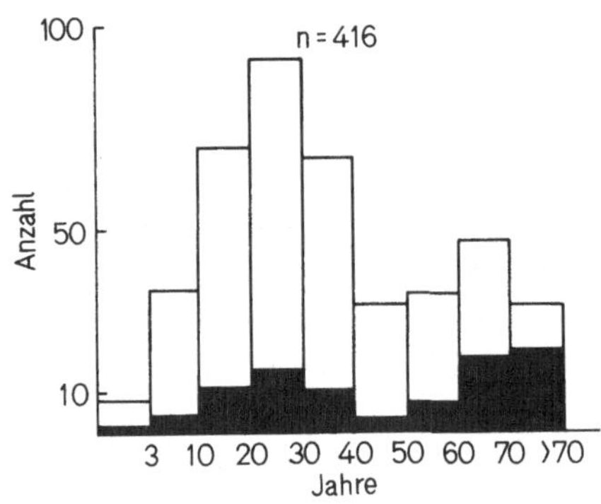

Abb. 156. Altersverteilung und Letalität (■) bei Mehrfachverletzten

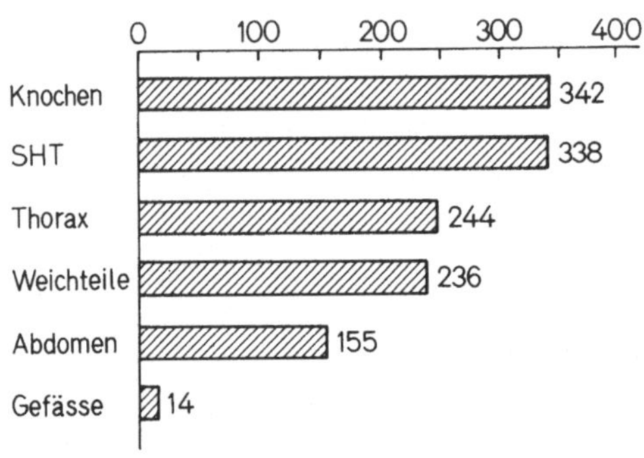

Abb. 157. Die Häufigkeit einzelner Verletzungsarten bei 416 Fällen mit Polytrauma

Knochenbrüche und Schädelhirntraumen waren die am häufigsten beobachteten Verletzungen (Abb. 158). Der Anteil an kompensierten und dekompensierten Parametern des Kreislaufs, der Atmung und des Stoffwechsels in den beschriebenen 3 Zeiträumen der Intensivtherapie wird im Zusammenhang mit der Letalität in den Abb. 159 bis 161 wiedergegeben. Der überwiegende Teil der Mehrfachverletzten zeigt in der Frühphase dekompensierte *Kreislaufverhältnisse*. Wie jedoch aus der Abb. 159 ersichtlich, gelingt es in den meisten Fällen, in der folgenden Zeit die Kreislaufverhältnisse zu kompensieren. Die Mehrfachverletzten, die noch nach Ablauf von mehr als 4 Stunden dekompensierte Parameter zeigen, sind als hochgradig gefährdet zu bezeichnen. Ihre Letalität in unserem Krankengut liegt zwischen 46 und 76% (Abb. 159).

Aus dekompensierten Kreislaufverhältnissen kurz nach Aufnahme eines Mehrfachverletzten lassen sich hinsichtlich der Prognose daher keine zuverlässigen Schlüsse ziehen. Durch die Maßnahmen der Intensivtherapie gelingt es, sehr viele dieser Kranken in die Gruppe der Kompensation überzuleiten.

Ein anderes Verhalten wird bei der Auswertung der Parameter der *Atmung* sichtbar (Abb. 160). Der Anteil an kompensierten und dekompensierten Fällen bleibt in den 3 genannten Zeitabständen praktisch konstant. Eine dekompensierte Atmung bedeutet von Anfang an eine hochgradige Gefährdung des Mehrfachverletzten. Die Letalität liegt in der 1. Phase um 50%. Zeichen der Ateminsuffizienz müssen daher als prognostisch ungünstig bewertet werden. Die Toleranzbreite gegenüber Eingriffen aus nichtvitaler Indikation wird erheblich eingeschränkt.

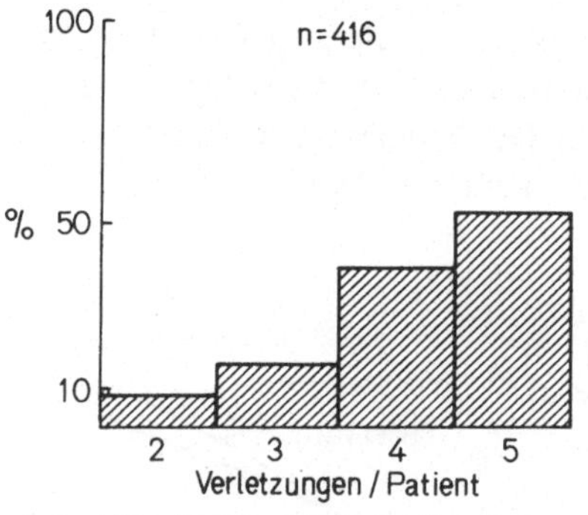

Abb. 158. Abhängigkeit der Letalität von der Anzahl der Verletzungen

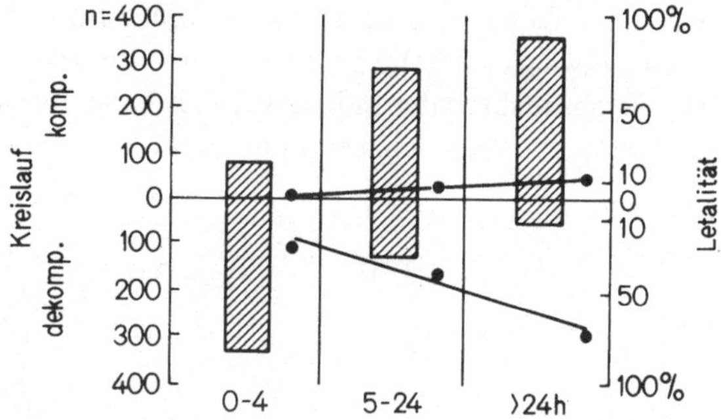

Abb. 159. Der Einfluß des Parameters *Kreislauf* auf die Letalität

Für die Parameter des *Stoffwechsels* ergibt sich ein ähnliches Verhalten (Abb. 161). Der relativ kleine Anteil an dekompensierten Fällen bleibt über die einzelnen Zeitabstände konstant. Die Letalität stoffwechselmäßig dekompensierter Fälle ist verständlicherweise von Anfang an hoch. Sie liegt zum Teil noch höher als angesichts von Atemstörungen. Die Toleranz gegenüber weiteren Eingriffen muß in dieser Gruppe daher als am kleinsten bezeichnet werden.

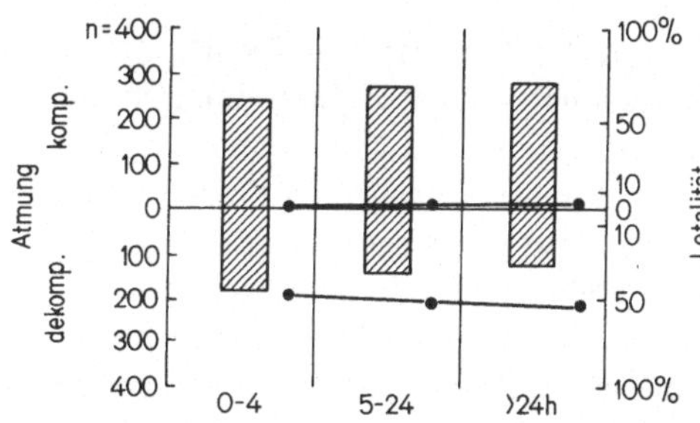

Abb. 160. Der Einfluß des Parameters *Atmung* auf die Letalität

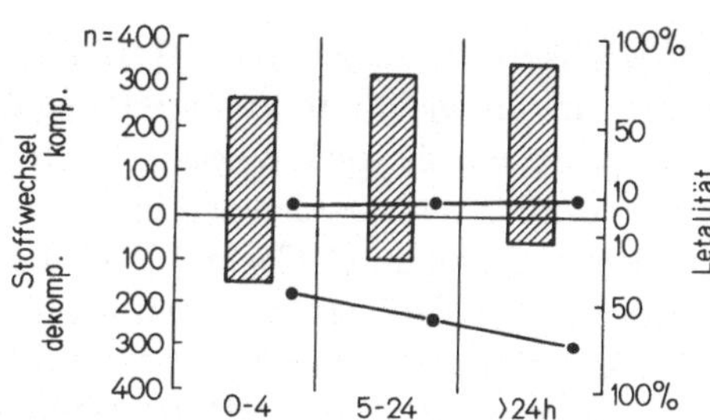

Abb. 161. Der Einfluß des Parameters *Stoffwechsel* auf die Letalität

Selbstverständlich besitzt die Anzahl dekompensierter Parameter Einfluß auf die Prognose des Mehrfachverletzten. Ohne Zeichen der Dekompensation kann eine günstige Prognose gestellt werden (Abb. 162). Die Letalität in den hier bemessenen Zeiträumen bleibt stets gering. Mit zunehmender Anzahl dekompensierter Parameter steigt die Letalität steil an. Bei Dekompensation von Kreislauf, Atmung und Stoffwechsel liegt sie verständlicherweise zwischen 60 und 90%.

Über den *Einfluß operativer Maßnahmen* auf die Letalität des Mehrfachverletzten gibt Abb. 163 Aufschluß. Es zeigt sich, daß die Fälle, die ausschließlich konservativ behandelt wurden und diejenigen, die aus vitaler Indikation einer Operation unterzogen werden mußten, eine etwa gleich hohe Letalität in den Bemessungszeiträumen aufweisen. Operative Eingriffe aus nichtvitaler Indikation – es handelte sich in der überwiegenden Zahl um Knochenoperationen – haben in unserem Krankengut die Letalität nicht vergrößert.

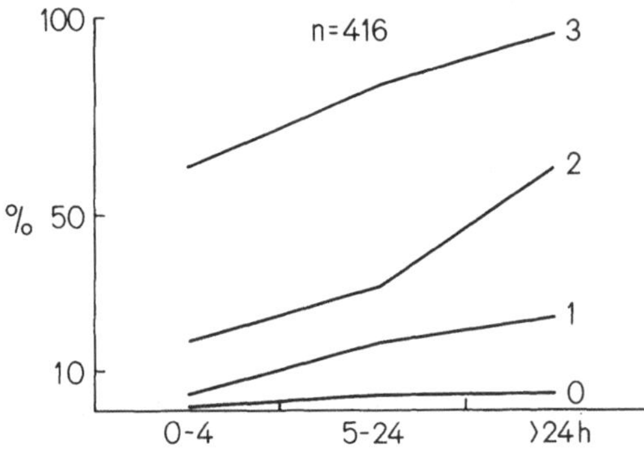

Abb. 162. Zunahme der Letalität mit der Anzahl dekompensierter Parameter bei Mehrfachverletzten

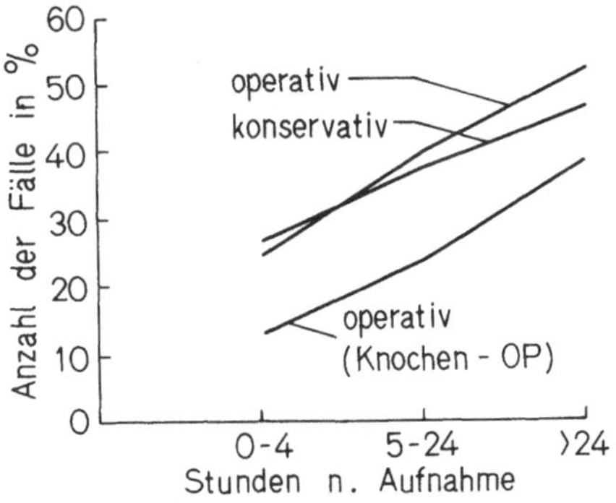

Anzahl der Fälle in %
60
50
40
30
20
10
0
operativ
konservativ
operativ
(Knochen - OP)
0-4
5-24
>24
Stunden n. Aufnahme

Abb. 163. Das Verhalten der Letalität der dekompensierten Fälle bei unterschiedlichem therapeutischem Vorgehen zu verschiedenen Zeiten

Diskussion

Die Möglichkeit der frühzeitigen richtigen Einschätzung der Prognose eines Mehrfachverletzten bildet die wichtigste Voraussetzung für eine adäquate Therapie. Einordnungen in Schweregrade, wie sie von *Havemann* [3], *Schweiberer* u. *Saur* [5] sowie anderen vorgenommen worden sind, werden den Erfordernissen nicht immer gerecht. Die Einbeziehung der Schocksituation durch *Gögler* [2] erscheint für die Beurteilung der Gesamtsituation sehr wesentlich. Allerdings benötigen wir hier klarere Definitionen. In der letzten Zeit ist eine Reihe biochemischer Methoden zur Beurteilung der Prognose eines Mehrfachverletzten herangezogen worden. So verwandten beispielsweise *Broder* u. *Weil* [1] den Lactatgehalt im Blut als Maßstab für den Schweregrad der Mehrfachverletzung oder *Rokkanen* u. Mitarb. [4] das Ausmaß der Azidose. Diesen spezifischen Untersuchungsverfahren haftet jedoch der Nachteil an, daß hiermit lediglich Teilfunktionen des Organismus erfaßt werden.

In dem von uns ausgewerteten Krankengut wurde versucht, eine prognostische Aussage anhand von Parametern des Kreislaufs, der Atmung und des Stoffwechsels zu erzielen. Die relativ grobe Unterteilung der Parameter in kompensierte und dekompensierte Fälle erwies sich als zweckmäßig. Es zeigte sich, daß den Werten vonseiten der Atmung und des Stoffwechsels bereits in der posttraumatischen Frühphase eine erhebliche prognostische Bedeutung beizumessen ist (Abb. 160 und 161). Indessen lassen dekompensierte Kreislaufwerte in den ersten 4 Stunden kaum eine prognostische Aussage zu, da es in der überwiegenden Mehrzahl der Fälle gelingt, die Verletzten in kompensierte Verhältnisse überzuleiten (Abb. 159). Eine Berücksichtigung aller 3 Parameter bei der Beurteilung erhöht die Aussagekraft (Abb. 162).

Aufgrund der vorgelegten Ergebnisse läßt sich zusammenfassen: Die operative Belastbarkeit eines Mehrfachverletzten kann in der Phase der akuten Gefährdung – also unmittelbar nach erfolgtem Trauma – anhand der Auswertung von Parametern des Kreislaufs, der Atmung und des Stoffwechsels relativ zuverlässig eingeschätzt werden. Die Entscheidung zu Eingriffen aus relativer Indikation bereits in der Frühphase wird somit durch objektivierbare Daten untermauert und erleichtert.

Liegen unter Berücksichtigung der genannten Parameter kompensierte Verhältnisse vor, scheint die durchschnittliche Toleranzbreite des Mehrfachverletzten gegenüber operativen Eingriffen in der Frühphase groß genug zu sein, um eine operative Primärversorgung von nicht lebensbedrohlichen Verletzungen ohne zu großes Risiko vornehmen zu können.

Anhand noch größerer Fallzahlen und prospektiv angelegter Studien sollte es möglich sein, auf diesem Wege möglichst exakte Richtlinien für die Beurteilung Mehrfachverletzter zu erarbeiten.

Zusammenfassung

Anhand einer retrospektiven Auswertung von 416 Mehrfachverletzten der Chirurgischen Universitätsklinik Kiel aus den Jahren 1970 bis 1974 wurde die Verwertbarkeit von Parametern des Kreislaufs, der Atmung und des Stoffwechsels für die prognostische Beurteilung des Mehrfachverletzten in der posttraumatischen Frühphase geprüft. Die Einteilung in kompensierte und dekompensierte Parameter erwies sich als zweckmäßig. In der Frühphase ist den Paramtern der Atmung und des Stoffwechsels größeres prognostisches Gewicht als den Kreislaufwerten beizumessen. Unter kompensierten Verhältnissen wird eine Verschlechterung der Prognose durch Eingriffe aus relativer Indikation im Rahmen der Erstversorgung nicht beobachtet.

Literaturverzeichnis

1. Broder, G., Weil, M.: Excess lactate: An index of reversibility of shock in human patients. Science 143, 1457 (1964).
2. Gögler, E.: Chirurgie und Verkehrsmedizin. Klinik, Mechanik und Biomechanik des Unfalls. In: Handbuch der Verkehrsmedizin (Hrsg. K. Wagner, H.J. Wagner). Berlin–Heidelberg–New York: Springer 1968.
3. Havemann, D.: Zur Epidemiologie des Straßenverkehrsunfalles. Stuttgart: Thieme 1972.
4. Rokkanen, P., Alho, A., Lahdensuu, M., Julkunen, H., Kataja, J.: Intensive care of patients with severe blunt injuries. Acta chir. scand. 140, 19–22 (1974).
5. Schweiberer, L., Saur, K.: Pathophysiologie der Mehrfachverletzung: Einleitung. Langenbecks Arch. klin. Chir. 337, 149–156 (1974).

Die gastrointestinale Blutung bei polytraumatisierten Patienten

P.ECKERT, N. SOEHENDRA und C. KÄUFER

Trotz ständiger Zunahme der Mehrfachverletzungen in unserem Krankengut [2, 4, 6] beschränken sich die Beobachtungen und Mitteilungen über gastrointestinale Blutungen bei polytraumatisierten Patienten zumeist nur auf subjektive Erfahrungen und Einzelbeobachtungen [8]. In den Todesursachenstatistiken der polytraumatisierten Patienten findet man lediglich Hinweise auf innere Verblutungen. Statistisch scheint die lebensbedrohliche gastrointestinale Blutung keine Rolle zu spielen.

Dies veranlaßte uns zu einer retrospektiven Studie an 428 polytraumatisierten Patienten der Bonner und Hamburger Universitätskliniken der Jahre 1966 bis 1974.

Ergebnisse

Bei unseren 428 Patienten verhalten sich Verletzungslokalisation und -kombination wie in Berichten anderer Autoren. Es dominiert das Schädelhirntrauma in Kombination mit Extremitäten- und Thoraxverletzungen. Während in der Großstadt Hamburg Zweifachverletzungen mit einer Dominanz von Schädel- und Extremitätenverletzungen registriert wurden, setzte sich das Bonner Krankengut vorwiegend aus Zwei-, Drei-, Vier- und Fünffachverletzungen zusammen. Die Altersverteilung zeigt eine Verschiebung zugunsten der über 60 Jahre alten Patienten im Hamburger Krankengut, während im Bonner Kollektiv der Gipfel bei den 20- bis 40jährigen lag (Abb. 164). Die Gesamtletalität bei 25% (Bonn) und 30% (Hamburg), (Abb. 165). Häufigkeit und Letalität der gastrointestinalen Blutungen sind im Verhältnis zur Gesamtletalität dargestellt.

Trotz der uneinheitlichen diagnostischen Maßnahmen – die Endoskopie mit dem flexiblen Endoskop wurde erst Ende 1970 regelmäßig durchgeführt – betrug die Häufigkeit der gastrointestinalen Blutungen in beiden Patientengruppen durchschnittlich 8%.

Die gastrointestinale Blutung führt zu einer Verdoppelung der Letalität in diesem Krankengut. Sie betrug durchschnittlich 55% mit einzelnen Gipfeln bis zu 70%.

Der Zeitpunkt des Blutungsbeginns ist ähnlich wie der bei Verbrennungen und nach Eingriffen an Herz und Gefäßen (Abb. 166). Rund 25% aller gastrointestinalen Blutungen wurden in den ersten 5 Tagen registriert. 65% der polytraumatisierten Patienten bluteten zwischen dem 6. und 15. Tag. Die Blutungsursache (Tabelle 128), klinisch und autoptisch

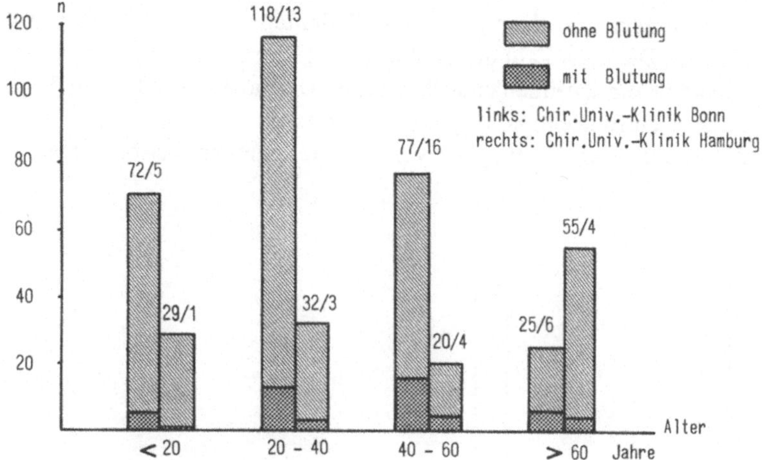

Abb. 164. Altersverteilung der polytraumatisierten Patienten

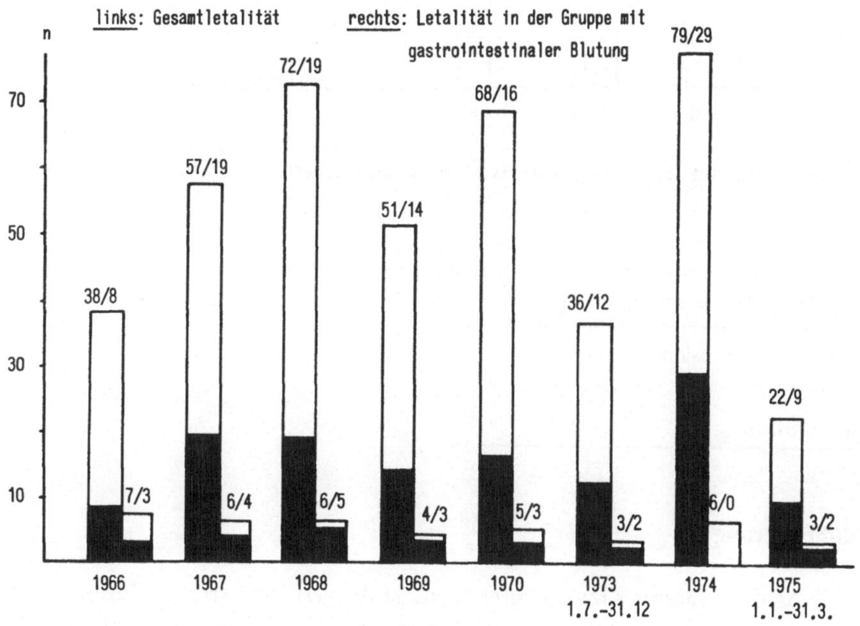

Abb. 165. Gesamtletalität der polytraumatisierten Patienten und Letalität in der Gruppe mit gastrointestinaler Blutung

gesichert, bestätigt das Dominieren hämorrhagischer Erosionen über echte Ulzerationen in Magen und Duodenum. Die Ulkusfrequenz von 22% ist mit der bei den Verbrennungskranken vergleichbar. Von unseren 40 Patienten wurden 28 konservativ und 12 operativ behandelt. Die hohe Zahl der explorativen Laparotomien erklärt sich nicht nur aus einer bis dahin unzureichenden endoskopischen Diagnostik, sondern auch aus einer aktiven chirurgischen Einstellung. Zugrunde lag stets eine nicht genau zu differenzierende intra- bzw. extraluminäre Blutung bei Verdacht auf parenchymatöse Organverletzung.

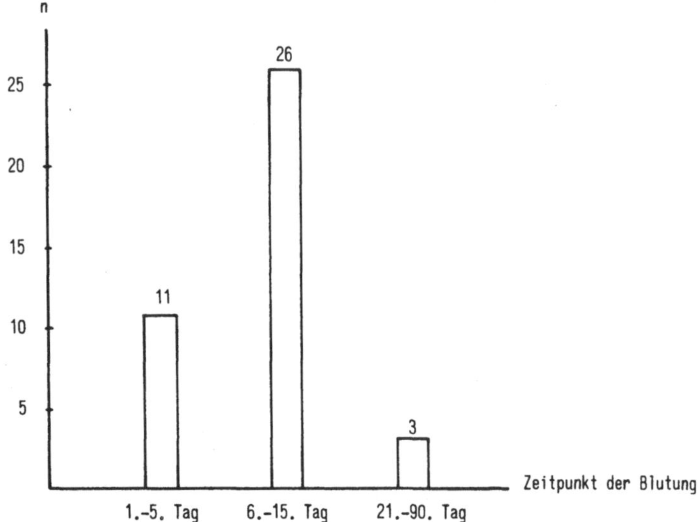

Abb. 166. Zeitpunkt des Blutungseintritts bei polytraumatisierten Patienten

Tabelle 128. Ursachen der gastrointestinalen Blutungen bei Polytraumatisierten (Chir. Univ.-Kliniken Bonn 1966–1970, Hamburg 1973–1975). n = 40

Hämorrhagische Erosionen	32
Ulcus duodeni	7
Ulcus ventriculi	1

Schlußfolgerung

Wie die Analyse unseres Krankengutes zeigt, ist die gastrointestinale Blutung aus dem oberen Magen- und Darmtrakt eine keineswegs seltene, schwere und lebensbedrohliche Komplikation. Zur Deutung des pathogenetischen Mechanismus wurden verschiedene Theorien aufgestellt.

1. Neurogene Genese nach *Speransky*
2. lokale schockbedingte Durchblutungsstörung nach *Büchner* und
3. Adaptationsreaktion auf eine psychophysische Traumatisierung nach *Selye.*

Die Hypothese von *v. Bergmann* scheint dem multifaktoriellen Geschehen am nächsten zu kommen. Bei 25 von insgesamt 40 Schwerverletzten in unserem Krankengut konnte ein schwerer protrahierter traumatisch-hämorrhagischer Volumenmangelschock nachgewiesen werden. In 16 Fällen allein trat eine posttraumatische Oligurie auf, die sehr selten allerdings in eine komplette Anurie überging. Harnstoff und Kreatinin überstiegen meist nicht die Werte von 50 bzw. 2 mg%. Berücksichtigt man den Anstieg der harnpflichtigen Substanzen im Urin als Ausdruck einer bei fast allen Intensivpatienten zu beobachtenden katabolen Stoffwechsellage, so erklärt dies nicht die Blutungsneigung in den ersten 5 Tagen. Wir meinen deshalb, daß die gastrointestinale Blutung, die morphologisch ihren Niederschlag in multiplen Nekrosen des Magens oder aber in meist mehreren kleinen Ulzerationen findet, Folge einer Durchblutungsstörung der Mikrozirkulation der Schleimhaut darstellt. Schockphänomene werden nicht nur in der Lunge, Niere und Leber beobachtet, sondern müssen auch in der Endstrombahn aller Organe vermutet werden. Erste Untersuchungen über Mikrothrombosierungen der Schleimhautgefäße des Magens wurden bereits mitgeteilt. Gegen eine ausgesprochene Stresstheorie spricht unser Befund, daß eine direkte Korrelation zwischen der Schwere eines Traumas und dem Auftreten einer gastrointestinalen Blutung besteht. Altersunterschiede werden ebenso vermißt wie Beziehungen zwischen einem Schädelhirntrauma und Blutungsfrequenz.

Wir fassen deshalb den Rückgang der Urinausscheidung bei ausreichender Infusion und normalen Kreislaufverhältnissen, kombiniert mit einem Anstieg harnpflichtiger Substanzen, als ein ernst zu nehmendes prodromales Symptom im Hinblick auf eine Disposition zur gastrointestinalen Blutung auf. Solange die Effektivität der alleinigen konservativen oder chirurgischen Behandlung nicht erwiesen ist, sollte man den Zeitpunkt zur operativen Therapie möglichst früh festlegen. *Schreiber* u. Mitarb. [5], *Moll* u. Mitarb. [3] und *Eckert* u. Mitarb. [1] stellen übereinstimmend fest, daß die Indikation zur Operation dann gegeben ist, wenn zur Aufrechterhaltung des Kreislaufes 2 bis 4 l Blut in 24 Stunden benötigt werden. Die Komplikationsrate steigt mit der Anzahl der Transfusion, wobei bei Massentransfusionen nur noch der Zufall darüber entscheidet, ob ein Patient überlebt.

Bei der Verfahrenswahl sollte der kombinierten Operation der Vorzug gegeben werden [5].

Literaturverzeichnis

1. Eckert, P., Soehendra, N., Farthmann, E., Doehn, M.: Die Therapie der akuten Oesophagusvaricenblutung. Med. Welt 26, 1139 (1975).
2. Gögler, E.: Der schwere Unfall in der modernen Industriegesellschaft. Langenbecks Arch. klin. Chir. 329, 72 (1971).
3. Moll, J.W., Dziatkowiak, A.J., Szadkowski, St.: Akute Stress-Ulceration des Magens und Duodenums nach kardiochirurgischen Eingriffen. Thoraxchirurgie 22, 648 (1974).
4. Niethard, F.U.: Die besondere Bedeutung des schweren Schädel-Hirn-Traumas im Rahmen der lebensbedrohlichen Mehrfachverletzungen. Mschr. Unfallheilk. 78, 97 (1975).
5. Schreiber, H.W., Eichfuß, H.P., van Ackeren, H.: Resektionsbehandlung. Langenbecks Arch. klin. Chir. 337, 533 (1974).
6. Schriefers, K.H.: Dringlichkeitsfragen bei der Erstversorgung kombinierter und Mehrfachverletzungen. Langenbecks Arch. klin. Chir. 329, 53 (1971).

7. Walter, P., Dalichau, H., Oelert, H., Dragojevic, D.: Gastrointestinale Blutungen nach Herz-Operationen mit der Herz-Lungen-Maschine. Thoraxchirurgie 22, 644 (1974).
8. Wernitsch, W., Richter, G., Peterson, F.: Über eine schwere Magenblutung als Unfallfolge. Mschr. Unfallheilk. 69, 278 (1966).

Sachverzeichnis

Indikation zur Operation
Herausgeber: G. Heberer, G. Hegemann
Mit 118 Beiträgen
232 Abbildungen, 155 Tabellen. XVI, 505 Seiten. 1974
Gebunden DM 198.–; US $ 81.20
ISBN 3–540–06551–2

L. Leger, M. Nagel
Chirurgische Diagnostik
Krankheitslehre und Untersuchungstechnik
Einführung von F. Hollender. Vorwort von F. Kümmerle
Übersetzung des aus der franz. Ausgabe verwendeten Textes: U. Nagel
2. korrigierte Auflage
Unter Mitarbeit von zahlreichen Fachwissenschaftlern
726 Abbildungen. XXII, 386 Seiten. 1975
DM 58.–; US $ 23.80
ISBN 3–540–06459–1

Unfallchirurgie
Von C. Burri et al. Unter Mitarbeit zahlreicher Fachwissenschaftler
122 Abbildungen, 10 Tabellen. XVIII, 241 Seiten. 1974
(Heidelberger Taschenbücher, Band 145. Basistext Medizin)
DM 16.80; US $ 6.90
ISBN 3–540–06502–4

W.W. Rittmann, S.M. Perren
Corticale Knochenheilung nach Osteosynthese und Infektion
Biomechanik und Biologie. Unter Mitarbeit von M. Allgöwer, F.H. Kayser, J. Brennwald
65 zum Teil farbige Abbildungen in 154 Einzeldarstellungen. VII, 76 Seiten. 1974
Gebunden DM 68.–; US $ 27.90
ISBN 3–540–06884–8

Bandverletzungen am Knie
3. Reisensburger Workshop zur klinischen Unfallchirurgie, 27. Februar bis 1. März 1975.
Herausgeber: C. Burri, A. Rüter
Unter Mitarbeit zahlreicher Fachwissenschaftler
84 Abbildungen. X, 148 Seiten. 1975. (Hefte zur Unfallheilkunde, Heft 125)
DM 32.–; US $ 13.20
ISBN 3–540–07374–4

Preisänderungen vorbehalten

Springer-Verlag Berlin Heidelberg New York